中枢神经功能解剖学

谨以此书献给福建医科大学80周年校庆（1937～2017）

第2版

主　　编　王　玮　赵小贞
副 主 编　黄海辉　徐剑文
编　　委　（按姓氏笔画排序）
　　　　　王　玮　王　锋　叶祖承　宋　斌
　　　　　范小兰　林如英　林　清　罗道枢
　　　　　周琳瑛　赵小贞　柯荔宁　徐剑文
　　　　　郭　玮　黄海辉
绘　　图　叶祥光
秘　　书　林　清

科学出版社
北　京

内 容 简 介

本书以中枢神经解剖学为主线,融入于形态结构相对应的生理学知识,分14章系统地对脊髓和脑进行全面的叙述,尤其简要回顾神经科学的发展史,和有实用意义的神经递质及其相关受体、脑内主要核团定位等内容。

本书参阅了 Gray's Anatomy（40th ed）、Functional Neuroanatomy 和《神经解剖学》（第2版）等国内、外著名论著和教科书,参考了 Nature、Science 等国际一流杂志近年发表的具有科学性和先进性的论文。

本书对象主要是以神经科学为方向的研究生学习,和临床神经科、影像学等相关学科的医师学习使用,也可供医学院校师生参考。

图书在版编目（CIP）数据

中枢神经功能解剖学/王玮,赵小贞主编.—2版.—北京:科学出版社,2017.3
ISBN 978-7-03-052280-1

Ⅰ.①中… Ⅱ.①王…②赵… Ⅲ.①中枢神经系统-人体解剖学 Ⅳ.① R322.81

中国版本图书馆 CIP 数据核字（2017）第 053106 号

责任编辑:赵炜炜　胡治国 / 责任校对:郭瑞芝
责任印制:赵　博 / 封面设计:范　唯

版权所有,违者必究。未经本社许可,数字图书馆不得使用

科学出版社 出版
北京东黄城根北街16号
邮政编码:100717
http://www.sciencep.com
涿州市般润文化传播有限公司印刷
科学出版社发行　各地新华书店经销

*

2013年4月第 一 版　　开本:850×1168　1/16
2017年3月第 二 版　　印张:13 1/2
2024年7月第八次印刷　字数:440 000
定价:**128.00元**
（如有印装质量问题,我社负责调换）

序

　　时隔三年，淡逸墨香、内蕴深厚的医学教材《中枢神经功能解剖学》（第2版）面世。以王玮教授为学科带头人的福建医科大学人体解剖学与组织胚胎学系的教学团队，教学理念先进，特色鲜明，成绩斐然。王玮教授三十余年来致力于解剖学教育，重视中青年教师人文、科学素质的综合培养，在繁忙的教学、科研工作之余，精心主持本书的编写，将执教中积累的经验融入教材中，并在硕、博研究生中进行了十余载的教学实践。

　　墨线交织，徜徉其间，领略神经科学的复杂与简约，收益颇丰。本书内容新颖，覆盖面广，条理清晰，语言简明，深入浅出。以中枢神经解剖学为主线，结合与形态相对应的生理、生化和分子生物学的知识；注重基础与临床相结合，适当涵盖了神经组织学的要点。在原版基础上，进一步参考了国内外著名的神经解剖学专著，结合近年科学研究新进展，并增加若干精美插图，由专业人士统一绘制，保证了全书风格的一致。在神经科学迅猛发展的今天，力求集"五性"——思想性、科学性、先进性、启发性和适用性为一体。

　　我希望，该书的再版，对于神经科学的研究生和临床神经科、影像学医师以及医学院校师生都有很好的教学和临床参考价值。

　　愿读者书山拾阶、智海扬帆！

　　谨为序。

中国科学院院士

苏国辉

2016年10月

前　言

大脑高级功能与物质结构、宇宙演化、生命起源并称人类面临的四大科学难题。自本书初版面世短短的四年，神经科学发展迅猛，风起云涌，如火如荼。2013年欧盟和2014年美国分别宣布再次启动脑科学研究计划，我国也将脑研究计划列入"十三五"规划。其中，美国的"大脑活动谱计划"着眼于大脑活动中的神经元，绘制神经回路图谱，探索神经元、神经回路与大脑功能间的关系。

时光如河，厚积万物。《中枢神经功能解剖学》于2012年完稿，2013年出版，深受国内医学院校相关专业的教师及科研人员、研究生和广大读者的欢迎和好评，他们也提出许多宝贵建议和期盼再版。同时，我们在教学过程与学生教和学互动中，也发现不少问题和不足。短短四年，脑基础研究又有好些新进展和长足的突破。因此，编者深感作为一本神经科学研究基础的教科书，必须与时俱进，更新相关内容，以期给以最新资讯，有助于读者的科研工作更上一层楼。抚案展望，2017年适逢福建医科大学诞辰80周年，母校第一任校长侯宗濂教授更是国内神经生理学的先驱之一，前人在神经科学道路上孜孜不倦地追求，更是激励着后人不断勇往直前。有鉴于此，我们决定对本书进行修订再版。

《中枢神经功能解剖学》（第2版）的编辑体例与第1版完全一致，根据追踪世界神经科学最新进展、融入编者相关科研成果、和拓宽知识面的编写原则，更新修改部分知识点，进一步凝练文字，并对全书的插图重新绘画和更改。第一章增加当今对脑意识的简要认识；第二章强调生物活动方式的改变对神经系统进化，特别是对人脑的影响；第三章编者结合自身科研成果，对神经干细胞、神经元，特别是胶质细胞的形态功能特点做了较大的变动；第四章重新编写"脊髓的功能"；第五章重新撰写延髓对呼吸和心血管调控的部位和方式，以及迷走神经的功能；第七章提炼改动下丘脑核团的功能和位置；第八章依据新进展，再次编写大脑的不对称性和性别差异，并引述我校附属协和医院邹松副教授影像学研究资料；第九章增添"第二嗅觉"犁鼻器的内容；第十一章编者凝练"脑动脉"的描述和条理；第十二章编者应用自己科研结果描述脉络丛的形态学特点，指出与室管膜上皮的不同点，并增加脑屏障的胶质淋巴系统新概念。此外，第六、十、十三和十四章除了个别文字修改外，基本与第1版一致。全书插图由福建省美术家协会会员叶祥光高级工艺美术师重新绘制，增色不少。

本书再版凝聚着各位编者齐心协力和辛劳笔耕，有幸邀请到美国华盛顿大学叶祖承教授参加编写，也为本书增添更多光彩；《中枢神经功能解剖学》的策划和第2版的修订自始至终得到福建医科大学原校长、国内知名神经解剖学专家康仲涵教授的鼓励，真诚地感谢科学出版社鼎力支持和帮助。

新知识新信息浩如烟海。囿于学术水平有限，虽是再版本书仍然会存在疏漏和欠妥之处，恳请本学科和相关学科领域的前辈和同道帮助指正，再次期待读者在使用后提出宝贵意见，以便不断修改日趋完善。

编　者
2016年10月于福州

目 录

第一章　人类对脑的认识 ………………………… 1
　　第一节　思维器官从心到脑 ………………… 1
　　第二节　脑的功能定位 ……………………… 2
　　第三节　中神经系统的线性反射 …………… 4
　　第四节　中神经系统的"整体关联论" …… 4
　　第五节　对脑意识的初步认识 ……………… 5
　　第六节　现代中国神经科学的发展 ………… 6
第二章　神经系统的发生 ………………………… 8
　　第一节　种系发生 …………………………… 8
　　第二节　个体发生 …………………………… 11
第三章　中枢神经系统基本结构和功能 ………… 18
　　第一节　中枢神经系统细胞学 ……………… 18
　　第二节　中枢神经系统的常用术语 ………… 26
第四章　脊髓 ……………………………………… 28
　　第一节　脊髓的位置和外形 ………………… 28
　　第二节　脊髓的内部结构 …………………… 29
　　第三节　脊髓的功能 ………………………… 37
第五章　脑干 ……………………………………… 42
　　第一节　脑干的外形 ………………………… 42
　　第二节　脑干的内部结构 …………………… 43
　　第三节　脑干代表性平面 …………………… 61
第六章　小脑 ……………………………………… 64
　　第一节　小脑概观 …………………………… 64
　　第二节　小脑内部结构 ……………………… 69
　　第三节　小脑的功能 ………………………… 74
　　第四节　小脑的功能障碍 …………………… 77
第七章　间脑 ……………………………………… 79
　　第一节　丘脑和后丘脑 ……………………… 80
　　第二节　上丘脑 ……………………………… 87
　　第三节　底丘脑 ……………………………… 89
　　第四节　下丘脑 ……………………………… 90
第八章　端脑 ……………………………………… 97
　　第一节　端脑的外形 ………………………… 97
　　第二节　端脑皮质 …………………………… 100
　　第三节　端脑髓质 …………………………… 110
　　第四节　大脑的不对称性和性别差异 ……… 117
第九章　边缘系统 ………………………………… 120
　　第一节　概述 ………………………………… 120
　　第二节　嗅脑 ………………………………… 121
　　第三节　隔区 ………………………………… 124
　　第四节　杏仁复合体 ………………………… 126
　　第五节　海马结构 …………………………… 128
　　第六节　基底前脑 …………………………… 130
　　第七节　边缘系统的功能 …………………… 133
第十章　传导通路 ………………………………… 136
　　第一节　感觉传导通路 ……………………… 136
　　第二节　运动传导通路 ……………………… 141
　　第三节　递质传导通路 ……………………… 144
第十一章　脑和脊髓的血管 ……………………… 154
　　第一节　脑血管概述 ………………………… 154
　　第二节　脑动脉 ……………………………… 154
　　第三节　脑静脉 ……………………………… 162
　　第四节　部分脑结构的血液供应 …………… 163
　　第五节　脑血液循环的调节 ………………… 166
　　第六节　脊髓的血管 ………………………… 167
第十二章　脑和脊髓的被膜、脑室、脑脊液和
　　　　　　脑的屏障 …………………………… 169
　　第一节　脑和脊髓的被膜 …………………… 169
　　第二节　脑室系统 …………………………… 173
　　第三节　脑脊液 ……………………………… 175
　　第四节　脑屏障 ……………………………… 176
　　第五节　室周器官 …………………………… 178
第十三章　颅脑横断层解剖 ……………………… 182
　　第一节　颅脑断层的常用基线 ……………… 182
　　第二节　颅脑的连续横断层解剖 …………… 182
第十四章　脑内主要核团的立体定位 …………… 189
　　第一节　脑内结构的空间立体定位方法 …… 189
　　第二节　脑立体定位的三维坐标及脑内结构的
　　　　　　立体定位 …………………………… 191
　　第三节　脑内主要核团中心的坐标 ………… 193
　　第四节　脑内神经核团定位在立体定向手术
　　　　　　中的意义 …………………………… 193

中英文对照 ………………………………………… 197

第一章 人类对脑的认识

告诉我想象力来自何处，是脑还是心？——William Shakespeare（威廉·莎士比亚，1564～1616年）。

第一节 思维器官从心到脑

脑是思维情感和调控人类生理活动的器官。在古代，人们无法主观感受脑的生理活动，而情感伴有的"心"活动常常被感觉到，所以早期中外学者都将情感思维活动主要定位在"心"。巴比伦人、古印度人和古埃及人等都认为心是感觉和思考的器官。古希腊人对心灵驻所的认识有"三级"的特色：脑司理性思想，心司意气感性，肝司食色情欲。Democritus（公元前470～公元前374年）认为物质原子（火）是灵魂的基础，它流动以遍布全身，而特别集中于脑、心、肝。Aristotle（公元前384～公元前322年）明确以心脏为人体的中心，认为心是综合、比较各种感觉的"公共感官"，思维、意识、想象和记忆均源于心；他把脑看作为冷却血流的器官。英文中的"heart"也含有情绪的含义，"heart ache"意为心痛，实指情绪不佳。

古埃及人（约公元前3000年）注意到脑部外伤可影响到眼和下肢的功能。在头部和颈部外伤病变的记录中，他们提到脑损伤与功能障碍的关系。该男子的颅骨破碎处有肿胀向外突出，与外伤同侧的眼斜视，行走时与脑外伤对侧的脚拐步而行。Alcmaeon（公元前5世纪）从解剖尸体的实践中获得知识，其大概是最早提出脑是认知和感觉部位的人。Hippocrates（公元前460～公元前370年）在《论圣病》中论述他对脑功能的理解："是由于脑，我们思维、理解、看见、听见……知道美和丑、善和恶……"。Hippocrates认识的出发点是：即使人闭上眼睛、塞住耳朵、堵上鼻子，仍能感知外部环境，但是希波克拉底学派一直认为脑是一个腺体，是聚集从身体来的过多液体的地方。解剖学之父Herophilus相信脑室是人类智慧所在。大约在公元前5世纪后期，毕达哥拉斯学派的非罗劳斯认为人体具有三种灵魂：①生长灵魂，为人、动物和植物共有，在人体它位于脐部；②动物灵魂，为人和动物共有，它位于心，主管感觉和运动；③理性灵性灵魂，只有人才具备，位于脑部，主管智慧。古希腊人由此归纳出，脑是灵魂的所在；然而灵魂是不灭的，和思想毫无关系。事实上，目前被我们归因于脑部的所有能力，都被古希腊人安放在心或肺中（但他们对明确的位置从来没有定论）。在古希腊人的推论中，正常的心智活动和脑部毫不相干。

Galen基本继承Hippocrates对脑的认识，作为一位角斗士医师，他目睹了角斗士脊髓和脑损伤带来的严重后果。公元2世纪创立了脑（而不是心）是治理、感觉和运动器官的论点。Galen解剖绵羊的脑发现有大脑和小脑，并注意到大脑很软，而小脑较硬；因此他推测大脑是感觉接受区，小脑是肌肉运动的命令中枢。Galen发现脑室中充满液体，与他信奉的"四体液"学说十分吻合。他认为由肝生成的**"元气液" nature spirit**经血，从右心的静脉管道而营养全身，富于"元气"的血经"室间隔孔"从右心至左心，与来自肺静脉的空气相结合，而产生**"生气液" vital spirit**。携有"生气"的动脉血经左心动脉管道，一方面分布全身，另一方面在脑底**"奇异血管网" rete miracle**的蒸馏升华下，产生**"灵气液" anima spirit**储立于脑室。"灵气"再由中空的神经管道支配感官、肌肉等处（图1-1）。Galen的"四体液"学说暗示脑可能与智力有关，并将智力定位于脑，初步将脑与神经联系起来。但是，中世纪的经院哲学一直保留"精神-心脏"理论。此学说统治西方医学界约1000余年，直到欧洲文艺复兴时代才逐渐被修正。

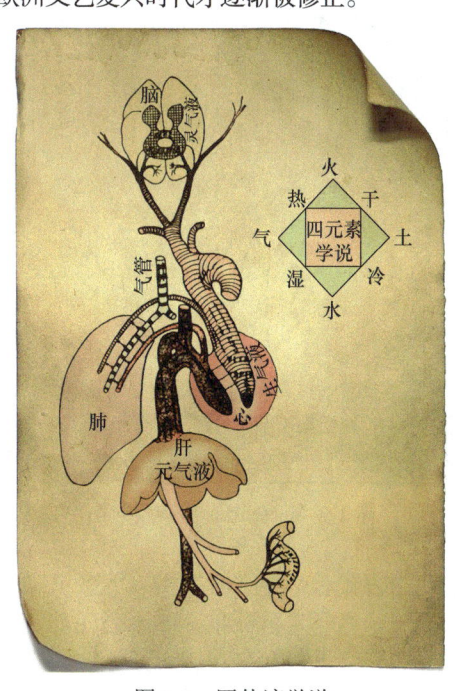

图1-1 四体液学说

欧洲文艺复兴带来科学蓬勃发展。近代解剖学先驱 Vesalius 在 1543 年发表的《人体的构造》中，对脑做了比较仔细的描述（图 1-2），确定神经是一条"由许多线扭起来的厚带"。法国哲学家、解析几何奠基人 René Descartes 认为感知存在于脑，并且将松果体作为灵魂所在地。Descartes 将松果体作为主宰精神的结构，主要是因为松果体与其他脑部结构不同，独一无二，但其并没有实验依据，但是他似乎已经意识到脑与思维等功能密不可分（图 1-3）。

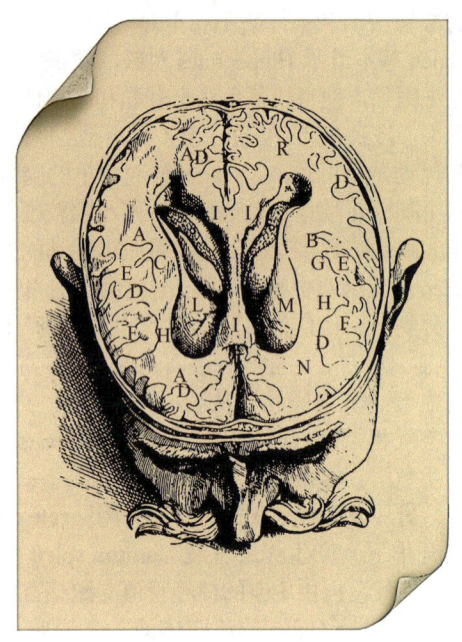

图 1-2　Vesalius 绘画的脑

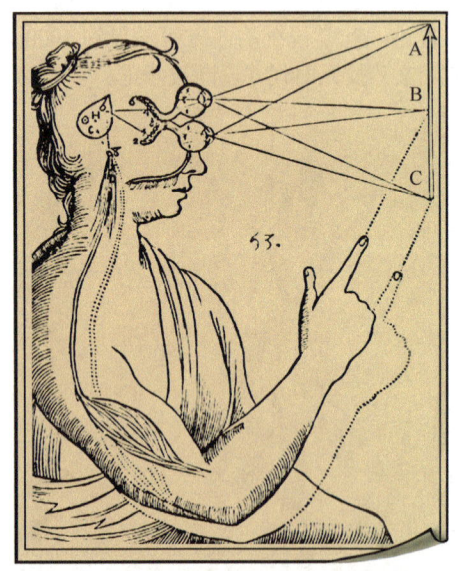

图 1-3　Descartes 的脑反射图

在我国古代哲学中"心"指人的意识和情绪。著名的思想家孟子（公元前 385～公元前 304 年）提出"心之官则思"，在功能上把思维同心脏活动联系在一起。中国医学经典著作《黄帝内经》指出"心主神明"，认为心是"君主之官，神明出焉"；还认为"心包"具有精神和感觉的功能。在汉字里凡是与思维情绪活动有关的表述，都带有"心"字。

中国传统医学很少论及到脑的功能。但是"思"字（图 1-4）则体现功能和结构结合，"思"的上部为囟，囟是脑；下部为心。许慎（公元 30～公元 124 年）的《说文解字》认为："思"为"自囟至心如丝相贯不绝"；显然在更早的年代古人应该已经认识到脑与思维有关。但是由于受到《黄帝内经》的影响，直到明代医书上，才见到"神不在心而在脑"的提法。李时珍在《本草纲目》中提出"脑为元神之府"，李梴的《医学入门》明确认定脊柱中的髓与脑相通；清代王广庵在《本草备要》中表明"凡人见外物必有一形影留于脑，昂思今人每记忆往事，必闭目上瞪而思索之，此即凝视于脑之意也"。王清任根据自己解剖实践，在《医林改错》一书中提出"脑髓说"，明确否定"心"有"贮记性，生灵机"的功能；提出"灵机记性在脑"的主张和脑对感觉器官的支配作用。他通过对中风患者半身不遂和口眼㖞斜症状的观察，假设大脑左右两半球具有对称交叉功能，"人左半身经络，上头面从右行；右半身经络，上头面从左行，由左右交互之义"。虽然对脑的认识我国古代医家学者早已提出，但是漫长的两千多年里却一直没有在中国传统医学中形成主流认识。

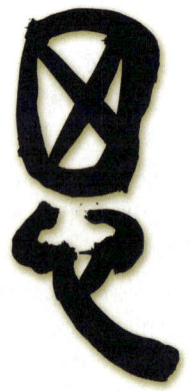

图 1-4　汉字"思"

第二节　脑的功能定位

17～18 世纪，科学家发现脑组织分为灰质和白质两部分。白质与体内的神经相连，因而认为白质含有神经纤维，主要作用是传出灰质的命令和将身体所接受的信号传入灰质。组织学奠基人 Marcello Malpighi（1628～1694 年）是用显微镜观察大脑皮质的第一人；他认为神经系统像一棵上下颠倒的树，脊髓是树干，树根分布于脑，树枝则是遍布全身的神经。法国神经解剖学家 Vieussens 在 1685 年叙述了结构与功能在脑、脊髓和神经中的相互关系；他在大脑表面发现了**沟 sulci** 和**回 gyri**，沟回的分布有不同模式，因此推测大脑的不同区域有不同的功能。18 世纪对大脑的重要性有了比较明确的认识：大脑是调控感觉和思维的器官，通过神经与全身各部分发生联系，在脑的不同区域功能也不完全相同。

19 世纪初，奥地利医师 Franz Joseph Gall（1758～1828 年）认为颅骨表面的隆起与大脑的回有相对应的关系；颅骨的外形结构反映下面相应脑回的形状；脑回代表个人的品德，反映为颅骨隆起的程度。于是他提出**"颅相学" Phrenology**，意思是"研究心智的学问"。Gall 在颅骨上划分出大大小小的 28 个功能区（他称之为器官）（图 1-5），并绘制成图。后来他的学生施普尔茨海姆又增补为 35 个功能区。他们认为只需观察人的头颅，按图索骥就可以判断这人的智力和道德品质。颅相学兴盛达一个世纪之久，随脑生理学的发展而告终。虽然 Gall 的做法并不正确，但是它的意义在于第一次提出大脑不同区域可能有不同的功能，由此产生大脑定位的概念。Gall 在神经解剖学上有系列简述：①灰质与白质相连，灰质是有功能的神经组织；②第一次描述出生后神经的髓鞘化；③证明延髓锥体纤维的交叉；④明确大脑两半球的联合；⑤证明脑神经是从脑的底部发出；⑥脑的沟回可增加面积。

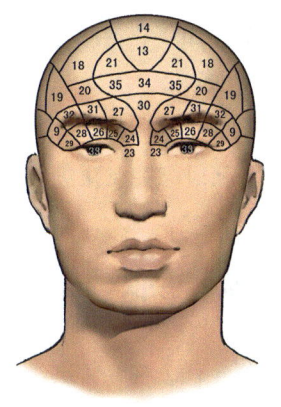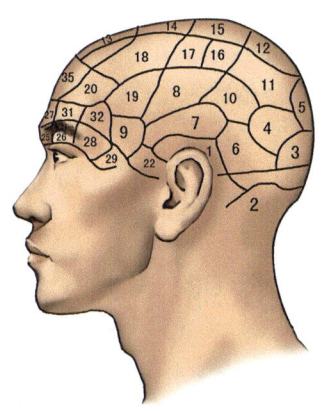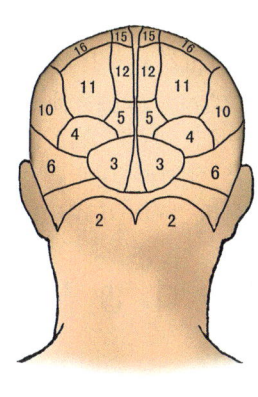

图 1-5　颅相学说

C. Bell（1774～1842 年）和 F. Magendie（1783～1855 年）分别证实了脊髓前根与运动有关，后根与感觉有关。脑生理学的创始者 Marie-Jean-Pierre Flourence（1794～1867 年）为了推翻颅相学说，切除鸟类不同的脑部区域，然后观察有哪些功能保留下来。通过精确的手术部分摘除大脑半球、小脑、四叠体、延髓等结构，他发现脑的所有功能都会因部分切除而减弱，而非只有特定功能变得残缺不全。于是他认定脑是一个整体而不具有特定区域，不同的功能不可能位于不同的脑区，从而创立"脑功能整体论"学说。Flourence 认为所有脑的组织都是等势的，只要有足够的脑组织，损伤后存留的脑组织就能代偿失去的脑组织的功能。这种理论可以解释经常发生的现象：脑的某部分损伤（如脑卒中）后，经过一段时间，其他部分似乎可以取而代之，原先功能部分恢复。但是当时，人们对机体、脑的各部分的功能还未弄清，仍然热衷于探讨功能定位，因此忽视了 Flourence 的"脑功能整体论"学说。

1831 年在法国巴黎 Bicêtre 医院里，有位患者无其他病症，就是不能正常说话，只会发出"Tan"的音，并以左手手势沟通，所以被称为"坦恩"。他总共住院 30 年，直至 1861 年 4 月 12 日因患压疮求诊于外科医师 Broca（1824～1880 年）。Broca 仔细检查了患者，并没有发现显著的异常；患者喉肌和发音器官都正常，也没有其他瘫痪的征候阻碍发音；而且他还很聪明，看样子不应当不会说话的。说来也巧，患者 5 天后不幸死亡。Broca 当天就对患者做了尸检，发现患者左侧大脑额下回后部脑组织有病变（图 1-6）。Broca 先后积累了 20 多个这样的病例，其中有 19 例都在上述相同的部位发生病变，由此他得出结论：大脑额下回后部是与语言相关的神经中枢。后来人们就把这个部位称为**布洛卡区 Broca's area**，因为该区与"发动"语言动作有关，所以又称为运动性语言中枢。

1870 年德国神经生理学家 Gustav Fritsch 和 Eduard Hitzig 用灌满生理盐水、尖端为 1.5mm 的玻璃毛细管，给狗大脑皮质施加中等强度的直流电刺激，发现刺激大脑皮质的特定部位可以引起相应肌肉收缩，而且反应都在对侧，以此发表了历史性的论著《大脑皮层的电可兴奋性》。Brodmann（1868～1918 年）在光学显微镜下观察了 19 只狐猴，对它们大脑皮质细胞构筑分区详细描述，至今仍然是神经科学的基础。20 世纪 30 年代，美国神经外科医师 W.Penfield（1891～1976 年）在活体状态下用电刺激人大脑各部位，诱发不同的反应，从而获得大脑的躯体功能投射图（图 8-12 和图 8-13）。

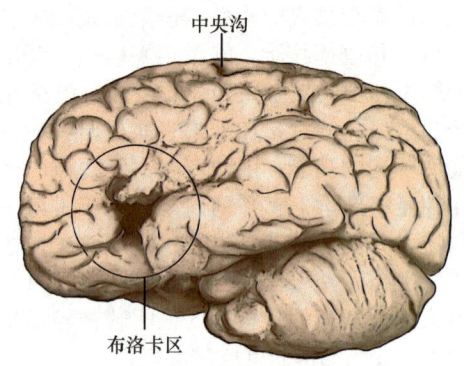

图 1-6　布洛卡区

18～19 世纪基本上完成脑**"等级递阶" hierarchy** 的功能定位学说：大脑皮质是最高领导，以下依次为基底核、间脑、小脑、脑干，最后是脊髓。该学说的缺陷是将特定的神经功能局限于特定的脑区，忽视了神经系统各区之间相互联系又相互制约的关系。

第三节　中神经系统的线性反射

线性反射论 lineary reflex theory 提出神经元、突触、反射和反射弧等概念，是在中枢功能定位基础上加以线性反射的补充和深化。19 世纪 30 年代 Hall. M 切除蛙、龟等低等动物的大脑，虽然它们失去自发和随意运动，但是刺激它们，骨骼肌还可以发生收缩。据此，Hall 在《延髓和脊髓的反射功能》中确认脊髓反射中枢并提出"反射弧"的概念，描述脊髓反射通路的各个环节。1873 年意大利学者 C. Golgi 建立显示神经细胞全貌的镀银染色法和其他神经组织学方法，Waldeyer 在 1891 年给神经细胞命名为"neuron"，确认神经纤维是神经细胞的轴突，而树突和轴突都是神经细胞的一部分。西班牙学者 S. Ramony Cajal（1852～1934 年）等神经解剖学家在 20 世纪初建立**"神经元学说" neuron doctrine**：神经细胞通过突起相互接触，是神经系统和脑的结构与功能单元。S. R. Cajal 成功地应用 Golgi 染色法奠定"神经元学说"的结构基础，杰出的贡献使他们两人一起赢得 1906 年的诺贝尔生理学或医学奖。

英国神经生理学家 C. S. Sherrington 将神经元之间或神经元与其他细胞间发生接触的结构和功能界面称为**"突触" synapse**；并发表了一系列关于脊髓反射的论文，建立了神经元和突触活动的基本概念。Sherrington 发现突触抑制作用对运动平衡的重要性，在 1932 年 Sherrington 获得诺贝尔生理学或医学奖时，演讲题目是"抑制是一个协调因子"。Ivan Petrovich Pavlov（1849～1936 年）在研究消化生理时，发现狗见到食物甚至听到饲养员的脚步声就会分泌唾液。他通过实验证明，食物或脚步声都能在大脑的不同部位形成刺激，经过多次重复，动物清楚脚步声预示着食物出现，即便只有脚步声也会引起狗的唾液分泌。Pavlov 把外在环境动因组成的"第一信号系统"及社会交往中言语、文字组成的"第二信号系统"所发生的"条件刺激"与引起先天固有反射的"非条件刺激"结合起来，在大脑皮质内导致"暂时联系"的条件反射，解释了人的高级神经活动。非条件刺激与条件刺激兴奋灶的暂时性联系的线性反应是 Pavlov 学说的基础。

反射论仍然没有打破孤立的"中枢"概念，没有认识到神经元间非线性的联系。

第四节　中神经系统的"整体关联论"

20 世纪中叶以来，脑研究突飞猛进，从根本上突破"线性反射论"模式。

一、对神经细胞"回路"的认识

在 20 世纪 30～40 年代，神经解剖学和生理学已提出脑的功能活动是在**神经细胞回路 circuits** 进行分析、加工和整合而实现的。1937 年美国神经解剖学家 Papez 提出高级的情绪活动是"医源性皮质"活动的结果。这就是著名的 Papez 回路，第一次明确神经细胞回路是大脑高级功能的基础，而不是将脑的高级功能局限于某一脑区或核团。

在 1949～1952 年，Magoun 和 Moruzzi 的电生理研究发现脑干网状结构有"上行激活"大脑皮质广泛区域的作用，使动物保持清醒的意识；而且在集中注意等功能中也起重要作用。当脑干上行激活作用受损伤时，即使大脑皮质保持完好，动物或人也会失去清醒意识，陷入昏迷。这表明位于"等级递阶"最高级的大脑皮质的清醒状态，必须有古老、低级的非特异性激活背景才能得以实现。

20 世纪 50 年代溃变轴突选择性镀染的 Nauta 法和 70 年代辣根过氧化物酶（HRP）轴浆转运追踪法对神经元之间联系的追踪研究发现，不仅大脑皮质接受丘脑核团的投射，丘脑也得到大脑皮质的投射，这种双向联系在脑内很常见。总之，各级中枢结构之间的**"大回路" macro-circuits** 相互交接，每一结构内部各种神经元组成复杂的**"微回路" micro-circuits** 或 **local circuits**。美国神经生理学家 Hubel 和 Wiesel 在视皮质研究中发现，神经细胞在皮质柱中有序排列，每个皮质柱约有 2cm×2cm 的面积，以对来自眼的图像进行比对分析。他们对视皮质神经元微回路——皮质柱的精细分析，深化了人们对大脑皮质的认识。

2014年，美国政府启动"大脑计划"，着力研究大脑活动中的神经元，绘制神经回路图谱，探索神经元、神经回路与大脑功能间的关系。

二、神经细胞的多元关系和动态可塑性

在中枢许多部位都发现树-树、树-胞体、胞体-胞体和轴-轴突触，几乎神经细胞的各部分（轴、树突及胞体）均可形成突触前结构或突触后结构，这使得微回路的多样性远远超出线性联系。在20世纪80年代建立的经过神经膜上单涎酸神经节苷脂（GMI）介导高效入胞的霍乱原B亚单位结合HRP（CB-HRP）方法，显示传统高尔基镀银法不能显示的树突。

神经元和突起的可塑性是脑功能实现和改变的基础。视觉缺如的动物，听觉皮质代表区扩大。冬眠时动物海马锥体细胞的树突缩短，冬眠期一过数小时内，这些树突又大大伸长。肾上腺髓质功能亢进的自发高血压大鼠，支配肾上腺髓质的交感神经节前神经元树突比同系正常大鼠缩小甚多，而灰质树突参数在两种大鼠无显著差异，由此提示交感节前运动神经细胞的旁侧回路有抑制交感节前神经元及肾上腺髓质活动的作用。树突的伸缩、轴突终末的消长可以在生理功能条件下发生动态可塑性变化。

三、细胞-细胞间的相互作用

当代神经生物学对脑研究的一个侧重点是脑细胞间相互作用。神经元仍然是脑功能的主角，原来认为只有辅助作用的胶质细胞，被逐渐发现并认识到其在中枢神经系统中的重要性。在脑和脊髓内神经胶质细胞和神经元比是（10～50）:1。20世纪70年代，人们明确星形胶质细胞对脑细胞外K^+的"**空间缓冲作用**"spatial buffer mechanism，神经元活动外流的K^+，经星形胶质细胞及其间的**缝隙连接小管 gap junction connexon**转运至远处。80年代明确星形胶质细胞在神经传导中不仅仅只对突触结构绝缘、防止突触"串联交谈"（cross talk），而且能把谷氨酸转变为谷氨酰胺，对谷氨酸的兴奋毒性有保护作用。星形胶质细胞受体的多样性是近年的重要进展，不同脑部的星形胶质细胞有不同受体的配布。

血脑屏障（BBB）的结构特点是微血管内皮细胞以紧密连接相连，微血管内皮基膜周围环绕着星形胶质细胞的突起。在体外，星形胶质细胞可诱导普通的微血管内皮细胞形成具有紧密连接、不带胞质窗的脑型微血管内皮。室管膜上皮细胞及伸展细胞有**活性物质ependymin**等释放入脑脊液或经内皮细胞释放入脑微血管，其靶细胞可能是神经元。

四、肠-脑轴

肠道神经是肠道自身的神经系统。迷走神经-孤束核是将肠道信息传导大脑的主要通道，实际上肠道发到大脑的信息要比大脑发送到肠道的信息更多。肠道菌群失调很可能是导致抑郁、焦虑和认知功能下降等精神心理疾病的重要原因。鼠李糖乳杆菌在大脑脑区可以显著影响GABA的作用，降低压力引起的皮质酮激素，从而减少焦虑和抑郁相关的行为。

五、脑的不对称性

美国神经生理学家R.W. Sperry从20世纪40年代就开始通过猫和猴实验，切断大脑两半球间的连接。60年代，他同神经外科医师合作，观察切断胼胝体的癫痫患者时发现：大脑两半球分工不同，各自具有相当的独立性；语言主要在左侧；当外界视像进入左半球时，可用语言表达；当外界视像进入右半球时，则不能用语言而只能以手势来表达（图1-7）。以此，他获得1981年诺贝尔生理学或医学奖。

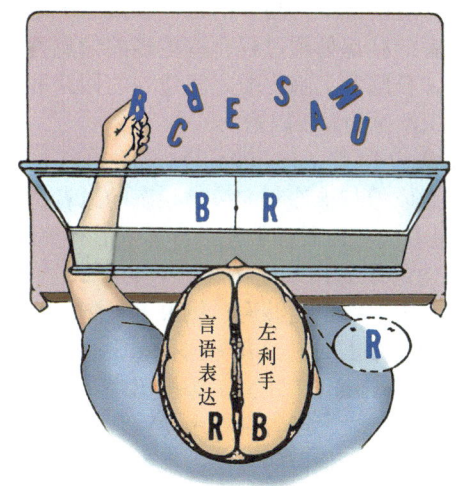

图1-7 分裂脑的实验图

第五节　对脑意识的初步认识

人脑有别于其他动物的特点是创造意识。人脑能自行合成外在世界的信息，进一步创造出个人在世界中的认识。什么是意识？根据《辞海》（第6版）释义：意识是客观世界在人脑中的主观映像；在心

理学上，意识一般是指自觉的心理活动，即人对客观现实的自觉反映。

意识的物理基础是神经元和神经元的结构成分elements，通过特定的相互作用所产生的突现性质。语言能力是人与其他所有动物根本不同之处，所以哲学家和语言学家相信没有语言就不可能有意识。精神事件和神经相关物之间，必然存在着某种外显explicit的对应关系；换句话说，主观状态的变化必将反映在神经状态的变化上。但是，反过来说就不一定对。探索和阐明意识的神经基础，必须能够解释脑的物理基础如何帮助形成情绪、心情和价值观。

神经心理学认为意识有三种状态构成：①感觉 sentience；②知觉 feeling；③觉知 awareness。神经元是知觉、记忆、思想和动作的源泉。目前的研究认为，神经元集群的动态活动过程产生的电生理现象是意识知觉的基础。在有意识的大脑中，每个不同的神经元群都在起着其自身的特定的计算作用，但它们也仍然能够与其他神经元群进行沟通。换句话说，它们会互动并计算。当大脑失去这种复杂性时，神经元或是会变得更为均一（从而导致信息的丧失）或者它们的沟通能力受到损害（从而导致整合能力的丧失）。例如，如果你睡着了并听到狗叫声，大脑会以听觉皮质的活动作为回应。但是，当你醒着，同样的叫声除了诱发听觉皮质的活动之外，还会诱发你想到自己的狗以及对叫声之响感到讨厌——这些反应与脑子的记忆和情感中枢是挂钩的。后者的脑部处理过程含有更多的信息。当前学者认为，丘脑和大脑皮质之间建立的回路联系，是导致意识产生的重要因素。

加拿大学者 Adrian M. Owen（2013）曾用功能磁共振成像与被诊断为植物状态的患者进行"交流"，患者成功地回应了五个日常生活有关的问题。而后，他的团队用脑电图（EEG）测试了16位植物人，其中有3位能够通过想象夹紧脚趾或握紧拳头，对指令做出回应，表现具有一定的意识活动。Marcello Massmini（2013）等提出一种新方法来检测大脑的复杂性，或者说有多少整合及信息流动正在大脑中发生。他们的方法被称为扰动复杂性指数（PCI），它涉及用一个强力的磁刺激对大脑进行一次轻微的"震动"并记录神经元的反应。PCI反映了在每一种状态下参与者的意识水平。这些结果提示，不同的意识水平与大脑反应的复杂性有着紧密的联系。这些数据可被用来计算大脑作为一个整体能够产生的信息量，如评估"植物人"丧失意识的程度。

但是，意识是怎样产生的？像脑这样的物理生物学系统，怎么会有主观体验？这些问题仍然是当今神经科学的超级难题和热点。

第六节 现代中国神经科学的发展

在当代世界神经科学迅速发展之际，回顾中国神经科学家的史实，可以认识中国具有继承和扩展神经科学研究的基础和传统，这是中国神经科学发展的希望。

1. 林可胜（Robert K. S. Lim，1897～1969年） 是中国神经科学和生理学鼻祖，祖籍福建省海澄县（今龙海县），1924年任北京协和医学院生理系主任，创办中国生理学会，和杂志英文版 *The Chinese Journal of Physioogy*。他是生命科学界第一位华裔的美国科学院院士。在痛觉方面他首度有效地区分外周和中枢镇痛的实验，并证明阿司匹林是在外周发挥镇痛作用的。他的实验被英国科学家 John Vane 称为镇痛研究的经典工作，而 Vane 本人因研究阿司匹林镇痛机制获得1982年的诺贝尔生理学或医学奖。林可胜的研究小组系统地研究猫延髓血压调节的相关中枢，发现并命名了加压区和减压区。这是血压中枢调节的里程碑性工作。

2. 蔡翘（1897～1990年） 中国科学院生物学部委员，中国生理学会名誉理事长。在20世纪20年代，他首先发现了中脑黑质内侧的网状结构，国际生理学界把这一脑区命名为"蔡氏腹侧被盖区"。半个世纪后，人们认识到由此区发出的含多巴胺的投射纤维是调节高等动物认知和情感的重要神经成分。

3. 陈克恢（1898～1988年） 药理学家，是20世纪国际药理学大师，也是现代中药药理学研究的创始人，曾任美国药理毒理学会理事长。他首先发现麻黄碱的药理作用，为推动交感胺类化合物的化学合成奠定了基础。

4. 侯宗濂（1900～1992年） 生理学家，我国外周神经生理研究的开拓者，是福建医科大学第一任校长（原福建医学院）。20世纪70年代他探讨针刺镇痛的原理，发现各种深感受器在针刺时均可被兴奋，但不同类型穴位各有其为主的感受器（肌梭、腱器官、慢适应关节感受器），当阻断传导触觉的Ⅱ类纤维和阻断传导快痛的Ⅲ类纤维时，针感明显减弱但不会消失；如果在有控制的硬膜外麻醉选择优先阻断细纤维传导时，针感和快痛几乎同时消失，所以针感主要是Ⅳ类和Ⅲ类纤维传入。因此，在针刺镇痛中激活细纤维是主要手段，针刺兴奋的纤维越细镇痛效果越明显。

5. 冯德培（1907～1995年） 神经生理学家，中国科学院副院长兼生物学部主任，于1932年发现静息肌肉因拉长而增加放热现象，被命名为"冯氏效应"。1936～1941年他独立研究神经肌接头生理，是国际上公认的这一生理学领域的先驱者。他于1939年用细胞外记录法记录到终板电位，是世界上记录终板电位最早的神经生理学家之一；首次报道了以不同频率的强直刺激作用于神经肌接头传递的易化和强直后增强。晚年他致力于开拓突触的细胞分子生理学领域，特别是突触可塑性的研究。

6. 张香桐（1907～2007年）　神经生理学家，中国科学院院士（学部委员）。张香桐是研究大脑皮质中树突功能的先驱者，首次发现树突电位。他根据视觉皮质诱发电位的分析，提出视觉通路中三色传导学说，发现"光强化"现象，即背景光可以提高中枢神经系统的兴奋性，生理学界把这种现象命名为"张氏效应"；发现由不同传导速度的神经纤维从视网膜向中枢的传导兴奋。他从事针刺镇痛机制研究，认为针刺镇痛是两种感觉传入在中枢神经系统相互作用的结果。

（王　玮）

第二章 神经系统的发生

第一节 种系发生

单细胞动物无特殊分化的神经结构，如阿米巴原虫受刺激后借细胞质以整个细胞进行反应。当动物进化到多细胞时，有了不同的细胞分工，从而也产生细胞形态的分化。但是单胚层动物尚无特殊分化的感觉细胞，如海绵动物在排水口出现具有接受刺激产生收缩的肌细胞，也无将冲动传导至其他细胞的构造。只有在动物进化到二胚层、机体由简单变为复杂时，才由外胚层分化出神经组织，具有接受刺激并把冲动传到效应器的功能（图2-1）。随着动物由低级到高级，机体由简单细胞种类发展到多器官系统，神经系统也由分散到集中，由网状、链状到管状，由脑化到皮质化不断地发展。

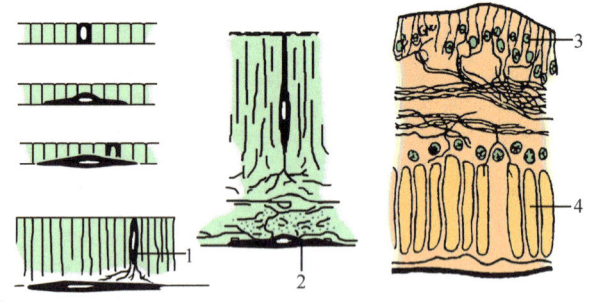

图 2-1 神经肌肉机制分化的不同时期
1 感觉细胞 sensory cell；2 肌细胞 muscle cells；3 上皮层 epithelial layer；4 肌层 muscle layer

一、网状神经系统

腔肠动物 coelenterata 如**海葵 sea anomones** 外胚层表面有角质化的构造以保护机体，一些外胚层细胞分化成感觉细胞，接受外界刺激；另一些细胞则分化成肌细胞（图2-2）。较高级的腔肠动物，如**水母 jellyfish** 有上皮层和肌层，在两者之间出现了神经层。神经层由神经纤维构成网状结构，中间散在分布着神经细胞。网状神经系统可以将感觉冲动传到机体各部，引起机体广泛反应。

网状神经系统的特点：①神经细胞体位于上皮层和肌细胞之间；②神经细胞伸出纤维相互连接（突触），形成神经网；③口咽部神经细胞略多，但未集中，无中枢作用；④无中枢和周围之分，即神经细胞分散分布；⑤网状神经系统受刺激产生的反应是弥散、无方向性的。

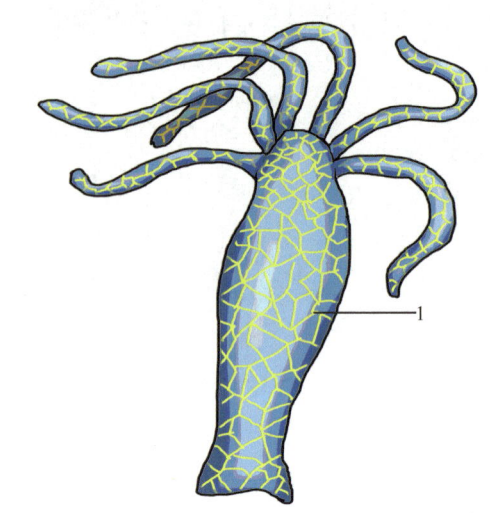

图 2-2 水蛭的网状神经系统
1 神经网 neural network

二、梯状神经系统

扁形动物 platyhelminthes 如**涡虫 planaria**（图2-3）的神经系统较腔肠动物的神经系统有显著进化，主要表现为神经系统比较集中和发达，出现原始的中枢神经系统。在喙端神经细胞集中形成神经节——原始的脑，自此向后有若干纵行的神经索；各神经索之间借横行的神经相连，形成梯状结构。在喙端原始的脑即中枢神经系统里，神经细胞和神经纤维与机体的各部分相联系，并有眼点、平衡囊等感觉器官。原始脑没有明显的分析、协调作用，只是一个传送信息的中转站，还不是神经系统的主导部分。感觉器官接受的刺激要经过脑传入神经索，再到全身各处。许多神经细胞体在喙端聚集形成神经节是神经系统进化过程中一个重要的进步。

梯状神经系统特点：①保留网状神经系统特点——神经细胞分散，连接成网；②神经细胞在喙端集中形成原始的脑；③神经细胞和神经纤维在机体腹侧面集中，形成两个神经索。但是，在原始脑与神经索中散布有神经细胞及神经纤维，缺乏神经细胞集中的神经节。在比较低级的种类中，具有脑和3~4对神经索及一个上皮下神经网，神经索之间也有横行纤维相连。

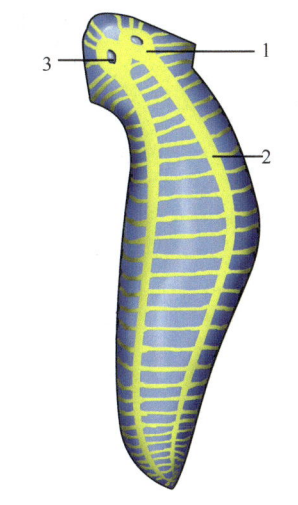

图 2-3　涡虫的梯形神经系统
1 脑 brain；2 神经干 nerve stem；3 眼 eye

三、链状神经系统

环形动物 annelida 是三胚层的无脊椎动物，如**蚯蚓 earthworm** 每一体节腹面有一神经节，前后神经节之间以纵走神经纤维相连，形成腹神经链。腹神经链终止于食管下神经节，分出两支神经，分别沿消化道两侧走向背面，连到另一对脑神经节（即脑）（图2-4）。环形动物的脑有较高级的神经功能，但是脑和腹神经链分工未明确。

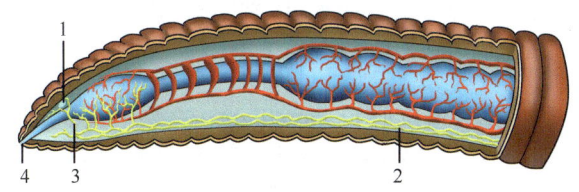

图 2-4　蚯蚓的链状神经系统
1 脑 brain；2 腹神经索 ventral nerve cord；3 环食管神经 esophageal nerve ring；4 口 mouth

链状神经系统比梯形神经系统更集中，两条纵行神经链合二为一。每个腹神经节发出神经分支到同节段的皮肤和肌肉，另外通过节间纤维将各个体节内的神经节联系起来。每个神经节细胞与感觉细胞的纤维有突触连接，也发出纤维（运动纤维）到同节的肌肉，从而构成原始的反射弧。脑神经节发挥较高级的神经作用，从而使机体获得整体配合和协调作用，使得环形动物具有定向运动。

链状神经系统初步具备中枢神经的基本特征：①定向活动；②节内反应；③节间及整体的联系和反应。链状神经系统的进步性包括：①产生记忆；②脑对于腹神经链已处优势控制地位。

四、索状神经系统

节肢动物（如昆虫）的索状神经系统（图2-5）比链状神经系统更趋于集中：前三对神经节合为脑，食管下神经节也由头部后三对神经节愈合而成，各环的神经节分段归并。索状神经系统的神经节向前部集中，提高"头化"程度，脑开始分化分为：前脑、中脑、后脑。

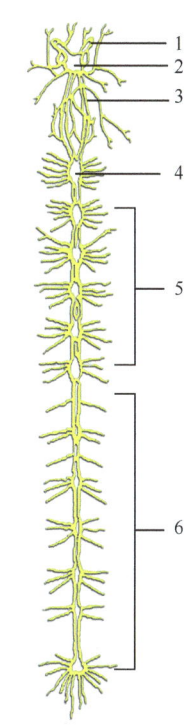

图 2-5　螯虾的腹神经索——索状神经系统
1 视神经 optic nerve；2 食管上神经节 oesophageal ganglion；3 围食管连合 perioperative tee joint；4 食管下神经节 suboesophageal ganglion；5 胸神经节 thoracic ganglion；6 腹神经节 abdominal ganglion

五、管状神经系统

脊椎动物 vertebrates 的中枢神经系统由外胚层的神经管发育形成，称为管状神经系统。感觉细胞离开上皮，胞体位于中枢神经附近，构成感觉神经节；仅少数感觉细胞仍保持原始状态，如嗅觉上皮。神经管喙端膨大发展为脑，感觉器官向头端集中形成脑化，高级中枢向头端转移形成端脑化。脊椎动物的中枢神经由原始鱼类的简单神经组构到复杂人脑的种系进化过程产生了一系列变化。

（一）脑化

脑的发展与头端感觉器的集中与发展密切相关：**前脑 prosencephalon** 与嗅器有关，**中脑 midbrain** 与视器有关，**菱脑 rhombencephalon** 与位听器有关。在进化过程中，脑的后部先发生，高级中枢逐步向喙端转移，形成端脑化的趋势。

1. 鱼类　鱼类的脑开始分为**端脑 telencephalon**、**间脑 diencephalon**、中脑、**小脑 cerebellum**、**延髓 medulla oblongata** 五部分。端脑包括大脑和嗅叶，中脑背面有两个隆起的视叶，间脑背面有松果体，腹面有垂体。与视器有关的中脑占主要地位，视叶（称为二叠体，即哺乳动物的上叠体）发达，端脑逐渐发达。

2. 两栖类　两栖类的脑分为大脑、间脑、中脑、小脑、延髓五部分。两栖类的脑和鱼类相似，但是两栖类大脑半球分化较为明显，顶壁出现一些零散的神经细胞，称为原脑皮。

3. 爬行动物　爬行动物的脑与两栖类一样仍分为五部分。大脑半球显著，表层形成新脑皮；间脑的松果体发达；中脑和小脑均比两栖类发达；中脑视叶仍为高级中枢，仍占主要地位。但随着有的视觉纤维向上投射到丘脑，丘脑也同时接受机体各部投射的感觉纤维，因此间脑已开始发达。

4. 鸟类　鸟类的脑与爬行动物较为相似。大脑皮质不发达，大脑和小脑表面平滑；嗅叶退化，大脑顶壁很薄，但是底部发展出纹状体；间脑可分为上丘脑、丘脑、下丘脑；中脑充满视神经，构成发达的视叶；小脑比爬行类发达得多。

5. 哺乳类动物　大脑和小脑的体积增大，大脑皮质增厚，出现了褶皱（沟和回），左右大脑半球神经纤维通过胼胝体联络。间脑腹面有视交叉，中脑和小脑相对不发达，小脑皮质为新小脑。脑干中部向腹侧隆起形成脑桥，脑桥腹侧半内有大量横行神经纤维连接大脑和小脑。

总而言之，脑量增加是动物进化的一个重要特点。美国科学家研究证实脑体积相对越大，动物越聪明。在人类进化史中，人脑智力的发展体现在制造和使用工具逐渐复杂，从而带动脑的构筑和形态发生变化。古人类学家发现从公元 260 万年前到 25 万年前，即旧石器时代进入新石器时代，人类头部体积扩大 3 倍，脑的体积也随之扩大。而这一期，人类从打制石器正进入使用磨制石器，从依靠天然取火进入人工取火；从能人和直立人进入早期智人。能人脑量为 510～752ml，直立人脑量为 600～1251ml，早期智人脑量为 1100～1500ml，现代人脑量为 1300～1750ml（图 2-6）。

（二）皮质化

低等脊椎动物脑的灰质与白质的配布基本与脊髓相似。灰质在近脑室腔处，白质在外层，灰质和白质可视为脊髓相应部分的延续。在鱼类，端脑部分主要是基底核（纹状体），大脑皮质为薄薄的上皮板，基本无神经组织或有少许与嗅觉相关的神经

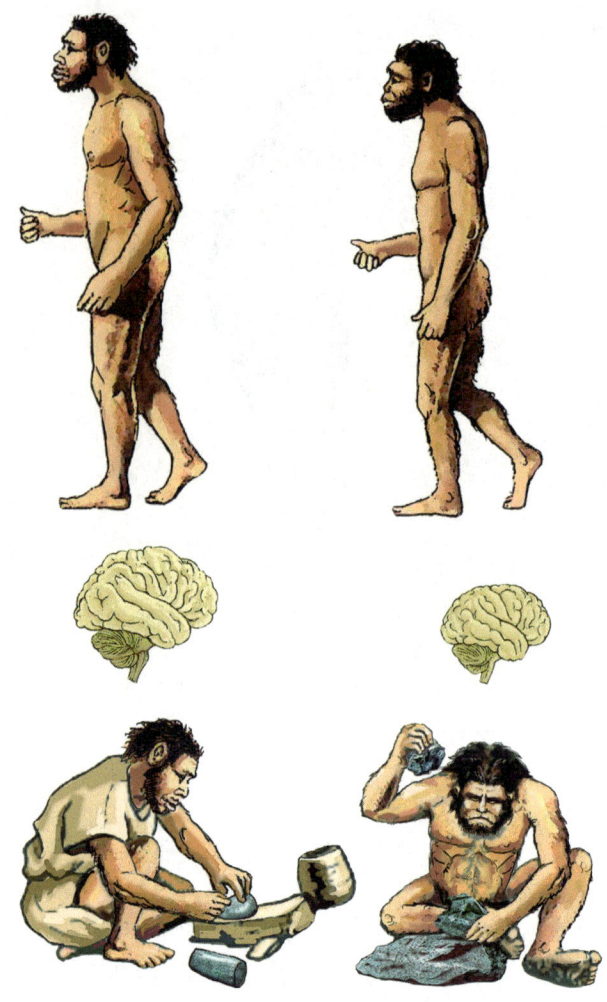

图 2-6　直立人和早期智人的脑量
A. 早期智人；B. 直立人

细胞，称为**旧皮质 paleopallium**；在两栖类和爬行类中，旧皮质仍保留，位于端脑的腹侧；而在某些哺乳动物中与嗅觉有关的梨状叶（嗅叶）即为其遗留的代表区。在两栖类，中央灰质向外转移，初步形成大脑皮质基础，称为**古皮质 archipallium**，位于端脑的背面；在原始爬行类，也以旧皮质为主。在高等爬行类，由于起自丘脑的上行纤维投射到大脑皮质，在旧皮质与古皮质之间形成**新皮质 neopallium**，成为联系与整合机体的最高中枢。在哺乳动物，新皮质极为发达，成为大脑半球的主要结构，并将古皮质推入大脑半球内侧面，形成海马结构，将旧皮质推到大脑半球的腹侧面嗅沟附近。在人类，大脑皮质得到极大发展，形成许多皱褶构成大脑半球沟回，使大脑半球的发展远远超过脑的其他部分。在新皮质发展的同时，纹状体也有相应的分化，被由丘脑投射到新皮质的上行神经纤维分成两部分，即位于背部仍居于脑室底部的尾状核和位于腹侧已与脑室分开的豆状核。这些上行投射纤维和由大脑皮质下行纤维一起构成内囊。

单细胞生物借助细胞质的流动对刺激产生反应，腔肠动物以网状神经系统完成应激反应功能，此后神经系统的发育进化经过链状神经系统发展到脊椎动物的管状神经系统。中枢神经系统是神经组织最集中的部位，把不同空间和时间的传入冲动进行整合；神经细胞之间在功能形态上发生突触联系，使得中枢神经系统的活动表现为兴奋的扩散、抑制和反馈。突触在结构和功能上的特性，决定了兴奋传递的单向性，从而使机体对内外界刺激的反应更加协调准确。在种系发生过程中，脊椎动物的大脑皮质高度发育，成为神经系统最重要、最高级的部分；同时，保留了网状和链状神经系统作为神经系统的低级部位，即周围神经系统。周围神经系统是中枢神经系统以外的神经组织的总称，一端同中枢神经系统的脑和脊髓相连，另一端通过各种末梢装置与机体其他器官和系统联系，包括脑神经、脊神经和自主神经，主要有神经干、神经丛和神经节。

神经系统在进化过程中的特点：①从无到有、从简单到复杂、从分散到集中、从低级到高级；②感觉器官向头部集中而出现脑化，高级中枢向头端转移而出现端脑化，脑对机体各部联系和整合加强而出现皮质化；③不是新结构代替旧的低级中枢，而是新旧并存，只是新结构处于主导地位，旧结构处于从属地位。

第二节 个体发生

在个体发育中，神经系统最早开始，最晚完成，形成的结构最复杂。人类神经系统的形态和功能是经过漫长的进化过程获得的，它既有与脊椎动物神经系统相似之处，也有自己的特点。神经系统是人体结构和功能最复杂的系统，由数以亿万计的高度相互联系的神经细胞组成，在体内起主导作用；功能是控制和调节其他系统的活动，使人体成为一个有机的整体；维持机体与外环境间的统一。

神经系统个体发育过程分为五个阶段：①神经诱导，脊索诱导其背侧的外胚层演变为神经板；②神经发生，神经前体细胞经过分裂增殖和分化产生神经系统组织结构的材料；③神经迁移，新产生的神经元从发生地按神经系统总的发育计划迁移到合适的地点；④突起生长，细胞体必须生长树突来接受其他细胞传来的信号，并发出轴突与特定的靶细胞发生联系；⑤突触形成，轴突到达特定靶区后，识别有关的靶细胞并与之形成突触连接。

神经系统个体发育过程有三大特点：①中枢神经系统源自排列紧密、缺少间质的神经上皮；②在发育过程中，神经系统的细胞相互作用导致细胞和它的突起重新配布；③神经系统发育时，精密的时空整合程序反映基因和基因外因素的相互作用。

一、神经发育的诱导因素

神经系统由胚胎时期的神经管和神经嵴演化而成。神经管演化成脑和脊髓，神经嵴演化成脑神经节、脊神经节、自主性神经节、周围神经、肾上腺嗜铬细胞、部分内分泌细胞和黑色素细胞等。

在神经系统发育过程中，神经诱导起着重要作用。神经诱导有两种方式：①**接触性诱导 contact induction**，通过细胞间直接接触而实现诱导；②**非接触性诱导 noncontact induction**，借助细胞分泌的化学物质发挥作用。神经诱导本质上都是通过信号分子起诱导作用的。通过对基因表达起调控作用，信号分子可导致细胞的决定性分化。通过对非洲蟾蜍和小鸡的研究，科学家进一步认识了神经诱导的机制，确认多个信号与神经诱导分化有关。在胚胎早期，起诱导作用的是源于中胚层的**脊索 notochord**。同时，**骨形成蛋白 bone morphogenetic protein（BMP）**被抑制和失活是神经诱导发生的起始。非洲爪蟾胚胎脊索分泌 Chordin、Noggin 和 Cerberus 等 BMP 拮抗剂，抑制 BMP 与受体结合，诱导神经外胚层的发生。其次，Wnt、FGF 和 IGF 等家族的成员可产生正向信号指导神经形成。

二、神经管的形成

神经管是中枢神经系统的原基。胚胎第 3 周初，位于**原条 primitive streak** 前方的神经外胚层受脊索诱导增厚形成细长的**神经板 neural plate**。神经板随着脊索的增长而延长，同时两侧向上卷曲形成**神经沟 neural groove**。神经沟在枕部体节水平上先愈合成管，然后向喙、尾两端延伸，最后在两端分别形成**前神经孔 anterior neuropore** 和**后神经孔 posterior neuropore**。胚胎约第 25 天，前神经孔闭合；约第 27 天，后神经孔闭合，完整的神经管形成。神经管前段膨大，衍变为脑，后段演化为脊髓（图 2-7）。

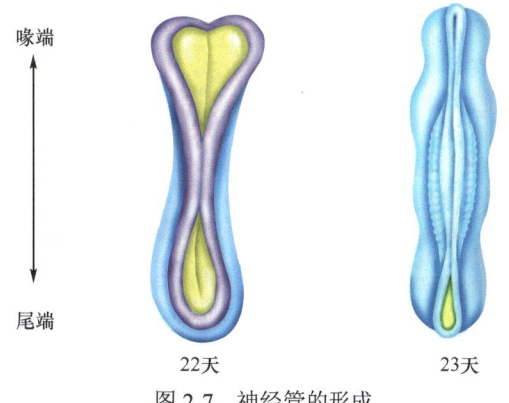

图 2-7 神经管的形成

神经板由**单层柱状神经上皮 neuroepithelium** 组成，有很强的分化能力。在神经管形成后，它们成为假复层柱状上皮，分化出**成神经细胞** neuroblast。神经上皮细胞不断分裂增殖，部分细胞分化成神经元，迁至神经上皮的外周，形成套层。迁移到套层的部分细胞初为圆形，称为**无极成神经元** apolar neuroblast。随后其伸出两个突起，称为**双极成神经元** bipolar neuroblast；朝向管腔的一侧突起退化消失，成为**单极成神经元** unipolar neuroblast；伸向外侧的突起迅速增长，形成原始轴突。神经元的轴突伸出套层，组成**边缘层** marginal layer。单极成神经元的内侧端形成若干短突起，成为原始树突，称为**多极成神经元** multipolar neuroblast。由此，神经管自内向外，由神经上皮层、套层和边缘层组成（图2-8）。

在神经管形成的过程中，神经板边缘与表皮外胚层相延续的一部分神经外胚层多潜能细胞迁移出来；随着神经板卷曲及神经管形成，在表皮外胚层的下方、神经管的背外侧形成两条与神经管平行的细胞索，称为**神经嵴** neural crest。神经嵴细胞逐渐下陷并向外迁移，最终分化为周围神经系统神经节、胶质细胞和肾上腺髓质的嗜铬细胞等。另外，神经嵴喙段的部分细胞转化为间充质细胞，由此分化为头颈部的部分骨、软骨、肌肉和结缔组织等。因此，这部分神经嵴组织又称为中外胚层。神经嵴发育缺陷会导致一系列综合征，包括颅面部畸形（唇腭裂）、Waardenburg-Shah综合征、DiGeorge综合征、CHARGE综合征、白化病、巨结肠等。神经嵴相关畸形的发病机制极为复杂，由遗传因素和环境（营养）因素共同作用而引发。孕期补充叶酸可以在一定程度上减少发生率。有研究表明，叶酸代谢途径可能通过表观遗传学修饰，参与神经嵴的发育和相关疾病的发生。

三、脊髓的发生和发育

神经管的尾段分化为脊髓，套层分化为脊髓的灰质，边缘层分化为白质，神经管的管腔成为脊髓中央管。神经管两侧壁由于套层中成神经细胞和成胶质细胞增生而增厚，腹侧部增厚形成左右两**基板** basal plate，背侧部增厚形成左右两**翼板** alar plate。神经管的顶壁和底壁都薄而窄，分别形成**顶板** roof plate 和**底板** floor plate。由于基板和翼板增厚，在神经管的内表面出现左右两条纵沟，称为**界沟** sulcus limitans，向上与下丘脑沟相连（图2-9）。

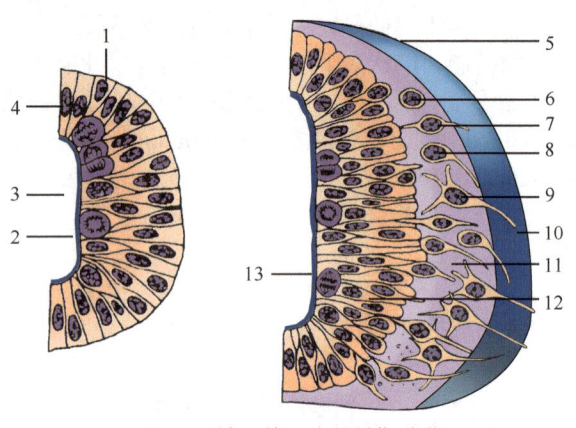

图2-8　神经管上皮的早期分化

1、5 外界膜 external limiting membrane；2、13 内界膜 internal limiting membrane；3 神经管腔 neural tube；4 神经上皮细胞 neural epithelial cells；6 无极成神经细胞 apolar neuroblast；7 双极成神经细胞 bipolar neuroblast；8 单极成神经细胞 unipolar neuroblast；9 多极成神经细胞 multipolar neuroblast；10 边缘层 marginal layer；11 套层 cover layer；12 神经上皮层 neuroepithelium layer

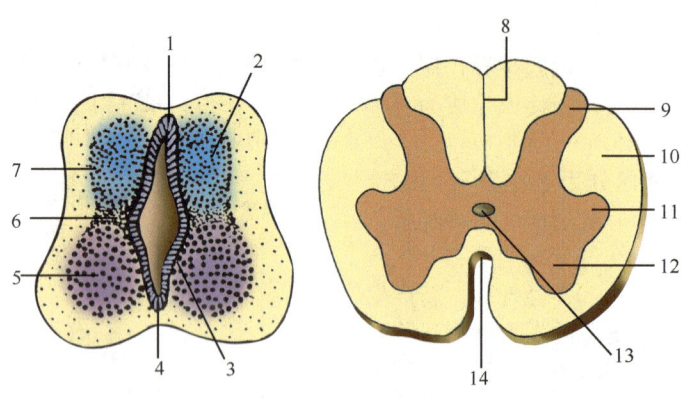

图2-9　脊髓形态的发生

1 顶板 roof plate；2 套层 cover layer；3 神经上皮层 neuroepithelium layer；4 底板 floor plate；5 基板 basal plate；6 界沟 sulcus limitans；7 翼板 alar plate；8 后正中隔 posterior median septum；9 后角 posterior horn；10 白质 white matter；11 侧角 lateral horn；12 前角 anterior horn；13 中央管 central canal；14 前正中裂 anterior median fissure

随着成神经细胞和成胶质细胞增多，左右两基板向腹侧突出，在两者之间形成一条纵行的深沟，位于脊髓腹侧正中，称为前正中裂。左右两翼板增大，主要向内侧扩张，并在中线融合形成隔膜，称为后正中隔。基板形成脊髓灰质前角，其中的成神经细胞分化为躯体运动神经元。翼板形成脊髓灰质后角，其中神经细胞分化为中间神经元。在脊髓某些节段，成神经细胞聚集于基板和翼板之间，形成脊髓侧角，其内的成神经细胞分化为内脏传出神经元。白质由神经管的边缘层演化而成，主要为神经细胞突起与神经胶质细胞所组成的网状支架。神经细胞突起上下走行，形成神经束。至此，神经管的尾段分化成脊髓，神经管周围的间充质分化成软脊膜（图 2-9）。早期神经管脊髓部横断面的管腔较大，呈菱形。随着神经管管壁的发育，其管腔逐渐变小。以后，由于神经管背侧部左、右侧壁逐渐融合，此处管腔则逐渐变圆并最终演变为近乎圆形的脊髓中央管，尾端的管腔形成终室。

脊髓神经纤维的髓鞘由少突胶质细胞所形成。胎儿 4 个月时，开始出现髓鞘，出生 1 年后，其形成的速度逐渐减慢。运动神经纤维髓鞘的形成一般是在具有较完备的功能之后，于出生后 1～2 年才逐渐完成。

胚胎第 3 个月前，脊髓与脊柱等长。第 3 个月后，脊柱和硬脊膜的增长比脊髓快；由于脊髓头端与脑相连而固定，脊柱逐渐超越脊髓向尾端延伸，脊髓位置相对上移。第 6 个月时，脊髓末端位于第 1 骶椎水平。出生前，脊髓末端在第 3 腰椎水平以下，软脊膜逐渐被拉长呈线状的终丝与尾骨相连。由于节段性分布的脊神经均在胚胎早期形成，并从相应节段的椎间孔穿出；在脊髓位置相对上移的过程中，脊髓颈段以下脊神经根便越来越斜向尾侧，至腰、骶和尾段的脊神经根则在椎管内垂直下行，与终丝共同形成马尾。

四、脑的发生和发育

人脑是由约 140 亿个脑细胞构成的重约 1400g 的神经组织。脑是中枢神经系统的主要部分，起源于神经管的头段，形态演变和组织发生、分化过程与脊髓很相似，但更为复杂。在神经上皮细胞增殖并向外迁移的同时，也分化出神经细胞和成神经胶质细胞，形成套层。套层增厚，使侧壁分为翼板和基板。端脑和间脑的侧壁大部分形成于翼板，基板甚小。端脑套层中的大部分都迁至外表面，形成大脑皮质；少部分细胞聚集成团形成神经核。中脑、后脑和末脑中的套层细胞多聚集成细胞团或细胞柱，形成各种神经核。翼板中的神经核多为感觉中继核，基板中的神经核多为运动核。

（一）脑泡和脑外形的发育

胚胎第 4 周末，神经管喙段形成三个膨大即**脑泡 brain vesicle**，由前往后分别为前脑泡、中脑泡和菱脑泡。胚胎第 5 周前脑泡的喙段向两侧膨大，形成左、右两个端脑，并在间脑两侧向后、向上并向前扩展，以后演变为左、右大脑半球；内侧壁增厚，发育成基底神经节。而前脑泡的尾段则形成间脑，以后演变为丘脑、下丘脑和神经垂体。大脑半球扩展超过间脑的背侧壁和头端，致使两个半球的内面在间脑背面上方互相贴近，接触面变扁平。两者间的间充质形成**大脑镰 falx cerebri**。每一半球下面出现一小的嗅球。胚胎第 12 周两个半球扩大，并向后盖过间脑的侧壁，再继续向后盖过中脑的背外侧。最后，两个半球的尾端扩展到与发育中的小脑贴近，两者之间的间充质形成**小脑幕 tentorium cerebellum**。中脑泡变化不大，演变为中脑。菱脑泡演变为喙侧的**后脑 metencephalon** 和尾侧的**末脑 myelencephalon**。后脑背侧的两侧缘增厚称为**菱唇 rhombencephalic lip**，为小脑原基。菱脑顶板的其余部分扩张成薄膜状。后脑演变为脑桥和小脑，末脑演变为延髓，与脊髓相连。

大脑半球主要向前、上和后三个方向不均一的扩展，致使两个半球的下外侧面相对凹陷，成为**脑岛区 insula region**。紧邻脑岛区后方的脑壁生长迅速，并向前下方扩展至脑岛区的下外侧形成颞叶。胚胎第 9 周颞叶已位于间脑底壁下方两侧，间脑底壁形成下丘脑，脑岛上前方的部分形成额叶。颞叶形成后，大脑半球继续向后扩展形成枕叶。胚胎第 24 周半球表面皮质迅速增生，致使表面产生皱褶，形成脑沟和脑裂。额叶与顶叶之间的半球外侧面出现**中央沟 central fissure**，同时，脑岛周围脑区继续扩大使脑岛区陷进深部。额叶、顶叶和颞叶在脑岛表面靠拢，并覆盖脑岛。额叶、顶叶和颞叶之间的深沟称为**外侧裂 lateral fissure**。

大脑沟回的发育有明显的规律性。半球内侧面的海马沟出现最早，继之是顶枕沟、距状沟和嗅球沟。胚胎第 24 周外侧裂和中央沟出现，此时内侧面顶枕沟与距状沟连结成"Y"字形。其他二级脑沟（如颞下沟、额上沟等）出现在胚胎第 28 周前后。第三级脑沟直到胎儿后期才陆续形成，并延续到出生后。

在脑泡形成过程中，出现突向背侧的**颈曲 cervical flexure** 和**头曲 cephalic flexure**。前者位于脑与脊髓之间，后者位于中脑部，故又称为**中脑曲 mesencephalic flexure**。随后，在脑桥和端脑处又出现两个凸向腹侧的弯曲，分别称为**脑桥曲 pontine flexure** 和**端脑曲 telencephalic flexure**（图 2-10）。

（二）脑室的发育

随着脑泡的发育，神经管的管腔演变成各部位的脑室（图 2-10～图 2-12）。

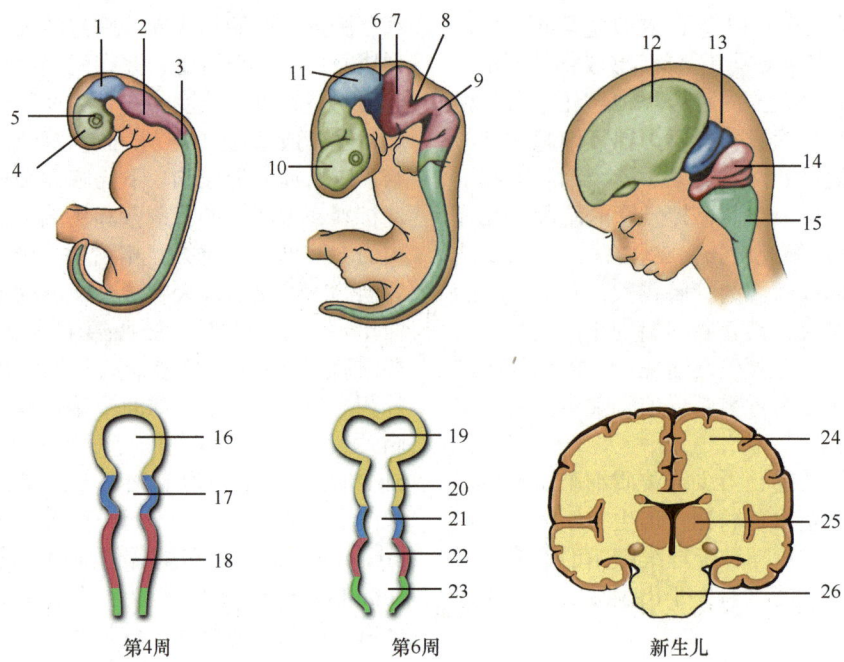

图 2-10 脑泡的发生演化

1、11、13、17、21 中脑 midbrain；2、18 菱脑 rhombencephalon；3 颈曲 cervical flexure；4、16 前脑 prosencephalon；5 视泡 optic vesicle；6 菱脑峡 rhombencephalic isthmus；7、22 后脑 metencephalon；8、14 脑桥曲 pontine flexure；9、23 末脑 myelencephalon；10、12、19、24 端脑 telencephalon；15 延髓 medulla oblongata；20、25 间脑 diencephalon；26 脑桥 pons

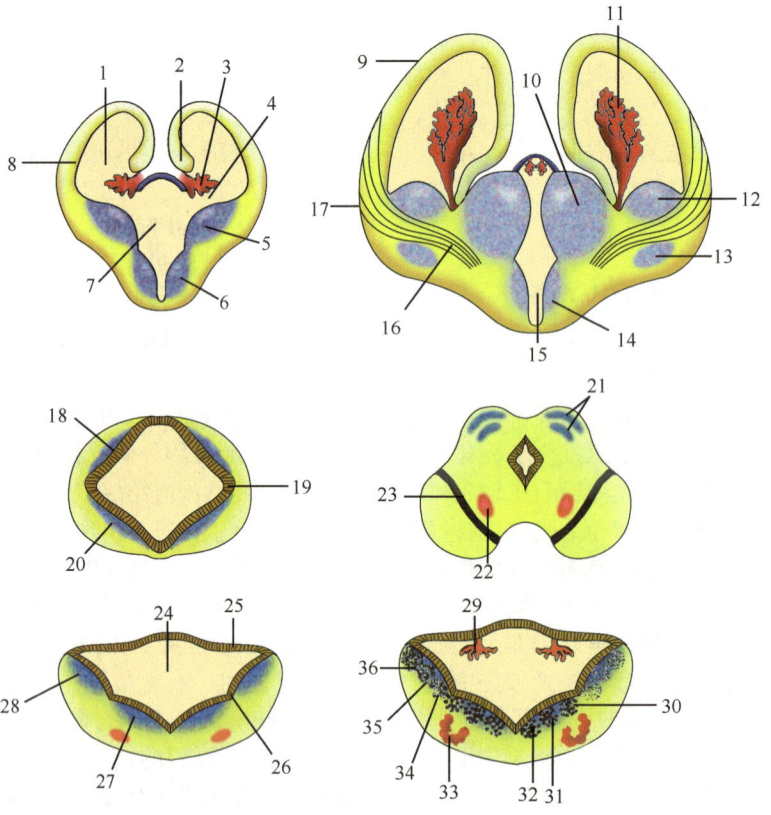

图 2-11 脑各部分的发育

1 侧脑室 lateral ventricle；2 海马 hippocampus；3、11、29 脉络丛 choroid plexus；4 室间孔 interventricular foramen；5 纹状体 corpus striatum；6、14 下丘脑 hypothalamus；7、15 第三脑室 third ventricle；8 大脑皮质 cerebral cortex；9 新皮质 neopallium；10 丘脑 thalamus；12 尾状核 caudate nucleus；13 豆状核 lentiform nucleus；16 内囊 internal capsule；17 旧皮质 paleopallium；18、28 翼板 alar plate；19、26 界沟 sulcus limitans；20、27 基板 basal plate；21 上丘 superior colliculus；22 红核 red nucleus；23 黑质 substantia nigra；24 第四脑室 fourth ventricle；25 顶板 roof plate；30 一般内脏运动核 general visceral motor nucleus；31 特殊内脏运动核 special visceral motor nucleus；32 躯体运动核 somatic motor nucleus；33 橄榄核 olivary nucleus；34 一般内脏感觉核 general visceral afferent nucleus；35 特殊内脏感觉核 special visceral afferent nucleus；36 躯体感觉核 somatic sensory nucleus

进而与下丘脑沟相连续。胚胎第 3 个月中脑腔仍较大，但中脑底壁因纤维束增厚而变厚，形成被盖和大脑脚。

4. 第四脑室 fourth ventricle 菱脑泡的腔演变为宽大的第四脑室。胚胎第 5 周菱脑腔扩大，顶壁变薄，两侧壁的基板与翼板朝背外侧展开。此处扩大的腔以菱脑中段最宽，向喙端、尾端逐渐变细，形成第四脑室。胚胎第 7 周初第四脑室外侧部更向两侧扩张。后脑顶壁的前外侧缘增厚形成的菱唇，随着脑桥曲的发育突入脑室，成为小脑原基。后脑基板的边缘带内出现纵行纤维和横行纤维，使脑桥和延髓的腹侧壁增厚突出。第四脑室的两侧角称为外侧隐窝，它们从两侧向腹侧扩展到延髓上端的外侧面。

（三）脑皮质的组织发生

大脑皮质由端脑套层的成神经细胞和成神经胶质细胞迁移、增殖分化而成（图 2-11）。大脑皮质的发生分为三个阶段，最早出现的是古皮质，继之出现旧皮质，最晚出现的是新皮质。人类大脑皮质的发生过程重演了脑皮质种系发生的过程。海马和齿状回是最早出现的皮质结构，与嗅觉传导有关。胚胎第 7 周在纹状体外侧大量成神经细胞聚集并分化，形成**梨状皮质 pyriform cortex**，属于旧皮质，也与嗅觉传导有关。复旦大学杨振纲等（2013）发现人和猕猴的大脑皮质抑制性神经元，均起源于胚胎时期的基底神经节。旧皮质出现不久，神经上皮细胞分裂增殖、分批分期迁移至表层分化为神经细胞，形成新皮质。新皮质是大脑皮质中面积最大的部分。由于成神经细胞分批分期的产生和迁移，皮质中的神经细胞呈层状排列；越早产生和迁移的细胞位置越深，越晚产生和迁移的细胞位置越浅，即越靠近皮质表层。胎儿出生时，新皮质已形成六层结构。在大脑皮质内，随着神经细胞的发育，成神经胶质细胞也不断增殖分化为不同神经胶质细胞，广泛分布在大脑皮质内。早在胚胎第 8 周，随着神经细胞的不断分化、轴突生长、树突及树突棘的发育、突触部位的确定，最终形成突触。

在出生后，脑持续发育至少 20 年，结构上表现为：①出生后 5 年内大脑体积增大，以后无明显变化。②出生后大多数神经纤维髓鞘化，白质持续增加至成年人；MRI 显示出生后 3 年时可见到所有主要的纤维束。

五、小脑皮质的组织发生

小脑皮质起源于后脑翼板部分的菱唇对称性增厚。左菱唇和右菱唇在中线融合形成**小脑板 cerebelar plate**，即为小脑的原基。胚胎第 12 周小

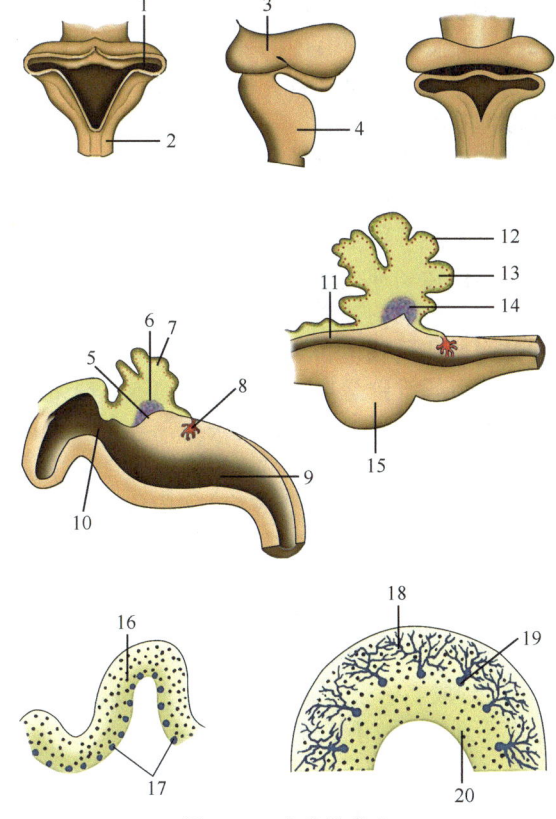

图 2-12　小脑的发生

1 小脑板 cerebellar plate；2、4 延髓 medulla oblongata；3、15 脑桥 pons；5 神经上皮层 neuroepithelium layer；6 套层 cover layer；7、16 外颗粒层 external granular layer；8 脉络丛 choroid plexus；9 第四脑室 fourth ventricle；10、11 中脑导水管 mesencephalic aqueduct；12 小脑皮质 cerebellar cortex；13 小脑髓质 cerebellar medulla；14 齿状核 dentate nucleus；17、19 浦肯野细胞 Purkinje cell；18 分子层 molecular layer；20 颗粒层 granular layer

1. 侧脑室 lateral ventricle 前脑泡的腔演变为左右两个侧脑室。胚胎第 6 周端脑泡扩大的腔成为两个侧脑室，随着大脑半球的发育，其底壁增厚突入侧脑室，形成纹状体原基。两侧室间孔则相对变小。

2. 第三脑室 third ventricle 第三脑室也来自前脑泡的腔。两侧脑室在间脑的前上方处进入间脑腔，后者称为第三脑室。胚胎第 3 个月初第三脑室接近成人形态，室间孔缩小，丘脑占据间脑侧壁的大部分，其背侧借一不很明显的上丘脑沟与缩小的上丘脑分开，其腹侧面借下丘脑沟与较大的下丘脑分开。第三脑室前端的间脑壁很薄称为**终板 lamina terminalis**，在其中段内出现增厚的前连合。胚胎第 5 周下丘脑下方有通向眼柄的管腔开口，眼柄下方的终板内有一增厚区，标志着视交叉出现。

3. 中脑导水管 mesencephalic aqueduct 中脑泡的腔很小，形成狭窄的中脑导水管。两侧界沟从脊髓延伸入菱脑内的菱脑节背侧，向前进入中脑，

脑板的两外侧部膨大形成一对小脑半球，中部变细成为小脑蚓。之后，一条横裂从小脑蚓分出小结，从小脑半球分出绒球。由绒球和小结组成的绒球小结叶属于**原小脑** archicerebellum，是小脑种系发生中最早出现的结构，与前庭系统发生纤维联系。

最初，小脑板由室管膜层、套层和边缘层组成（图 2-12）。胚胎第 11~12 周小脑板增厚，室管膜层的神经上皮细胞增殖并通过套层迁至边缘层的外表面，组成**外颗粒层** external granular layer。这层细胞仍然保持分裂增殖能力，在小脑表面形成细胞增殖区，使小脑表面扩大并产生皱褶，成为小脑叶片。胚胎第 16 周前后，外颗粒层细胞开始分化出不同的细胞类型，部分细胞向内迁移，分化为颗粒细胞，位居**浦肯野** Purkinje 细胞层深面，构成内颗粒层。胚胎第 21 周后，随着外颗粒层细胞陆续向内迁移，外颗粒层逐渐变薄，而内颗粒层逐渐增厚，最终形成小脑皮质的颗粒层。胚胎第 24 周位于套层外缘的成神经细胞不断分化为 Purkinje 细胞和高尔基细胞，构成 Purkinje 细胞层；内层的成神经细胞则聚集成团，分化为小脑白质中的核团，如齿状核。外颗粒层因大量细胞迁出而变得较少，这些细胞分化为篮细胞和星形细胞。同时，Purkinje 细胞的树突和颗粒层神经细胞的轴突向表面生长，使原来的边缘层最终演变为小脑最表面的分子层（图 2-12 和 6-10）。

六、神经节和周围神经的发生

1. 神经节　起源于神经嵴。神经嵴细胞向两侧迁移，位于神经管的背外侧并聚集成细胞团，分化为脑神经节和脊神经节。这些神经节均属感觉神经节。神经嵴细胞首先分化为成神经细胞和卫星细胞，成神经细胞分化为感觉神经细胞。成神经细胞最先长出两个突起，成为双极神经元；由于细胞体各面的不均等生长，使两个突起的起始部逐渐靠拢，最后合二为一，于是双极神经元变成假单极神经元。卫星细胞是一种神经胶质细胞，包绕在神经元胞体的周围。神经节周围的间充质分化为结缔组织被膜，包绕整个神经节。

2. 交感神经节　位于胸段的神经嵴，有部分细胞迁至主动脉的背外侧，形成两列节段性排列的神经节，即交感神经节。这些神经节借纵行的神经纤维彼此相连，形成两条纵行的交感链。节内的部分细胞迁至主动脉腹侧，形成主动脉前交感神经节。节中的神经嵴细胞首先分化为**交感成神经细胞** sympathetic neuroblast，再由此分化为多极的交感神经节细胞；另一部分神经嵴细胞分化为卫星细胞。交感神经节周围的间充质分化为结缔组织被膜。

3. 副交感神经节　副交感神经节的起源问题尚有争议。副交感神经节中的神经细胞可能来自中枢神经系统的原基即神经管，也可能来源于脑神经节中的成神经细胞。

4. 周围神经　由感觉神经纤维和运动神经纤维构成，神经纤维由神经细胞的突起和神经膜细胞构成。感觉神经纤维中的突起是感觉神经节细胞的周围突；躯体运动神经纤维的突起是脑干和脊髓灰质前角运动神经元的轴突；内脏运动神经节前纤维的突起是脊髓灰质侧角和脑干内脏运动核中神经元的轴突，节后纤维则是自主神经节节细胞的轴突。神经膜细胞由神经嵴细胞分化而来，并与发生中的轴突或周围突同步增殖迁移。神经膜细胞与神经元的突起相贴处凹陷，形成一条深沟，沟内包埋着轴突。当沟完全包绕轴突时，神经膜细胞与轴突间形成一扁系膜。在有髓神经纤维，系膜不断增长并不断包绕轴突，在轴突外周形成由多层细胞膜环绕而成的髓鞘。在无髓神经纤维，一个神经膜细胞与多条轴突相贴，形成多条深沟包绕轴突，也形成扁平系膜，但系膜不环绕，故不形成髓鞘。

七、垂体、松果体的发生

1. 垂体　是由两个截然不同的原基共同发育而成。腺垂体来自**拉特克囊** Rathke pouch，神经垂体来自**神经垂体芽** neurohypophyseal bud。胚胎第 3 周口凹顶的外胚层上皮向背侧下陷，形成囊状突起，称为拉特克囊。稍后，间脑的底部神经外胚层向腹侧突出，形成漏斗状突起，称为神经垂体芽。拉特克囊和神经垂体芽逐渐增长并相互接近。至胚胎第 2 个月末，拉特克囊的根部退化消失，远端长大并与神经垂体芽相贴。之后，囊的前壁迅速增大，形成垂体前叶。从垂体前叶向上长出结节状突起并包绕漏斗柄，形成垂体的结节部。囊的后壁生长缓慢，形成垂体中间部。囊腔大部消失，只残留一小的裂隙。神经垂体芽的远端膨大，形成神经垂体；其起始部变细，形成漏斗柄。腺垂体中分化出多种腺细胞，神经垂体主要由神经纤维和神经胶质细胞构成。

2. 松果体　胚胎第 7 周，间脑顶部向背侧突出，形成一囊状突起，为松果体原基。囊壁细胞增生，囊腔消失，形成一实质性器官，即松果体。其中，松果体细胞和神经胶质细胞均由神经上皮细胞分化而来。

（林如英　王　玮）

参 考 文 献

蔡文琴. 2007. 发育神经生物学. 北京：科学出版社

陈宜张，路长林 . 2003. 神经发育分子生物学 . 武汉：湖北科学技术出版社

刘厚奇，张远强，周国民 . 2004. 医学发育生物学 . 北京：科学出版社

Dietrich Stout, Nada Khreisheh. 2015. Skill learning and human brain evolution: an experimental approach. Cambridge Archaeological J, 25（4）: 867-875

Jiejing Li, Yu Shi, Jian Sun, et al. 2011. Xenopus reduced folate carrier regulates neural crest development epigenetically. PLoS One, 6（11）: 1119

Tong Ma, Congmin Wang, Lei Wang, et al. 2013. Subcortical origins of human and monkey neocortical interneurons. Nature Neuroscience J, 16（11）: 1588-1599

第三章 中枢神经系统基本结构和功能

第一节 中枢神经系统细胞学

中枢神经系统（central nervous system）包括脑和脊髓，主要由神经元（neuron）和神经胶质细胞（neuroglia cell）构成。

一、神经元

神经元 neuron，即**神经细胞 nerve cell**，由**胞体 soma** 和**突起 dendrite** 两部分构成，是神经系统的基本结构和功能单位。神经元直接或间接（经感受器）获取机体内、外环境的相关信息后，将信息转化为神经冲动，沿着长的纤维（轴突）向远距离传送，然后主要通过化学传递的方式跨越神经元之间的连接（即突触），将信息从一个神经元传递给另一个神经元或效应器，最终产生肌肉收缩、腺体分泌等生理活动。神经元还能处理信息，并且以特有的方式存储信息。此外，神经元能合成化学物质（如神经多肽等），通过轴突输送到特定部位或者直接在神经末梢转化生成小分子神经递质（如谷氨酸等）。

1. 分类 高等动物的神经元可以根据细胞的功能、形态等方面的差异进行分类：

（1）按照功能分类

1）感觉（传入）神经元：直接与感受器相连，将信息由周围传向中枢。

2）运动（传出）神经元：直接与效应器相连，把信息由中枢传给效应器。

3）中间（联络）神经元：介于感觉和运动神经元之间，作为传送、处理和储存信息的中介。

（2）按照形态分类：依据神经元突起的数量可将神经元分为三类（图3-1）。

1）单极神经元：从胞体只发出一根突起（轴突），在脊椎动物中，单极神经元除在胚胎阶段外比较罕见。无脊椎动物中有较多的单极神经元。脊椎动物的背根神经节内的感觉神经元自胞体只发出一根突起，然后依"T"字形分叉为两支，分别是中枢突和周围突，为假单极神经元，属传入类型。

2）双极神经元：从胞体发出两根突起。短而分支多的突起是树突，长而均匀的突起是轴突，属传入类型，见于视网膜、前庭神经节和蜗神经节内。

3）多极神经元：从胞体发出许多突起，典型的只有一根轴突和若干树突。这是脊椎动物神经系统内最有代表性的类型。大脑皮质的锥体细胞、小脑的浦肯野细胞、脊髓和脑干内的运动神经元都属于此类。

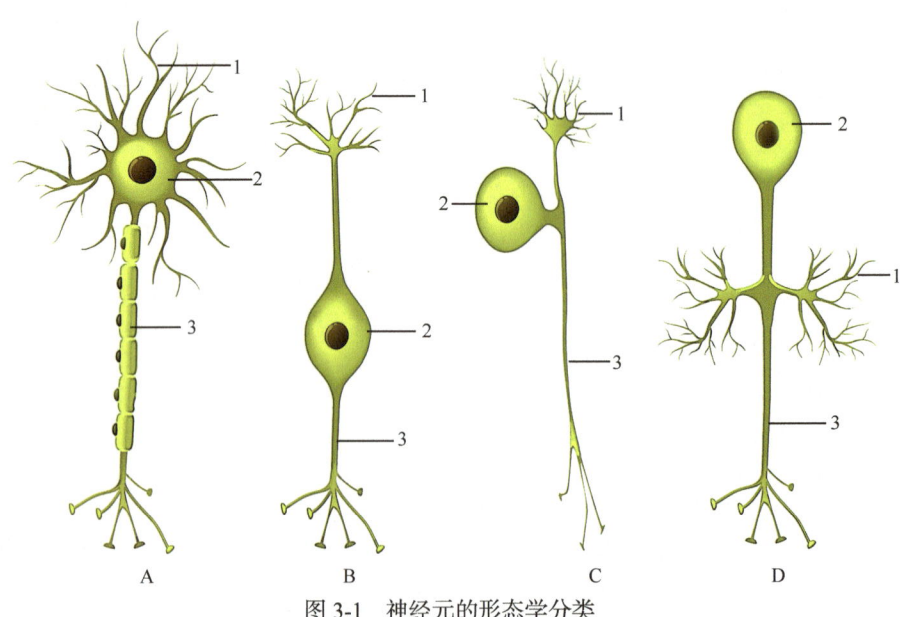

图3-1 神经元的形态学分类

A. 多极神经元 multipolar neuron；B. 双极神经元 bipolar neuron；C. 假单极神经元 pseudo-unipolar neuron；D. 单极神经元 unipolar neuron

1 树突 dendrite；2 胞体 soma；3 轴突 axon

2. 数量和大小 中枢神经系统神经元的数量随着动物的进化而增加。无脊椎动物的神经节一般有数百到数千个神经元，而人脑的神经元数可接近150亿～1000亿（不同研究，尚无明确定论）。神经元胞体的大小在中枢神经系统中差异很大，许多无脊椎动物的神经元胞体较脊椎动物要大得多，如海兔神经元的胞体可达1mm，而枪乌贼神经元的轴突直径即可达1mm，这种巨大的轴突为霍奇金和赫胥黎建立现代电生理学的基础提供了很好的研究样品。哺乳动物最大的神经元胞体的直径可达125μm，最小的仅4μm；但哺乳动物运动神经元的轴突长度可达1m或数米，使得这些神经元无论在长度还是单个细胞体积上都可以是各种细胞中最大的。

3. 结构 尽管神经元的大小和外观在中枢神经系统中差异很大，但都具有胞体和突起（包括树突、轴突）。

（1）**胞体 soma**：即**细胞体 cell body**（图3-2），是细胞球形或多面体形的主体部分，包括大而圆的**细胞核 nucleus**、**核周体 perikaryon** 和突起起始部位，为神经元代谢和营养中心。人类中枢神经系统的神经元胞体大小差别很大。小的神经元胞体，如小脑的颗粒细胞，直径为5～8μm，体积约300μm³；而大的神经元胞体，如大脑皮质Betz细胞，直径可以达到100μm以上，体积达200 000μm³。神经元胞体的大小与其支配范围及投射距离等有关。

神经元特有的结构——**尼氏体 Nissl body** 和**神经原纤维 neurofibril** 等（图3-3）。在光镜下通过Nissl染色，在一些大的神经元突起出现灰蓝色斑块，称为尼氏小体（虎斑小体）。在电子显微镜下，可见许多平行排列的粗面内质网及其间的游离核糖体，称为尼氏质；尼氏质聚集形成斑块状或者颗粒状的尼氏体。尼氏体分布在核周体和树突，在轴丘和轴突无尼氏体分布。尼氏体是合成结构性蛋白质和分泌性蛋白质的主要部位。当神经元损伤或中毒时，尼氏体溶解甚至消失，而损伤修复后则可恢复。

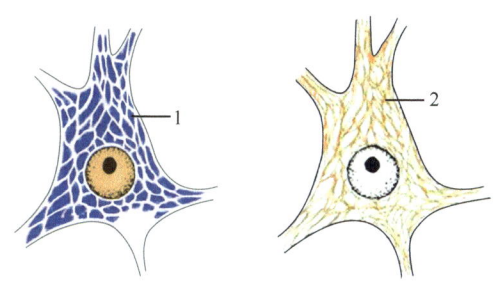

图3-3 尼氏体和神经原纤维
1 尼氏体 Nissl bodies；2 神经原纤维 neurofibril

神经组织经银染色后，在光学显微镜下可见在神经元的胞质中存在棕黑色的细丝，即神经原纤维。神经原纤维在胞体中呈网络状，在突起中则与突起的长轴平行排列。电子显微镜下可见神经原纤维由直径约10nm的**神经丝 neurofilaments** 和直径约20nm的**微管 microtubules** 构成。微丝和微管的功能除维持细胞的形态外，还具有运输物质的作用。

（2）突起：中枢神经系统形成大量的突起。突起由胞体延伸形成，包括树状突起（简称**树突 dendrite**）和轴状突起（简称**轴突 axon**）两种（图3-4）。突起的大小和形态各异，很难用常规的光学显微镜区别，但均具有传递电冲动的作用。

1）树突：由神经元胞体发出多根突起，并重复分支，逐渐变细，形如树干发出树枝。不同的神经元，树突分支的多少、长短、粗细和分支样式有很大差别。有些神经元树突的分支上有树突棘，后者也可与其他神经的末梢接触形成突触。树突的分支使神经元之间或者与感受器之间可接收信息的面积大大扩大，从而有利于神经元接收信息，并对信息进行处理。树突的基质成分和胞体相似，含有尼氏体、线粒体和平行排列的神经元纤维以及由滑面内质网形成特化的膜下囊。树突的功能是接受信号并以膜电位变化的形式传递到胞体。

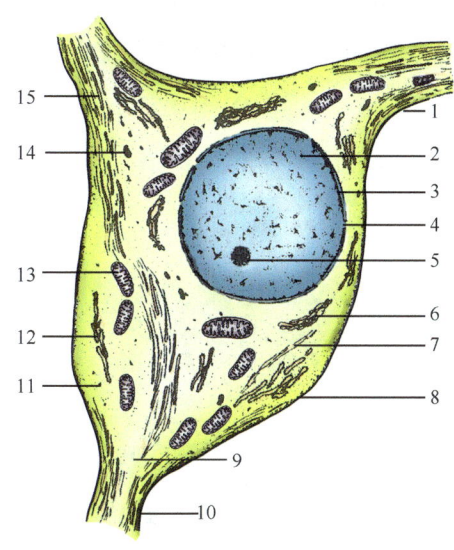

图3-2 神经元胞体模式图

1 树突 dendrite；2 细胞核 nucleus；3 核膜 nuclear membrane；4 核孔 nuclear pore；5 核仁 nucleolus；6 高尔基复合体 Golgi complex；7 微丝 microfilament；8 细胞膜 cell membrane；9 轴丘 axon hillock；10 轴突 axon；11 核糖体 ribosome；12 粗面内质网 rough endoplasmic reticulum；13 线粒体 mitochondrion；14 致密小体 dense body；15 微管 microtubule

神经元的细胞质内除一般细胞器如线粒体、高尔基体、溶酶体、内质网、游离核糖体外，还含有

2）轴突：由胞体发出的单根突起，以直角发出侧支，但侧支数量很少。胞体发出轴突的部位称为轴丘，为无尼氏体的半圆形区域；在接近末梢之前，轴突的粗细无明显差别；轴突的末梢反复分支而形成终末，呈球状膨大，轴膜增厚形成突触前膜，与

接收来的膜电位变化在轴丘进行整合,这些非动作电位的膜电位变化可随着传递距离而衰减,因此在轴丘可以对该神经元接收到的各种信号进行时间与空间上的整合,一旦整合后的膜电位达到发放动作电位的阈值,动作电位即由轴丘产生,并快速且不衰减地由轴突向轴突末梢传递。轴突的另一主要功能是在胞体与末梢之间输送物质。轴突除控制效应器的功能活动外,还能持续地调整被支配组织的代谢活动,维持其结构与功能上的特性,该作用被称为神经营养作用。除视网膜的无长突细胞和嗅球的颗粒细胞外,所有神经元均有一个轴突。

神经纤维依髓鞘之有无可分为有髓纤维和无髓纤维。在中枢神经系统,少突胶质细胞的双层膜夹着少量的胞质螺旋式地多次缠绕轴突形成的同心环状结构即为髓鞘(图3-5)。在两个神经膜细胞之间有一小段无髓鞘的间隙(约1μm),称为朗飞结。两结间的距离在不同的神经纤维和不同的动物之间有很大的差异,其变动范围在50～1500μm。轴突的膜电位信号在有髓鞘区域是以场电位的形式传导的,速度极快(光速)但会很快衰减,这些部分衰减了的场电位到达朗飞结区域,依然足够激活该区域密集的离子通道(主要为钠离子通道与钾离子通道),重新激发动作电位,以重新放大了的场电位的形式越过下一段有髓鞘区域,再激活下一个朗飞结的动作电位,从而完成神经冲动在轴突上快速跳跃传导。这对于运动神经元的长距离快速传导尤其重要,无髓纤维的传导速度则要比有髓纤维慢很多。

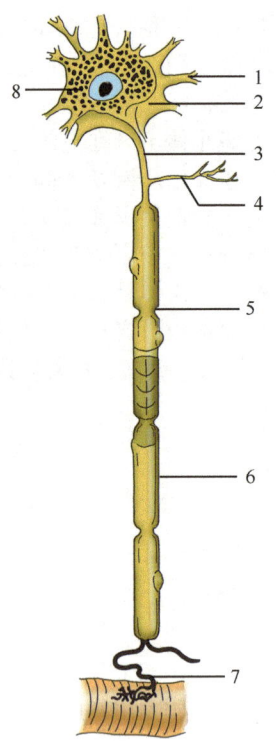

图3-4 神经元模式图

1 树突 dendrite;2 胞体 soma;3 轴突 axon;4 轴突侧支 lateral axon;5 郎飞结 node of Ranvier;6 髓鞘 myelin;7 纤维终末 fiber terminal;8 细胞核 nucleus

另一神经元或效应器形成突触。轴突内的胞质称为轴浆,含有细长的线粒体、滑面内质网和纵行排列的微管和神经丝,无尼氏体。由树突以及胞体本身

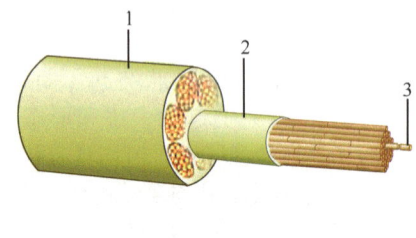 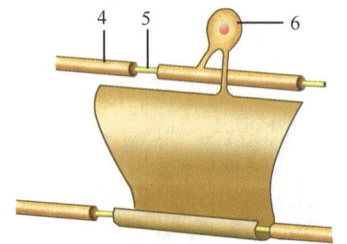

图3-5 神经元髓鞘形成示意图

1 神经 nerve;2 神经束 nerve tract;3 神经纤维 nerve filament;4 髓鞘 myelin;5 轴突 axon;6 少突胶质细胞 oligodendrocyte

(3)轴浆运输:有顺向与逆向两种。顺向即物质从胞体运到末梢;逆向即从末梢运向胞体。顺向运输的物质是胞体合成的,远比逆向运输的量多,速度快(图3-6)。逆向运输的是纤维或末梢从环境中摄取的,有维持神经元存活的作用,如已知交感神经末梢从靶器官摄取神经生长因子,经逆向运输达到交感神经元的胞体,它能促进树突发出更多的分支。此外,感染神经系统的一些病毒也可经逆向运输从末端向中枢迁移,如狂犬病病毒。

(4)神经元联系——突触:**突触 synapse** 是指两个神经元之间或者神经元与效应器之间相互接触并借以传递信息的部位,由**突触前部 presynaptic element**、**突触间隙 synaptic space** 和**突触后部 postsynaptic element** 三部分构成,包括化学突触(化学信号为神经递质)和电突触。每个神经元与成百上千个神经元形成丰富的突触联系,由此构成了高度复杂的中枢神经系统。

神经元与神经元之间的突触联系方式有多种,最常见的有三类:轴突-胞体型、轴突-树突型、轴突-轴突型。近年来又发现了其他类型的突触,如树突-树突型、树突-胞体型、树突-轴突型、胞体-树突型、胞体-轴突型、胞体-胞体型(图3-7)。

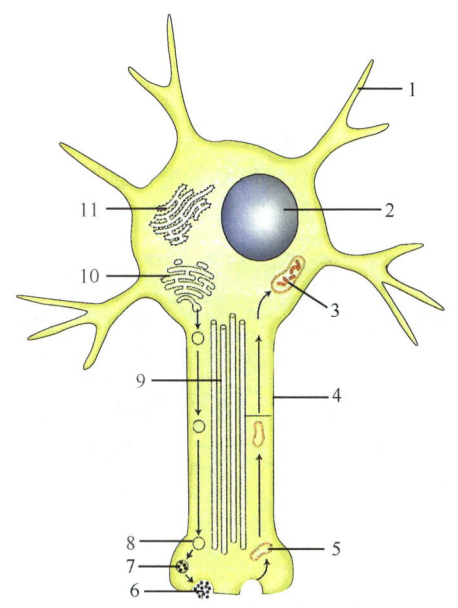

图 3-6 轴浆运输模式图

1 树突 dendrite；2 细胞核 nucleus；3 循环囊泡 recycled vesicle；4 轴突 axon；5 空囊泡 empty vesicle；6 递质 transmitter；7 突触小泡 synaptic vesicle；8 小泡前体 vesicle precursor；9 细胞骨架 cytoskeleton；10 高尔基复合体 Golgi complex；11 粗面内质网 rough endoplasmic reticulum

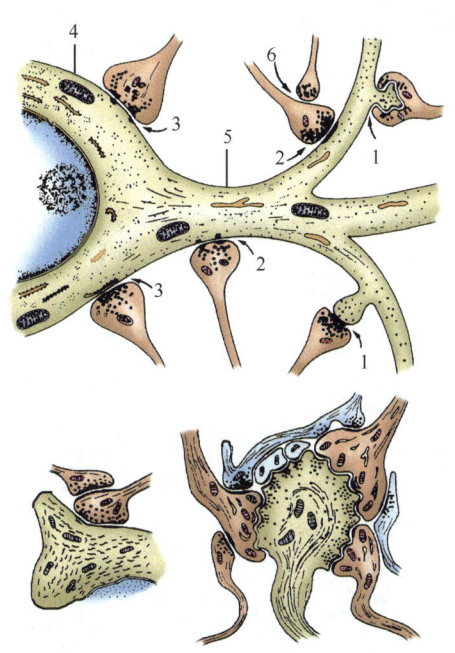

图 3-7 突触连接方式

1 轴-棘突触 axo-spinous synapse；2 轴-树突触 axo-dendritic synapse；3 轴-体突触 axo-somatic synapse；4 细胞体 soma；5 树突 dendrite；6 轴-轴突触 axo-axonic synapse

当神经冲动由突触前神经元传到突触末梢时，去极化引起的钙离子内流促发突触小泡与突触前膜的融合，突触小泡内的神经递质释放到突触间隙，与突触后膜上的受体结合，引起突触后膜电位变化，使突触后神经元产生兴奋或抑制反应。突触后神经元产生兴奋还是抑制反应，与突触小泡释放递质的性质和突触受体相关。突触前神经元兴奋时，突触小泡释放出具有兴奋作用的神经递质，如谷氨酸、乙酰胆碱（ACh）、去甲肾上腺素（NA）、5-羟色胺（5-HT）等，这些递质可使突触后神经元产生兴奋反应。突触小泡释放出具有抑制作用的神经递质，如 γ-氨基丁酸（简称 GABA）、甘氨酸（Gly）等，这些递质对突触后神经元起抑制性作用。另外，结合的受体不同或者细胞发育状态的不同，同一递质对突触后神经元产生的影响也可能不同。此外，由于下游神经元与神经网络的不同，同一递质最终起到的兴奋性或抑制性作用也可以截然不同，如对抑制性神经元的抑制作用产生的最终结果是兴奋作用。

（5）突触可塑性与神经元的再生：突触可塑性是神经系统发育和功能形成以及对外界刺激学习与记忆的主要机制。在个体发育前期与出生前后，神经元的突触经历了大规模的筛选过程。机体在发育早期形成过量的突触联系与外端支配，通过发育后期的筛选保留下来发挥正确功能的突触联系。个体出生后的学习与记忆过程也主要是通过强化或弱化特定的神经元和神经通路间的突触联系来达成。

直到十几年前，学术界普遍认为神经元不可再生，但近十几年来，研究表明脑内存在一定的神经干细胞，尤其是在海马齿状回、脑室周缘以及下丘脑-垂体区域。这些神经干细胞在成年脑内依然可以增殖分化形成新的神经元，以替代消亡的神经元。神经元的再生可受到多因素的影响，如体育锻炼可以显著促进海马神经元的再生。

二、神经胶质细胞

神经胶质细胞 neurogliocyte 简称**神经胶质 neuroglia** 或**胶质细胞 glial cell**（图 3-8），是神经组织中的另一大类细胞。神经胶质细胞的数量远远超过神经元，与神经元之比约为 10：1，广泛分布在中枢神经系统内，形成网状支架，胶质细胞在成年脑内所占的空间与神经元大体相当。神经胶质细胞也具有突起，但无树突和轴突之分，没有产生动作电位的功能。然而，神经胶质细胞多方面地参与神经元的活动，对神经元功能的发挥具有重要作用。神经胶质细胞能支持、保护神经元及调节附近的毛细血管的血流，并通过控制神经元的微环境以调节神经元的功能，同时在神经元的生长、发育、迁移和受损后再生等方面发挥重要作用。

在中枢神经系统中，神经胶质细胞包括**星形胶质细胞 astrocyte**、**少突胶质细胞 oligodendrocyte**、**小胶质细胞 microglia**、**室管膜细胞 ependymal cell** 和脉络丛上皮细胞。星形胶质细胞和少突胶质细胞属于大胶质细胞 macroglia，来源于神经板，而小胶质细胞则来源于造血组织的单核细胞。

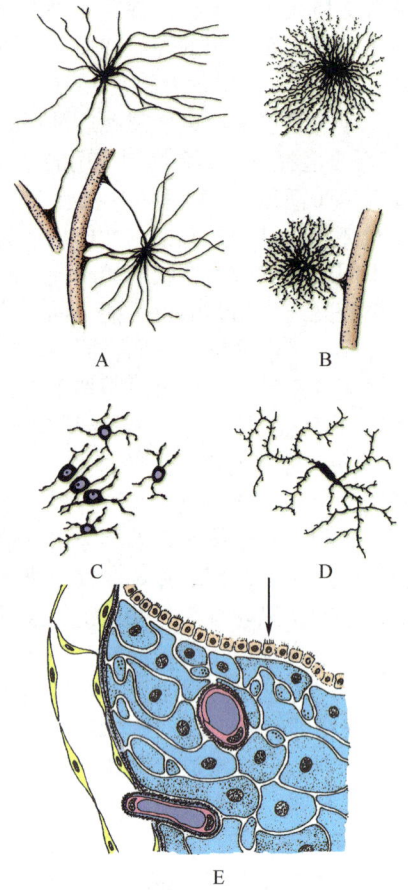

图 3-8 胶质细胞的形态
A. 纤维型星形胶质细胞 fibrous astrocyte；B. 原浆型星形胶质细胞 protoplasmic astrocyte；C. 少突胶质细胞 oligodendrocyte；D. 小胶质细胞 microglia；E. 室管膜细胞 ependymocyte（箭头所示）

长期以来对胶质细胞的认识存在很大的局限性，认为它只是一种神经间质，一种被动的支持成分。自20世纪70年代，对星形胶质细胞和少突胶质细胞作用的研究有了很大的发展；80年代又开始对小胶质细胞进行大量的研究，认为它除了可以作为中枢神经系统的巨噬细胞以外，还作为脑的免疫系统而发挥作用。现已知，胶质细胞对正常的脑发育、神经元调控和中枢再生等各方面都发挥着不可或缺的作用；而且近十几年来的研究表明，星形胶质细胞和小胶质细胞直接调控着神经突触的可塑性。

1. 星形胶质细胞

（1）形态和结构：星形胶质细胞的形态呈星形，是哺乳动物脑内分布最广泛、体积最大的胶质细胞。在银染色法中，星形胶质细胞的核比其他胶质细胞核大，呈圆形或卵圆形，常位于中央；胞体发出许多长而分支的突起，伸展、充填在神经元的胞体及其突起之间，对神经元起支持和分隔的作用。细胞突起的末端常膨大形成**脚板 foot plate** 或称为**终足 end foot**。脚板贴附在邻近的毛细血管壁上，围绕内皮基膜形成胶质膜，又被称为血管足或血管周足；

脚板质膜与基膜接触处有半桥粒结构。靠近脑脊髓表面的脚板附着于软膜内表面和室管膜下，把软膜、室管膜与神经元分隔开并，彼此连接构成**胶质界膜 glial limiting membrane**。星形胶质细胞比脑内其他任何类型的细胞具有更广泛的缝隙连接，以加强相邻细胞间的连接和细胞通讯（图3-9、图3-10）。

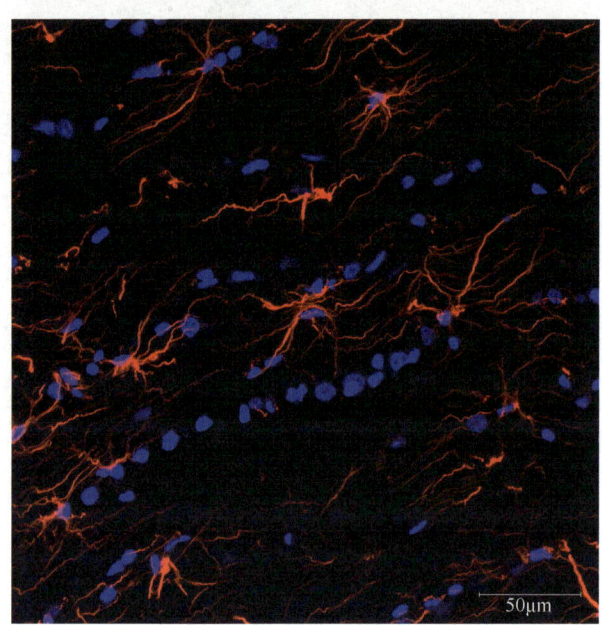

图 3-9 成年 SD 大鼠脑内星形胶质细胞
于映映、罗道枢供图，红色为 GFAP，蓝色为 DAPI 标记的细胞核，Bar=50μm，林凌 TCS SP8 共聚焦成像

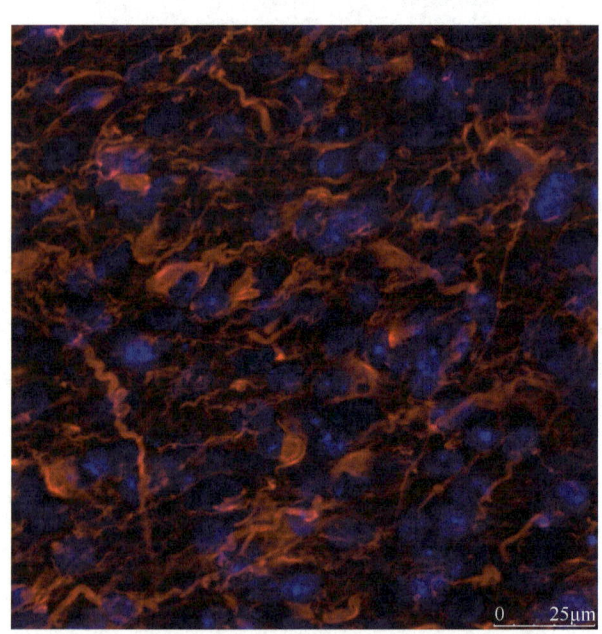

图 3-10 人脑手术标本内表达 GFAP 的神经胶质瘤细胞
叶祖承供图，红色为 GFAP，蓝色为 DAPI 标记的细胞核，Bar=25μm，林凌 TCS SP8 共聚焦成像

星形胶质细胞细胞质中粗面内质网和游离核糖体较少，含有丰富的糖原颗粒和原纤维。原纤维伸

入到胞突中并与胞突平行行走，是构成细胞骨架的主要成分。原纤维的超微结构是一种中间丝，即胶质丝，其直径介于微管（25μm）和微丝（6μm）之间，由相对分子质量为 47 000～50 000 的蛋白质组成，称为胶质原纤维酸性蛋白 glial fibrillary acid protein（GFAP）。GFAP 主要存在于星形胶质细胞的胞体中，是星形胶质细胞的主要标记蛋白。但近年来的研究表明，GFAP 也可在大多数的神经干细胞有丰富的表达，因此不能仅凭 GFAP 的表达来完全确定星形胶质细胞。

（2）分类：根据星形胶质细胞所在部位、突起的形态和胶质丝 glial filament 的含量等特点，可将其分为三类。

1）**纤维型星形胶质细胞 fibrous astrocyte**：主要分布于脑白质中，细胞质内含有丰富的糖原、溶酶体和高尔基体；突起细长，分支少，胶质丝丰富（图3-8A）。纤维型星形胶质细胞可以促进少突胶质细胞对轴突形成髓鞘。

2）**原浆型星形胶质细胞 protoplasmic astrocyte**：主要分布于脑灰质中，突起较粗短，分支多，细胞质内胶质丝较少（图 3-8B）。近年来，通过使用可以完整标记单个细胞膜的染料的显微成像研究，发现原浆型星形胶质细胞具有极多的细密分支与突起，分割或包裹着众多的神经突触，可对所包裹的数千至数万个突触起到一定程度的空间整合作用。人脑中的原浆型星形胶质细胞的体积是小鼠脑内同类细胞的数倍，每个细胞的细微分枝所覆盖的神经突触数量也远多于小鼠，有研究表明，将人脑的星形胶质细胞移植到小鼠脑内可以显著提高小鼠的智力，提示了星形胶质细胞在神经活动中重要的调控作用。正常情况下，不同星形胶质细胞覆盖的空间区域的接触面相对平整，而癫痫脑区相邻星形胶质细胞间形成犬牙交错的接触面。

3）其他类型的星形胶质细胞：主要有：①**放射状胶质细胞 radial gliocyte**，主要是在胚胎发育期为神经元迁移提供支架；在成年脑内继续存在的放射状胶质细胞是视网膜的 Müller 细胞和小脑的 Bergmann 胶质细胞，后者的胞体位于浦肯野细胞周围，突起上升进入**分子层形成 Bergmann 纤维**。②**垂体细胞 pituicyte**。③正中隆起等处的**伸展细胞 tanycyte**。

（3）功能

1）星形胶质细胞可摄取神经元释放的神经递质，参与神经递质的代谢，保证神经元网络能够平稳地发挥作用。在细胞膜上有大多数神经递质的受体，如腺嘌呤核苷三磷酸（ATP）受体，谷氨酸受体，乙酰胆碱（ACh）受体，多巴胺（DA）受体，肾上腺素受体，5-羟色胺（5-HT）受体和一些神经肽受体。因此，神经递质能够引起星形胶质细胞产生复杂的反应，从而影响星形胶质细胞的功能。此外，星形胶质细胞还能调节细胞外化学环境，包括细胞外离子浓度，尤其是钾离子的平衡调节。星形胶质细胞的脚板参与和支持血脑屏障，也是从血液中获取葡萄糖供应的重要途径。星形胶质细胞还能合成、分泌大量神经营养因子，为神经组织提供营养物质，并引导神经元的迁移、分化，主要有**睫状神经营养因子 ciliary neurotrophic factor（CNTF），胶质细胞源性神经营养因子 glial cell-derived neurotrophic factor（GDNF），成纤维细胞生长因子 fibroblast growth factor（FGF）**家族，**神经营养素 neurotrophin（NT）**家族。作为脑内抗原呈递细胞，被激活的星形胶质细胞能分泌细胞因子，如白细胞介素 IL-1、IL-6E、肿瘤坏死因子 **tumor necrosis factor（TNF）、γ 干扰素 interferon-γ（INF-γ）和转化生长因子β transferring growth factor-β（TGF-β）**等，参与脑免疫应答反应。星形胶质细胞在中枢神经系统受损部位吞噬溃变的细胞碎屑，并增生形成胶质瘢痕，在大脑损伤修复过程中起重要作用。中枢神经受损、脱髓鞘病（如多发性硬化症）和一些神经变性疾病，都可出现**反应性星形胶质细胞增生 reactive astrogliosis**。星形胶质细胞以其突起充填和包裹损伤区，形成致密的胶质瘢痕，从而将损伤区和周围的正常组织分隔开。

2）神经元活动所需要的能源原材料主要由星形胶质细胞间接供应，后者从脑内毛细血管获取葡萄糖，经糖酵解为乳酸后分泌到胞外，以供神经元摄取。星形胶质细胞胞内的糖原在神经系统高强度活动时是重要的辅助能源，对学习与记忆的形成有重要作用。哺乳动物脑内的神经突触传递中约有一半以谷氨酸作为神经递质，神经元释放的谷氨酸经星形胶质细胞摄取后转化为谷氨酰胺，再经释放后提供给神经元以形成谷氨酸-谷氨酰胺间的代谢循环，并在此循环中调节由星形胶质细胞向神经元的乳酸供应。星形胶质细胞除了在谷氨酸摄取与谷氨酰胺释放以及神经元的乳酸供应中起枢纽作用外，也可以通过释放 ATP 来调控神经活动。星形胶质细胞可以通过缝隙蛋白半通道以及胞吐等方式释放 ATP，ATP 在胞外经多步降解后形成腺苷。神经元腺苷受体的激活对突触传导起广泛的抑制作用，腺苷对于睡眠的发生也极为重要。

3）通过细胞培养和脑片的电生理、免疫细胞化学、双光子激发成像等研究手段，结合转基因动物的使用，对星形胶质细胞的功能有了进一步的认识。星形胶质细胞能够产生多种**胶质细胞源性细胞外基质 glial-derived extracellular matrix，如胶质细胞源性连接蛋白 glia-derived nexin（GDN），神经细胞黏附分子 neural cell adhesion molecule（NCAM），层黏连蛋白 laminin（LN）和神经钙黏着蛋白 neural-cadherin（N-cadherin）**等。这些胶质细源性细胞外基质为神经元突起的生长提供黏附基质。最新研究表明，不同脑区的星形胶质细胞还能提供不同的特定连接蛋白，作为连接突触前后结构的必要桥梁来调控突触的形成。除了调控神经突触的发生，星形胶质细胞对神经突触的维持与剪辑也都有重要的作用。

2. 少突胶质细胞

（1）形态和结构：少突胶质细胞是中枢神经系统的**成髓鞘细胞 myelin-forming cell**，分布在中枢神经的灰质和白质中（图3-8C）。在镀银标本上，少突胶质细胞比星形胶质细胞小，突起也较小、较少。少突胶质细胞的超微结构特征是染色较深，核圆、小而色深，异染色质较多；细胞质较少，有大量的游离核糖体、高尔基复合体、粗面内质网和线粒体；胶质丝和糖原较星形胶质细胞少，但微管的含量更高，因此在电镜下可根据胶质丝和微管的含量来区别星形胶质细胞和少突胶质细胞。根据电镜下少突胶质细胞的细胞质致密度和核染色质聚集程度的差异，可将少突胶质细胞分为亮型、中间型和暗型三类。暗型的核染色质和细胞质最致密。亮型少突胶质细胞分裂最活跃，并很快分化为中间型细胞，故其数量最少；中间型的少突胶质细胞逐渐成熟而转变成暗型，所以暗型少突胶质细胞数量最多，中间型的数量居中。

少突胶质细胞形成的髓鞘膜是最为特化和复杂的动物细胞膜之一，由髓磷脂组成，髓磷脂中蛋白含量可占干重的15%～30%，其余为脂质。膜上有众多跨膜蛋白和表面蛋白以维持髓鞘的致密稳定结构，如**半乳糖脑苷脂 galactocerebroside（GC）**；它是髓鞘的一种主要类脂，用 GC 抗体鉴别成熟的少突胶质细胞是一种比较早的免疫鉴定方法。此外，还有**髓鞘相关糖蛋白 myelin associated glycoprotein（MAG）**及**髓鞘碱性蛋白 myelin basic protein（MBP）**等的抗体也可标记少突胶质细胞。

（2）分类：根据少突胶质细胞的分布和位置，可将少突胶质细胞分为三种。

1）**束间少突胶质细胞 interfasicular oligodendrocyte**：分布在中枢神经系统的白质的神经纤维束之间，成行排列，在胎儿和新生儿时期含量较多，而在髓鞘形成过程中迅速减少。

2）**神经细胞周少突胶质细胞 perineuronal oligodendrocyte**：分布在中枢神经系统的灰质区，常位于神经细胞周围，与神经细胞的关系密切，故又称为**神经细胞周卫星细胞 perineuronal satellite cell**，但在神经细胞胞体与此类细胞之间亦常有星形胶质细胞的薄片状突起分隔；参与神经元周围微环境中钾离子、氯离子、碳酸氢根离子及 GABA 的缓冲；产生某些神经营养因子。

3）**血管周少突胶质细胞 pcrivascular oligodendrocyte**：主要分布在中枢神经系统内的血管周围。

少突胶质细胞在其自先祖细胞到成熟的少突胶质细胞的发育过程中，经历一个形态、表达产物和功能渐变、连续的过程，Armstöng 据此将其划分为五个阶段：

1）**前 O2A 祖细胞 pre-O2A progenitor**：又称**先祖细胞 preprogenitor**，呈光滑圆形，表达**多唾液酸神经细胞黏附分子 polysialic acid-neural cell adhesion molecule（PSA-NCAM）和神经上皮干细胞蛋白 nestin、波形蛋白 vimentin、神经节苷脂 GM1**等。通常用 PSA-NCAM 标记前 O2A 祖细胞。

2）**O2A 祖细胞 O2A progenitor**：又称**少突胶质祖细胞 oligodendrocyte progenitor**（图3-11），具有双极突起，表达 A2B5、波形蛋白、神经节苷脂 GM1、GD3 和 GQ。常用 A2B5 标记 O2A 祖细胞。O2A 祖细胞为双潜能细胞，调整培养液可诱导其分化成少突胶质细胞或Ⅱ型星形胶质细胞。O2A 祖细胞具有较强的增殖和迁移能力。

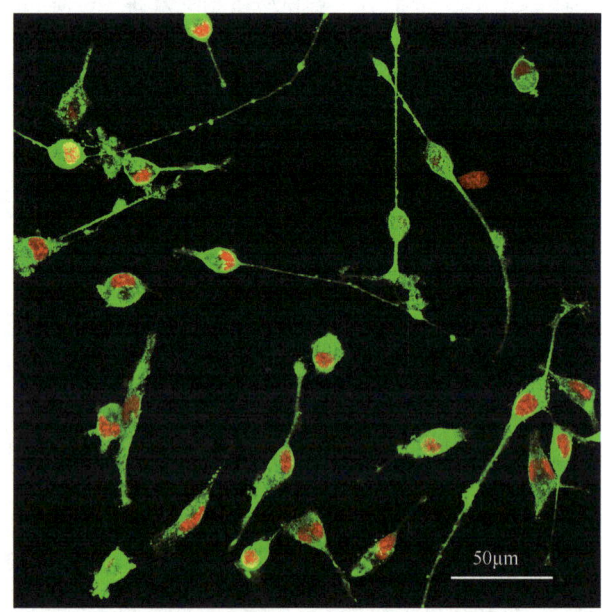

图 3-11　原代培养的 SD 大鼠 O2A 祖细胞

林清供图，绿色为 A2B5，红色为 PI 标记的细胞核，Bar=50μm，林凌 TCS SP5 共聚焦成像

3）**原少突胶质细胞 pro-oligodendroblast** 具有三极突起，表达 A2B5，神经节苷脂、GD3、**oligodendrocyte 4（O4）**等，增殖、迁移能力明显减弱。

4）**未成熟少突胶质细胞 immature oligodendrocyte** 突起较多并相互连接成网状，表达 O4、GC。未成熟少突胶质细胞为分裂终期细胞，无增殖、迁移能力，尚不具备成髓鞘能力。

5）**成熟少突胶质细胞 mature oligodendrocyte** 突起呈泡状或连成片状，表达 O4、PLP、MBP，具

有成髓鞘能力。

（3）功能

1）在中枢神经系统中包绕神经元轴突，形成绝缘的髓鞘结构；一个细胞可包绕高达50条轴突。

2）协助神经电信号的跳跃式高效传递，维持和保护神经元的正常功能。

3）在脑发育和再生过程中引导轴突的生长和神经细胞的迁移。

4）成熟的少突胶质细胞能抑制神经元突起生长。现已经证实，少突胶质细胞具有抑制神经突触生长功能的物质包括三种：Nogo-A、**髓磷脂相关糖蛋白（MAG）和少突胶质细胞髓磷脂糖蛋白 oligodendrocyte myelin glycoprotein（OMGP）**。此外，星形胶质细胞的过度生长与激活也抑制轴突再生，而正常星形胶质细胞可以调节髓鞘的形成。

5）少突胶质细胞能合成和分泌20余种细胞因子。

6）构成神经网络、调节微环境；少突胶质细胞可合成connexin32和connexin45，形成细胞间缝隙连接，借此连接少突胶质细胞及少突胶质细胞与神经元，以进行直接的信息交流。

3. 小胶质细胞

（1）形态和结构：小胶质细胞是中枢神经系统中体积最小的一类胶质细胞，占中枢神经系统胶质细胞总数的10%～20%（图3-8D）。用碳酸银浸镀法显示，细胞体呈细长形或椭圆形，从胞体发出细长而有分支的突起，表面有许多小棘突；核细长或三角形，染色深。在电镜下，小胶质细胞通常紧邻胶质界膜、血管，与血管表面包裹的星形胶质细胞终足相邻；细胞质内溶酶体较多；粗面内质网布满细胞质，囊腔狭长，与少突胶质细胞的短囊腔具有明显差别。小胶质细胞在灰质、白质中都有分布；海马、嗅叶和基底神经节的小胶质细胞比丘脑和下丘脑的多，而脑干与小脑中最少。

（2）分类和功能：小胶质细胞属单核吞噬细胞族，是中枢神经系统巨噬细胞的前体细胞，成年的小胶质细胞可表现为三种状态：①**静止性或分支状小胶质细胞 resting or ramified microglia**；②**激活性或反应性小胶质细胞 activated or reactive microglia**（图3-12）；③**吞噬性小胶质细胞 phagocytic microglia**（图3-13）。

小胶质细胞被广泛认为是中枢神经系统内的主要免疫效应器。小胶质细胞对中枢神经系统损伤反应灵敏，能迅速增殖，增加或重新表达MHC抗原，迁移并变化成吞噬细胞样形态（阿米巴样）；同时，暴发性分泌大量细胞因子和细胞毒性物质，主要有IL-1、IL-6和肿瘤坏死因子（TNF），并能与一些生长因子，如**粒细胞-单核细胞集落刺激因子 granulocyte monocyte-colony stimulating factor**、

GM-CSF和**集落刺激因子1 colony stimulating factor-1（CSF-1）**起反应，诱导小胶质细胞大量增殖。

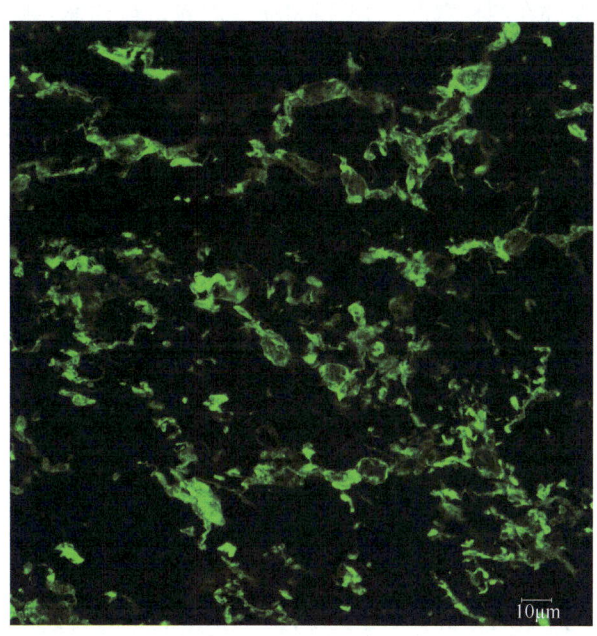

图3-12　人脑胶质瘤手术标本内活化的小胶质细胞

叶祖承供图，绿色为IBA-1，Bar=10μm，林凌 TCS SP8 共聚焦成像

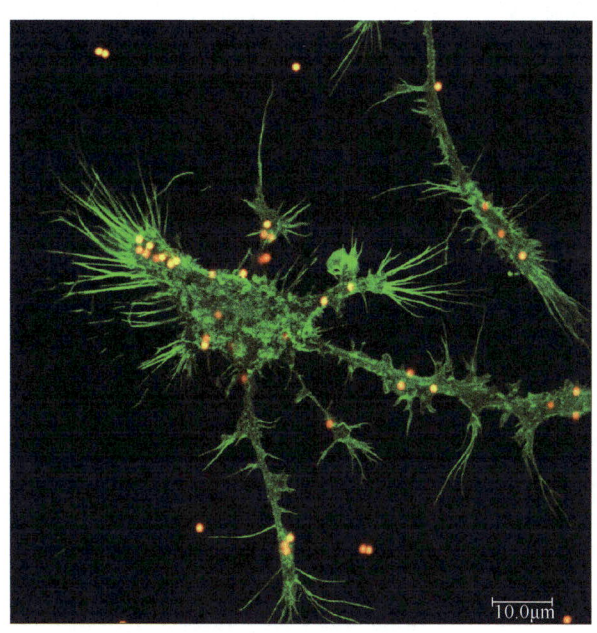

图3-13　吞噬尼罗红颗粒的小胶质细胞

潘晓东供图，绿色为小胶质细胞，红色为尼罗红颗粒，Bar=10μm，林凌 TCS SP5 共聚焦成像；刊登于 Molecular Neurodegeneration. 2011，6：45 杂志封面

小胶质细胞对于细胞碎片与废弃蛋白的吞食对神经系统的功能维持有重要的作用。ATP受体是小胶质细胞感受脑内环境变化并引发趋化反应的主要受体，脑内受损部位释放的ATP可以诱导小胶质细胞向受损部位的迁移，并形成对受损部位的隔离。最新研究表明，小胶质细胞的这一功能对于修复血

脑屏障的破损也有重要的意义。

（3）来源：关于小胶质细胞的起源，曾经主要存在两种观点：①来自中胚层，包括软脊膜、脉络膜、毛细血管壁的周细胞 pericyte 或血循环中的单核细胞；②来自外胚层，脑室室管膜附近有一些幼稚且具有变形运动能力的细胞，称**阿米巴样小胶质细胞 ameboid microglia**，是小胶质细胞的前身。Ling（1981）的实验证明，小胶质细胞起源于血循环中的单核细胞，后者进入发育中的中枢神经系统后转变成具有吞噬能力的阿米巴样小胶质细胞。

近几年来，通过应用细胞种类特异的基因谱系研究，对于小胶质细胞的起源终于形成新的共识，认为小胶质细胞是由卵黄囊中的一些**红髓祖细胞 erythromyeloid progenitor cells** 进入发育早期的脑内，通过不断地自我更新与复制在脑内广泛分布。在中枢神经系统发育完成后，它们成为静止小胶质细胞。当中枢神经系统损伤或者感染时，静止小胶质细胞被激活成巨噬细胞，与来自血循环的单核细胞一起吞噬碎片和退化变性的组织；同时，释放细胞活素 cytokine 等刺激星形胶质细胞的生长，以形成胶质瘢痕，当损伤痊愈后，它们又恢复为小胶质细胞。

4. 室管膜细胞 ependymocyte 是位于脑室和脊髓中央管腔面的单层上皮细胞，呈立方形，彼此通过缝隙连接和黏着带紧密相连（图3-8E）。细胞核较大，居中，占细胞大部，呈规则的椭圆形；核仁偏心，常被细小的染色质颗粒包裹。细胞质内含有大量的长形线粒体、高尔基体、游离核糖体和呈棉絮状的微丝，粗面内质网和微管稀疏，并出现嗜锇的致密小体。在光镜下，室管膜细胞管腔面具有大量由细胞质顶部基体发出的纤毛，长15～20μm，常聚集成束。同时，可见少量的微绒毛。纤毛快速运动，在第四脑室朝侧孔和顶摆动，可促进脑室中脑脊髓液的流动，微绒毛可能具有吸收与分泌功能。

根据细胞基突的形态，可将室管膜分为普通室管膜细胞、伸长细胞和室管膜星形胶质细胞。普通室管膜细胞的基部为扁平或椭圆状；伸长细胞是具有放射状不分支、长基突的室管膜细胞；室管膜星形胶质细胞的基突则多次分支。伸长细胞和室管膜星形胶质细胞的基突到达室管膜下层的毛细血管，形成终足包裹血管内皮基膜，参与脑脊液和血液间的物质运输。

哺乳动物室管膜细胞是胚胎时期神经上皮的遗留物，来源于脑室带细胞。脑室带细胞在胚胎发育早期出现，并在发育过程中持续存在，可分裂增殖产生脑室细胞、神经干细胞和神经胶质细胞，最终停止分裂而特化成室管膜细胞。在基底部，相邻的室管膜细胞被基膜迷路内的致密物质分隔。室管膜的细胞可能是成年人中枢神经系统中的干细胞。

5. NG2 细胞 是近年发现的脑内具有部分干细胞特性的细胞，在细胞功能上介于星形胶质细胞与少突胶质细胞之间，是少突胶质细胞的主要前体细胞，但也具有分化为神经元或星形胶质细胞的能力。NG2 细胞可见于不同阶段的成年脑内。除了作为前体细胞，它们也可以调节神经传导，尤其是谷氨酸能神经元。

6. 脉络丛上皮细胞 choroidal epithelium 相关内容详见第十二章。

第二节 中枢神经系统的常用术语

1. 灰质和皮质 位于中枢神经系统内，主要由神经元胞体和树突聚集而成，因富含血管使新鲜标本呈灰暗色泽，故称为灰质。位于大脑和小脑表面的灰质成层分布，称为皮质。

2. 白质和髓质 在中枢神经系统内，由神经纤维聚集而成，因色泽白亮称为白质。位于大脑和小脑深部的白质，称为髓质。脑的体积越大，脑白质所占的体积比例就越高，这主要是因为脑体积越大，有关联的神经元间的距离越远，神经纤维的长度就越长，而神经元胞体的大小并不成比例增大。

3. 神经核 位于中枢神经系统，由形态和功能相似的神经元胞体聚集而成的团块，称为神经核。

4. 纤维束 在白质，由起止和功能基本相同的神经纤维聚集而成，称为纤维束。在中枢神经系统内呈束状纤维束。

5. 网状结构 存在于中枢神经系统内，由灰质和白质混合而成，即神经纤维交织成网，网眼内含有分散的神经元或较小的神经核团，这些区域称为网状结构。

（叶祖承）

参考文献

李继硕. 2002. 神经科学基础. 北京：高等教育出版社

张进禄. 2011. 神经系统超微结构. 北京：中国协和医科大学出版社

Giulian D, Corpuz M. 1993. Microglial secretion products and their impact on the nervous system. Adv Neurol, 59：315-320

Ling EA. 1981. Ultrastructure and mode of formation of epiplexus cells in the choroid plexus in the lateral ventricles of the monkey (Macaca fascicularis). J Anat, 133（4）：555-569

Lou N, Takano T, Pei Y, et al. 2016. Purinergic receptor P2RY12-dependent microglial closure of the injured blood-brain barrier. Proc Natl Acad Sci USA, 113（4）：1074-1079

Martino G, Pluchino S, Bonfanti L, et al. 2011. Brain regeneration in physiology and pathology：the immune signature driving therapeutic plasticity of neural stem cells. Physiol Rev, 91（4）：1281-1304

Nagamoto-Combs K, McNeal DW, Morecraft RJ, et al. 2007. Prolonged microgliosis in the rhesus monkey central nervous system after traumatic brain injury. J Neurotrauma, 24（11）: 1719-1742

Oberheim NA, Tian GF, Han X, et al. 2008. Loss of astrocytic domain organization in the epileptic brain. J Neurosci, 28（13）: 3264-3276

Singh SK, Stogsdill JA, Pulimood NS, et al. 2016. Astrocytus assemble thalamocortical synapses by bridging NRX1α and NL1 via hevin. Cell, 164（1-2）: 183-196

Suzuki A, Stern SA, Bozdagi O, et al. 2011. Astrocyte-neuron lactate transport is required for long-term memory formation. Cell, 144（5）: 810-823

Tay TL, Hagemeyer N, Prinz M. 2016. The force awakens: insights into the origin and formation of microglia. Curr Opin Neurobiol, 39: 30-37

Titomanlio L, Kavelaars A, Dalous J, et al. 2011. Stem cell therapy for neonatal brain injury: perspectives and challenges. Ann Neurol, 70（5）: 698-712

Wu Y, Dissing-Olesen L, MacVicar BA, et al. 2015. Microglia: dynamic mediators of synapse development and plasticity. Trends Immunol, 36（10）: 605-613

第四章 脊　　髓

脊髓起源于胚胎时期神经管的尾部，是中枢神经系统的低级部位，由其发出的 31 对脊神经分布至躯干和四肢。

第一节　脊髓的位置和外形

脊髓 spinal cord 位于椎管内，上自枕骨大孔续于延髓，下端在成人约平第 1 腰椎体下缘（新生儿可达第 3 腰椎下缘）移行为终丝连于尾骨。在成人脊髓约占椎管全长的 2/3，平均长 42～45cm，最宽处横径为 1～1.2cm（图 4-1）。

延伸至第 1 胸节，最大周径可达 3.8cm。颈膨大与上肢功能有关，发出神经（臂丛）支配上肢。腰骶膨大自第 2 腰节延伸至第 3 骶节，最大周径可达 3.5cm，与下肢的神经支配有关。前肢发达的动物如长臂猿，颈膨大尤为明显；后肢发达的动物如袋鼠，腰骶膨大更明显。自腰骶膨大向下脊髓逐渐变细，呈圆锥状，称为**脊髓圆锥 conus medullaris**，自此处向下延伸为细长的非神经组织的**终丝 filum terminale**（图 4-2、图 4-3）。终丝由软脊膜直接延续形成，附于尾骨的背面，对脊髓起固定作用。

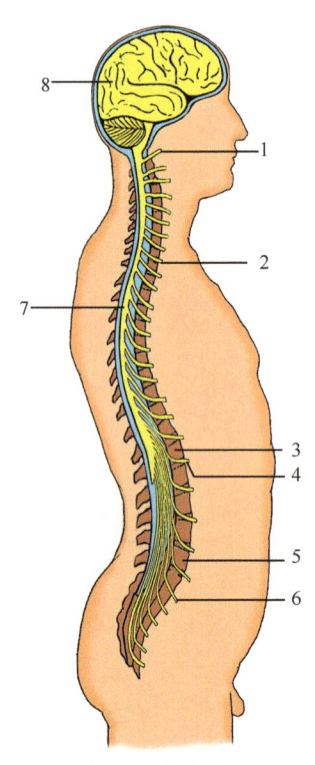

图 4-1　脊髓位置

1 第 1 颈神经 C_1 nerve；2 第 1 胸神经 T_1 nerve；3 第 1 腰椎 L_1 vertebra；4 第 1 腰神经 L_1 nerve；5 第 5 腰椎 L_5 vertebra；6 第 1 骶神经 S_1 nerve；7 脊髓 spinal cord；8 脑 brain

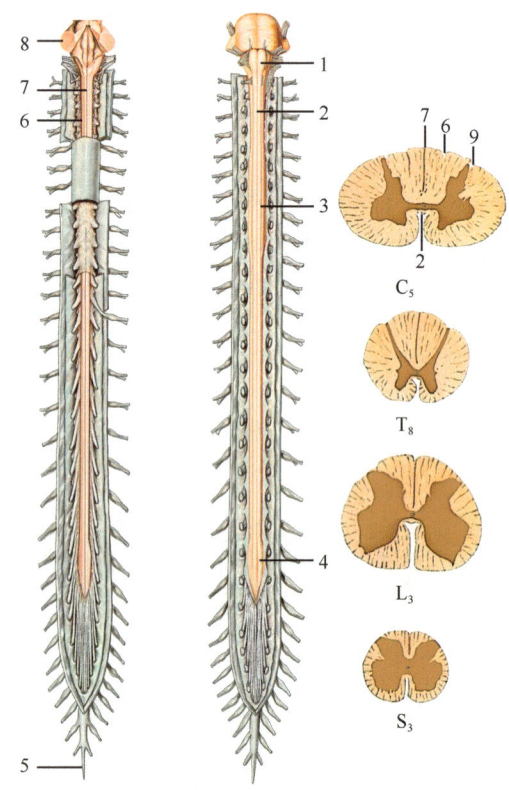

图 4-2　脊髓外形

1 延髓 medulla oblongata；2 前正中裂 anterior median fissure；3 颈膨大 cervical enlargement；4 腰骶膨大 lumbosacral enlargement；5 终丝 filum terminale；6 后中间沟 posterior intermediate sulcus；7 后正中沟 posterior median sulcus；8 小脑中脚 middle cerebellar peduncle；9 后外侧沟 posterolateral sulcu

脊髓呈前、后稍扁的圆柱形，全长粗细不等，有两个膨大部分，即**颈膨大 cervical enlargement** 和**腰骶膨大 lumbosacral enlargement**，其形成与四肢的发展有关。在胚胎早期，由于四肢尚不发达，脊髓无膨大；随着四肢的生长和发育，脊髓逐渐出现膨大。颈膨大是脊髓最为粗大的部位，自第 4 颈节

脊髓表面近似平行的纵沟或裂，将脊髓分为左右对称的结构。**前正中裂 anterior median fissure** 为脊髓前面正中较深的沟，脊髓血管穿支由此进入

白质前连合，供应脊髓中央部。**后正中沟** posterior median sulcus 为脊髓后面正中较浅的沟，由此沟向脊髓内部伸入一薄层神经胶质板，称为**后正中隔** posterior median septum。在脊髓两侧，前方有**前外侧沟** anterolateral sulcus，后方有**后外侧沟** posterolateral sulcus，分别为脊神经前根根丝和后根根丝附着处。与前外侧沟相连的根丝形成 31 对前根，与后外侧沟相连的根丝形成 31 对后根。前、后根在椎间孔处汇合形成脊神经，共有 31 对。在脊髓颈段和上胸段，后正中沟与后外侧沟之间有**后中间沟** posterior intermediate sulcus，是脊髓白质后索中薄束和楔束分界的表面标志（图 4-4）。

各节段基本与同序数椎骨相对应，全部脊神经根近似水平穿经相应的椎间孔。自胚胎第 4 个月起，脊柱生长速度较脊髓显著增快，故脊髓长度明显短于脊柱，至成年脊髓末端上升至第 1 腰椎高度。此时脊髓节段与椎骨之间的对应关系可按如下方法进行粗略推算：上颈髓节（$C_1 \sim C_4$）大致与同序数椎骨相对应，下颈髓节和上胸髓节（$C_5 \sim T_4$）与同序数椎骨的上一节椎体平对，中胸髓节（$T_5 \sim T_8$）与同序数椎骨的上两节椎体平对，下胸髓节（$T_9 \sim T_{12}$）与同序数椎骨的上三节椎体平对，全部腰髓节平对第 10～12 胸椎体，全部骶、尾髓节平对第 1 腰椎体（图 4-4、图 4-5）。脊髓节段和椎骨的对应关系，对临床病变（脊柱和脊髓损伤）的定位诊断具有重要意义。

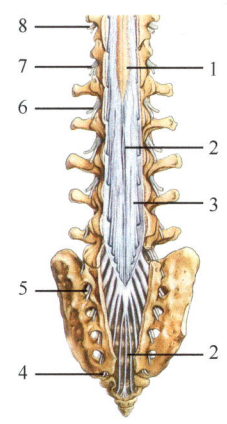

图 4-3　脊髓圆锥和马尾

1 脊髓圆锥 conus medullaris；2 终丝 filum terminale；3 马尾 cauda equina；4 第 5 骶神经 S_5 nerve；5 第 1 骶神经 S_1 nerve；6 第 1 腰神经 L_1 nerve；7 第 12 胸神经 T_{12} nerve；8 第 11 胸神经 T_{11} nerve

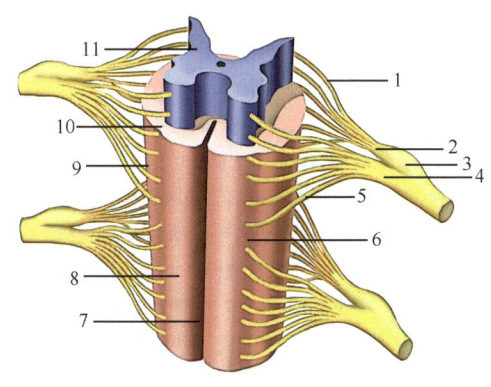

图 4-4　脊髓节段

1 后根丝 dorsal rootlets；2 后根 dorsal root；3 脊神经节 spinal ganglion；4 前根 ventral root；5 前根丝 ventral rootlets；6 前外侧沟 anterolateral sulcus；7 前正中裂 anterior median fissure；8 前索 anterior funiculus；9 侧索 lateral funiculus；10 白质 white matter；11 灰质 gray matter

脊髓表面并无明显的节段性，但由于脊髓发出 31 对脊神经，通常借每对脊神经根的出入范围将其划分为 31 个脊髓节段，即 8 个颈节（C）、12 个胸节（T）、5 个腰节（L）、5 个骶节（S）和 1 个尾节（L）。在胚胎早期，脊髓几乎与椎管等长，脊髓

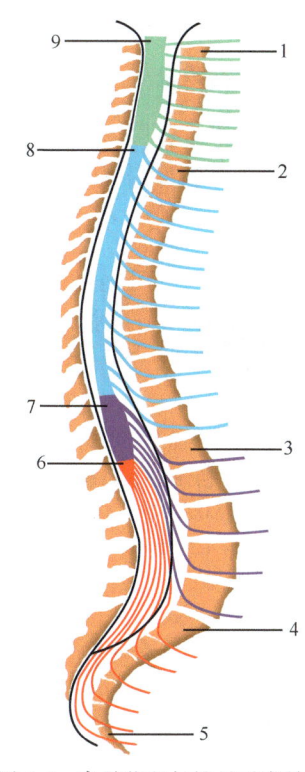

图 4-5　脊髓节段与椎骨对应关系

1 第 1 颈椎 C_1 vertebra；2 第 1 胸椎 T_1 vertebra；3 第 1 腰椎 L_1 vertebra；4 骶骨 sacrum；5 尾骨 coccyx；6 第 1 骶髓 S_1 segment；7 第 1 腰髓 L_1 segment；8 第 1 胸髓 T_1 segment；9 第 1 颈髓 C_1 segment

由于脊髓短于脊柱，腰、骶、尾部的脊神经根需在椎管的硬膜囊内下行一段距离，才能到达各自相应的椎间孔，这些在脊髓末端平面以下下行的脊神经根合称为**马尾** cauda equina（见图 4-3）。

第二节　脊髓的内部结构

脊髓由中央管周围的灰质和白质两大部分构成（图 4-6、图 4-7）。

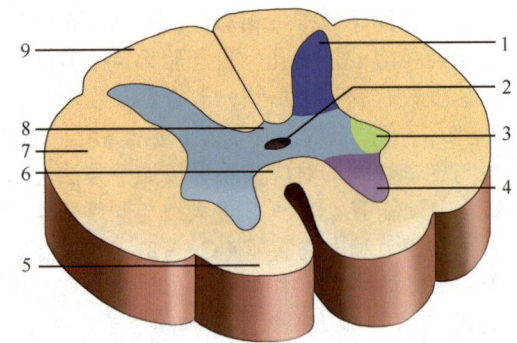

图 4-6 脊髓内部结构

1 后角 posterior horn；2 中央管 central canal；3 侧角 lateral horn；4 前角 anterior horn；5 前索 anterior funiculus；6 白质前连合 anterior white commissure；7 外侧索 lateral funiculus；8 灰质后连合 posterior gray commissure；9 后索 posterior funiculus

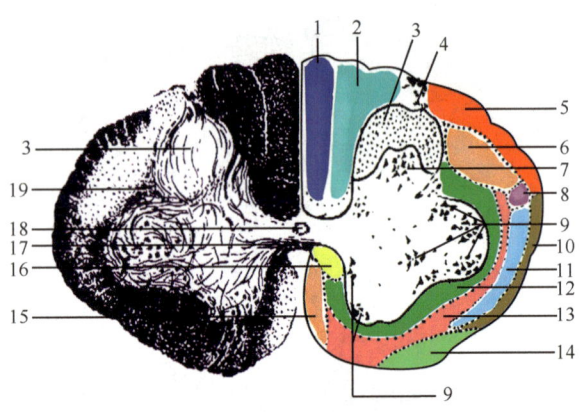

图 4-7 新生儿脊髓颈膨大部的水平切面

1 薄束 fasciculus gracilis；2 楔束 fasciculus cuneatus；3 胶状质 substantia gelatinosa；4 后角边缘核 posteromarginal nucleus；5 脊髓小脑后束 posterior spinocerebellar tract；6 皮质脊髓侧束 lateral corticospinal tract；7 后角固有核 nucleus proprius；8 红核脊髓束 rubrospinal tract；9 前角运动细胞 motor cells in anterior horn；10 脊髓小脑前束 anterior spinocerebellar tract；11 脊髓丘脑束 spinothalamic tract；12 固有束 fasciculus proprius；13 顶盖脊髓束 tectospinal tract；14 前庭脊髓束 vestibulospinal tract；15 皮质脊髓前束 anterior corticospinal tract；16 内侧纵束 medial longitudinal tract；17 白质前连合 anterior white commissure；18 中央管 central canal；19 网状结构 reticular formation

一、灰 质

脊髓灰质 gray matter 横切面呈"H"形，向腹侧凸出的部分膨大且较短，称为**前柱或腹侧柱 anterior or ventral column**，在横断面上称之为**前角或腹角 anterior or ventral horn**；向背侧凸出的部分稍细且较长，称为**后柱或背侧柱 posterior or dorsal column**，在横断面上称之为**后角或背角 posterior or dorsal horn**，后角由后向前分为头、颈和基底三部分；前角与后角之间的区域为**中间带 intermediate zone**；在脊髓的胸段和上腰段（$T_1 \sim L_3$），中间带向外侧凸出的部分称为**侧柱 lateral column** 或

侧角 lateral horn，是交感神经的低级中枢。中央管前、后的灰质分别称为**灰质前连合 anterior gray commissure** 和 **灰质后连合 posterior gray commissure**，合称为**中央灰质 central gray**。中央管 central canal 位于灰质连合中央，纵贯脊髓全长，管壁覆以室管膜上皮，管内含脑脊液。中央管向上与第四脑室相通，向下达终丝的始部，并在脊髓圆锥内扩大形成终室 terminal ventricle。40 岁以上的人中央管常闭塞。

（一）脊髓神经元配布

脊髓灰质是神经元胞体与树突、神经胶质和血管的复合体。灰质内含各种不同大小、形态和功能的神经元，其中大多数神经元胞体常聚集成界限清晰的核团，部分核团纵贯脊髓全长，而有些核团仅存在于某些脊髓节段。除聚集成群外，尚有部分神经元散在分布于灰质内，称为束细胞，其轴突形成固有束。

1. 脊髓后角 后角神经元属于中间神经元，接受来自脊神经后根的纤维，为感觉性。后角神经元分群较多，由后向前依次有（图 4-8）：

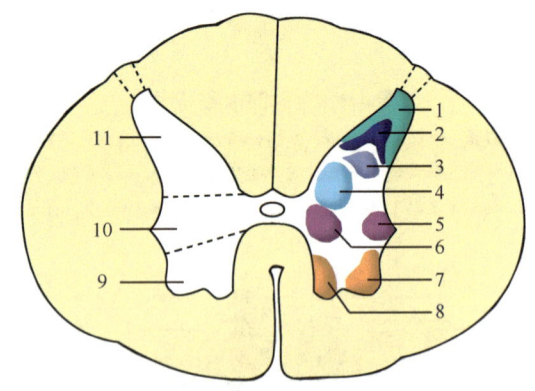

图 4-8 脊髓灰质核团模式图

1 后角边缘核 posteromarginal nucleus；2 胶状质 substantia gelatinosa；3 后角固有核 nucleus proprius；4 胸核 nucleus thoracicus；5 中间外侧核 intermediolateral nucleus；6 中间内侧核 intermediomedial nucleus；7 前角外侧核 lateral nucleus of anterior horn；8 前角内侧核 medial nucleus of anterior horn；9 前角 anterior horn；10 中间带 intermediate zone；11 后角 posterior horn

（1）**后角边缘核 posteromarginal nucleus**：又称边缘层，位于后角背缘。此核见于脊髓全长，但以腰骶膨大处最为明显，而胸髓最不明显。后角边缘核含大、中、小三型神经元，胞体多呈星形或梭形，主要接受来自后根外侧部的痛觉、温觉和粗触觉的细纤维。核内神经元胞体发出轴突，经白质前连合交叉至对侧，参与构成脊髓丘脑束。

（2）**胶状质 substantia gelatinosa**：即 Rolando（罗朗斗）胶状质，位于后角边缘核前方，纵贯脊髓全长。胶状质内神经元胞体呈卵圆形或梭形，主要接受后根痛觉、温觉和粗触觉细纤维，也是痛觉传导的门户。

（3）**后角固有核 nucleus proprius**：位于胶状质前方，居后角头和后角颈中央部，纵贯脊髓全长。此核含大、中型梭形和星形细胞，接受后根痛觉、温觉和粗触觉细纤维及胶状质的纤维。后角固有核与后角边缘核的轴突主要参与构成脊髓丘脑前束和侧束。

（4）**网状核 nucleus reticularis**：位于后角颈，纵贯脊髓全长，于上段颈髓最为明显。在第1~2颈节网状核向外延伸形成颈外侧核。

（5）**胸核 nucleus thoracicus**：又称为背核，位于后角基底部内侧，于脊髓胸段和上腰段最明显。胸核由大多极细胞或圆形细胞组成，主要接受脊髓后索的终支和侧支，其轴突参与构成脊髓小脑后束。

（6）**中间内侧核 intermediomedial nucleus**：位于胸核腹侧，纵贯脊髓全长，由中小型细胞构成，接受后根传入的内脏感觉纤维，发出纤维到内脏运动神经元并上行至脑。

脊髓后角具有明显的功能定位特征，即后角外侧部支配肢体近侧端的皮肤感觉，后角前内侧部支配肢体远侧端的皮肤感觉。

2. 脊髓侧角 侧角神经元聚集形成**中间外侧核 intermediolateral nucleus**，位居中间带外侧部的尖端，由支配内脏活动的节前神经元组成，分为胸腰段和骶段。胸腰段主要位于T_1~L_2（或L_3）节段的侧角，是交感神经节前神经元胞体所在的部位，即交感神经的低级中枢，发出纤维经脊神经前根进入脊神经，继经白交通支到交感干，行至椎旁节或穿过椎旁节达椎前节，与节内的多个节后神经元形成突触联系。骶段位于S_2~S_4节段的灰质中间带内，称为**骶副交感核 sacral parasympathetic nucleus**，是副交感神经节前神经元胞体所在的部位，即副交感神经的低级中枢（骶部），发出节前纤维组成盆内脏神经，到达盆腔各脏器附近或壁内的副交感神经节，与节内的节后神经元形成突触（图4-8）。

3. 脊髓前角 前角神经元除中间神经元外，主要为运动神经元，发出轴突参与构成脊神经前根，故前角和前根为运动性。前角运动神经元包括大型神经元、中型神经元和小型神经元，大、中型神经元多为**α运动神经元 α motor neuron**，主要分布至骨骼肌的梭外肌纤维，传递随意运动的冲动。小型神经元多为**γ运动神经元 γ motor neuron**，部分散在于α神经元之间，部分则成群聚集于支配同一肌肉的α运动神经元周围，分布至骨骼肌的梭内肌纤维，在维持肌张力上起重要作用。中间神经元是一些中小型神经元，大部分是分散的，少数细胞形成核群如**前角连合核 nucleus cornucommissuralis anterior**，发出轴突终于对侧前角。有些小型中间神经元称为**闰绍细胞 Renshaw cell**，接受α运动神经元轴突侧支形成突触，而它们的轴突终末又与同一个或邻近α运动神经元发生突触联系，形成负反馈环路，反馈性抑制α运动神经元的活动，保证肌肉运动的稳定性和准确性。前角神经元可分为三群（图4-8）：

（1）前角细胞内侧群：位于前角内侧部，又称为前角内侧核，支配颈肌和躯干肌。内侧群又分为**前内侧核 anteromedial nucleus**和**后内侧核 posteromedial nucleus**。前内侧核纵贯脊髓全长，向上与延髓的舌下神经核相续，可能支配躯干深层的骨骼肌；后内侧核于颈膨大和腰膨大处明显，支配躯干浅层的骨骼肌。

（2）前角细胞外侧群：位于前角外侧部，又称为前角外侧核，在颈膨大和腰膨大处最明显，分为**前核 anterior nucleus**、**前外侧核 anterolateral nucleus**、**后外侧核 posterolateral nucleus**、**后外侧后核 retroposterolateral nucleus**和**中央核 central nucleus**。外侧核群主要支配四肢肌，有明显的定位关系：支配远端骨骼肌的神经元位于外侧，支配近端躯干肢带肌的神经元位于内侧，支配屈肌的神经元位于背外侧，支配伸肌者居于腹侧。后外侧后核支配手肌和足肌；而胸髓的外侧核群小，支配肋间肌和腹前外侧群肌。

（3）前角细胞中央群：在颈髓和骶髓节段，位于前角内侧核群和外侧核群之间，由中等细胞构成。其中，位于C_3~C_5节段的称为膈核（膈神经核），支配膈肌；位于S_1~S_2节段的称为Onuf核，支配会阴肌、尿道括约肌和肛门外括约肌。

前角运动神经元各群的功能定位特征：前角细胞群由内向外，依次支配躯干肌、肩带肌或髋肌、臂肌或大腿肌、前臂肌或小腿肌、手肌或足肌。前角细胞群的前群支配伸肌和展肌，后群支配屈肌和收肌。脊髓前角病变可见于急性脊髓灰质炎（小儿麻痹症）和婴儿性肌萎缩症等。当前角病变时，相应肌肉由于失去了α运动神经元和γ运动神经元的冲动，出现弛缓性瘫痪、神经性肌萎缩和脊髓反射消失等症状，称为下运动神经元综合征。

（二）脊髓灰质板层

Rexed（1952）对猫的脊髓灰质进行较细致的研究，提出脊髓灰质分层的概念和各个脊髓节段的分层图谱。此后，脊髓灰质分层概念一直被广泛应用。Schoenen和Faull根据Rexed的研究，将人类的脊髓灰质分为10个板层，这些板层从后向前分别用罗马数字Ⅰ~Ⅹ命名（图4-9）。各层之间的界限有的清晰，有的仅相互移行。

1. 板层Ⅰ（lamina Ⅰ） 又称为边缘层或Waldeyer层，为后角背缘的薄层灰质，边界不清，包被Ⅱ~Ⅳ层的外侧缘；与白质相邻，内有粗细不等的纤维穿过，呈海绵状，又称为海绵带。该层含大、中、小型神经元，大型细胞呈三角形、圆形或星形，直径 50μm 以上；小型细胞多呈圆形，直径 10μm 左右。板层 I 在腰骶膨大处最清楚，含后角边缘核，主要接受后根外侧部传来的细纤维和 Lissauer 束纤维的投射。这些后根纤维主要传递皮肤的伤害性刺激和温度刺激。此层神经元发出的轴突，经白质前连合交叉至对侧，参与构成脊髓丘脑束，投射至丘脑；另有部分细胞的轴突侧支，加入脊髓固有束后下降 3 个以上脊髓节段，以完成对痛刺激的保护性回缩反射。盆腔内脏的初级传入纤维行至 I 层后分别沿后角内侧缘和外侧缘走向腹侧，构成内脏内侧和外侧传入带，部分纤维则直接终止于 I 层神经元，由这些神经元的轴突投射至脑桥臂旁外侧核，构成盆腔内脏感觉 II 级通路。

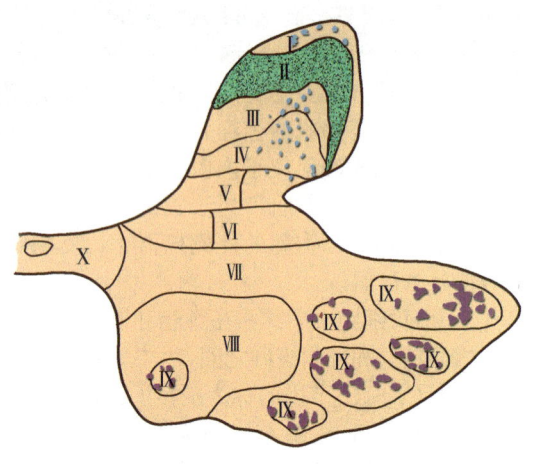

图 4-9　脊髓灰质板层

2. 板层 II（lamina II）　几乎不含有髓纤维，因髓鞘染色法不着色，光镜或电镜下与 Rolando 胶状质相当。Cajal（1909）根据 Golgi 染色结果将 II 层分为外（背）侧部（II o）和内（腹）侧部（II i）。外侧部约占全层 1/4，细胞为新月形或卵圆形，称为**边界细胞 border cell**，其树突向腹侧延伸；内侧部约占全层 3/4，细胞呈梭形，称为**中央细胞 central cell**，富含树突。另有研究表明，胶状质中尚存在非投射性的固有神经元，称为**岛细胞 islet cell** 和柄细胞 stalk cell。

II o 层内可见大量无髓和薄髓的细纤维束在喙尾方向上走行，并与 II 层细胞形成突触联系。据 HRP 跨节追踪和生理学研究证明，II o 层和 I 层接受初级无髓纤维（传递伤害性刺激和温热刺激）的传入；而 II i 层接受初级无髓和薄髓纤维（与非伤害性机械性感受器相关联）的传入。II 层投射神经元的轴突直接进入 Lissauer 束或邻近的固有束，分为升支和降支，上下行数个节段后，返回该层并与其神经元或初级传入纤维形成突触联系，构成"闭锁环路"，可能对初级感觉神经元的信息传递起调控作用。

3. 板层 III（lamina III）　与板层 II 相比，神经元胞体多数略大，形态多样，但细胞密度略小。神经元的树突向背侧伸向 I 层、II 层，向腹侧伸向 IV 层、V 层；轴突多起于树突基部，在 III 层、IV 层内形成密集的纤维丛，止于灰质内。故 III 层神经元被认为是中间神经元并多属于 ENK 样神经元。

4. 板层 IV（lamina IV）　较厚，细胞排列较疏松，大小不一，以圆形、三角形和星形居多，亦含少量大多极细胞。该层神经元接受低至高强度的机械刺激，其放电频率与刺激强度成正比，被称为**广动力域神经元 wide dynamic range neurons**。板层 III 和板层 IV 含后角固有核，此二层均接受后根传入纤维，发出纤维联络脊髓的不同节段，并进入白质形成纤维束。

5. 板层 V（lamina V）　位于后角颈部，除胸髓以外，均可分为内侧部和外侧部。外侧部占 1/3，细胞较大，并与纵横交错的纤维交织在一起，形成**网状结构 reticular formation**（网状核），在颈髓上段尤为明显，突入侧索内，称为**外侧颈核 lateral cervical nucleus**。内侧部占 2/3，与后索分界明显。板层 V 接受后根本体感觉性初级传入纤维和来自大脑皮质运动区、感觉区和皮质下结构的大量下行纤维，与调节运动有关。大部分 V 层细胞的轴突，经白质前连合交叉至对侧侧索，参与构成脊髓丘脑束。

6. 板层 VI（lamina VI）　位于后角基底部，在颈膨大和腰膨大处最发达，部分脊髓节段（$T_4 \sim L_2$）缺如。此层亦分为内侧、外侧两部分，内侧部占 1/3，含密集深染的中小型细胞，接受后根进入的粗有髓纤维的投射；外侧部占 2/3，由较大的三角形和星形细胞组成，多接受脑部结构下行纤维的投射，发出轴突与前角（IX 层）运动神经元发生联系。在颈膨大处 VI 层内部形成一断续的细胞柱，由大多极神经元构成，胞质内含粗大的尼氏体，称为**中央基底核 central basal nucleus**，主要接受初级粗有髓纤维传入，发出纤维加入同侧脊髓小脑束。

VI 层内侧缘有一纵贯脊髓全长的半月形细胞柱，称为**后角连合核 nucleus cornucommissuralis posterior** 或**内侧基底核 internal basal nucleus**，主要由小圆形或椭圆形细胞和梭形细胞组成。此核尾部达骶膨大，由于灰质后连合的扩大而逐渐并入于灰质后连合区，两侧渐向中线靠拢，在骶髓中段合成一个核团，称为**骶髓后连合核 sacral dorsal commissural nucleus**。HRP 跨节追踪研究表明，来自盆腔内脏的初级传入纤维和来自坐骨神经与阴部神经的躯体初级传入纤维均投射于骶髓后连合核区。

7. 板层 VII（lamina VII）　占中间带的大部分，在颈膨大和腰膨大处伸向前角。此层核团主要有胸核、中间内侧核、中间外侧核和中介核等，多与支配内脏活动的传入和传出有关。

8. 板层 VIII（lamina VIII）　在胸髓，位于前角底部；

在颈膨大和腰膨大处，局限于前角内侧部。此层细胞为中间神经元，靠近内侧的一些细胞发出轴突经白质前连合交叉至对侧；其余细胞接受邻近板层的纤维和一些下行纤维束的终末，发出纤维至第Ⅸ层，影响两侧的运动神经元，直接或通过兴奋γ运动神经元间接影响α运动神经元。

9. **板层Ⅸ**（lamina Ⅸ） 位于前角腹侧，由前角运动神经元和中间神经元组成。前角运动神经元包括大、中、小三型，大中型神经元多为α运动神经元，小型神经元多为γ运动神经元。前角神经元可分为内侧群、外侧群和中央群。

10. **板层Ⅹ**（lamina Ⅹ） 位于中央管周围，包括灰质前连合和后连合。

脊髓灰质板层划分具有重要意义：①板层Ⅰ～Ⅳ，是皮肤初级传入纤维终末及侧支的主要接受区域，传导痛觉、温觉及粗触觉；并且是许多复杂的多突触反射通路（包括同侧、对侧、节段内和节段间）的发出区域和大量上行传导纤维束的起始区域。②板层Ⅴ～Ⅵ，接受大部分本体感觉的初级传入纤维终末，并且接受来自皮质运动区、感觉区和皮质下中枢的投射纤维，提示Ⅴ～Ⅵ层与运动调节有关。③板层Ⅶ，与中脑和小脑有广泛的纤维联系（经由脊髓小脑束、脊髓网状束、脊髓顶盖束、网状脊髓束、顶盖脊髓束和红核脊髓束），参与姿势和运动的调节；并且板层Ⅶ的内侧部富含脊髓固有反射性联系，与运动和自主活动的调节有关。④板层Ⅷ，富含中间神经元，接受邻近板层的纤维终末、对侧Ⅷ层的纤维终末和一些下行纤维束（内侧纵束、前庭脊髓束、网状脊髓束和中介脊髓束）的终末，可直接调节双侧前角运动神经元或通过兴奋γ运动神经元而间接影响α运动神经元。⑤板层Ⅸ，含大型α运动神经元、小型γ运动神经元和中间神经元，为锥体系下运动神经元胞体所在部位；α和γ运动神经元发出纤维分布至梭外肌和梭内肌，调节躯干和四肢骨骼肌的随意运动。

表 4-1 脊髓灰质板层与核团的对应关系

板层	对应的核团或部位
Ⅰ	后角边缘核
Ⅱ	胶状质
Ⅲ、Ⅳ	后角固有核
Ⅴ	后角颈，网状核
Ⅵ	后角基底部
Ⅶ	中间带胸核、中间内侧核
	中间外侧核、骶副交感核
Ⅷ	前角基底部，在颈膨大、腰膨大处仅占前角内侧部
Ⅸ	前角内侧核、前角外侧核
Ⅹ	中央灰质

二、白 质

白质 white matter 位于灰质的外周，主要由上行神经纤维束和下行神经纤维束组成（图 4-7），因有髓神经纤维所含髓磷脂较多，呈现白色，故称为白质。白质借前正中裂、后正中沟、后正中隔分为左、右两半，每半又以前外侧沟与后外侧沟分为三个神经索。前正中裂与前外侧沟之间为**前索 anterior funiculus**，前外侧沟与后外侧沟之间为**外侧索 lateral funiculus**，后外侧沟与后正中沟之间为**后索 posterior funiculus**。在灰质前连合的前方，有连接两侧脊髓前索的横行交叉纤维，称为**白质前连合 anterior white commissure**。白质内的纵行纤维束是脊髓与脑之间联系的通路，往往起止、行程和功能相同的神经纤维聚集在一起，一般按起止点来命名，如红核脊髓束乃是起自中脑红核终止于脊髓的纤维束。按功能特点白质中的纤维束可分为固有束、上行纤维束和下行纤维束。固有束起止均在脊髓，参与脊髓节段间的联系；上行纤维束可将感觉信息上传到脑；下行纤维束从脑的不同部位将神经冲动下传至脊髓。

（一）固有束

固有束是紧贴灰质边缘的短距离的纤维束，在前索、外侧索和后索内，分别称为前固有束、侧固有束和后固有束。起自后角细胞和束细胞，轴突在同侧或对侧灰质边缘聚集，升降一定距离后又进入脊髓灰质而终止。固有束的行程不超越脊髓，有联系脊髓不同节段的作用，参与完成脊髓节段内或节段间的反射活动。

发出纤维参与组成固有束的神经元称为脊髓固有神经元，依据其发出纤维的长度分为长纤维神经元、中长纤维神经元和短纤维神经元。长纤维的脊髓固有神经元胞体位于板层Ⅷ和邻近的Ⅶ层背侧，发出纤维纵贯脊髓全长，行经前索和外侧索。颈髓长纤维固有神经元发出的纤维沿双侧下行，腰骶髓固有神经元发出的长纤维主要沿对侧上行。中长纤维的脊髓固有神经元胞体位于板层Ⅶ中央和内侧部，发出纤维沿同侧投射。短纤维的脊髓固有神经元胞体位于板层Ⅴ～Ⅷ的外侧部，行经同侧外侧索。

Lissauer 束又称为背外侧束，紧贴后角灰质尖，环绕将进入脊髓的后根纤维；在脊髓全长均可见到，但在上颈段最完善。Lissauer 束含细的有髓纤维和无髓纤维，大部分是后根外侧部纤维的分支。它们在进入后角前分为上升支和下降支，这些分支在 Lissauer 束内走行 1～2 个节段发出侧支，终止于后角神经元。

（二）上行纤维束

上行纤维束又称为感觉传导束。躯干和四肢的各种感觉信号，经脊神经后根传入脊髓，通过上行纤维束直接或间接向上传至脑的不同部位。

经脊神经后根传来的感觉分为浅感觉、深感觉和内脏感觉三种。浅感觉主要是由皮肤黏膜传来的痛觉、温度觉和触压觉；这些感觉刺激信号来自外界，又称为外部感觉。深感觉是来自肌肉、肌腱和关节等处的位置觉、振动觉和运动觉，由于引起这些感觉的刺激来自躯体深部，故称为本体感觉。部分本体感觉冲动可经上行纤维束到达大脑皮质，为人们感知，又称为意识性本体感觉，即闭目时仍可正确感知肢体所处的位置和肌肉紧张度。另有部分本体感觉冲动只传至小脑，不为人感知，仅与反射性调节作用有关，故称为反射性本体感觉。内脏感觉主要来自内脏和心血管等器官，正常情况下，内脏感觉比较模糊、迟钝，但受到牵张、痉挛等刺激时比较敏感。

后根进入脊髓时分为内侧、外侧两部分。内侧部纤维粗大，沿后角内侧进入后索，主要传导本体感觉和精细触觉；其中，升支组成薄束和楔束，降支较短，与来自后角的某些纤维共同组成若干下行的短纤维束。这些短纤维束在不同的脊髓节段，有不同的位置、名称和形状：在颈髓和上胸髓，位于薄束和楔束间，称为束间束（逗点束）；在胸髓处，位于后正中隔后份两侧，称为隔缘束；在腰髓处，位于后正中隔中份两侧，呈椭圆形，称为椭圆束；在骶髓处，位于后正中沟两侧，呈三角形，称为三角束；它们直接或间接与前角运动神经元发生突触联系。后根外侧部由细的无髓纤维和薄髓纤维组成，主要传导痛觉、温度觉和内脏感觉，进入脊髓后上升或下降1～2节段，在胶状质背外侧聚集成背外侧束（Lissauer束），发出侧支或终支进入后角。

1. 薄束和楔束 fasciculus gracilis and fasciculus cuneatus（图4-10）　位于脊髓后索内，起于脊神经节，由节内假单极神经元的中枢突经后根内侧部进入后索形成；周围突分布至躯干与四肢的肌肉、肌腱和关节的本体感受器及皮肤的精细触觉感受器。薄束由同侧第5胸节以下脊神经节细胞的中枢突构成，楔束由同侧第4胸节以上脊神经节细胞的中枢突构成。因此，只有在颈髓及上胸髓的横切面上才能在后索同时见到位于内侧部的薄束和外侧部的楔束；在中胸部（约相当于T_4节段）以下，后索被薄束占据。薄束和楔束纤维排列有明确的定位关系：传递身体低位节段冲动的纤维位于薄束的内侧份，来自高位节段的纤维位于楔束的外侧份，故在颈髓断面上，在后索内，由内侧向外侧依次是来自骶部、腰部、胸部和颈部的纤维。薄束和楔束中部分纤维不发出侧支，直接上升至延髓的薄束核和楔束核（Ⅱ级感觉神经元）；另有部分纤维较短，在上升过程中终止于邻近脊髓灰质；多数纤维在终止于薄束核和楔束核之前，沿途发出侧支进入灰质Ⅳ～Ⅸ层，与前角运动神经元间形成突触联系。

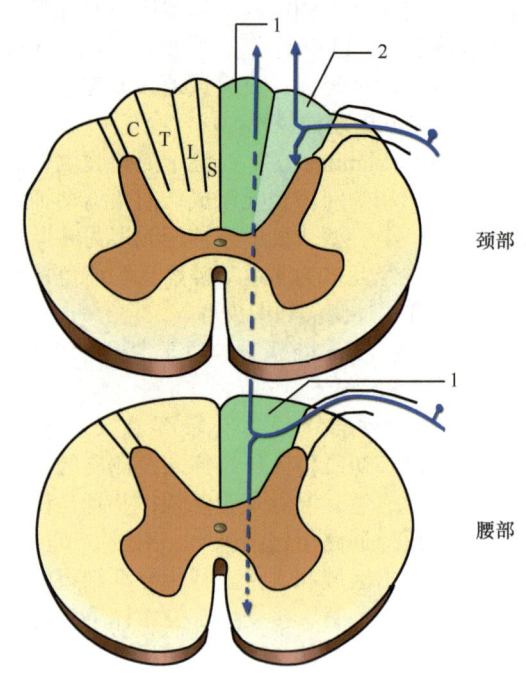

图4-10　薄束和楔束

1 薄束 fasciculus gracilis；2 楔束 fasciculus cuneatus

薄束和楔束分别传导来自下半身和上半身的本体感觉（肌、腱、骨骼、关节的位置觉，振动觉和运动觉）以及精细或辨别性触觉。故脊髓后索损伤（如脊髓梅毒）时，损伤平面以下的同侧本体感觉和精细触觉消失，患者闭眼后不能确定肢体各关节的位置和运动方向，在肢体运动时，由于位置觉和运动觉不能传至大脑皮质，故不能随意纠正肢体运动时的误差，可出现感觉性共济失调（脊髓性共济失调）；同时，损伤侧的两点辨别觉减弱或消失。

2. 脊髓小脑束　包括脊髓小脑后束 posterior spinocerebellar tract、脊髓小脑前束 anterior spinocerebellar tract 和脊髓小脑喙侧束 rostral spinocerebellar tract。

（1）脊髓小脑后束：位于白质外侧索后部表层（图4-7）、皮质脊髓侧束的背侧。薄束的部分终支和侧支上行一段距离后，进入同侧胸核形成突触，由胸核发出的纤维，大部分于同侧侧索内上升，形成脊髓小脑后束。脊髓小脑后束亦有来自对侧胸核经白质前连合交叉过来的少许纤维，上行经小脑下脚止于小脑皮质。由于胸核主要接受来自同侧躯干下部和下肢的本体感受器（肌梭和腱器）以及皮肤触压觉感受器的冲动，故脊髓小脑后束的功能是将来自同侧躯干和下肢的本体感觉冲动传至小脑；小脑则借此束调节肌张力和协调运动，因此为反射性本体感觉。

（2）脊髓小脑前束：位于白质外侧索前部的表

层（图 4-7）、脊髓小脑后束腹侧和脊髓丘脑侧束的外侧。脊髓小脑前束起于腰骶膨大节段Ⅴ～Ⅶ层的外侧部，相当于后角基底部和中间带外侧部，大部分纤维交叉至对侧上行，小部分在同侧上行，经小脑上脚进入小脑皮质。脊髓小脑前束和后束一样只传递躯干下部和下肢的反射性本体感觉冲动至小脑，所传递的信息与整个肢体的运动和姿势有关，而脊髓小脑后束传递的信息可能与个别肢体的精细运动和姿势协调有关。

（3）脊髓小脑喙侧束：起于颈膨大部第Ⅵ层，为胸核的上延部分，行经同侧侧索前部上升至小脑。与脊髓小脑前束相当，脊髓小脑喙侧束传递同侧上肢冲动至小脑。

当双侧脊髓小脑前、后束均受损（如遗传性感觉性共济失调症）时，双侧肢体的反射性本体感觉丧失，小脑未能获取肢体的本体感觉冲动而出现共济失调，称为小脑性共济失调。

3. 脊髓丘脑束　包括脊髓丘脑侧束 lateral spinothalamic tract 和脊髓丘脑前束 anterior spinothalamic tract。前者传导由后根细纤维传入的痛觉和温度觉信息；后者传导由后根粗纤维传入的粗触觉和压觉信息，痒觉可能也通过此束传导（图4-11）。

（1）脊髓丘脑侧束：位于脊髓侧索前部、脊髓小脑前束内侧。传导痛觉、温觉的细纤维胞体位于后根脊神经节内（Ⅰ级神经元），周围突分布至躯干和四肢皮肤内的感受器，中枢突（细纤维）经后根外侧部进入脊髓，行于后角尖端与脊髓表面之间的 Lissauer 束中，在此束内上升 1～2 节段，投射于脊髓灰质Ⅰ和Ⅳ～Ⅶ层的Ⅱ级神经元。这些Ⅱ级神经元发出的纤维经白质前连合交叉至对侧侧索上行（亦有少数纤维不交叉而行于同侧侧索），构成脊髓丘脑侧束上升至丘脑。此束内的纤维传导温度觉的部分主要聚集于后部，传导痛觉的部分集中于前部。脊髓丘脑侧束有明确的定位关系：由外向内依次为来自骶节、腰节、胸节和颈节的纤维，传递内脏感觉的纤维可能位于最内侧，紧贴固有束。当一侧脊髓丘脑束被完全切断后，可导致切断平面以下 1～2 节段对侧半身的痛温觉丧失，但内脏感觉障碍不明显，这是由于内脏感觉为双侧传导。

（2）脊髓丘脑前束：位于脊髓前索前部，前庭脊髓束背侧。传导粗触觉和压觉的粗纤维胞体位于后根神经节内（Ⅰ级神经元），周围突分布至躯干和四肢皮肤内的感受器，中枢突（粗纤维）经后根内侧部进入脊髓后索，上行一段距离后，以其终支和侧支终止于脊髓Ⅰ和Ⅳ～Ⅶ层的Ⅱ级神经元，由这些神经元发出的纤维大部分经白质前连合交叉至对侧前索上行（小部分纤维不交叉进入同侧前索），构成脊髓丘脑前束上升至丘脑。此束外侧部纤维传导粗触觉，内侧部纤维传导压觉。脊髓丘脑前束的定位关系与脊髓丘脑侧束相似。脊髓丘脑前束含部分不交叉的纤维，故损伤一侧的纤维束，粗触觉和压觉仍然存在或较迟钝。

当白质前连合发生病变（如脊髓空洞症）时，脊髓丘脑侧束和前束的交叉纤维损伤，患者出现分离性感觉障碍，即痛温觉消失，粗略触觉仍存在或迟钝，本体感觉和精细触觉正常。

4. 脊髓橄榄束 spinoolivary tract 和脊髓网状束 spinoreticular tract　两者均可间接传递皮肤感觉和本体感觉信息至小脑。

（1）脊髓橄榄束：起于脊髓各节段的后角和中间带，由此发出的纤维大部分经白质前连合交叉至对侧，在脊髓小脑前束的前方上升，主要终止于背侧副橄榄核和内侧副橄榄核。由此二核发出的纤维多半交叉至对侧小脑下脚进入小脑。

（2）脊髓网状束：起于脊髓各节段的后角细胞，由此发出的纤维大部分不交叉，于脊髓前索和侧索内上行至延髓网状外侧核，由此核发出的纤维经小脑下脚到达小脑。脊髓网状束中尚有部分纤维终止于脑干网状结构内的核团，如延髓巨细胞网状核、脑桥尾侧网状核等，故称为脊髓网状束，为网状结构的组成部分。脊髓网状束主要与维持意识

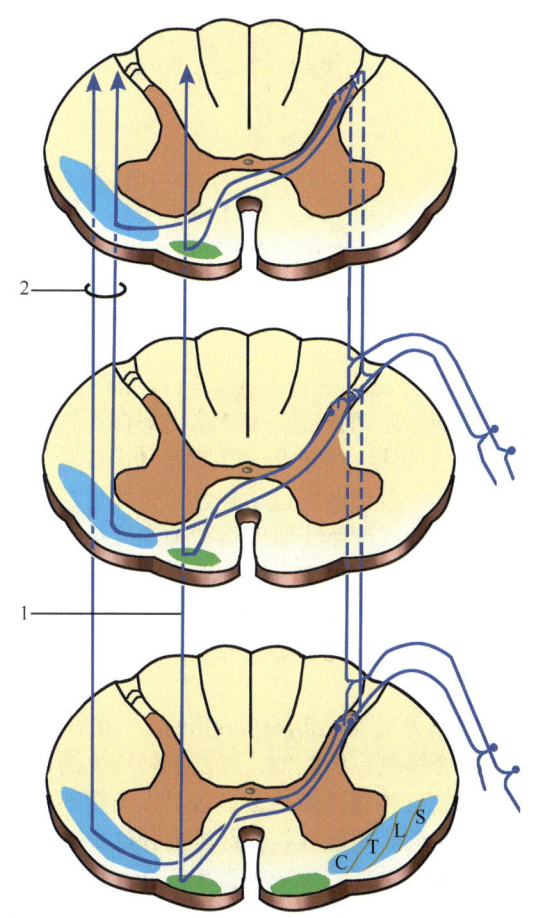

图 4-11　脊髓丘脑束

1 脊髓丘脑前束 anterior spinothalamic tract；2 脊髓丘脑侧束 lateral spinothalamic tract

和觉醒状态有关，尚可能是痛觉冲动传向丘脑的途径之一。

5. 脊颈丘脑束 spinocervicothalamic tract 相当于脊髓丘脑束的补充通路，传导触觉和痛觉。来自脊髓后根的薄髓和无髓细纤维，在后索中上升数节后，终止于脊髓灰质Ⅴ层和Ⅵ层的神经元。由这些神经元发出的纤维，行于同侧后外侧索，与脊髓小脑后束纤维相混杂，抵达颈髓上段的外侧颈核。由外侧颈核发出的纤维经白质前连合交叉至对侧，上升至脑干伴内侧丘系走行，止于丘脑腹后外侧核。人的外侧颈核较小，甚至缺如，而猫和猴等哺乳动物的脊颈丘脑束较发达。

（三）下行纤维束

下行纤维束又称为运动传导束，是从大脑皮质或皮质下中枢投射至脊髓的纤维束，分为锥体系和锥体外系。锥体系是起自大脑皮质，直接终止于脊髓前角的传导束。锥体外系是指大脑皮质经过皮质下中枢间接与脊髓前角发生联系的传导束，包括红核脊髓束和前庭脊髓束等。

1. 皮质脊髓束 是脊髓内最大和最重要的运动传导束，起源于大脑皮质中央前回中、上部和中央旁小叶前部，下行经过内囊后肢、大脑脚底、脑桥基底部和延髓锥体。在锥体下端，大部分纤维交叉至对侧侧索，称为**皮质脊髓侧束 lateral corticospinal tract**；少量未交叉的纤维于同侧前索下行，称为**皮质脊髓前束 anterior corticospinal tract**；另有少量不交叉的纤维沿同侧外侧索下行，称为 **Barne 前外侧束**。皮质脊髓束的主要功能是完成大脑皮质对脊髓的直接控制，主要是对运动功能的控制（图 4-12）。

（1）皮质脊髓侧束：在脊髓外侧索后部下行直达骶髓，沿途终止于同侧灰质板层Ⅳ～Ⅸ层的神经元。其中，部分纤维（如来自额叶）直接终止于前角运动神经元（主要是支配肢体远端小肌肉的运动神经元）；另有部分纤维通过Ⅴ～Ⅷ层内的中间神经元，间接联系前角运动神经元；尚有部分纤维投射至胶状质，可能与控制调节脊髓的传入活动有关。皮质脊髓侧束纤维呈分层定位排列关系，由内向外依次为至颈、胸、腰、骶的纤维，即支配上半身的纤维位于内侧，而支配下半身的纤维位于外侧。

（2）皮质脊髓前束：在前索最内侧下行，大多数纤维经白质前连合交叉终于对侧前角细胞，部分纤维始终不交叉而终止于同侧前角细胞。此束存在于脊髓中胸部以上。

（3）Barne 前外侧束：沿皮质脊髓侧束的前外侧下降，大部分纤维终于颈髓前角，小部分纤维可达腰髓、骶髓前角。

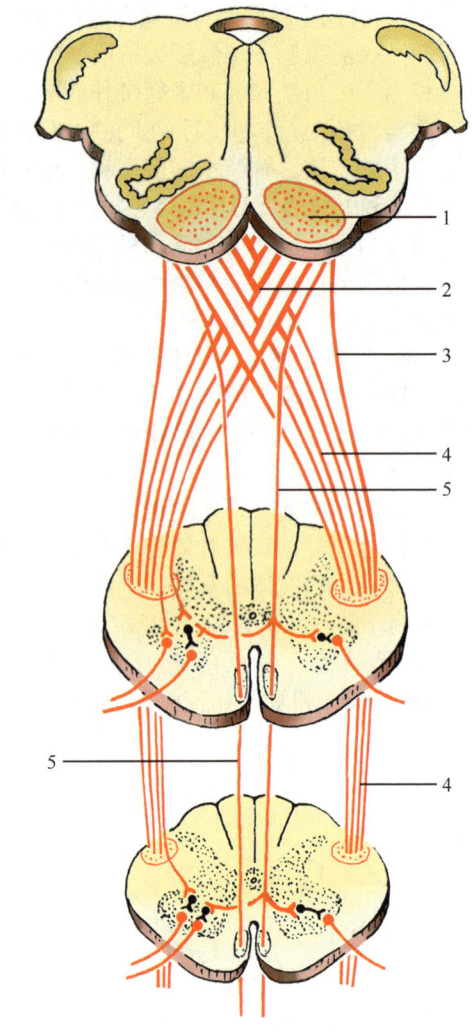

图 4-12　皮质脊髓束

1 延髓锥体 medullary pyramid；2 锥体交叉 decussation of pyramid；3 皮质脊髓前外侧束 anterolateral corticospinal tract；4 皮质脊髓侧束 lateral corticospinal tract；5 皮质脊髓前束 anterior corticospinal tract

从皮质脊髓束三种纤维的行径和终止情况来看，脊髓前角运动神经元主要接受来自对侧大脑半球的纤维，但也接受来自同侧大脑半球的少量纤维。支配上肢和下肢的前角运动神经元只接受对侧半球来的纤维，而支配躯干肌的运动神经元接受双侧皮质脊髓束的支配。当脊髓一侧的皮质脊髓束损伤时，出现同侧损伤平面以下的肢体骨骼肌痉挛性瘫痪（肌张力升高、腱反射亢进等，即硬瘫），而躯干肌不瘫痪。

2. 红核脊髓束 rubrospinal tract 在脊髓侧索内，皮质脊髓侧束的腹侧，脊髓小脑后束的内侧。在低等动物红核脊髓束比较显著，人类则不发达。红核脊髓束起于中脑红核，纤维离开红核后于被盖腹侧部交叉至对侧，形成被盖腹侧交叉，交叉后在脊髓侧索下行，终止于灰质板层Ⅴ～Ⅶ，仅投射至上三个颈髓节段。红核脊髓束主要与调节屈肌的张力和易化屈肌的运动有关，与皮质脊髓束一起对肢体远端肌肉运动发挥重要影响（图4-13）。

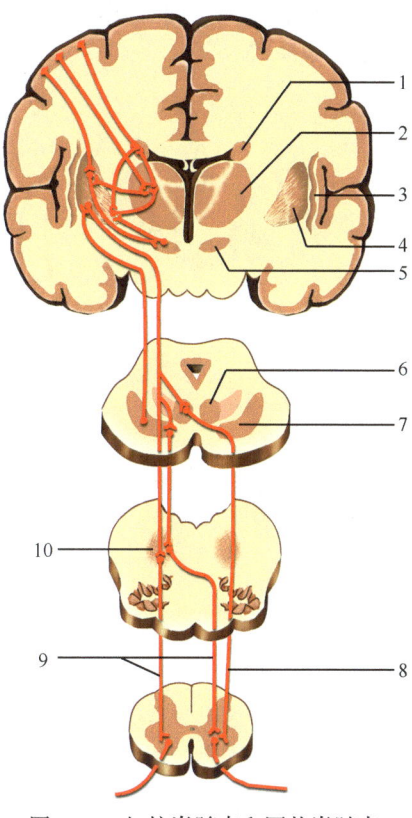

图4-13 红核脊髓束和网状脊髓束

1 尾状核 caudate nucleus；2 丘脑 thalamus；3 屏状核 claustrum；4 豆状核 lentiform nucleus；5 底丘脑核 subthalamic nucleus；6 红核 red nucleus；7 黑质 substantia nigra；8 红核脊髓束 rubrospinal tract；9 网状脊髓束 reticulospinal tract；10 网状结构 reticular formation

3. 网状脊髓束 reticulospinal tract 起自脑桥网状结构（脑桥喙侧与尾侧网状核）和延髓网状结构（主要是巨细胞网状核），纤维行于脊髓前索和侧索深部，止于板层Ⅶ和板层Ⅷ，经中继后再终于Ⅸ层的α和γ运动神经元，对α和γ运动神经元产生易化或抑制作用。网状脊髓束中不交叉的纤维行于皮质脊髓侧束和红核脊髓束的腹侧，称为网状脊髓侧束。部分不交叉的纤维和交叉纤维紧贴前固有束，称为网状脊髓前束。网状脊髓束主要参与对躯干和肢体近端肌肉运动的控制（图4-13）。

4. 前庭脊髓束 vestibulospinal tract 起于同侧脑干前庭神经核，下行于脊髓前索外侧部，止于灰质板层Ⅷ和部分板层Ⅶ，经中间神经元中继后，与α运动神经元和γ运动神经元形成突触。此束几乎见于脊髓全长，但人类已不甚发达。前庭脊髓束能将前庭和小脑的冲动传至脊髓前角，以调节躯干和四肢的肌张力，维持身体平衡。前庭脊髓束主要兴奋躯干肌及肢体的伸肌，故脊髓横断病变时，若只损伤皮质脊髓束，则可产生伸展型截瘫；若同时损伤皮质脊髓束和前庭脊髓束，可出现屈曲型截瘫。

5. 顶盖脊髓束 tectospinal tract 起自中脑上丘，纤维束发出后绕中脑水管周围灰质走向腹侧，在内侧纵束前方形成被盖背侧交叉，在脑干内行于内侧纵束腹侧，至脊髓行于前索前内侧部，多数终止于上段颈髓板层Ⅵ～Ⅷ。顶盖脊髓束可兴奋对侧颈肌，抑制同侧颈肌活动，使头颈转向对侧以完成视觉和听觉的反射活动。

6. 内侧纵束 medial longitudinal tract 位于前索、皮质脊髓前束的背侧。大部分纤维起自前庭神经核，小部分纤维起自中脑中介核、后连合核和Darkschewitsch核及网状结构。此束纤维主要来自同侧，部分来自对侧，终于灰质板层Ⅶ和板层Ⅷ，经中继后达前角运动神经元，参与协调眼球运动和头颈部的运动。

第三节 脊髓的功能

脊髓的功能主要表现为传导功能、反射功能和神经营养作用。

一、传导功能

脊髓白质由上行纤维束和下行纤维束组成，将脊髓与脑相联系，完成神经信息的传导，产生感觉和运动功能，故脊髓被视为连接脑与躯干及四肢之间的枢纽。分布于躯干和四肢的各种感受器，接受来自机体内、外环境的各种刺激，并将其转化为神经冲动。经脊神经中的感觉纤维传入脊髓，在脊髓内换元（如脊髓丘脑束）或不换元（薄束）形成长的上行纤维束，将感觉信息传至脑的各部。来自大脑皮质及皮质下各中枢的运动性冲动，经脊髓下行纤维束至脊髓前角运动神经元，继由脊神经中的运动纤维至效应器，完成随意运动。

二、反射功能

反射是神经系统活动的基本方式，是神经系统对内、外环境的各种刺激做出适宜的反应。反射活动的形态基础是反射弧，由感受器、传入神经、中枢、传出神经和效应器组成。脊髓反射是指脊髓固有的反射，反射弧不经过脑，但在正常情况下，脊髓反射活动是在脑的控制下进行的。脊髓反射分为躯体反射和内脏反射两类。

（一）躯体反射

根据反射弧经过脊髓节段的数目，脊髓躯体反射分为节段内反射和节段间反射；若按刺激部位的不同，躯体反射分为深反射和浅反射；若在病理情况下尚可出现病理反射。

1. 节段内反射和节段间反射 完成反射的结构为脊髓固有装置，即脊髓灰质、固有束、前根和后根。最简单的脊髓反射弧的神经元只包括一个传入神经元和一个传出神经元，组成**单突触反射 monosynaptic reflex**，一般只限于一个或相邻一个脊髓节内，又称为**节段内反射 intrasegmental reflex**。大多数反射弧是由两个以上的神经元组成，称为**多突触反射 polysynaptic reflex**，即在传入神经元和传出神经元之间还有中间神经元；轴突在固有束内上行和下行数个脊髓节后，终于脊髓前角运动神经元，又称为**节段间反射 intersegmental reflex**（图 4-14）。

肌被拉长时，肌内的感受器（肌梭、Golgi 腱器）受到刺激，产生神经冲动，并通过脊髓反射性地引起被牵拉的肌肉收缩。这种反射就称为牵张反射，包括深反射和肌张力反射。

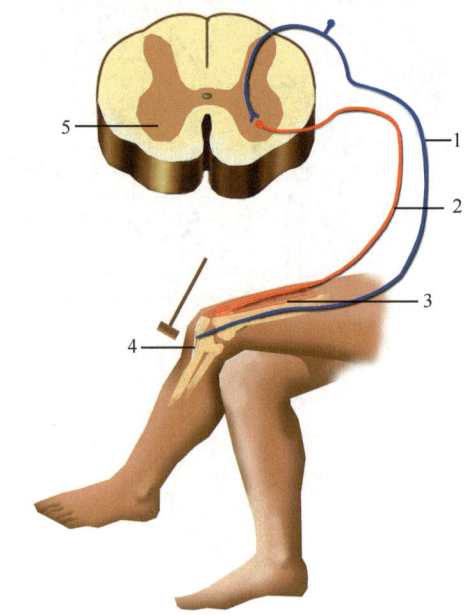

图 4-15　牵张反射模式图
1 感觉纤维 sensory fiber；2 运动纤维 motor fiber；3 股四头肌 quadriceps femoris；4 髌韧带 patellar ligament；5 前角 anterior horn

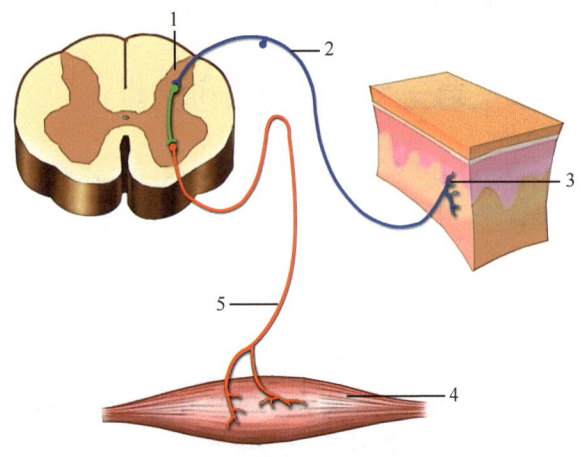

图 4-14　反射弧
1 中枢 center；2 传入神经 afferent nerve；3 感受器 receptor；4 效应器 effector；5 传出神经 efferent nerve

2. 牵张反射 stretch reflex 属于单突触反射（图 4-15），是最常见的一种骨骼肌反射。当骨骼

深反射指快速刺激肌肉、肌腱或骨膜，使肌肉受到突然牵拉而引起短暂有力的收缩，从而改变肢体的位置，即牵张反射的位相反应。根据刺激部位的不同，深反射分为腱反射和骨膜反射。腱反射是叩诊锤急促敲击肌腱，引起被牵拉肌肉的收缩。骨膜反射为叩打骨膜时引起的肌肉收缩。临床上常见的脊髓深反射如表 4-2 所示。

表 4-2　常用脊髓深反射

反射名称	刺激部位	传入传出神经	中枢	效应器	反应表现
肱二头肌反射	肱二头肌腱	肌皮神经	$C_5 \sim C_6$	肱二头肌	屈肘
肱三头肌反射	肱三头肌腱	桡神经	$C_6 \sim C_8$	肱三头肌	伸肘
桡骨膜反射	桡骨茎突或肱桡肌腱	正中神经、肌皮神经或桡神经	$C_5 \sim C_8$	肱桡肌、旋后肌、肱二头肌	屈肘、前臂旋后
尺骨膜反射	尺骨茎突	尺神经或正中神经	C_8, T_1	旋前肌	前臂旋前
腹壁深反射	腹直肌	肋间神经	$T_7 \sim T_{12}$	腹直肌	腹壁收缩
膝反射	髌韧带	股神经	$L_2 \sim L_4$	股四头肌	伸膝
跟腱反射	跟腱	胫神经	$S_1 \sim S_2$	小腿三头肌	足跖屈

肌张力反射是牵张反射的一种。肌张力是指人体在安静状态时，骨骼肌仍不松弛，始终有部分纤维轮流收缩，使骨骼肌保持一定的紧张度。当人体直立时，承重关节由于身体的重力作用而呈屈曲状态，这就使得相应伸肌持续受牵拉；伸肌的肌张力反射性增强，以抵抗承重关节的屈曲，从而保持人体的直立姿势。由于肌张力的存在，肌肉做持续而轻度的收缩反应，以维持人体的一定姿势，即牵张反射的姿势性反应。

由于牵张反射弧的结构简单，反射中枢仅涉及

1～2个脊髓节段，反应的肌肉也只限于直接被牵拉的肌肉，故临床上常以深反射作为神经系统疾病定位诊断的依据之一。当脊髓本身病变时，如发现膝反射消失，则病变可能在脊髓第2～4腰节。

牵张反射的低级中枢位于脊髓，但受高位脑中枢的调控（主要为抑制作用），即脊髓前角运动神经元受锥体系上运动神经元（皮质锥体细胞和皮质脊髓束）和锥体外系的下行纤维（主要为网状脊髓束和前庭脊髓束）的影响。当高位中枢及其下行纤维发生病变时，对脊髓的抑制作用减弱或消失，脊髓兴奋性增强，表现为深反射亢进和肌张力升高。若腱反射高度亢进，则可出现阵挛。阵挛为急促地牵拉某一肌肉后，该肌肉产生连续的节律性收缩，即产生一连串的腱反射。

3. 浅反射 superficial reflex 刺激皮肤或黏膜的一定区域，能使相应肌肉产生反射性收缩，称为浅反射。其中，刺激皮肤引起的反射为皮肤反射；刺激黏膜产生的反射为黏膜反射。脊髓的浅反射只有皮肤反射，无黏膜反射。临床上较为常用的浅反射如表4-3所示。

表4-3 常用脊髓浅反射

反射名称	刺激部位	传入传出神经	中枢	效应器	反应表现
上腹壁反射	腹上部皮肤	第7、第8肋间神经	$T_7 \sim T_8$	腹肌	腹壁上部收缩
中腹壁反射	腹中部皮肤	第9、第10肋间神经	$T_9 \sim T_{10}$	腹肌	腹壁中部收缩
下腹壁反射	腹下部皮肤	第11肋间和肋下神经	$T_{11} \sim T_{12}$	腹肌	腹壁下部收缩
提睾反射	大腿内上部皮肤	生殖股神经	$L_1 \sim L_2$	提睾肌	睾丸上提
跖反射	足底外侧缘皮肤	胫神经	$S_1 \sim S_2$	趾屈肌	足趾和踝关节跖屈
肛门反射	肛门周围皮肤	阴部神经	$S_4 \sim S_5$	肛门外括约肌	肛门紧缩

4. 屈曲反射 flexor reflex 是一种保护性反射，属于多突触反射（图4-16）。如当肢体某处皮肤受到伤害性刺激时会迅速缩回肢体，即属此种反射。屈曲反射路径至少有三个神经元参加，即皮肤的信息经后根传入脊髓后角，再经中间神经元传递给前角的α运动神经元，后者兴奋即引起骨骼肌收缩。理论上几乎所有的经皮刺激都能引发屈曲反射，但除了那些伤害性的刺激外，这个反射在正常情况下被下行传导通路所抑制。

5. 病理反射 pathologic reflex 病理反射为正常时所没有的反射，是一种原始的屈肌反射，平时被大脑皮质及其下行传导束所抑制。当上运动神经元发生病变时（如皮质脊髓束受损），下运动神经元由于脱离了高级中枢的影响，原先受抑制的这类反射被释放出来。临床上常检查的病理跖反射即为病理反射。病理跖反射或称为巴宾斯基征（Babinski征，图4-17）是皮质脊髓束受损的确切指征，为最重要的病理反射，很少出现假阳性。检查时以钝针在足底外侧缘自后向前划过，至趾根部再划向内侧，即可出现踇趾背伸，其余四趾跖屈并呈扇形展开。但1岁以内尚未能独自站立和行走的小儿，由于皮质脊髓束尚未发育完整，亦可出现此反射。另外，人在深睡、全身麻醉、低血糖及深度昏迷时，皮质脊髓束功能暂时受到抑制，也可出现该反射。

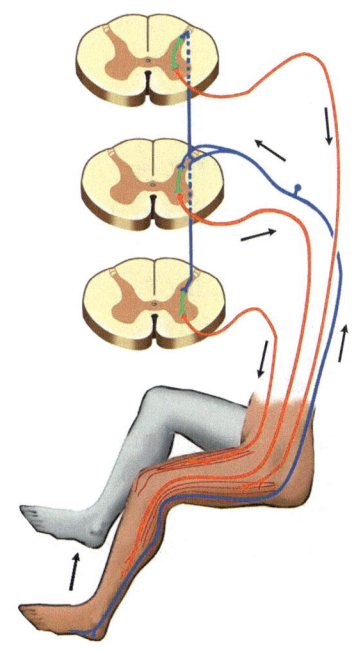

图4-16 屈曲反射模式图

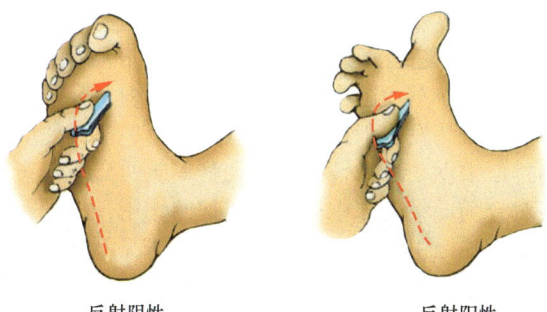

反射阴性　　　　　反射阳性

图4-17 病理跖反射

与病理跖反射同类的反射还有查多克征（Chaddock征）、奥本海姆征（Oppenheim征）、戈登征（Gordon征）和舍弗尔反射（Schaeffer征）。虽然刺激部位不同，但其反应和意义都相同。

（二）内脏反射

脊髓内有交感神经和副交感神经的节前神经元，故脊髓为内脏反射的低级中枢。内脏反射包括躯体的内脏反射、内脏的内脏反射和内脏的躯体反射，如**竖毛反射 pilomotor reflex**、**膀胱排尿反射 vesical reflex**、**直肠排便反射 rectal reflex** 和**性反射 sexual refles** 等。

1. 竖毛反射 为躯体内脏反射，当皮肤受寒冷刺激后，冲动沿相应脊神经、脊神经节及后根进入脊髓灰质后角，经中间神经元中继后，止于同侧脊髓侧角神经元，其轴突形成节前纤维经前根进入脊神经，继经白交通支入交感干，止于交感干神经节并换元，节后纤维经灰交通支入脊神经，随脊神经分布于立毛肌。

2. 膀胱排尿反射 膀胱是储存尿液的肌性器官，膀胱逼尿肌和尿道内括约肌受交感神经和副交感神经双重支配，尿道外括约肌受阴部神经（躯体运动神经）支配，属于随意肌。当交感神经兴奋时，逼尿肌松弛，尿道内括约肌收缩，尿液储存于膀胱内。副交感神经兴奋时，作用正好相反，逼尿肌收缩，尿道内括约肌松弛，引起排尿。支配膀胱的内脏感觉神经纤维，部分随盆内脏神经进入相应骶髓节段，传导膀胱壁的膨胀感和部分痛觉；另有部分纤维随交感神经进入腰髓，传导痛觉。

膀胱排尿功能为复杂的反射活动。由于膀胱逼尿肌具有一定的伸缩性，膀胱内压于一定范围内保持不变；当尿量增至 300～400ml 时，膀胱内压明显升高，膀胱壁内的压力感受器受到刺激，冲动沿盆内脏神经的感觉纤维传入骶髓，兴奋副交感排尿中枢，使其发放冲动经盆内脏神经的传出纤维至膀胱，引起逼尿肌收缩和尿道内括约肌松弛；同时抑制腰髓的交感中枢和骶髓前角的阴部神经中枢，使尿道外括约肌松弛，尿液排出体外。但脊髓排尿中枢受大脑皮质控制，即来自膀胱的感觉冲动进入脊髓后尚经脊髓后索（膨胀感觉）和脊髓丘脑侧束（痛觉）上传，至大脑皮质的最高排尿中枢（旁中央小叶），由此发出下行纤维（经锥体束）至脊髓的两侧排尿中枢。通常情况下，大脑皮质的高级排尿中枢对脊髓低级排尿中枢主要起抑制作用，故当膀胱尿量增加已引起尿意时，如果客观情况不允许，大脑皮质立即发出冲动，经下行纤维至脊髓，抑制骶髓的副交感中枢，并兴奋骶髓前角的运动神经元和腰髓的交感中枢，使逼尿肌松弛，尿道内括约肌和尿道外括约肌收缩，抑制排尿反射；若情况允许，大脑皮质作用正好相反，引起排尿反射。因此，虽然排尿是反射性的，但它经常受到大脑皮质的影响，完全可以随意控制排尿。而婴儿由于大脑皮质尚未发育完全，对脊髓低级中枢控制能力差，有尿时即可通过脊髓反射性排尿，故不能随意排尿。

3. 直肠排便反射 直肠壁的肌层为平滑肌，环形平滑肌层在肛管周围增厚，形成肛门内括约肌，在此肌周围有随意肌组成的肛门外括约肌。直肠平滑肌和肛门内括约肌的副交感纤维来自骶副交感核发出的盆内脏神经，兴奋时使直肠肌层收缩，肛门内括约肌松弛，引起排便；直肠和肛门内括约肌的交感纤维来自由腰髓发出的腹下神经，作用与副交感神经相反。肛门外括约肌由阴部神经（躯体运动神经）支配，若此神经受抑制，肛门外括约肌松弛，即可排便。直肠的感觉神经纤维分别随盆内脏神经和交感神经传入脊髓。平时粪便储存于乙状结肠内，当结肠做集团运动（一种强烈的蠕动）时，粪便被推入直肠。直肠壁内的感受器受到粪便刺激，冲动沿盆内脏神经和腹下丛传入骶髓的低级排便中枢，同时上传至大脑皮质的高级排便中枢，引起便意。

当骶髓以上发生病变时，来自直肠的感觉冲动不能上传至大脑皮质而无便意，肛门括约肌的随意性控制丧失，处于反射性紧缩状态，故使粪便潴留。若脊髓圆锥病变，排便中枢受破坏，肛门括约肌麻痹，排便反射消失，引起粪便失禁。

4. 性反射 包括阴茎勃起和射精两个过程。阴茎海绵体内血窦与动脉相通，当动脉扩张时，流入阴茎的血液增多充满于血窦内，使阴茎体积增大而勃起；同时涨大的海绵体压迫静脉使静脉血回流受阻，进一步促进勃起。阴茎内的小动脉同时受盆内脏神经（副交感）和腹下神经（交感）双重支配，盆内脏神经兴奋，使小动脉扩张，引起勃起；而腹下神经兴奋，使小动脉收缩，阴茎变软。勃起中枢位于 S_1～S_3 外侧角（副交感）。

射精是一种反射活动，当阴茎头受机械刺激后，冲动沿阴部神经传入脊髓，传出冲动部分经交感神经至输精管、精囊和前列腺等，引起它们的平滑肌收缩，将精液输送至尿道；另有部分传出冲动经阴部神经至坐骨海绵体肌和球海绵体肌，产生阵挛性收缩，将精液从尿道射出体外。射精相关低级中枢位于 T_{12}～L_2 外侧角（交感）。

（三）脊髓休克

正常情况下，脊髓是在高级中枢调节下进行简单的反射活动，而高级中枢对脊髓低级中枢具有抑制和易化两方面的作用。其中，易化作用为来自大脑皮质、脑干网状结构和前庭神经核等的下行纤维，不断发放低频冲动至脊髓，使之经常保持在一种阈值下兴奋状态。脊髓出现横断损伤（如脊髓外伤、横贯性脊髓炎等）后，脊髓与脑的联系突然中断，脊髓突然失去了这种易化作用，暂时处于兴奋极为低下的状态，即出现**脊髓休克 spinal shock**。

脊髓休克时，在横断平面以下立即出现：①随意运动功能丧失（截瘫）；②躯体感觉消失；③内脏感觉消失；④肌张力低下甚至消失；⑤反射活动消失，无病理反射；⑥外周血管扩张，血压下降，正常体温不能维持，大便潴留和膀胱不能排空等。休克期长短，依各种动物的进化程度而异，即决定于进化过程中脊髓功能对大脑的依赖关系，如蛙在离断脊髓后数分钟反射即可恢复，狗需数天，人的神经系统比较复杂，脊髓休克延续的时间为1～6周，平均2～3周。脊髓休克期过后，各种脊髓反射的恢复时间也不相同，如屈肌反射、腱反射等较简单的反射恢复最早，其次是对侧伸肌反射、搔反射等较复杂的反射，最后才是排尿反射、排便反射和性反射等复杂反射的恢复；同时，患者出现脊髓横断平面以下肌张力增加、腱反射亢进和病理反射阳性（如 Babinski 征阳性），但深感觉、浅感觉和随意运动功能丧失，临床上称为痉挛性瘫痪（"硬瘫"）。

因为脊髓休克的产生并不是由于横切刺激本身引起的，而是断离的脊髓失去高级中枢的调节性影响，所以第二次切断脊髓并不能使脊髓休克重新出现。

三、神经营养作用

脊髓前角细胞对其所支配的骨骼肌具有神经营养作用，当前角细胞损伤（如脊髓灰质炎）时，可致其所支配的肌肉发生萎缩。并且前角细胞对躯体骨骼亦有营养作用，前角细胞受到损伤后，由受损节段所支配的相应骨骼出现明显的骨质疏松现象。

（林　清）

参 考 文 献

芮德源、陈立杰.2007.临床应用解剖学.北京：人民卫生出版社

第五章 脑 干

脑干 brain stem 包括**延髓 medulla oblongata**、脑桥 pons 和中脑 mesencephalon，位于颅后窝，前下面紧贴颅底，后上面被小脑覆盖。脑干连接大脑、小脑与脊髓；与脑干相连有 10 对脑神经和相关的脑神经核；脑干内灰质、白质的配布较脊髓复杂，网状结构 reticular formation 发达。

第一节 脑干的外形

成人脑干全长约 8cm。延髓长约 2.8cm，下端横径 0.9～1.2cm，上端横径 2.4cm 左右；脑桥在延髓前上方，长 2～3cm，横径 3.0～3.6cm；中脑是脑干最上部，长 1.5～2.0cm，最大横径 4.0～4.5cm。

一、脑干的腹侧面

脑干的腹侧面可参见图 5-1。延髓下端平对枕骨大孔高度与脊髓相续，上缘借**延髓脑桥沟 bulbopontine sulcus** 与脑桥分界。腹侧面正中有前正中裂，其两侧有上宽下窄的隆起，称为**锥体 pyramid**，内含大脑皮质运动区发出的下行锥体束纤维。在延髓下部，锥体束的纤维大部分左右交叉形成锥体交叉 decussation of pyramid，这些交叉纤维部分填塞了前正中裂。在锥体的外侧有卵圆形的隆起，称为**橄榄 olive**，内含下橄榄核 inferior olivary nucleus。

脑桥中间部呈显著的横行隆突，称为**脑桥基底部 basilar part of pons**。正中线上有纵行的浅沟，称为**基底沟 basilar sulcus**，容纳**基底动脉 basilar artery**。脑桥基底部向两侧逐渐缩窄，称为**小脑中脚 middle cerebellar peduncle**。

中脑下界为脑桥上缘，上界为间脑的视束，两侧粗大的纵行柱状隆起称为**大脑脚 cerebral peduncle**，两脚之间的凹窝称为**脚间窝 interpeduncular fossa**，窝底有许多血管出入的小孔称为**后穿质 posterior perforated substance**。

脑干腹侧面有 9 对脑神经相连：①与延髓相连的有 4 对：在橄榄的背侧，自上而下排列着舌咽神经（Ⅸ）、迷走神经（Ⅹ）和副神经（Ⅺ）根丝；在锥体与橄榄之间，有舌下神经（Ⅻ）根丝穿出。②连于脑桥的有 4 对：在小脑中脚与脑桥基底部交界处连有三叉神经（Ⅴ），含粗大的感觉根和细小的运动根；在延髓脑桥沟中，自内侧向外侧依次有展神经（Ⅵ）、面神经（Ⅶ）和前庭蜗神经（Ⅷ）的根丝。③连于中脑的 1 对：动眼神经（Ⅲ），它在大脑脚内侧经脚间窝穿出。

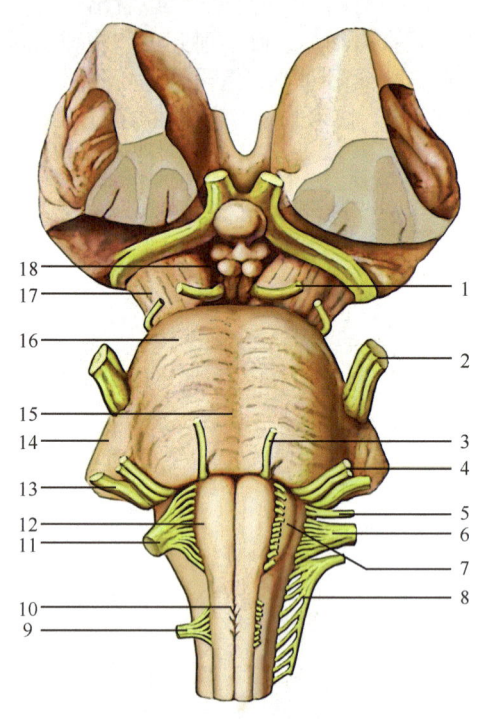

图 5-1 脑干的腹侧面

1 动眼神经 oculomotor nerve；2 三叉神经 trigeminal nerve；3 展神经 abducent nerve；4 面神经 facial nerve；5 舌咽神经 glossopharyngeal nerve；6 迷走神经 vagus nerve；7 橄榄 olive；8 副神经 accessory；9 第 1 颈神经 the first cervical nerve；10 锥体交叉 decussation of pyramid；11 舌下神经 hypoglossal nerve；12 锥体 pyramid；13 前庭蜗神经 vestibulocochlear nerve；14 小脑中脚 middle cerebellar peduncle；15 基底沟 basilar sulcus；16 脑桥基底部 basilar part of pons；17 大脑脚 cerebral peduncle；18 脚间窝 interpeduncular fossa

小脑中脚、延髓与小脑交界处称为**脑桥小脑角 pontocerebellar trigone**。此处有前庭蜗神经入脑，其上方与三叉神经根、内侧与面神经根、下方与舌咽神经根相邻，故脑桥小脑角病变（如听神经瘤），除产生听力障碍、眩晕和小脑症状外，病变往往波及面神经、三叉神经、舌咽神经等，产生相应的临床症状。

二、脑干的背侧面

脑干的背侧面参见图5-2。延髓背面的下部形似脊髓，在延髓尾部两半面的内、外侧，分别膨大为**薄束结节 gracile tubercle** 和**楔束结节 cuneate tubercle**，深面分别是**薄束核 gracile nucleus** 和**楔束核 cuneate nucleus**。楔束结节外上方的隆起为**小脑下脚 inferior cerebellar peduncle**，连接小脑。在延髓中部，后正中沟的上端被称为**闩 obex** 的横纤维束封闭。中央管在闩处开放，闩以上部分延髓背面形成菱形窝的下半。脑桥的背面构成菱形窝的上半。

下方有滑车神经（Ⅳ）出脑，这是唯一从脑干背面发出的脑神经。在两侧上丘之间的上方，有属于间脑的**松果体 pineal body**。

脑干的背侧与小脑相连，切除小脑后才能见到全貌。脑干背面中分为敞开的浅窝，呈菱形，称为**菱形窝 rhomboid fossa**，是第四脑室底。其下外侧界为两侧的薄束结节、楔束结节和小脑下脚；上外侧界为两侧的**小脑上脚 superior cerebellar peduncle** 和小脑中脚。菱形窝的两个外侧角处为第四脑室外侧隐窝。由外侧隐窝横行向中线的数条神经纤维索称为**髓纹 striae medullares**，常作为延髓和脑桥在背面的分界线。菱形窝底的正中线上有正中沟，两侧还有与之平行的**界沟 sulcus limitans**。界沟的内侧为**内侧隆起 medial eminence**。在髓纹以上的内侧隆起有圆形突起，称为**面神经丘 facial colliculus**，深面有**展神经核 abducent nucleus**。在髓纹以下的内侧隆起，有两个小三角形区，内上方的称为**舌下神经三角 hypoglossal triangle**，深面有**舌下神经核 hypoglossal nucleus**；外下方的称为**迷走神经三角 vagal triangle**，深面有**迷走神经背核 dorsal nucleus of vagus nerve**。在迷走神经三角和菱形窝下外缘之间有一窄的带状区，称为**最后区 area postrema**。界沟的外侧是三角形的**前庭区 vestibular area**，深面有**前庭神经核 vestibular nuclei**。前庭区外角上有一小隆起，称为**听结节 acoustic tubercle**，深面有**蜗神经核 cochlear nuclei**。界沟上端的外侧，在新鲜标本上可见一蓝色区，称为**蓝斑 locus ceruleus**，深面是含有黑色素细胞的**蓝斑核 nucleus ceruleus**。菱形窝的下角形如笔尖，称为闩，有**第四脑室脉络丛 tela choroidea of fourth ventricle** 附着的弯曲边缘，它是表示切面水平的常用标志。

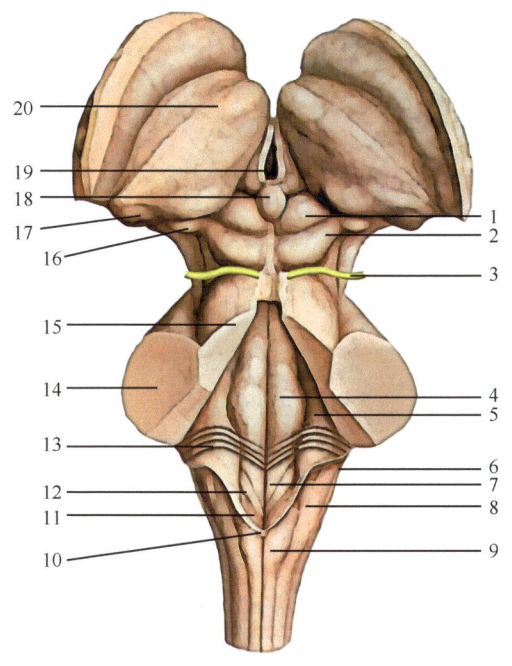

图5-2 脑干的背面观

1 上丘 superior colliculus；2 下丘 inferior colliculus；3 滑车神经 trochlear nerve；4 面神经丘 facial colliculus；5 前庭区 vestibular area；6 舌下神经三角 hypoglossal triangle；7 小脑下脚 inferior cerebellar peduncle；8 楔束结节 cuneate tubercle；9 薄束结节 gracile tubercle；10 闩 obex；11 最后区 area postrema；12 迷走神经三角 vagal triangle；13 髓纹 striae medullares；14 小脑中脚 middle cerebellar peduncle；15 小脑上脚 superior cerebellar peduncle；16 内侧膝状体 medial geniculate body；17 外侧膝状体 lateral geniculate body；18 松果体 pineal body；19 第三脑室 third ventricle；20 丘脑 thalamus

中脑背面有两对圆形隆起为**四叠体 quadrigemina**，上方的一对称**上丘 superior colliculus**，是视觉反射中枢；下方的一对称下丘 **inferior colliculus**，是听觉反射中枢。从上丘、下丘的外侧各向上外侧伸出隆起，称**上丘臂 brachium of superior colliculus** 和**下丘臂 brachium of inferior colliculus**，分别连于**外侧膝状体 lateral geniculate body** 和**内侧膝状体 medial geniculate body**。下丘的

第二节 脑干的内部结构

脑干的内部结构比脊髓复杂，但脑干的灰质不像脊髓灰质那样是一个连续的细胞柱贯穿脊髓全长，而是功能相同的神经细胞集合成团状或柱状的神经核，断续地存在于白质中。脑干的神经核分为三种：脑神经核、网状结构核团、非脑神经核。

虽然脑干的白质被灰质和网状结构划分成不连续状，但来自大脑皮质的纤维束（如锥体束）主要行走在脑干的基底部并进入脊髓；从脊髓上行的纤维束（如脊髓丘脑侧束和脊髓丘脑前束合并成**脊髓丘系 spinothalamic lemniscus**），或交换神经元后形成新的传导束（如薄束和楔束交换神经元后形成**内侧丘系 medial lemniscus**）。此外，脑干出现新的纤维束，如**三叉丘系 trigeminal lemniscus** 和**外侧丘系 lateral lemniscus**。

一、灰　　质

（一）脑神经核

脊神经内含四种功能成分的纤维，它们分别起始或终止于脊髓灰质的四种功能柱：躯体运动纤维，起于躯体运动细胞柱，即前角，支配躯干和四肢的骨骼肌；内脏运动纤维，起于侧角和骶髓的内脏运动细胞，支配心肌、平滑肌和腺体；内脏感觉纤维，止于后角根部的内脏感觉核，即中间内侧核；躯体感觉纤维，止于后角。在脊髓灰质内，这四种功能柱核团呈腹背方向排列。脑神经纤维的功能成分比脊神经复杂，由于进化过程中，头部出现高度分化的视觉、听觉、嗅觉、味觉感受器以及由腮弓演化而成面部和咽喉部的骨骼肌。这样，在脑内就出现了与这些器官有关的特殊感觉性核团和运动性核团。脑神经的纤维成分增加到七种，分别与七类不同的核团相连。在脑干由于中央管逐渐移向背侧，扩大、敞开成为第四脑室，使得相当于脊髓灰质核团的脑神经核则呈内外方向铺展在第四脑室底的灰质内。以界沟为界，界沟内侧的是运动性核团，界沟外侧的为感觉性核团。

脑干内的七类脑神经核团（图 5-3），由于接受来自内脏和心血管感觉纤维的一般内脏感觉核与接受味觉的特殊内脏感觉核是同一个核团——**孤束核 solitary tract nucleus**，因此脑干内实际存在六类核团。它们纵行排列成六类功能柱（细胞柱），每类功能柱含有数个相互分离的核团（图5-4、图5-5）。

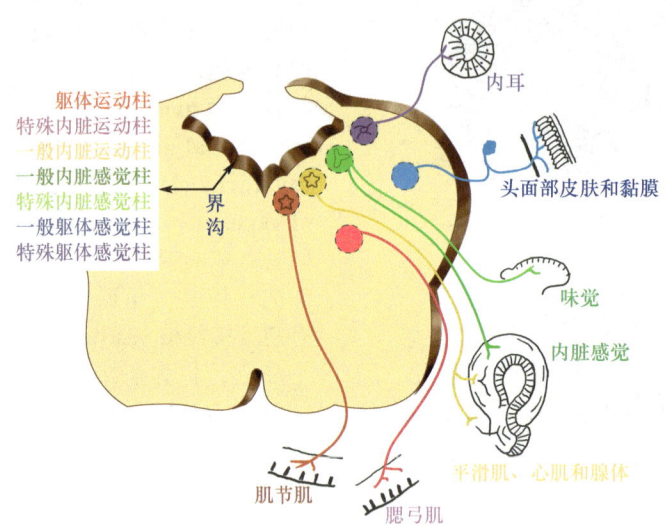

图 5-3　脑神经核七类功能柱模式图

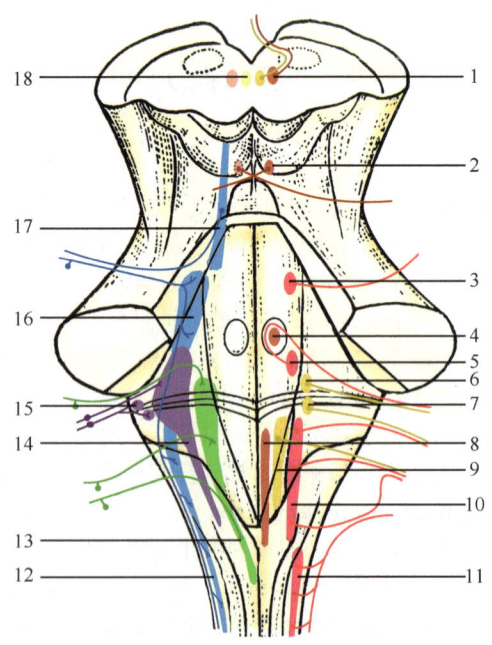

图 5-4　脑干内脑神经核投影图（背面观）

1 动眼神经核 nucleus of oculomotor nerve；2 滑车神经核 trochlear nucleus；3 三叉神经运动核 trigeminal motor nucleus；4 展神经核 abducent nucleus；5 面神经核 facial nucleus；6 上泌涎核 superior salivatory nucleus；7 下泌涎核 inferior salivatory nucleus；8 舌下神经核 hypoglossal nucleus；9 迷走神经背核 dorsal nucleus of vagus nerve；10 疑核 ambiguous nucleus；11 副神经核 accessory nucleus；12 三叉神经脊束核 spinal nucleus of trigeminal nerve；13 孤束核 solitary tract nucleus；14 前庭神经核 vestibular nuclei；15 蜗神经核 cochlear nuclei；16 三叉神经脑桥核 pontine nucleus of trigeminal nerve；17 三叉神经中脑核 mesencephalic trigeminal nucleus；18 动眼神经副核 accessory nucleus of oculomotor nerve

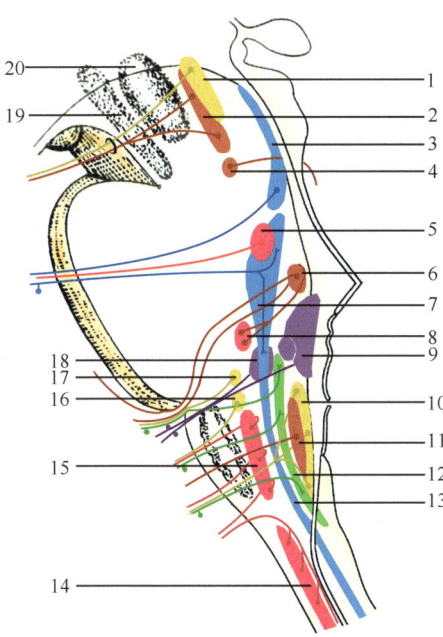

图 5-5　脑干内脑神经核投影图（侧面观）

1 动眼神经副核 accessory nucleus of oculomotor nerve；2 动眼神经核 nucleus of oculomotor nerve；3 三叉神经中脑核 mesencephalic trigeminal nucleus；4 滑车神经核 trochlear nucleus；5 三叉神经运动核 trigeminal motor nucleus；6 展神经核 abducent nucleus；7 三叉神经脑桥核 pontine nucleus of trigeminal nerve；8 面神经核 facial nucleus；9 前庭神经核 vestibular nuclei；10 迷走神经背核 dorsal nucleus of vagus nerve；11 舌下神经核 hypoglossal nucleus；12 孤束核 solitary tract nucleus；13 三叉神经脊束核 spinal nucleus of trigeminal nerve；14 副神经核 accessory nucleus；15 疑核 ambiguous nucleus；16 下泌涎核 inferior salivatory nucleus；17 上泌涎核 superior salivatory nucleus；18 蜗神经核 cochlear nuclei；19 黑质 substantia nigra；20 红核 red nucleus

第Ⅲ～第Ⅻ对脑神经与脑干的不同部位相连，这种分布具有明显的节段性（表5-1）。

1. 躯体运动核　位于中线的两侧，自上而下有**动眼神经核 nucleus of oculomotor nerve**、滑车神经核 trochlear nucleus、展神经核、舌下神经核，分别支配眼外肌和舌肌。

（1）动眼神经核（图5-4～图5-6）：位于上丘平面，包括成对的外侧核和不成对的中央尾侧核。外侧核居中线的外侧，由典型的多极运动神经元构成，分为三组细胞群：喙侧部背侧细胞支配下直肌，尾侧部支配上直肌和上睑提肌，中间部细胞支配下斜肌。灵长类管理内直肌的运动神经元分三个小区：①A组，在核吻侧2/3腹侧区；②B组，在核尾侧1/3；③C组，在核吻侧2/3的背侧区，可能与眼辐辏功能有关。中央核位于中线上，细胞与外侧核相似但较小，支配两侧上睑提肌。

（2）滑车神经核（图5-4、图5-5、图5-7）：位于中脑下丘平面，由典型的多极运动神经元构成，但较动眼神经核小，支配上斜肌。

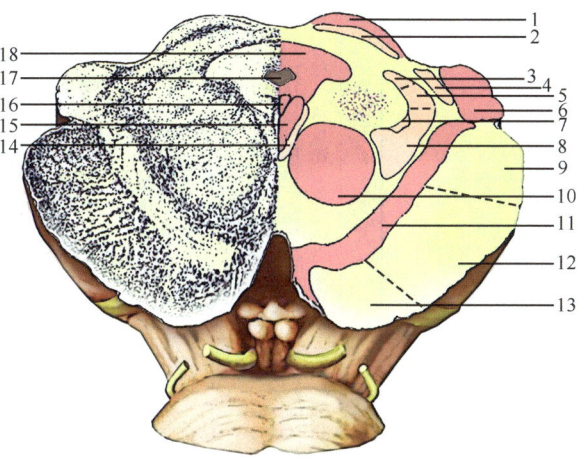

图 5-6　中脑上丘横切面

1 上丘 superior colliculus；2 上丘视层 stratum opticum of superior colliculus；3. 顶盖脊髓束 tectospinal tract；4 下丘臂 brachium of inferior colliculus；5 脊髓丘脑束 spinothalamic tract；6 内侧膝状体 medial geniculate body；7 三叉丘系 trigeminal lemniscus；8 内侧丘系 medial lemniscus；9 顶枕颞桥束 parieto-temporo-occipitopontine fibers of crus cerebri；10 红核 red nucleus；11 黑质 substantia nigra；12 锥体束 pyramidal tract；13 额桥束 frontopontine fibers of crus cerebri；14 内侧纵束 medial longitudinal fasciculus；15 动眼神经核 nucleus of oculomotor nerve；16 动眼神经副核 accessory nucleus of oculomotor nerve；17 中脑导水管 mesencephalic aqueduct；18 中央灰质 periaqueductal gray

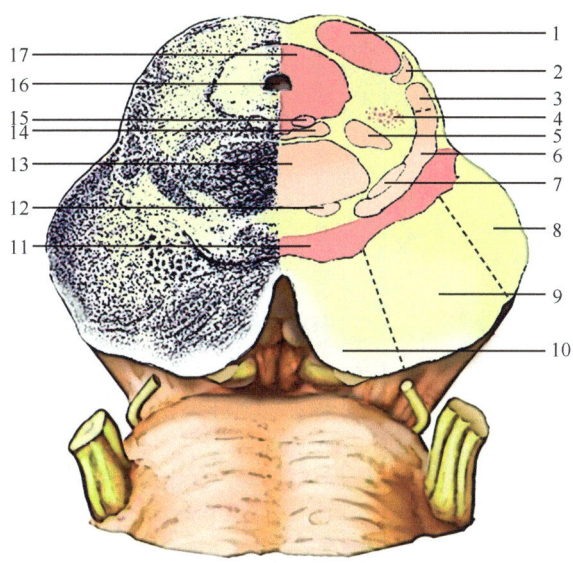

图 5-7　中脑下丘横切面

1 下丘核 nucleus of the inferior colliculus；2 外侧丘系 lateral lemniscus；3 脊髓丘系 spinothalamic lemniscus；4 网状结构 reticular formation；5 被盖中央束 central tegmental tract；6 内侧丘系 medial lemniscus；7 三叉丘系 trigeminal lemniscus；8 顶枕颞桥束 parieto-temporo-occipitopontine fibers of crus cerebri；9 锥体束 pyramidal tract；10 额桥束 frontopontine fibers of crus cerebri；11 黑质 substantia nigra；12 红核脊髓束 rubrospinal tract；13 小脑上脚交叉 decussation of superior cerebellar peduncle；14 内侧纵束 medial longitudinal fasciculus；15 滑车神经核 trochlear nucleus；16 中脑导水管 mesencephalic aqueduct；17 中央灰质 middle gray layer

表 5-1　第Ⅲ~Ⅻ对脑神经核在脑干内的排列

功能柱		躯体运动柱	特殊内脏运动柱	一般内脏运动柱	内脏感觉柱	一般躯体感觉柱	特殊躯体感觉柱
位置		在中线两旁	在躯体运动柱的腹外侧	在躯体运动柱的背外侧	在一般内脏运动柱的外侧	在内脏感觉柱的腹外侧	在最外侧（前庭区深方）
核团及其所在节段	中脑 上丘	动眼神经核（Ⅲ）		动眼神经副核（Ⅲ）			
	中脑 下丘	滑车神经核（Ⅳ）					
	脑桥 中部		三叉神经运动核（Ⅴ）			三叉神经脑桥核（Ⅴ）	
	脑桥 中下部	展神经核（Ⅵ）	面神经核（Ⅶ）	上泌涎核（Ⅶ）			
	延髓 橄榄上部		疑核（Ⅸ、Ⅹ、Ⅺ）	下泌涎核（Ⅸ）	孤束核（Ⅶ、Ⅸ、Ⅹ）		前庭神经核（Ⅷ）
	延髓 橄榄中部	舌下神经核（Ⅻ）		迷走神经背核（Ⅹ）			蜗神经核（Ⅷ）
	延髓 内侧丘系交叉					三叉神经脊束核（Ⅴ、Ⅸ、Ⅹ）	
	延髓 锥体交叉						
	脊髓 颈髓上5~6节段		副神经核（Ⅺ）				
功能		1. 展神经核、滑车神经核、动眼神经核支配眼外肌 2. 舌下神经核支配舌肌	1. 三叉神经运动核支配咀嚼肌 2. 面神经核支配面肌 3. 疑核支配咽喉肌、心肌 4. 副神经核支配胸锁乳突肌和斜方肌	1. 动眼神经副核支配瞳状肌和瞳孔括约肌 2. 上泌涎核控制泪腺、舌下腺和下颌下腺的分泌活动 3. 下泌涎核控制腮腺的分泌活动 4. 迷走神经背核控制大部胸腹腔脏器的活动	1. 核的上端接受来自味蕾的特殊内脏感觉冲动 2. 其余大部分接受内脏感觉冲动	1. 三叉神经中脑核接受咀嚼肌、面部肌和牙齿的本体感觉冲动 2. 三叉神经脑桥核和脊束核接受颜面、口鼻腔等处的一般感觉冲动	1. 前庭神经核接受球囊斑、椭圆囊斑、壶腹嵴的平衡觉冲动 2. 蜗神经核接受内耳螺旋器的听觉冲动

（3）展神经核（图5-4～图5-8）：位于面神经丘深面，由大中型多极神经元组成，大型细胞支配外直肌，使同侧眼球外展。展神经核内的核间神经元发出的纤维跨过中线，参与对侧的内侧纵束 medial longitudinal fasciculus，终于动眼神经核中的内直肌亚核，支配内直肌，使对侧眼球内收，形成两眼同向水平注视运动。当颅内压增高时，挤压脑干移向枕骨大孔，牵拉展神经导致患侧眼内斜视或复视，是诊断即将发生脑疝的早期指征之一。在展神经核背侧与第四脑室底室管膜之间，散在于面神经膝纤维内的细胞称为**展旁核 paraabducens nucleus**；位于展神经核下部的背侧，由较小的**运动神经元构成膝上核 supragenicular nucleus**。展旁核和膝上核轴突侧支至展神经核，纤维经内侧纵束和网状结构至对侧动眼神经腹侧区，与同向水平注视运动有关。

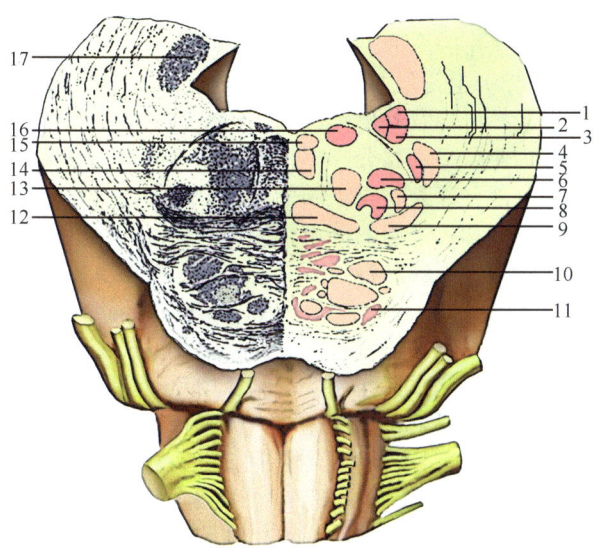

图5-8 脑桥横切面（经面神经丘平面）

1 前庭神经上核 superior vestibular nucleus；2 前庭神经内侧核 medial vestibular nucleus；3 前庭神经外侧核 lateral vestibular nucleus；4 三叉神经脊束 spinal tract of trigeminal nerve；5 三叉神经脊束核 spinal nucleus of trigeminal nerve；6 面神经核 facial nucleus；7 外侧丘系 lateral lemniscus；8 上橄榄核 superior olivary nucleus；9 脊髓丘系 spinothalamic lemniscus；10 锥体束 pyramidal tract；11 脑桥核 pontine nuclei；12 内侧丘系 medial lemniscus；13 中央被盖束 central tegmental tract；14 顶盖脊髓束 tectospinal tract；15 内侧纵束 medial longitudinal fasciculus；16 展神经核 abducent nucleus；17 小脑上脚 superior cerebellar peduncle

（4）舌下神经核（图5-4、图5-5、图5-9）：位于菱形窝舌下神经三角深面，喙端达髓纹平面，尾端达下橄榄核上端平面。舌下神经核由典型的多极运动神经元组成，其轴突依次走行于内侧纵束外侧、内侧丘系与下橄榄核之间、锥体与橄榄之间，最终出脑支配舌肌的运动。在一侧延髓腹侧部缺血性病变时，往往同时累及一侧皮质脊髓束和舌下神经根纤维；由于位于锥体交叉平面以上，导致同侧舌下神经核下瘫和对侧肢体硬瘫，即交叉瘫。舌下神经核接受**皮质核束 corticonuclear tract** 纤维、脑干网状结构、三叉神经感觉核、孤束核及对侧舌下神经核的传入纤维，在吸吮、咀嚼和吞咽反射中，舌下神经核与上述脑干感觉核的联系构成反射弧。

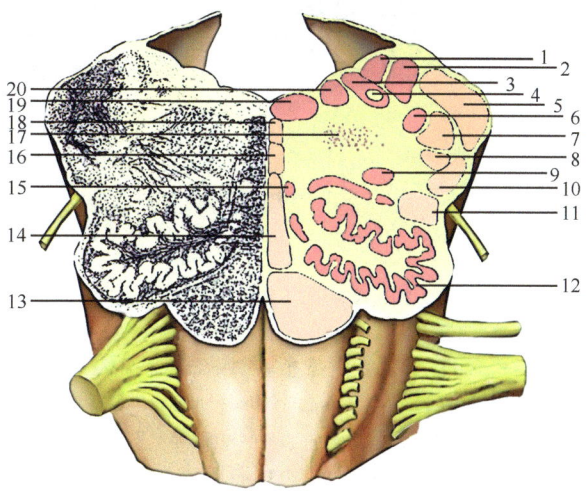

图5-9 延髓橄榄中部横切面

1 前庭神经内侧核 medial vestibular nucleus；2 前庭神经下核 inferior vestibular nucleus；3 孤束核 solitary tract nucleus；4 孤束 solitary tract；5 小脑下脚 inferior cerebellar peduncle；6 三叉神经脊束核 spinal nucleus of trigeminal nerve；7 三叉神经脊束 spinal tract of trigeminal nerve；8 红核脊髓束 rubrospinal tract；9 疑核 ambiguous nucleus；10 脊髓小脑前束 ventral spinocerebellar tract；11 脊髓丘系 spinothalamic lemniscus；12 下橄榄核 inferior olivary nucleus；13 锥体束 pyramidal tract；14 内侧丘系 medial lemniscus；15 内侧副橄榄核 medial accessory olivary nucleus；16 顶盖脊髓束 tectospinal tract；17 网状结构 reticular formation；18 内侧纵束 medial longitudinal fasciculus；19 舌下神经核 hypoglossal nucleus；20 迷走神经背核 dorsal nucleus of vagus nerve

2. 特殊内脏运动核 位于躯体运动核的腹外侧，自上而下有**三叉神经运动核 trigeminal motor nucleus**、**面神经核 facial nucleus**、**疑核 ambiguous nucleus** 和**副神经核 accessory nucleus**，分别支配由鳃弓发生的骨骼肌，如面肌、咀嚼肌、咽肌和喉肌。

（1）三叉神经运动核（图5-4、图5-5、图5-10）：位于脑干中部网状结构背外侧，由典型大、中型运动神经元组成，轴突除支配咀嚼肌外，还支配鼓膜张肌、腭帆张肌、下颌舌骨肌、二腹肌前腹等。三叉神经运动核接受两侧皮质核束、三叉神经中脑核 mesencephalic trigeminal nucleus、三叉神经脑桥核 pontine nucleus of trigeminal nerve、三叉神经脊束核 spinal nucleus of trigeminal nerve、网状结构、红核 red nucleus、顶盖和内侧纵束等处的纤维。

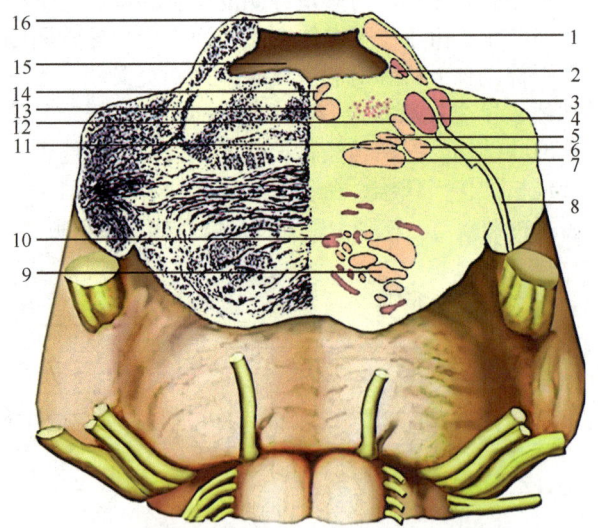

图 5-10 脑桥横切面（经三叉神经根平面）

1 小脑上脚 superior cerebellar peduncle；2 三叉神经中脑核 mesencephalic trigeminal nucleus；3 三叉神经脑桥核 pontine nucleus of trigeminal nerve；4 三叉神经运动核 trigeminal motor nucleus；5 红核脊髓束 rubrospinal tract；6 脊髓丘系 spinothalamic lemniscus；7 内侧丘系 medial lemniscus；8 三叉神经 trigeminal nerve；9 锥体束 pyramidal tract；10 脑桥核 pontine nucleus；11 三叉丘系 trigeminal lemniscus；12 外侧丘系 lateral lemniscus；13 顶盖脊髓束 tectospinal tract；14 内侧纵束 medial longitudinal fasciculus；15 第四脑室 fourth ventricle；16 前髓帆 anterior medullary velum

（2）面神经核（图 5-4、图 5-5、图 5-8）：位于脑桥下部、上橄榄核的背外侧；轴突行向背内方，从内侧绕过展神经核上部的背侧走向腹外侧，再经面神经核外侧自延髓脑桥沟出脑，支配面肌、颈阔肌、二腹肌后腹、茎突舌骨肌和镫骨肌。面神经核中支配眼裂以上面肌的神经元接受双侧皮质核束的纤维，支配眼裂以下面肌的神经元主要接受对侧皮质核束的纤维。面神经核除了接受皮质核束纤维外，还接受皮质脊髓束、苍白球、丘脑、上丘、红核、三叉神经感觉核、**上橄榄核 superior olivary nucleus**、孤束核和中脑网状结构传入纤维，参与多种反射，其中角膜反射具有十分重要的意义。人类面神经核分化较好，与人类具有语言能力和十分丰富的面部表情活动有关。面神经核支配的回路与情绪表达、声音通讯、呼吸、摄食、保护反射及对环境的感觉探究等行为有关。

（3）疑核（图 5-4、图 5-5、图 5-9）：位于延髓上部，在三叉神经脊束核与下橄榄核之间的网状结构中。疑核传出纤维分别加入舌咽神经、迷走神经和副神经，支配茎突咽肌以及软腭、咽、喉和食管上部的骨骼肌。疑核接受双侧皮质核束纤维，控制吞咽和发音；还接受三叉神经感觉核和孤束核发出的纤维，参与完成咳嗽、吞咽和呕吐等反射活动。

（4）副神经核（图 5-4、图 5-5）：位于延髓锥体交叉至第 4、5 颈髓节段的前角背外侧，发出的纤维从外侧索走出，于脊神经前、后根之间，在椎管内上行，逐渐汇合成单一的副神经脊髓根支配胸锁乳突肌和斜方肌。副神经核接受双侧皮质核束纤维。

3. 一般内脏运动核 又称为副交感核，位于躯体运动核的背外侧；自上而下有**动眼神经副核 accessory nucleus of oculomotor nerve**、**上泌涎核 superior salivatory nucleus**、**下泌涎核 inferior salivatory nucleus** 和**迷走神经背核**，分别支配平滑肌、心肌和腺体。

（1）动眼神经副核：又称为 Edinger-Westphal 核（图 5-4～图 5-6），位于上丘平面动眼神经核的背内侧，吻端两侧在中线上汇合。动眼神经副核由小卵圆形或梭形细胞构成，接受视束-顶盖前区的纤维，发出副交感节前纤维，随同动眼神经出脑进入睫状神经节；节后纤维大部分支配睫状肌、少部分支配瞳孔括约肌，完成瞳孔对光反射。

（2）上泌涎核（图 5-4、图 5-5）：位于脑桥面神经核尾端背外侧的网状结构中，神经元沿面神经膝远侧段呈簇状分布，核团界限不明显。其节前纤维一部分经鼓索至下颌下神经节，节后纤维支配下颌下腺和舌下腺的分泌；另一部分经岩浅大神经和翼管神经至翼腭神经节换元，节后纤维支配鼻腔和腭黏膜腺、泪腺的分泌。William T. Talman（2006）指出，在控制脑血管系统方面，上泌涎核的副交感节前神经元起重要作用。动脉压力反射可能通过孤束核的直接投射调制脑循环，孤束核压力感受器传入神经终止于上泌涎核，控制脑血管系统。

（3）下泌涎核（图 5-4、图 5-5）：位于延髓橄榄上部的网状结构中，该核细胞分散，在一般染色切片上不易分辨。其节前纤维加入舌咽神经，至耳神经节换元后支配腮腺的分泌。

（4）迷走神经背核（图 5-4、图 5-5、图 5-9）：位于菱形窝迷走神经三角深面，发出的节前纤维自橄榄与小脑下脚间出脑，随迷走神经到达位于所支配的器官旁或器官内神经节，换元后支配颈部、胸部和腹部大部分器官，管理心肌、平滑肌和腺体分泌活动。对不同动物种属迷走神经背核细胞构筑的研究结果报道不统一。生理学资料显示，迷走神经背核对胃肠、心血管功能活动及内分泌等均有调节作用。迷走神经背核与脑较高级部位具有双向联系，它在接受高级中枢冲动后，一方面发出冲动调节内脏活动，另一方面接受来自内脏的感觉信息，并整合信息，再将反馈信息送达高级中枢，从而准确协调内脏运动，使内脏-内脏反射更加有效地进行。

4. 内脏感觉核 位于内脏运动核的外方，只有孤束核（图 5-4、图 5-5、图 5-9）。该核喙端达脑桥下部，尾端达内侧丘系交叉平面。迷走神经的下神经节（除降结肠和盆腔脏器以外的胸腔、腹腔内脏感觉信息）、舌咽神经的下神经节（舌后 1/3 的味觉及咽、腭部的内脏感觉和颈动脉窦、颈动脉小球的压力和化学变化信息）及面神经膝神经节（舌前 2/3 及腭部的味觉）假单极神经元的周围突随上述神经到达内脏，接受各种内脏感觉信息；中枢突进入脑干后，在迷走神经背核外侧形成浑圆的**孤束 solitary tract**，味觉纤维止于孤束核喙部，其余内脏和心血管的一般内脏感觉纤维止于孤束核的尾部。孤束核的细胞包绕孤束，发出的纤维一部分上行至间脑，中继后将内脏感觉冲动传至更高级中枢，一部分纤维终止于脑干的运动核，完成内脏反射活动；还有部分纤维进入网状结构，参与呼吸、循环和呕吐等活动。孤束核还参与味觉的传导、控制摄食和体重，并是延髓痛处理区之一。

孤束核、迷走神经背核和最后区被看作是一个功能单位，称为迷走神经背侧复合体 dorsal vagal complex（DVC），是内脏运动神经反射弧的组成部分，参与心血管活动的调节和催吐反应。同时，DVC 也是免疫信息的重要转导部位。2002 年美国的 Tracey 电刺激迷走神经，认为是通过该反射弧通路阻断肿瘤坏死因子（TNF）和其他炎症因子的合成，达到治疗自身免疫疾病（如风湿性关节炎等）的目的。

5. 一般躯体感觉核 位于内脏感觉核的腹外侧，为一个连续的柱状核；自上而下分别称为三叉神经中脑核、三叉神经脑桥核和三叉神经脊束核，接受来自头面部皮肤、黏膜、牙齿和骨骼肌的感觉纤维。三叉神经感觉根含粗细不等的传入纤维，入脑后上行或下行。

（1）三叉神经中脑核（图 5-4、图 5-5、图 5-10）：位于三叉神经入脑平面至上丘喙端平面，该核细胞大而浑圆、排列松散，为假单极神经元。其周围突传递咀嚼肌的本体感觉冲动，并经其中枢突侧支传至三叉神经脑桥核和三叉神经脊束核，完成咀嚼反射，三叉神经中脑核还与眼球外肌的本体感觉有关。

（2）三叉神经脑桥核（图 5-4、图 5-5、图 5-10）：位于脑桥中部，介于三叉神经中脑核与三叉神经脊束核之间，三叉神经运动核的外侧。此核细胞较密集，胞体呈圆形或卵圆形。三叉神经脑桥核接受同侧上行支中大量传递触觉冲动的粗纤维。

（3）三叉神经脊束核（图 5-4、图 5-5、图 5-9、图 5-11、图 5-12）：是脊髓后角结构向上的延续，位于延髓和脑桥下部外侧区，外邻**三叉神经脊束 spinal tract of trigeminal nerve**，并接受三叉神经脊束终止。三叉神经脊束核可分为三个亚核：

1）**吻侧亚核 rostral subnucleus**：其细胞与脊髓胶状质相似，由中小型排列密集的淡染细胞组成，多数轴突加入对侧内侧丘系，投射到丘脑腹后内侧核。

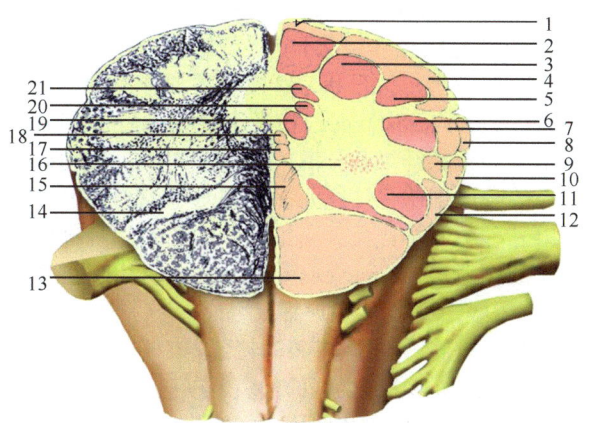

图 5-11 延髓内侧丘系交叉横切面

1 薄束 fasciculus gracilis；2 薄束核 gracile nucleus；3 楔束核 cuneate nucleus；4 楔束 fasciculus cuneatus；5 楔束副核 accessory cuneate nucleus；6 三叉神经脊束核 spinal nucleus of trigeminal nerve；7 三叉神经脊束 spinal tract of trigeminal nerve；8 脊髓小脑后束 dorsal spinocerebellar tract；9 红核脊髓束 rubrospinal tract；10 脊髓小脑前束 ventral spinocerebellar tract；11 外侧网状核 lateral reticular nucleus；12 脊髓丘系 spinothalamic lemniscus；13 锥体束 pyramidal tract；14 下橄榄副核 accessory nucleus of the inferior olive；15 内侧丘系 medial lemniscus；16 网状结构 reticular formation；17 顶盖脊髓束 tectospinal tract；18 内侧纵束 medial longitudinal fasciculus；19 舌下神经核 hypoglossal nucleus；20 迷走神经背核 dorsal nucleus of vagus nerve；21 孤束核 solitary tract nucleus

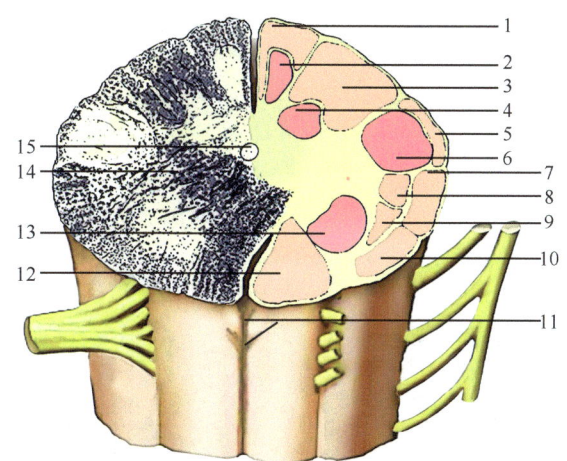

图 5-12 延髓锥体交叉横切面

1 薄束 fasciculus gracilis；2 薄束核 gracile nucleus；3 楔束 fasciculus cuneatus；4 楔束核 cuneate nucleus；5 三叉神经脊束 spinal tract of trigeminal nerve；6 三叉神经脊束核 spinal nucleus of trigeminal nerve；7 脊髓小脑后束 dorsal spinocerebellar tract；8 红核脊髓束 rubrospinal tract；9 脊髓丘系 spinothalamic lemniscus；10 脊髓小脑前束 ventral spinocerebellar tract；11 锥体交叉 decussation of pyramid；12 锥体束 pyramidal tract；13 副神经核 accessory nucleus；14 网状结构 reticular formation；15 中央管 central canal

2）**极间亚核 interpolar subnucleus**：由弥散的大中型细胞构成。

3）**尾侧亚核 caudal subnucleus**：进一步分为

三层，①缘带亚核 subnucleus of marginal zone，相当于脊髓板层Ⅰ，为薄层稀疏的大中型多角细胞，轴突参与三叉丘系。②胶状质亚核 subnucleus of gelatinous substance，相当于脊髓板层Ⅱ和Ⅲ，由密集的无髓纤维和分散的小细胞构成，其间杂有大量的胶质细胞；神经元多属高尔基型细胞，可辨认出三种中间神经元：岛细胞、柄细胞和棘细胞。③大细胞亚核 subnucleus of megacell，相当于脊板层Ⅳ，由大小不等的各形细胞组成。

面部皮肤感觉区在三叉神经脊束核内有定位关系：围绕口和鼻中线面区的代表区在三叉神经脊束核喙端，较外侧的面部皮肤代表区接续在核的尾部，在三叉神经脊束核的各个水平上，有面部皮肤呈同心圆排列的代表区，即洋葱皮样代表区（图5-13）。因此，三叉神经核性病变将产生洋葱皮样分离性感觉障碍。在三叉神经脊束核或三叉神经脑桥核，源自眼神经纤维排列在核的腹侧区，源自下颌神经者排列在核的背侧区，源自上颌神经者排在核的中间位（图5-14），三叉神经三大支在核内终止区很少重叠。

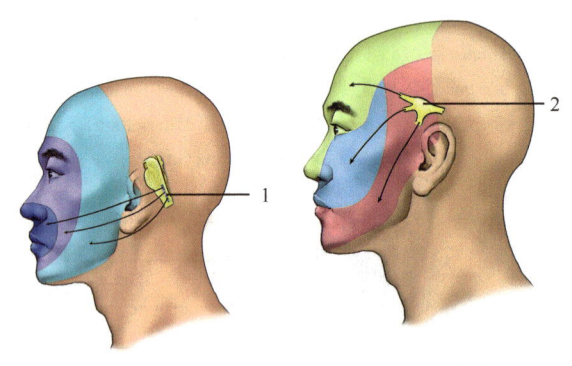

图5-13 头面部皮肤感觉核型与周围型分布特点
1三叉神经脊束核 spinal nucleus of trigeminal nerve；2三叉神经节 trigeminal ganglion

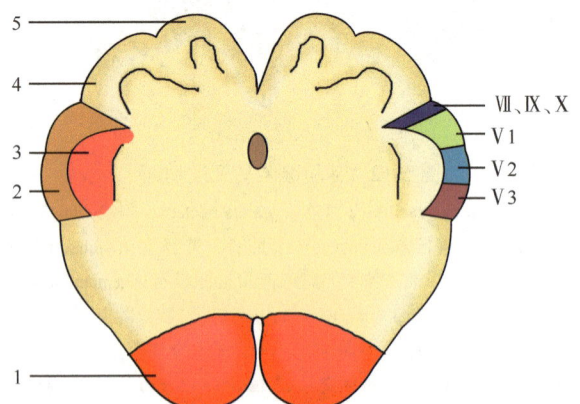

图5-14 三叉神经脊束的定位
1锥体束 pyramidal tract；2三叉神经脊束 spinal tract of trigeminal nerve；3三叉神经脊束核 spinal nucleus of trigeminal nerve；4楔束 fasciculus cuneatus；5薄束 fasciculus gracilis

与三叉神经感觉核有关的小核团：三叉神经上核 supratrigeminal nucleus、三叉神经间核 intertrigeminal nucleus 和三叉神经脊束核尾侧亚核内侧的网状结构，它们接受三叉神经感觉核、大脑皮质和脊髓的传入纤维、传出纤维至丘脑。

6.特殊躯体感觉核 在前庭区的深面有前庭神经核和蜗神经核，分别接受来自内耳的平衡觉和听觉冲动。

（1）前庭神经核（图5-4、图5-5、图5-8）：由**前庭内侧核 medial vestibular nucleus、前庭外侧核 lateral vestibular nucleus、前庭上核 superior vestibular nucleus 和前庭下核 inferior vestibular nucleus** 组成，接受前庭神经节传导的初级平衡觉纤维。前庭神经核联系广泛，发出的纤维：①与小脑有往返联系。②参与内侧纵束，止于支配眼外肌的诸运动神经核和脊髓的运动神经元，协调眼球运动和头部姿势；协调抗重力肌张力。③投射至丘脑，中继后到达大脑皮质。④前庭外侧核发出**前庭脊髓束 vestibulospinal tract**，可易化伸肌反射，保持全身肌张力，维持身体平衡。

眼球震颤 nystagmus 是指头部运动或旋转时，两眼出现一种不自主的、有节律的同向往返运动。它的生理意义在于当头部运动时，两眼空间位置保持相对稳定，能有足够时间让视网膜成像，看清凝视目标。这种两眼同向运动是由一侧眼外直肌和另一眼内直肌同时收缩形成。其反射弧是：内耳前庭器→前庭神经核→内侧纵束或脑干网状结构→两侧展神经核和动眼神经核→眼外直肌和内直肌，引起眼球震颤。

（2）蜗神经核（图5-4、图5-5）：由**蜗腹侧核 ventral cochlear nucleus 和蜗背侧核 dorsal cochlear nucleus** 构成，分别位于小脑下脚的背外侧与腹外侧，接受蜗神经初级听觉纤维。蜗神经核发出的二级听觉纤维，一部分交叉至对侧的外侧丘系上行；一部分经由听觉通路其他中继核发出三级和四级听觉纤维，在两侧的外侧丘系上行，从而将每一侧耳的听觉冲动传递至双侧下丘及听觉中枢。

（二）网状结构核团

网状结构核团内容详见网状结构。

（三）非脑神经核

非脑神经核与脑神经没有直接关系，而是起着联系各级脑与脊髓之间的桥梁作用，发出轴突构成神经传导路的一部分，又称为传导中继核。例如，薄束核、楔束核、下橄榄核、楔束副核 accessory cuneate nucleus、**上橄榄核 superior olivary nucleus**、脑桥核 pontine nucleus、蓝斑、下丘、上丘、红核、**黑质 substantianigra** 和顶盖前区 pretectal area 等都是重要的传导中继站，它们的位置、传入纤维、传出纤维及功能归纳如下（表5-2）。

表 5-2　脑干主要传导中继核简况表

名称	位置	传入纤维	传出纤维	功能
薄束核	薄束结节	薄束	内侧丘系	躯干及四肢的本体感觉、精细触觉
楔束核	楔束结节	楔束		
下橄榄核	橄榄	皮质、脊髓、红核等处纤维	小脑下脚	参与小脑对运动的控制，参与小脑对运动的学习记忆
上橄榄核	脑桥中下部面神经核的腹侧	双侧蜗神经核	外侧丘系	听觉传导通路上重要的中继核团
脑桥核	脑桥基底部	皮质脑桥纤维	脑桥小脑纤维（跨越至对侧后，横行组成小脑中脚）	由大脑皮质向小脑发送信息的最重要的中继站
下丘	中脑下丘	外侧丘系	至上丘的纤维	下丘是听觉通路上的重要中继核
上丘	中脑上丘	（1）视网膜来的纤维 （2）大脑皮质视区的纤维 （3）下丘 （4）脊髓	被盖背侧交叉 顶盖脊髓束	与视觉有关 参与视觉、听觉反射
顶盖前区	中脑与间脑交界水平，紧靠上丘头端细胞群	视网膜来的纤维	至两侧动眼神经副核的纤维	顶盖前区是瞳孔对光反射中枢
红核	中脑上丘	（1）来自小脑齿状核经小脑上脚的投射 （2）来自大脑皮质的投射	红核脊髓束（在被盖腹侧交叉）	与躯体运动的控制有关
黑质	大脑脚底与被盖之间	新纹状体的纤维	（1）新纹状体 （2）颞叶的杏仁核 （3）丘脑	参与运动的调节

1. 薄束核与楔束核　分别位于延髓薄束结节和楔束结节深面，接受薄束和楔束的纤维（图 5-11、图 5-12）。该二核发出的纤维由背侧向腹侧呈弓形绕过中央灰质形成弓形纤维，在中央管腹侧中线上左右交叉，构成**内侧丘系交叉 decussation of medial lemniscus**。交叉后的纤维在中线两侧折向上行，组成内侧丘系，上行至丘脑腹后外侧核，以传导躯干和四肢意识性本体觉和精细触觉冲动。神经解剖生理学研究表明，薄束核还是进入丘脑腹后外侧核的内脏与皮肤传入信息的整合区。

2. 下橄榄核　位于橄榄深面，尾侧达锥体交叉喙端平面，喙侧达面神经核尾端平面（图 5-9、图 5-15）。其细胞呈圆形或梨形，排列紧密，树突短而分支少。下橄榄核由**下橄榄主核 principal olivary nucleus**、**背侧副橄榄核 dorsal accessory olivary nucleus** 和**内侧副橄榄核 medial accessory olivary nucleus** 组成。下橄榄主核呈囊袋状，开口朝向内侧，下橄榄主核细胞轴突经由开口，越过中线至对侧的背外侧部，加入对侧小脑下脚。在下橄榄主核周围有浓密的传入下橄榄核的纤维束包绕。背侧副橄榄核位于下橄榄主核背侧，为一内、外侧横伸的核区，是去甲肾上腺素能神经元 A3 组分布区。内侧副橄榄核位于主核内侧，为一背腹向纵伸的核区。在种系发生上，主核内侧部和两个副核较古老，称为旧橄榄，发出纤维向旧小脑投射；主核外侧部是新橄榄，发出纤维向小脑新皮质投射。

下橄榄核接受来自大脑皮质、基底核、丘脑、红核、顶盖前区和脊髓等处的传入纤维，但唯独传出至小脑。小脑的攀缘纤维全部来自下橄榄核，每根橄榄小脑纤维可分为十根攀缘纤维，每根攀缘纤维附着于一个浦肯野细胞胞体和近侧树突上，形成突触连接，是最强有力的兴奋性突触。橄榄小脑束、脊髓小脑后束和其他脑桥延髓核团至小脑的纤维共同构成小脑下脚。下橄榄核参与修饰小脑对运动的控制，并参与小脑对运动的学习和反射的调节。

3. 楔束副核　位于内侧丘系交叉至橄榄中部平面、楔束核最吻端的外侧、三叉神经脊束核和脊束的背侧（图 5-11）。细胞较大，形态与脊髓背核类似；接受颈髓和上部胸髓节段后根纤维，发出纤维组成**楔小脑束 cuneocerebellar tract**，参与小脑下脚，止于同侧小脑皮质；传递同侧背核平面以上的上肢和颈部本体感觉及皮肤触压觉冲动。

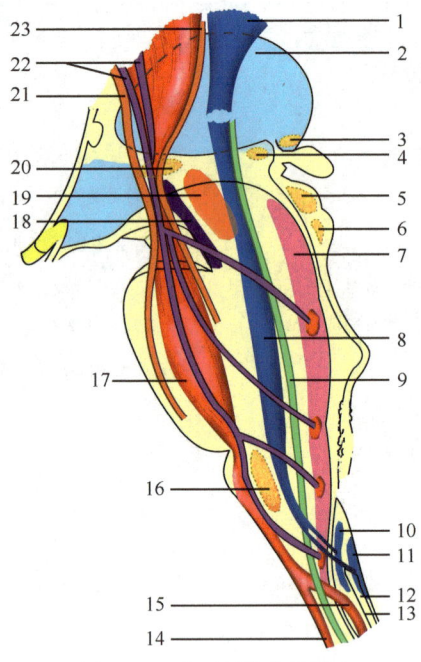

图 5-15　脑干纤维束的配布

1 丘脑皮质束 thalamocortical tract；2 丘脑 thalamus；3 外侧膝状体 lateral geniculate body；4 内侧膝状体 medial geniculate body；5 上丘灰质 gray matter layers of superior colliculus；6 下丘核 nucleus of inferior colliculus；7 脑神经核 cranial nerve nuclei；8 内侧丘系 medial lemniscus；9 脊髓丘脑束 spinothalamic tract；10 楔束核 cuneate nucleus；11 薄束核 gracile nucleus；12 楔束 fasciculus cuneatus；13 薄束 fasciculus gracilis；14 皮质脊髓前束 anterior corticospinal tract；15 皮质脊髓侧束 lateral corticospinal tract；16 下橄榄核 inferior olivary nucleus；17 皮质脊髓束 corticospinal tract；18 黑质 substantia nigra；19 红核 red nucleus；20 丘脑底核 subthalamic nucleus；21 额桥束 frontopontine fibers of crus cerebri；22 皮质核束；corticonuclear tract；23 顶枕颞桥束 parieto-temporo-occipitopontine fibers of crus cerebri

4. 上橄榄核　位于脑桥尾部被盖的腹外侧区（图 5-8），由**上橄榄外侧核 lateral superior olivary nucleus**、**上橄榄内侧核 medial superior olivary nucleus**、**斜方体核 nucleus of trapezoid body** 和橄榄周核 periolivary nucleus 组成；接受双侧蜗腹侧核纤维，发出纤维参与双侧外侧丘系。此核与蜗腹侧核共同参与对声响的空间定位。上橄榄外侧核内有准确的音频定位分布，外侧区代表低频，内侧区代表高频，各种可听到的音频均有代表。上橄榄内侧核主要对低频音响起反应。橄榄周核接受下丘和蜗神经核的纤维，传出**纤维经斜方体 trapezoid body**、**中间听纹 intermediate acoustic striae** 和**背侧听纹 dorsal acoustic striae** 又回到两侧蜗神经核，形成蜗神经核→橄榄周核→蜗神经核回路。斜方体核可能与镫骨肌反射和鼓膜张肌反射有关，反射弧是蜗神经核→斜方体核→两侧上橄榄核→两侧面神经核及三叉神经运动核。

5. 脑桥核　分布于脑桥基底部纤维之间（图 5-8、图 5-10），由大量大小不等的神经元组成，分为内侧群、外侧群、腹侧群和背侧群四组；其主要接受来自同侧大脑皮质广泛区域的皮质脑桥束，发出脑桥小脑纤维越过中线，形成粗大的小脑中脚到达对侧小脑。脑桥核是大脑皮质向小脑传递信息的主要中继站。脑桥核除了主要接受皮质脑桥束外，还接受顶盖脑桥纤维、脊髓脑桥纤维、丘系脑桥纤维、三叉神经脊束核脑桥纤维、网状脑桥纤维、小脑脑桥纤维。这意味除了脊髓小脑束外，躯体感觉信息还可经脊髓、脑干和大脑皮质，经由脑桥核间接传递给小脑。另外，下丘脑脑桥纤维经脑桥被盖越过中线，终止于对侧脑桥核，继而传递信息至小脑，构成一个特异系统，将内脏神经与躯体运动相关冲动整合在一起。

6. 蓝斑　位于脑桥上部，第四脑室底菱形窝界沟喙端的深面，是脑内去甲肾上腺素能神经元较多的部位。蓝斑接受脑干网状结构、中脑导水管周围灰质、臂旁核和下丘脑纤维；发出纤维广泛投射到丘脑、海马、杏仁核、大脑皮质、小脑、脑干的感觉性核团和脊髓前、后角。其功能与觉醒、注意和成瘾行为有关。

7. 下丘　位于中脑下部背侧（图 5-7、图 5-15），由居于下丘中央大部分区域的中央核及其周边的薄层灰质组成；接受外侧丘系纤维，发出纤维组成下丘臂至内侧膝状体。下丘是听觉通路上的重要中继站，其内部的分层结构具有对音频定位的功能。下丘还发出纤维加入**顶盖网状束 tectoreticular tract** 和**顶盖脊髓束 tectospinal tract**，参与视听反射活动。下丘是听觉与躯体感觉、运动系统等多种信息的整合部位。

8. 上丘　位于中脑上部背侧（图 5-6、图 5-15），有灰和白质交替排列的分层结构，由浅入深：第Ⅰ层——**带状层 stratum zonale**，由枕叶下行的细纤维经上丘臂至此，在纤维间有小型水平细胞。第Ⅱ层——灰质层 stratum cinereum，由放射状排列的细胞组成，树突伸入带状层，轴突伸入深层；皮质顶盖纤维和大部分视束纤维终止于此层。第Ⅲ层——**视层 stratum opticum**，接受源自视束和外侧膝状体的纤维。第Ⅰ~Ⅲ层为上丘的浅层。第Ⅳ层——**中灰质层 middle gray layer**，第Ⅴ层——中白质层 middle white layer，第Ⅵ层——深灰质层 deep gray layer，第Ⅶ层——**深白质层 deep white layer**。第Ⅳ~Ⅶ层合称为丘系层，为上丘的深层，接受下丘、大脑皮质听觉中枢、三叉神经脊束核和脊髓等处的纤维。上丘传出纤维分别投向丘脑、脊髓和脑干：①向丘脑投射的纤维，中继后向大脑皮质传递有关眼球转动速度与方向的信息；②向脊髓投射的纤维，绕中脑导水管周围灰质，至中脑导水管腹侧的中线交叉，而后下行形成顶盖脊髓束，到达颈髓节段中间带和前角的内侧部；③向脑干投射的纤维，止于与眼球垂直运动和水平运动眼外肌运动核。

上丘浅层仅与视觉系统有关，是视环境的感觉分析器。其内有视网膜定位谱，视网膜中心代表区位于上丘吻侧部浅层；视网膜周边代表区位于上丘尾侧部的浅层；视网膜下半部位于上丘浅层的内侧区，视网膜上半部位于上丘浅层的外侧区。上丘深层不仅与视觉有关，而且与听觉、躯干感觉和运动系统有联系，是重要的皮质下感觉运动整合器，参与大脑皮质对眼球运动的控制，并完成头、眼对声、光等刺激的定向反射活动。上丘深层也有视网膜定位谱，其代表区与浅层者相对应；还有眼、头、耳等的运动谱，与感觉谱相一致。

9. 顶盖前区 位于上丘吻侧，是中脑与间脑的交界区；直接接受经视束、上丘臂传入的来自视网膜的视觉纤维，并接受来自视觉皮质和上丘的纤维。传出纤维经中脑水管腹侧或经后连合交叉，止于双侧动眼神经副核，参与瞳孔对光反射。

10. 红核 富含铁色素和血管，位于中脑上丘平面，并延伸至间脑尾侧（图5-6、图5-15）；在横切面上为一对大圆形核团，直径约5mm；分为大细胞部、小细胞部和中间部。

（1）红核的传入纤维主要来自小脑核群和大脑皮质：①起于小脑**齿状核 dentate nucleus**、**栓状核 emboliform nucleus** 和**球状核 globose nucleus** 的纤维形成小脑上脚，在中脑尾侧平面交叉到对侧成为**小脑上脚交叉 decussation of superior cerebellar peduncle**，进入或围绕对侧红核；其中止于红核的纤维有局部定位关系：齿状核纤维至红核小细胞部吻侧，栓状核纤维至红核小细胞部尾侧。②皮质红核纤维主要起自大脑皮质初级躯体运动区和辅助运动区，皮质红核纤维也有局部定位关系：代表上肢的皮质区止于红核小细胞部背内侧部，代表下肢的皮质区纤维止于红核小细胞部腹外侧部。此外，红核还接受源自**苍白球 globus pallidus**、**中脑被盖 tegmentum of midbrain**、前庭神经核、下丘脑、黑质和脊髓的纤维。

（2）红核传出纤维联系广泛：①红核脊髓束，由红核大细胞发出，在上丘被盖腹侧的中线上，交叉至对侧下行，终止于颈髓节段中间带和前角的外侧部。当皮质脊髓束受损后，红核脊髓束可能部分保留皮质脊髓束的运动功能。与人相比，猴的红核脊髓束较发达，纤维多，下达所有脊髓节段，并具有躯体定位关系：起自红核背内侧部的纤维终止于颈髓，支配上肢区；起自红核腹外侧部的纤维终止于腰骶髓，支配下肢区；起自红核背向中间区的纤维终止于胸髓，支配躯干区。这样，红核脊髓束与皮质脊髓束具有相似性：大脑皮质起始区有重叠；在脊髓内分布区相似；都含粗细不等纤维；主要使屈肌 α 和 β 运动神经元活动易化，兴奋同样的中间神经元。因此，切断猴延髓两侧锥体后，运动功能可恢复得相当好。②红核小脑束，起自红核尾侧2/3小细胞部的纤维，经被盖中央束至同侧下橄榄核，进一步投射至小脑，并经小脑上脚到达对侧红核，组成红核-小脑-红核回路，控制运动自动化编程过程。③红核脑干束：起自红核吻侧1/3，投射至眼外肌运动核、三叉神经感觉核和运动核、面神经核、前庭神经核、下橄榄核、薄束核和楔束核及网状结构。

（3）红核的功能与运动控制有关：①皮质-红核-脊髓径路在控制肢体远端诸肌、精细调节手指运动上尤为重要；②红核兴奋对侧肢体的屈肌神经元，红核脊髓束与前庭脊髓束是对立的统一体；③红核小细胞部是大脑与小脑间多突触联系的重要环节。

11. 黑质 因其多数细胞含黑色素，在新鲜标本上呈灰黑色而得名。黑质位于中脑脚底和被盖之间，红核的腹侧（图5-6、图5-7、图5-15）。人类黑质发达，贯穿中脑，向上延伸至底丘脑，是中脑内最大的核团。

（1）黑质分为致密部和网状部。背侧的致密部由大型多极神经元构成；腹侧的网状部由黑色素细胞和非色素细胞组成，色素细胞较小，黑色素也较少，非色素细胞含铁质。此外，在黑质背侧红核腹外侧，还有形态各异的散在细胞，其间含有黑色素的大细胞，是黑质的弥散延伸区。在黑质外侧，有一层小细胞覆盖着脚底背侧面，称为脚周核。

（2）黑质的传入纤维有：纹状体黑质纤维、苍白球黑质纤维、中缝背核黑质纤维、额叶皮质黑质纤维、底丘脑黑质纤维和上丘黑质致密部直接投射等。黑质的传出纤维有：黑质纹状体纤维、黑质皮质纤维、黑质丘脑纤维、黑质顶盖纤维、黑质被盖纤维等。

（3）黑质受纹状体、丘脑及大脑皮质的控制，具有调节骨骼肌张力的作用。黑质受损将引起半身震颤性麻痹，即对侧肢体肌张力增强、动作减少、震颤。由于面肌张力升高而缺乏表情，呈"假面具"体征。黑质纹状体通路变性，导致纹状体内多巴胺减少，是帕金森病的重要病理变化之一。

12. 腹侧被盖区 位于黑质背内侧，脚间窝深面，富含多巴胺神经元。该区发出纤维至新纹状体，参与基底核对随意运动的调节。腹侧被盖区与边缘系统结构有广泛联系，参与构成中脑边缘系统多巴胺能投射，是脑内**奖赏系统 reward system** 的重要组成部分。它与学习、记忆、情绪、动机性行为的调节和成瘾行为密切相关。

二、白　质

脑干白质内含有与脊髓、大脑、小脑联系的纤维束，上行的纤维束多聚集在脑干被盖部，下行的纤维多集中在脑干腹侧部（中脑的脚底、脑桥基底部和延髓锥体）（图5-15）。因此，脑干背侧部的病变常累及上行传导束，脑干腹侧部的病变常累及下行传导束。

（一）长上行纤维束

1. 内侧丘系（图5-6～图5-9、图5-11、图5-15、图5-16）　在延髓行于中线和下橄榄核之间、锥体的后方，经脑桥被盖的腹外侧、中脑被盖的外侧进入间脑，止于丘脑的腹后外侧核。内侧丘系传导对侧躯干和上、下肢的本体感觉与精细触觉。内侧丘系下肢代表区的纤维，由薄束核发出，在延髓位于该系的腹侧部（图5-16），在脑桥和中脑位于该系的内侧部；上肢代表区的纤维，由楔束核发出，在延髓位于该系的背侧部（图5-16），在脑桥和中脑位于该系的外侧部。

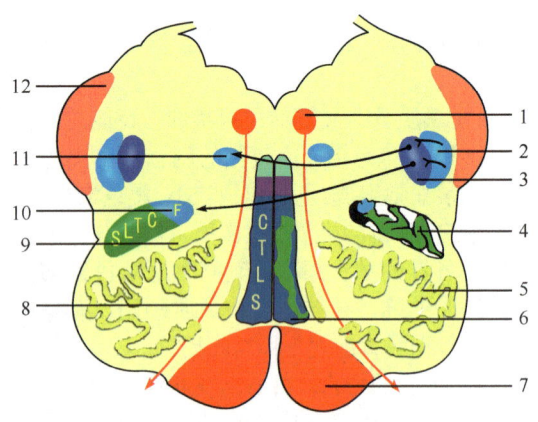

图5-16　内侧丘系和脊髓丘脑束的功能定位

1 舌下神经核 hypoglossal nucleus；2 三叉神经脊束 spinal tract of trigeminal nerve；3 三叉神经脊束核 spinal nucleus of trigeminal nerve；4 脊髓丘脑束 spinothalamic tract；5 下橄榄核 inferior olivary nucleus；6 内侧丘系 medial lemniscus；7 锥体束 pyramidal tract；8 内侧副橄榄核 medial accessory olivary nucleus；9 背侧副橄榄核 dorsal accessory olivary nucleus；10 腹侧三叉丘系 ventral trigeminal lemniscus；11 背侧三叉丘系 dorsal trigeminal lemniscus；12 小脑下脚 inferior cerebellar peduncle

2. 脊髓丘脑束 spinothalamic tract　传导对侧躯干和上、下肢的痛觉、温觉、触觉，进入脑干后，与脊髓投向上丘的纤维合在一起，称为脊髓丘系（图5-6～图5-9、图5-11、图5-15、图5-16）。脊髓丘系行于延髓下橄榄核的背外方，在脑桥和中脑此束位于内侧丘系的背外方，进入间脑后止于腹后外侧核。在脑干内，脊髓丘脑束的定位顺序是：从背侧向腹侧，分别传导上肢、躯干和下肢的浅感觉信息。

在脊髓丘系中，一部分纤维止于上丘深层的灰质，被许多学者认为是脊髓顶盖束，可能与传导伤害性刺激的冲动有关。

3. 三叉丘系　来自牙齿、面部皮肤和口、鼻腔黏膜，传导痛觉、温觉、触觉信息的纤维，止于三叉神经脊束核和三叉神经脑桥核。此二核发出的纤维交叉至对侧上行，组成三叉丘系（图5-6、图5-7、图5-10、图5-15、图5-16），走行于内侧丘系的外方，止于丘脑的腹后内侧核。

一般认为，从三叉神经脊束核发出的纤维，行向被盖的腹内侧，越过中线后在内侧丘系的背外侧折向上行，称为**腹侧三叉丘系 ventral trigeminal lemniscus**，主要止于丘脑腹后内侧核，部分止于正中央核。腹侧三叉丘系由内侧向外侧，依次排列着下颌神经、上颌神经和眼神经止核的纤维。三叉神经脑桥核发出的纤维，主要行于脑桥被盖背侧区，组成**背侧三叉丘系 dorsal trigeminal lemniscus**，传导头面部触觉。背侧三叉丘系部分纤维加入同侧或对侧的腹侧三叉丘系。

4. 外侧丘系　起于对侧蜗神经核和双侧上橄榄核的纤维上行组成外侧丘系（图5-7、图5-8、图5-10），行于脑桥和中脑被盖的外侧边缘部，止于下丘，投射到间脑的内侧膝状体，传导双侧的听觉信息。

5. 脊髓小脑前束和脊髓小脑后束　它们从脊髓上行，位于延髓外侧周边部。脊髓小脑后束在延髓上部经小脑下脚进入小脑；脊髓小脑前束继续上行至脑桥上部，经小脑上脚进入小脑（图5-9、图5-11、图5-12）。

6. 内侧纵束 medial longitudinal fasciculus（图5-6～图5-11）　大部分纤维发自前庭神经核，部分越边到对侧，沿中线两侧行于第四脑室底的浅层，上行途中发纤维到诸眼外肌运动核，下行纤维到达颈髓节段中间带和前角的内侧部。

（二）长下行纤维束

1. 皮质脊髓束　起自大脑半球额叶、顶叶皮质，经内囊到达脑干，行于中脑脚底中1/3、脑桥基底部，占据延髓的锥体（图5-6～图5-12、图5-15、图5-16）。在延髓下端有70%～90%的纤维经锥体交叉越边到对侧下行，组成皮质脊髓侧束，支配上肢、下肢骨骼肌随意运动；在延髓未交叉的纤维在脊髓同侧前索下行，称为皮质脊髓前束，支配躯干骨骼肌的随意运动。皮质脊髓束的功能与运动控制有关，也参与对上行感觉信息的调控作用。

2. 皮质核束　也称为皮质脑干束、皮质桥延束或皮质延髓束（图5-15）。皮质核束 corticonuclear tract 主要起自中央前回下部的锥体细胞，伴随皮质脊髓束在脑干中下行，陆续止于脑干的躯体运动核和特殊内脏运动核。支配头面部骨骼肌的随意运动，其中面神经核下部和舌下神经核主要接受对侧的皮质核束管理。皮质脊髓束与皮质核束合称为**锥体系 pyramidal system**。

3. 红核脊髓束 纤维起自红核，经被盖腹侧交叉越边，下行于脊髓外侧索，终止于脊髓后角基部和中间带，具有易化屈肌、抑制伸肌的功能。红核脊髓束纤维呈躯体定位性有序排列：起自红核背内侧部的纤维投射至颈髓，腹外侧部的纤维至腰骶髓，中间部的纤维至胸髓。

4. 顶盖脊髓束 起于上丘深层，在脑干始终居中线两侧，位于内侧纵束的腹侧。顶盖脊髓束 tectospinal tract 纤维投射至颈髓，终止于脊髓板层Ⅵ～Ⅷ，通过中间神经元影响前角运动细胞。顶盖脊髓束具有易化对侧颈肌、抑制同侧颈肌的功能。

5. 前庭脊髓束 起自前庭外侧核的前庭脊髓外侧束，在延髓下部位于锥体束的背外侧，主要由前庭内侧核发出的前庭脊髓内侧束构成内侧纵束降部。

6. 网状脊髓束 reticulospinal tract 详见网状结构。

三、网状结构

在脑干中，除了脑神经核和其他一些边界明显的核团（如薄束核、楔束核、下橄榄核、红核和黑质等）以及长距离纤维束以外的区域，有许多纤维纵横交织，其间散布着大量大小不等的细胞体，称为网状结构。

网状结构在进化上比较古老。在形态构筑上，网状结构仍保持着多神经元或多突触的形态特征。在纤维联系上，网状结构接受各种感觉信息，传出纤维直接或间接联系着中枢神经的各级水平。在功能上，网状结构不但参与躯体运动、躯体感觉及内脏调节功能，而且在控制睡眠-觉醒活动中也起着重要作用。

（一）脑干网状结构的神经核

1. 正中区 即中缝核群（图5-17、图5-18），位于脑干中线，许多细胞含有5-羟色胺。中缝核的传入纤维来自脊髓、小脑和大脑皮质等处；传出纤维分布广泛，包括下丘脑、丘脑板内核、海马、杏仁核、新纹状体、大脑皮质等。中缝核群包括**中缝隐核 nucleus raphes obscurus、中缝苍白核 nucleus raphes pallidus、中缝大核 nucleus raphes magnus、脑桥中缝核 rapheal nucleus of pons、中央上核 superior central nucleus、中缝背核 nucleus raphes dorsalis、中间线形核 nucleus linearis intermedius 和吻侧线形核 nucleus linearis rostralis**。

（1）中缝隐核：位于延髓中部至脑桥下部平面之间、被盖背侧部中缝两侧的纤维网内；多数为小型神经元，呈圆形或卵圆形；少数为大中型神经元。

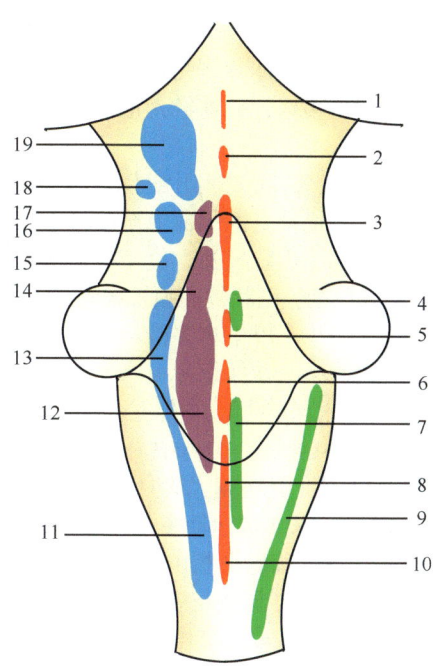

图 5-17　脑干网状结构核团分群和位置的投影

1 线形核 linearis intermedius；2 中缝核 rapheal nucleus；3 中央上核 superior central nucleus；4 脑桥被盖网状核 tegmentoreticular nucleus of pons；5 脑桥中缝核 rapheal nucleus of pons；6 中缝大核 nucleus raphes magnus；7 旁正中网状核 paramedian reticular nucleus；8 中缝苍白球 nucleus raphes pallidus；9 外侧网状核 lateral reticular nucleus；10 中缝隐核 nucleus raphes obscurus；11 腹侧网状核 ventral reticular nucleus；12 巨细胞网状核 gigantocellular reticular nucleus；13 小细胞网状核 parvocellular nucleus；14 脑桥尾侧网状核 candal pontine reticular nucleus；15 臂旁内侧核 medial parabrqchial nucleus；16 臂旁外侧核 lateral parabrqchial nucleus；17 脑桥喙侧网状核 rostral pontine reticular nucleus；18 脑桥被盖核 tegmentoreticular nucleus of pons；19 楔形核和楔形下核 cuneiform nucleus and subcuneiform nucleus

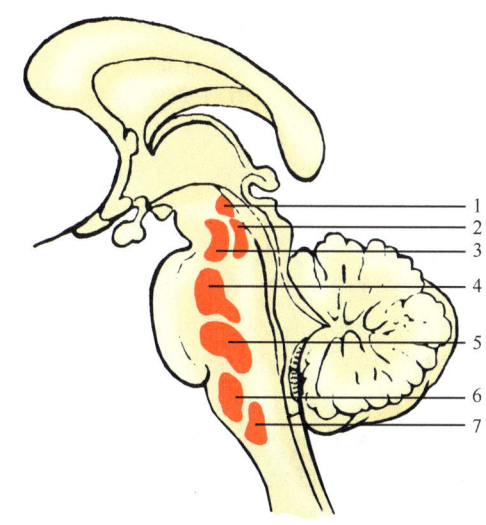

图 5-18　中缝核群位置和投影（侧面观）

1 线形核 linearis intermedius；2 中缝背核 nucleus raphes dorsalis；3 中央上核 superior central nucleus；4 脑桥中缝核 rapheal nucleus of pons；5 中缝大核 nucleus raphes magnus；6 中缝苍白核 nucleus raphes pallidus；7 中缝隐核 nucleus raphes obscurus

（2）中缝苍白核：分布平面同中缝隐核，位于中缝隐核的腹侧、锥体背侧的正中线上，不成对；大中型神经元占多数，小神经元也不少，因细胞质淡染而得名。

（3）中缝大核：下方与中缝隐核和中缝苍白球相接续，从下橄榄核上部平面上至脑桥中部平面；在下橄榄核上部平面较发达，位于被盖的腹侧部。神经元形态与巨细胞网状核和脑桥尾侧网状核类似。背侧部神经元较少，以中型多极神经元为主；腹侧部神经元密集且多；在横切片上略呈菱形，以大中型神经元为主，散布着巨大神经元。

（4）脑桥中缝核：又称中央下核 inferior central nucleus，实际上是中缝大核向喙侧的直接延续。核柱上界略高过三叉神经运动核的喙端平面，下界位于中缝大核喙端的背侧。此核由中小型神经元组成。

（5）中央上核：尾侧与中央下核相接续，由密集的小中型神经元组成。核柱下端起自脑桥中上部平面，上达中脑下丘中部平面。背侧有小脑上脚交叉和中缝背核，腹侧为脚间核。

（6）中缝背核：位于中央灰质的腹侧区，由中型神经元组成，细胞呈多极形或梭形。核柱下界为脑桥上部平面，上界为动眼神经核下部平面。在滑车神经核平面上，密集的该核可分为正中组和弥散的两侧翼组。

（7）中间线形核：位于小脑上脚交叉纤维的背侧，中缝背核的腹侧，下接中央上核。核柱从小脑上脚交叉中部平面，延至红核下端平面。此核含两种神经元，一种是中型多极或梭形神经元；另一种是小型圆形或梭形神经元。

（8）吻侧线形核：位于动眼神经根纤维的内侧，形成狭窄的神经元带，下端接中间线形核。核柱从红核中部平面，上至中脑喙端平面。此核有三种神经元：大型多极神经元、中型梭形或三角形神经元以及细胞质淡染的小神经元。

2. 内侧区 即内侧核群（图 5-17），占据被盖内侧 2/3，主要由大型神经元构成。它们发出的长轴突，分升支、降支上下行。一方面经多突触联系投射到大脑皮质的广泛区域；另一方面形成网状脊髓束下行至脊髓前角细胞。因此，可认为内侧区是网状结构的效应区。此区的主要核团由尾侧向吻侧依次为：**延髓中央核 central nucleus of medulla oblongata、巨细胞网状核 gigantocellular reticular nucleus、脑桥尾侧网状核 candal pontine reticular nucleus、脑桥吻侧网状核 rostral pontine reticular nucleus、楔形核 cuneiform nucleus 和楔形下核 subcuneiform nucleus**。

（1）延髓中央核：位于延髓中央部，由脊髓延髓交界平面至橄榄中下 1/3 交界平面依神经元密度和神经元类型，又分为腹侧网状核和背侧网状核。腹侧网状核神经元较少，以较深染的中型神经元为主。

（2）巨细胞网状核：位于腹侧网状核上方，延髓上 1/3 和脑桥下半平面。此核以巨型深染的多极神经元为主，分为三类神经元：巨大丰满的多极神经元，尼氏体颗粒常常环绕胞核呈同心圆状，故又称为洋葱皮神经元；大而细长的多极神经元，颇似躯体运动神经元；细胞质淡染的小神经元，呈梭形或三角形。在脑干横切片，此核位于被盖的腹内侧部。

（3）脑桥尾侧网状核：占据脑桥下半被盖的大部分，始于面神经核下端平面，在三叉神经运动核中间平面，与巨细胞网状核上端有部分重叠，后者位于此核的腹侧。此核以中小型神经元为主，呈梭形或三角形；其间散布着少数与躯体运动神经元形态类似的、大多极神经元。

（4）脑桥吻侧网状核：占据脑桥上半被盖大部分，始自三叉神经运动核中间平面，上达下丘下端平面。神经元与脑桥尾侧网状核的类似，但神经元更多，染色更深。在中、小型神经元的背景上，也有少量大型丰满深染的神经元。

（5）楔形核：与脑桥吻侧网状核接续，位于中脑被盖的背外侧部，中脑中央灰质的腹外侧，自下丘下端至上丘上端。该核由中小型神经元组成，有三角形、梭形或卵圆形等形态。

（6）楔形下核：占据中脑中间平面的被盖外侧部，楔形核的腹侧。神经元与楔形核的细胞类似，但神经元较稀少，且散布着少量较大的神经元。

3. 外侧区 即外侧核群（图 5-17），占据被盖外侧 1/3，主要由小型神经元构成；接受各种感觉纤维束的侧支，轴突进入内侧区终止，因此可认为外侧区是网状结构的接受区。此区的主要核团从尾侧向吻侧依次为：**背侧网状核 dorsal reticular nucleus、小细胞网状核 parvocellular nucleus、臂旁内侧核 medial parabrachial nucleus、臂旁外侧核 lateral parabrachial nucleus、脚桥被盖网状核 pedunculopontine reticular tegmental nucleus 和 Barrington 核**。

（1）背侧网状核：位于延髓中央核的背侧部，神经元多而密集，以小梭形细胞为主。

（2）小细胞网状核：位于延髓和脑桥被盖的背外侧部，从橄榄上中 1/3 交界平面，上达三叉神经运动核下端平面。此核由小、中型神经元组成，呈三角形或梭形，分布稀疏，方向不规则。

（3）臂旁内侧核：沿小脑上脚内侧面分布，位于脑桥被盖上部的背外侧区；从前庭上核上端平面，上至滑车神经交叉平面。该核神经元密集，由小卵圆形或小梭形神经元组成，中度嗜染；偶见含黑色素的较大神经元。

（4）臂旁外侧核：覆盖小脑上脚外侧面和腹外侧面，呈狭长的神经元带；从三叉神经运动核上方起，上至中脑下端平面。神经元与臂旁内侧核的类似，但细胞更小，染色更深。

臂旁内侧核接收孤束核颅侧部（味觉部）的传入纤维；臂旁外侧核接收孤束核较尾侧大部（一般内脏感觉部）的传入纤维。二核传出纤维将味觉和一般内脏感觉信息传至前脑。

（5）脚桥被盖网状核：位于中脑被盖下半的腹外侧部，楔形核和楔形下核的腹侧，小脑上脚的外侧，内侧丘系的背内侧，其下方为臂旁核。在Nissl染色切片上，该核边界不清。核柱从脑桥与中脑交界平面，上至红核下端平面。此核由大、中型神经元组成，神经元深染，呈卵圆形或长梭形。神经元主要含乙酰胆碱，部分神经元含P物质和心房钠尿肽等。

脚桥被盖网状核接收内侧丘系、脊髓丘脑束、中央被盖束、背侧被盖束和内侧纵束的传入纤维。传出纤维分背、腹两束上行，背侧束至丘脑核团；腹侧束至未定带和下丘脑外侧区。脚桥被盖网状核的功能主要属脑桥-膝状体-枕叶（PGO）暴发放电神经元，产生的电活动预示着快速眼动睡眠（深睡）开始；参加上行激活系统。

（6）Barrington核：又称**脑桥排尿中枢 pontine micturition center**，位于脑桥吻侧部背外侧网状结构内，在被盖背外侧，向尾侧延伸至蓝斑的内侧，含中等大小神经元。刺激此核区，可使膀胱逼尿肌收缩；破坏此区，可能导致膀胱持久性地不能排空。

4. 与小脑联系的网状核 与小脑联系的三个网状核为：**外侧网状核 lateral reticular nucleus、旁正中网状核 paramedian reticular nucleus** 和**脑桥被盖网状核 tegmentoreticular nucleus of pons**。

（1）外侧网状核：又称**侧索核 nucleus of lateral funiculus**，位于下橄榄核下半部的背外侧。根据神经元形态和密度，此核分为外侧部和内侧部。外侧部由中型神经元组成，排列密集；内侧部由大型神经元组成，神经元排列疏松。外侧网状核的主要传入纤维来自脊髓、大脑皮质和红核；传出纤维经小脑下脚进入小脑。

（2）旁正中网状核：又称**前索核 nucleus of anterior funiculus**，位于下橄榄核中部平面的背侧，靠近正中线。神经元以大型者占多数，染色适中，神经元排列疏松。旁正中网状核的传入纤维来自脊髓、后索核、前庭神经核、小脑顶核、顶盖、舌下周核和大脑皮质躯体感觉Ⅰ区及6区；传出纤维至小脑（前叶和蚓后部）和脊髓等。旁正中网状核与两眼水平凝视运动的发起有关。

（3）脑桥被盖网状核：又称**翼状核 pterygoid nucleus**，位于脑桥被盖的腹侧部，内侧丘系的背侧，由中型多极神经元组成。脑桥被盖网状核是大脑-小脑通路的中继站之一，还参与小脑-网状结构-小脑回路。

由上述可见，与小脑联系的三个网状核，都参加大脑小脑通路。在多重的纤维束路当中，按纤维数量看，它们不如脑桥核重要；但其特点是对于进入小脑前的信息具有整合作用。

（二）脑干网状结构的纤维联系

脑干网状结构的传入和传出纤维联系十分广泛，遍及整个中枢神经系统。

1. 脑干网状结构内侧区的纤维联系

（1）传入纤维联系：主要接受脑干网状结构外侧区的纤维和接受来自脊髓、脑干、小脑、间脑及端脑的纤维。

1）**脊髓网状束 spinoreticular tract**：各种感觉信息经后根传入脊髓灰质，后者中有大量中间神经元汇聚各种信息，已失去感觉类型的特异性。这些中间神经元的轴突，多数经白质前连合交叉，沿对侧白质前外侧索上行，经过一级或多级突触联系，终止于脑干网状结构的内侧区。也有少量纤维上达丘脑板内核群。依纤维终止数量排序如下：延髓中央核上部和巨细胞网状结构下部最多；脑桥尾侧网状核次之；脑桥颅侧网状核再次之；中脑楔形核和楔形下核最少。

2）脑神经核及脑神经至脑干网状结构的联系：各级脑神经感觉核均发纤维或侧支，先至网状结构外侧区，再到内侧区。例如，脑干内的三叉神经脊束核、孤束核、前庭神经核群和蜗神经核等。部分视神经纤维先至上丘，再经顶盖网状纤维达网状结构。嗅冲动经前脑内侧束下达中脑网状结构。此外，三叉神经、舌咽神经和迷走神经的一级传入纤维，也有少量至网状结构。

3）脑干内神经核与网状结构的联系：在各个网状结构内侧核之间、被盖旁正中区（如脑桥被盖网状核、旁正中网状核等）与内侧核群之间、中缝核群与内侧核群之间、蓝斑和臂旁核与中脑网状核之间、脑神经运动核群和前庭神经核与内侧核群之间，均有丰富的纤维联系。反之，听觉传导通路上的一些核，如斜方体核、上橄榄核、外侧丘系核及下丘，与内侧核群均无联系。后索-内侧丘系系统、下橄榄主核以及楔束副核等，也未见与内侧核群有联系。

4）小脑顶核与网状结构的联系：经过顶核脑桥延髓束，主要止于巨细胞网状核和延髓中央核，既有交叉纤维，又有不交叉纤维。

5）前脑与网状结构的联系：分为三部分，一是**皮质网状纤维 corticoreticular fiber**，起自大脑皮质运动前区，下行至网状结构内侧核群，主要终止于发出网状脊髓束的网状核团；二是边缘前脑结构和下丘脑与网状结构内侧核群的纤维，途经内侧前脑束、乳头被盖束和髓纹-脚间束；三是苍白球与中脑网状结构之间的纤维联系。

（2）传出纤维联系：网状结构内侧区既投射至

前脑，又下行至脊髓全长。

1）网状前脑纤维：背侧的**被盖背侧束 - 内侧丘脑径路 dorsal tegmental tract-medial thalamic pathway** 和**腹侧的被盖腹侧束 - 前脑内侧束径路 ventral tegmental tract-medial forebrain bundle pathway**。

被盖背侧束 - 内侧丘脑径路：先后经过中脑中央灰质腹外侧区、后连合核、丘脑后核群、束旁核、中央中核和其他板内核，进而达丘脑前腹核。

被盖腹侧束 - 前脑内侧束径路：始于**被盖辐射 tegmental radiation**，经底丘脑、下丘脑外侧区、视前外侧区，然后分别进入基底前脑结构、纹状体和杏仁核群。

脑干网状结构前脑投射分布区：在丘脑内，按纤维终止量依次为束旁核、板内核群、中线核群和前核群。除底丘脑和下丘脑外侧区外，在基底前脑结构、视前内侧核和视前外侧核、隔内侧核、无名质和斜角带核纤维终止较多。在端脑基底核群中，依次有脚内核、苍白球和尾状核 - 壳的背侧部。在杏仁核群中，依次为杏仁中央核、杏仁前区和杏仁基底外侧核等。

2）网状脊髓纤维：分为网状脊髓内侧束和网状脊髓外侧束。

网状脊髓内侧束 medial reticulospinal tract 起自全部内侧网状核，依喙尾向顺序，越近延髓者投射纤维量越多。此束通行于两侧下橄榄核与外侧网状核之间，沿脊髓前索下行，与前庭脊髓束和脊髓丘脑束为邻。

网状脊髓外侧束 lateral reticulospinal tract 主要起自巨细胞网状核和中脑楔形下核。此束行经外侧网状核与三叉神经脊束核之间，沿脊髓侧索下行，纤维与红核脊髓束部分纤维混杂。

网状脊髓纤维的终止区遍及脊髓各个节段之间，主要靠中间神经元与前角运动神经元和节前神经元形成间接联系。

2. 脑干网状结构外侧区的纤维联系　脑干网状结构外侧区主要接受各种感觉传导通路的侧支或纤维，轴突向内与网状结构内侧区形成突触联系。外侧区也接受来自对侧大脑皮质运动区和对侧红核的下行纤维。皮质网状纤维、红核网状纤维、外侧网状核群和延髓运动神经元，共同组成控制精细随意运动功能系统的一部分。

网状结构外侧区的小神经元发出较短的上行、下行纤维，与头面部运动核和舌下神经核形成突触联系，组成一个**延髓固有系统 propriobulbar system**。此系统与脑神经的传入、传出纤维一起，组成延髓反射通路。构成该系统的神经元也称为**运动前神经元 premotor neuron**。

3. 脑干网状结构中缝核群的纤维联系　延髓的中缝大核接受大脑皮质、中脑中央灰质和脊髓的纤维，发出纤维至脑干网状结构及脑干和脊髓的感觉核；对感觉传递过程有调制作用，特别是对痛觉传递有抑制作用，可产生镇痛效应。

脑桥中缝核群发出的投射纤维向上到黑质、丘脑板内核群、终纹、隔区等处，向下到小脑、蓝斑、脑桥网状结构和三叉神经感觉核。

中缝背核、中央上核和线形核的传出纤维可达丘脑、纹状体、小脑和大脑皮质等处。此外，中缝背核还向中缝大核、延髓和脊髓后角的浅层发出下行纤维，这些纤维投射在中枢的内源性镇痛系统方面而发挥重要作用。

（三）脑干网状结构的功能

脑干网状结构的核团是锥体外系、边缘系统、小脑控制躯体运动和内脏活动的重要中继站和整合中枢，也是神经系统低级部分对大脑皮质功能活动发生重要影响的部位。

1. 对躯体运动的调节　脑干网状结构对躯体运动的调节是通过网状结构下行系统实现的。网状结构下行系统包括下行易化系统和下行抑制系统（图5-19）。中脑和脑桥网状结构、延髓网状结构的外侧部属于网状结构易化区，发出易化性网状脊髓束，终支可直达脊髓前角细胞，与α运动神经元和γ运动神经元构成兴奋性突触；侧支达前角先与易化性中间神经元发生联络，再与前角运动神经元形成突触。当网状结构易化区受刺激时，冲动经易化性网状脊髓束直接或间接传至前角运动神经元，以提高前角运动神经元的兴奋性，从而增强脊髓牵张反射和肌张力。

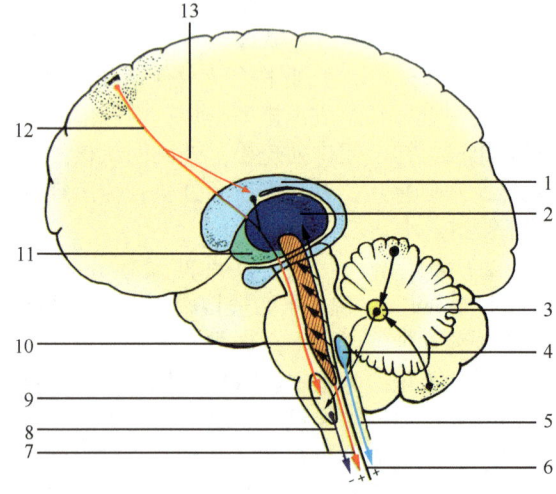

图 5-19　脑干网状结构下行易化系统和抑制系统

1 尾状核 caudate nucleus；2 丘脑 thalamus；3 顶核 fastigial nucleus；4 前庭神经核 vestibular nuclei；5 前庭脊髓束 vestibulospinal tract；6 感觉传导通路 sensory pathway；7 易化性网状脊髓束 facilitated reticulospinal tract；8 抑制性网状脊髓束 inhibitory reticulospinal tract；9 网状结构抑制区 inhibitory area of reticular formation；10 网状结构易化区 facilitated area of reticular formation；11 豆状核 lentiform nucleus；12 运动传导通路 motor pathway；13 皮质纹状纤维 corticostriatal fibers

脑干网状结构抑制区只存在于延髓网状结构的腹侧部。抑制性网状脊髓束下达脊髓前角，直接或间接与γ运动神经元构成抑制性突触，当网状结构抑制区受刺激时，冲动沿抑制性网状脊髓束传至前角，使牵张反射消失，肌张力减弱。但是，网状结构抑制区不能自动发出神经冲动，而是受大脑皮质、尾状核、红核、黑质、小脑传来的冲动所影响。锥体束损伤出现痉挛性瘫痪的可能原因是：①大脑皮质神经元对下位运动神经元的抑制性作用消失；②前脑网状纤维和网状结构抑制区的效应减弱；③脑干网状结构易化区作用相对加强。

2. 对躯体感觉的调节 网状结构对传入中枢的感觉信息具有修饰、加强或抑制等多方面的影响。投至网状结构的感觉纤维几乎携带着各种感觉信息：脊髓网状纤维传导躯体和内脏感觉；脑神经感觉核和上丘传导躯体感觉（三叉）、味觉（孤束核）、平衡觉（前庭核）、听觉（听觉传导路的侧支）和视觉（上丘），只有嗅觉信息传至网状结构的解剖路径欠明。

网状上行激动系统 ascending reticular activating system（图5-20）包括脑干网状结构内、外侧区的感觉传入纤维，脊髓网状纤维，脑神经和感觉核传入网状结构的纤维，蓝斑和网状丘脑纤维，丘脑前核群、板内核群、中线核群和丘脑皮质纤维。网状结构上行激动系统是非特异性的，始于网状结构内侧区，经过多突触的通路至丘脑板内核中继，再传入大脑皮质的广泛区域，维持意识水平和注意力。在中脑上端严重损伤网状结构，可造成长期昏迷。由此可见，广泛大脑皮质区域的觉醒振奋作用，主要通过网状结构的活动得以实现。

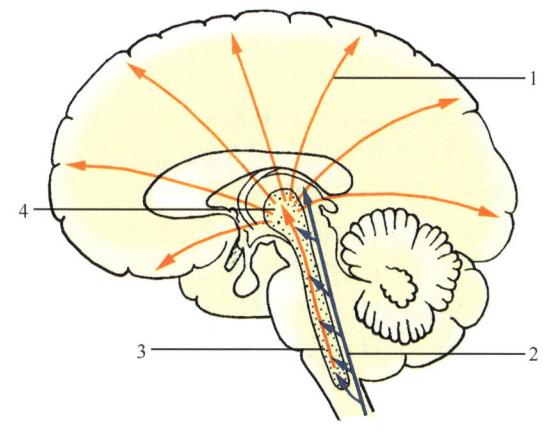

图5-20 网状结构上行非特异性投射
1 网状皮质纤维 reticulocortical fibers；2 感觉传导通路 sensory pathway；3 脑干网状结构 reticular formation of brainstem；4 间脑网状结构 reticular formation of diencephalon

3. 对内脏活动的调节 网状结构内有许多调节内脏活动的中枢，如延髓的呼吸中枢在闩水平的网状结构内，通过下行纤维支配膈和肋间肌的前角运动细胞，完成呼吸运动。在血压的调节上，延髓上端网状结构的背外侧部有加压区，延髓下端的腹内侧部有减压区。此外，网状结构中还有控制泌涎、呕吐等中枢。不过所有这些中枢并非形态学上的一个明确局限区域，各中枢之间多有重叠，更重要的是与脑干内的相关核团形成回路联系，共同完成对内脏活动的调节。损伤脑干网状结构，会导致呼吸、循环障碍甚至危及生命。

（1）对呼吸的调节：呼吸中枢位于脑干网状结构内，包括延髓背侧呼吸群、延髓腹侧呼吸群和脑桥呼吸群三群（图5-21）：①**延髓背侧呼吸群 dorsal respiratory group（DRG）**位于延髓背内侧部，下界在闩的稍上方，上界在孤束核的附近。DRG以吸气神经元为主，其轴突经闩交叉至对侧，沿脊髓下行单突触止于支配膈和肋间吸气肌的运动神经元。②**延髓腹侧呼吸群 ventral respiratory group（VRG）**位于DRG的腹外侧，相当于疑核及其周围和面神经后核，含有数量相等的吸气和呼气两类神经元；其中呼气神经元的轴突止于下运动神经元，支配肋间肌和腹肌。当平静呼吸时，VRG神经元处于静息状态，由DRG吸气神经元发动吸气肌收缩，呼气则是被动过程。当呼吸量增加时，如运动，VRG发动呼气肌的收缩，包括腹肌引起的主动呼气。③**脑桥呼吸群 pontine respiratory group（PRG）**位于脑桥喙端，包括臂旁内侧核和KF核Kolliker-Fuse nucleus，含有众多呼吸神经元，是呼吸调整中枢，控制吸气的时程；PRG可能通过中缝核和网状核间接投射到延髓。PRG对呼吸有调节作用，但并非产生呼吸节律所必须，而是整合来自内外环境的传入信息，以调节呼吸运动。对于去大脑的猫，当迷走神经完整时，PRG的呼吸神经元处于静息状态；当切除迷走神经后，由于肺牵张传入冲动的阻断，PRG的大部分神经元出现紧张性放电。

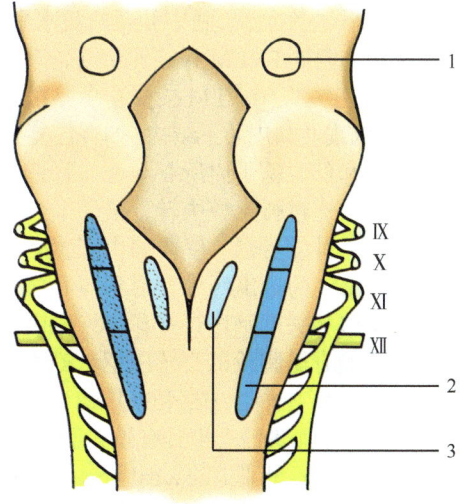

图5-21 脑干内呼吸中枢
1 脑干呼吸组 pontine respiratory group，PRG；2 延髓腹侧呼吸组 ventral respiratory group，VRG；3 延髓背侧呼吸组 dorsal respiratory group，DRG

（2）对心血管的调节：**延髓腹外侧区 ventrolateral medulla（VLM）**位于延髓腹侧的网状结构内（图5-22），在调节心血管的紧张性和反射性活动中具有重要作用，分为喙侧区和尾侧区两部分。

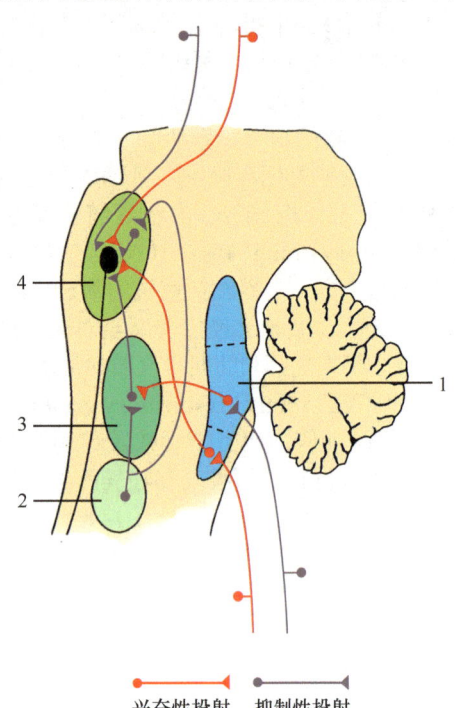

图 5-22 脑干心血管中枢调控环路

1 孤束核 solitary tract nucleus；2 尾端升压区 caudal pressor area，CPA；3 延髓尾端腹外侧区 caudal ventrolateral medulla，CVLM；4 延髓喙端腹外侧区 rostral ventrolateral medulla，RVLM

1）延髓喙侧腹外侧区 rostral ventrolateral medulla（RVLM）：位于下橄榄核的外侧，面神经核的内侧，喙端达延髓的上界，尾端止于闩的水平，主要包括喙端腹外侧网状核和内侧的巨细胞旁外侧核。电或化学刺激 RVLM，引起外周交感神经活动加强、血压升高、心率加快、血中儿茶酚胺水平升高。局部损毁或药物阻断 RVLM 神经元活动，动脉血压即降至脊髓休克水平。RVLM 接受众多脑区的传入纤维，包括大脑皮质和皮质下结构（如杏仁复合体）、下丘脑、中脑和低位脑干内所有与心血管调节相关核团的投射；并通过孤束核中转，接受来自压力和化学感受器、心肺感受器、躯体和内脏感受器等的信息传入。RVLM 的传出纤维投射到与心血管、呼吸和内分泌调节相关的脑区；并参与组成网状脊髓纤维，止于双侧脊髓胸段的交感中枢。RVLM 的纤维联系提示 RVLM 在整合中枢和外周信息、调控交感紧张性和调节心血管活动中具有极其重要的作用。

2）延髓尾侧腹外侧区 caudal ventrolateral medulla（CVLM）：紧邻延髓喙侧腹外侧区的尾侧，两区以闩为界。电或化学刺激 CVLM 抑制交感神经放电，降低血压。CVLM 传出纤维并不直接投射到脊髓的交感神经中枢，而是通过抑制延髓喙侧腹外侧区神经元的活动，实现对心血管活动的调节。延髓喙侧腹外侧区接受同侧 CVLM 的 γ-氨基丁酸能纤维投射，而 CVLM 接受同侧孤束核中间部的谷氨酸能纤维投射。抑制或损毁 CVLM 则导致严重的急性高血压。这与阻断压力感受性反射和对侧延髓喙侧腹外侧区的去抑制效应是一致的，表明 CVLM 在介导心血管压力感受性反射中具有重要作用。

3）尾侧升压区 caudal pressor area（CPA）：是 Feldberg 和 Guertzenstein 在1986年发现的，位于延髓尾侧腹外侧区的最尾端，范围不大。刺激 CPA 引起血压升高，抑制 CPA 引起血压降低。CPA 有纤维分别投射到延髓喙侧腹外侧区和延髓尾侧腹外侧区。抑制延髓喙侧腹外侧区能阻断由 CPA 介导的心血管反应，而抑制 CPA 却不能阻断延髓喙侧腹外侧区介导的心血管反应。这提示 CPA 不直接投射到脊髓的交感中枢，而是通过延髓喙侧腹外侧区，间接影响交感传出的心血管活动。

脑干网状结构对内脏活动的调节与下丘脑和边缘系统的功能密切相关。边缘系统、下丘脑和脑干网状结构是调节内脏活动的统一整体。

4. 参与内分泌活动和生物节律的调节 脑干网状结构外侧区向下丘脑发出的纤维直接或间接终止于下丘脑神经分泌细胞，影响释放激素或抑制释放激素的合成、运输和释放，从而影响垂体的分泌活动。

脑干网状结构通过网状脊髓束部分纤维终止于胸髓交感节前神经纤维，至颈上交感神经节，节后纤维与血管伴行，进入松果体，调控松果体的内分泌活动，间接影响生物节律的调节。

5. 参与高级神经活动 对睡眠、觉醒、意识状态的影响：上行网状抑制系统与上行网状激动系统的动态平衡决定着睡眠-觉醒周期的变化。上行网状抑制系统的解剖学基础为延髓孤束核的周围和脑桥下部网状结构内侧。刺激该区可迅即入睡，出现慢波脑电图。全身四种觉醒反应都需要通过脑干网状结构：①皮质唤醒反应，通过网状结构到达大脑皮质广泛区域；②情感唤醒反应，通过网状结构至边缘系统；③自主性唤醒反应，通过网状结构与下丘脑联系；④脊髓唤醒反应，通过网状脊髓束提高肌张力。

上行网状激动系统和上行抑制系统与大脑皮质相互影响，决定着意识的各个水平。从昏迷、木僵、睡眠、困倦、松弛的心境到觉醒、注意、有效的知觉、辨认以及准备给予适当的反应，都属于意识的不同水平。

脑干网状结构向下丘脑-边缘系统的投射，可能参与时空性辨认、认知性映射、探究、学习与记忆、情感变化等高级神经活动。这些高级神经活动，涉及许多神经递质交互作用。

第三节　脑干代表性平面

一、锥体交叉平面

锥体交叉平面（图5-12）通过延髓下段锥体交叉的横断面。切面的外形和内部灰、白质的配布都与脊髓相似。位于切面中心的中央管较大而明显，灰质仍呈"H"形但不完整，前角被交叉的皮质脊髓束所隔断，后角弯向外侧，相当于脊髓的胶状质部分扩大成为三叉神经脊束核，其浅面的白质为三叉神经脊束。后索的薄束和楔束中开始出现薄束核和楔束核。锥体束中的皮质脊髓束纤维大部分成束地行向后内，越过中线至对侧。其他纤维束（脊髓小脑前束、脊髓小脑后束、红核脊髓束和脊髓丘脑束等）仍保持在脊髓内的位置继续上升。固有束与灰质相互混淆，形成网状结构。

二、内侧丘系交叉平面

内侧丘系交叉平面（图5-11）位于锥体交叉上方，中央管稍大并稍移向后，管周围的灰质称为中央灰质。中央灰质内出现舌下神经核、迷走神经背核和孤束核等脑神经核，三叉神经脊束核和三叉神经脊束仍位于平面的后外侧。位于背侧的薄束和楔束体积减小，而薄束核和楔束核增大，由此二核向腹侧发出的内弓状纤维，绕过中央灰质至中央管腹侧交叉，形成内侧丘系交叉；交叉到对侧的纤维，紧邻中线的两侧组成上行纤维束，称为内侧丘系，向丘脑投射。楔束核外侧出现楔束副核，此核的细胞轴突上行向外侧进入小脑下脚，成为楔状小脑束。位于腹侧的锥体束大而完整，其背侧开始出现下橄榄核。在内弓状纤维经过的部位及其外侧一带是网状结构。

三、橄榄中部平面

橄榄中部平面（图5-9）是延髓上部的横断面，在闩平面以上，中央管移向背侧扩大形成第四脑室底。中央灰质中的脑神经核随之向两侧展开，由腹内侧向背外侧排列有舌下神经核、迷走神经背核、孤束和孤束核、前庭内侧核和前庭下核。小脑下脚在三叉神经脊束和三叉神经脊束核的背外侧出现，脊髓小脑后束并入该结构进入小脑。脊髓小脑前束仍在延髓外侧上行，其内侧有脊髓丘系。在正中线两侧，由腹侧向背侧依次排列着锥体束、内侧丘系、顶盖脊髓束和内侧纵束。锥体束的背外侧，为一巨大的、多皱褶的囊状灰质，称为下橄榄核。此核在人类特别发达，发出的橄榄小脑纤维交叉至对侧，与脊髓小脑后束等共同组成粗大的小脑下脚，折向背侧进入小脑。在第四脑室底诸神经核与下橄榄核之间的广泛区域为网状结构。

四、面神经丘平面

面神经丘平面（图5-8）以斜方体为界分为腹侧的脑桥基底部和背侧的脑桥被盖部。在第四脑室底上，正中沟与界沟之间的隆起为面神经丘，内有展神经核和绕过此核的面神经纤维；界沟的外侧有前庭神经核群。在斜方体的背外侧有"S"状的上橄榄核，此核的背外方有面神经核。面神经核发出的纤维先行向背内，以后绕过展神经核折向腹外出脑。面神经核的背外侧可见三叉神经脊束和三叉神经脊束核，它们的腹内侧有红核脊髓束、脊髓小脑前束和脊髓丘脑束的纤维。斜方体为听觉系的左右交叉的横行纤维与纵行的内侧丘系纤维交织而成，邻近还有三叉丘系和脊髓丘系。内侧纵束和顶盖脊髓束仍居正中线两侧。

脑桥基底部由纵横行纤维和分散在纤维间的脑桥核组成，横行纤维由脑桥核发出，交叉至对侧入小脑，构成小脑中脚。纵行的纤维是锥体束，它被横行的纤维分隔成大小不等的束。

五、三叉神经根平面

三叉神经根平面（图5-10）通过脑桥上部，常可见到背侧的被盖部和第四脑室逐渐变小，基底部则变得宽大。第四脑室侧壁自内向外可见小脑上脚、小脑下脚和小脑中脚，顶为连于左、右小脑上脚之间的前髓帆。此段脑桥仍分为被盖部与基底部，在被盖部的背外侧有由三叉神经根纤维分隔的两个核团，内侧者为三叉神经运动核，外侧者为三叉神经脑桥核。

六、中脑下丘平面

在中脑下丘平面（图5-7）上，第四脑室移行为中脑水管，它将平面分为大小不等的背、腹两部。背侧部小，称为中脑顶盖；腹侧部大，称为大脑脚。大脑脚又被中间的黑质分为位于背侧的被盖和腹侧的大脑脚底。

中脑顶盖向背侧膨出的一对隆起为下丘，其深面为下丘核。此核的内、外两面被外侧丘系的纤维包绕。被盖内可见中脑水管和围绕其周边的中央灰质。在中央灰质腹侧、中线两旁仍为内侧纵束，内侧纵束背侧的灰质团块是滑车神经核；腹侧的纤维为小脑上脚交叉，它的腹侧有刚从红核发出的已经交叉的红核脊髓束。一些上行的纤维束移向中脑被盖的外侧：内侧丘系在黑质的背侧，它的背外侧有脊髓丘系和三叉丘系，被盖部的外侧缘处有外侧丘系。大脑脚底从内侧向外侧依次为额桥束、锥体束、皮质核束、顶枕颞桥束。网状结构位于被盖的背外侧部。

七、中脑上丘平面

中脑上丘平面（图 5-6）外形和分部都与下丘平面相同，不同之处：上丘深面的细胞与白质分层排列；内侧纵束背侧的灰质为动眼神经核和动眼神经副核；黑质的背侧有一个大而圆的灰质团块，称为红核。红核的外侧是内侧丘系、脊髓丘系和三叉丘系，它们的外侧有下丘臂和属于间脑的内侧膝状体。

（赵小贞）

参 考 文 献

李继硕. 2002. 神经科学基础. 北京：高等教育出版社

李云庆. 2006. 神经解剖学. 西安：第四军医大学出版社

芮德源，陈立杰. 2007. 临床神经解剖学. 北京：人民卫生出版社

姚泰，赵志奇，朱大年，等. 2015. 人体生理学（上、下册）. 第 4 版. 北京：人民卫生出版社

张朝佑. 2009. 人体解剖学. 第 3 版. 北京：人民卫生出版社

张培林. 1987. 神经解剖学. 北京：人民卫生出版社

张守信. 2010. 应用神经解剖学. 北京：人民卫生出版社

朱长庚. 2009. 神经解剖学. 第 2 版. 北京：人民卫生出版社

Andrada J, Livingston P, Lee BJ, et al. 2012. Propofol and etomidate depresscortical, thalamic, and reticular formation neurons during anesthetic-induced unconsciousness. Anesth Analg, 114（3）：661-669

Angeles FM, Palacios-Bote R, Leo-Barahona M, et al. 2010. Anatomy of the brainstem: a gaze into the stem of life. Semin Ultrasound CT MRI, 31（3）：196-219

Bosman LWJ, Houweling AR, Owens CB, et al. 2011. Anatomical pathwaysinvolved in generating and sensing rhythmic whisker movements. Front Integr Neurosci, 5：53

Boysen NC, Dragon DN, Talman WT. 2009. Parasympathetic tonic dilatory influences on cerebral vessels. Auton Neurosci, 147（2）：101-104.

Braud A, Vandenbeuch A, Zerari-Mailly F, et al. 2012. Dental afferents project onto gustatory neurons in the nucleus of the solitary tract. J Dent Res, 91（2）：215-220

Bromberg martin ES, Hikosaka O, Nakamura K. 2010. Coding of task reward value in the dorsal raphe nucleus. J Neurosci, 30（18）：6262-6272.

Chertok VM, Kotsyuba AE. 2011. Changes in neurons of medulla oblongata nuclei under conditions of chronic NO-synthase inhibition. Bull Exp Biol Med, 151（1）：103-106

Cooper MA, McIntyre KE, Huhman KL, et al. 2008. Activation of 5-HT1 aautoreceptors in the dorsalraphe nucleus reduces the behavioralconsequences of social defeat. Psychoneuroendocrinology, 33（9）：1236-1247

Dong YL, Wang W, Li H, et al. 2012. Neurochemical properties of the synapses in the pathways of orofacial nociceptivereflexes. PLoS One, 7（3）：e34435

Eggers C, Fink GR, Möller-Hartmann W, et al. 2009. Correlation of anatomy and function in medulla oblongata infarction. Eur J Neurol, 16（2）：201-204

Fornai F, Ruffoli R, Giorgi FS, et al. 2011. The role of locus coeruleus in the antiepileptic activityinduced by vagus nerve stimulation. Eur J Neurosci, 33（12）：2169-2178

Gilman S, Winans S. 1975. Manter and Gatz's essentials of clinical neurology and neurophysiology. 6th edition. Philadelphia F A Davis company

Guinan JJ. 2006. Olivocochlearefferents: anatomy, physiology, function and the measurement of efferent effects in humans. Ear Hear, 27（6）：589-607

Hale MW, Dady KF, Evans AK, et al. 2011. Evidence for in vivo thermosensitivity of serotonergic neurons in the rat dorsal raphenucleus and raphe pallidus nucleus implicated in thermoregulatory cooling. Exp Neurol, 227（2）：264-278

Herrero L, Pardoe J, Cerminara NL, et al. 2012. Spatial localization and projectiondensities of brainstem mossy fibre afferents to the forelimb C1 zone of the ratcerebellum. Eur J Neurosci, 35（4）：539-549

Hicks TP, Onodera S. 2012. The mammalian red nucleus and its role in motor systems, including the emergence of bipedalism and language. ProgNeurobiol, 96（2）：165-175

Highstein SM, Mccrea RA. 1988. The anatomy of the vestibular nuclei. Reviews of Oculomotor Research, 151（2）：157-203

Hittinger M, Horn AK. 2012. The anatomical identification of saccadic omnipauseneurons in the rat brainstem. Neuroscience, 210（210）：191-199

Humphries MD, Gurney K, Prescott TJ. 2006. The brainstem reticular formationis a small-world, not scale-free, network. Proc R Soc B, 273（1585）：503-511

Kobayashi A, Shinoda M, Sessle BJ. 2011. Mechanisms involved in extraterritorial facial painfollowing cervical spinal nerve injury in rats. Mol Pain, 7（1）：12

Lamy CM, Beck SG. 2010. Swim stress differentially blocks CRF receptormediated responses in dorsal raphe nucleus. Psychoneuroendocrinology0, 35（9）：1321-1332

Li P, Tjen-A-Looi SC, Longhurst JC. 2010. Nucleus raphé pallidus participates in midbrain-medullary cardiovascular sympathoinhibition during electroacupuncture. Am J Physiol Regul Integr Comp Physiol, 299（5）：R1369-R1376

Lin LH, Dragon DN, Jin J, et al. 2011. Targeting neurons of rat nucleus tractussolitarii with the gene transfer vector adeno-associated virus type 2 to up-regulate neuronal nitric oxide synthase. Cell Mol Neurobiol, 31（6）：847-859

Lin LH, Langasek JE, Talman LS, et al. 2010. Feline immunodeficiency virus as a gene transfer vector in the rat nucleus tractussolitarii. Cell Mol Neurobiol, 30（3）：339-346

Lin LH, Taktakishvili OM, Talman WT. 2008. Colocalization of neurokinin-1, N-methyl-D-aspartate, and AMPA receptors on neurons of the rat nucleus tractussolitarii. Neuroscience, 154（2）：690-700

Marzo SJ, Moeller CW, Sharma N, et al. 2010. Facial motor nuclei cell loss withintratemporalfacial nerve crush injuriesin Rats.Laryngoscope, 120（11）：2264-2269

May PJ, Vidal PP, Baker H, et al. 2012. Physiological and anatomical evidence for an inhibitory trigemino-oculomotor pathway in the cat. J Com Neurol, 520（10）：2218-2240

Momose-Sato Y, Sato K. 2011. The embryonic brain and development of vagal pathways, the embryonic brain and development of vagal pathways. RespirPhysiolNeurobiol, 178（1）：163-173

Monti JM. 2010. The structure of the dorsal raphe nucleus and its relevance to the regulation of sleep and wakefulness. Sleep Med Rev, 14（5）：307-317

Nakamura K, Matsumoto M, Hikosaka O. 2008. Reward-dependent modulation of neuronal activity in the primate dorsal raphe Nnucleus.J Neurosci, 28（20）：5331-5343

Nayate A, Moore SA, Weiss R, et al. 2009. Cardiac damage after lesions of the nucleus tractussolitarii. Am J Physiol Regul Integr Comp Physiol, 296（2）：R272-279.

Panneton WM, Gan Q, Livergood RS. 2011. A trigeminoreticularpathway: implications in pain.PLoS One, 6（9）：e24499

Pascual font A, Hernadez morato I, Mchanwell S, et al. 2011. The central projections of the laryngeal nerves in the rat. J Anat, 219（2）：217-228

Paxinos G, Mai JK. 2004. The human nervous system. Second edition. San Diego：Elsevier Academic Press

Persson K, Rekling JC. 2011. Population calcium imaging of spontaneous respiratory and novel motor activity in the facial nucleus and ventral brainstem in newborn mice. J Physiol, 589（10）：2543-2558

Puryear CB, Mizumori SJY. 2008. Reward prediction error signals by reticular formation neurons.Learn Mem, 15（2）：895-898

Ren K, Dubner R. 2011. The role of trigeminal interpolaris-caudalis transition zone in persistent orofacial pain. Int Rev Neurobiol, 97：207-225

Sakai K. 2011. Sleep-waking discharge profiles of dorsal raphe neuleus in mice.Neuroscience, 197：200-224

Sandwell SE, Elnaggar AO, Nettleton GS, et al. 2010. Trigeminal nucleus caudalisanatomy：guidance for radiofrequency dorsal rootentry zone lesioning. Stereotact Funct Neurosurg, 88（5）：269-276

Sirkin DW. 2012. Head and eye movements in rats with pontine reticular lesions incomparison with primates：a scientific memoir and a fresh look at some old and 'new' data. Behav Brain Res, 231（2）：371-377

Standring S. 2008. Gray's anatomy. 40th edition. Amsterdam：Elsevier Limited

Taktakishvili OM, Lin LH, Vanderheyden AD, et al. 2010. Nitroxidergic innervation of human cerebral arteries. Auton Neurosci, 156（1-2）：152-153

Wainwright DA, Mesnard NA, Xin J, et al. 2009. Effects of facial nerve axotomy on Th2-associated and Th1-associated chemokine mRNA expression in the facial motor nucleus of wild-type and presymptomatic SOD1 mice.J Neurodegener Regen, 2（1）：39-44

Yasui Y, Masaki E, Kato F. 2011. Esmolol modulates inhibitory neurotransmission in the substantiagelatinosa of the spinaltrigeminal nucleus of the rat. BMC Anesthesiol, 11（1）：1-10

Yeomans JS. 2012. Muscarinic receptors in brain stem and mesopontine cholinergicarousal functions. Handb Exp Pharmacol, 208（208）：243-259

Zhang J, Liang H, Luo P, et al. 2011. Unraveling a masticatory - oculomotor neuralpathway in rat：Implications for a pathophysiological neural circuit in human?Int J Physiol Pathophysiol Pharmacol, 3（4）：280-287

第六章 小 脑

小脑是随动物运动的复杂化而进化发展的。在两栖类动物，小脑接受前庭器纤维，感知体位运动变化，维持身体姿势的平衡。这部分的结构和功能在哺乳类动物和人类被保留，即**绒球小结叶 flocculonodular lobe**，也称为**古小脑 archicerebellum** 或**前庭小脑 vestibulocerebellum**。陆生动物用四肢带动躯干运动，相应地出现**小脑体 corpus of cerebellum**。小脑体与绒球小结叶之间，出现**后外侧裂 posterolateral fissure**，随后小脑又出现**原裂 primary fissure**，分小脑为前、后两叶。**前叶 anterior lobe** 位于原裂之前，主要接受脊髓小脑束的纤维，称为旧小脑或脊髓小脑。在哺乳动物，**小脑后叶 posterior lobe** 由于接受皮质-脑桥-小脑束的纤维而特别发达，称为新小脑或大脑小脑。新小脑的出现与哺乳动物的运动密切相关。哺乳动物用四肢支撑地面，同时能快速的奔跑跳跃，这就要求肢体的灵活调节才能维持其身体姿势的平衡，此即新小脑的功能。

小脑在感觉感知、协调性和运动调制中扮演重要角色。小脑接受外周多种感觉信息和包括端脑在内的各级中枢的传入信息，进行分析综合，但不产生意识。小脑是一个调节中枢，而不是直接指挥骨骼肌活动的运动中枢。虽然小脑的基本结构和它在正常运动中的重要作用很早就有认识，但具体调节过程仍不清楚。

第一节 小脑概观

一、小脑的位置和毗邻

小脑 cerebellum 位于颅后窝，上隔**小脑幕 tentorium cerebelli** 与端脑枕叶底面相邻；小脑腹侧是脑干，两者之间的狭窄间隙为第四脑室（图6-1）。小脑与脑干之间通过三对小脑脚 cerebellar peduncles 相连。其中，小脑中脚起自脑桥基底部外侧，弯向背侧连于小脑；小脑下脚主要起自脊髓和下橄榄核，在小脑中脚的内侧进入小脑；小脑上脚大部分由小脑的传出纤维构成，经中脚前内侧潜入脑桥上部的背面，两个小脑上脚之间是上髓帆。下髓帆由小脑向下连接第四脑室脉络丛，使小脑与脑干紧密联系不易分离。小脑下面中部凹陷，有**小脑镰 dural falx cerebelli** 深入其中，两侧小脑半球的下面恰位于颅后窝底的左、右小脑窝内。小脑的背侧为枕鳞，枕骨骨折最易伤及小脑。小脑的上方正中有直窦，后上方有窦汇；小脑镰后缘内有枕窦，上通窦汇。小脑和脑干在颅后窝几乎没有缓冲余地，所以颅后窝的占位性病变常形成枕骨大孔疝（亦称小脑扁桃体疝），危及生命。

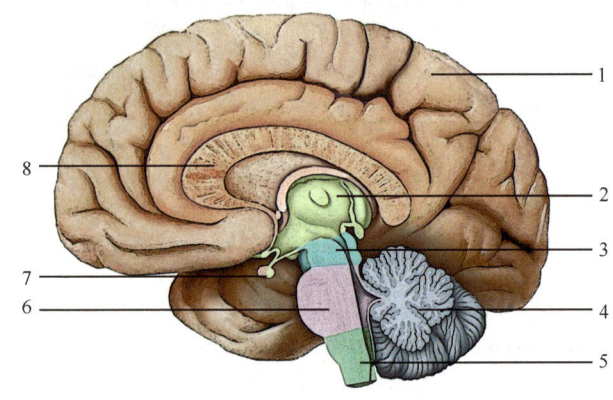

图 6-1 小脑的位置

1 端脑 telencephalon；2 间脑 diencephalon；3 中脑 mesencephalon；4 小脑 cerebellum；5 延髓 medulla oblongata；6 脑桥 pons；7 脑垂体 pituitary；8 胼胝体 corpus callosum

二、小脑外形和分叶

（一）小脑分叶分部

小脑表面的横裂将小脑外观分成许多平行、狭长的叶片 folia。一些较深的沟称为裂，将小脑分为若干个小叶 lobule。以小脑表面最深的两个裂（原裂和后外侧裂）为标准，将小脑分为三个叶 lobes：前叶、后叶和绒球小结叶（图6-2、图6-3）。

以后外侧裂为界，把人的小脑分为绒球小结叶和**小脑体 corpus of cerebellum**。绒球小结叶是由蚓部的小结，通过绒球脚与半球部分的绒球相连接构成。小脑体被原裂分为前叶和后叶。前叶包括小舌、中央小叶、中央小叶翼、山顶和**方形小叶前部 anterior quadrangular lobule**。后叶包括**方形小叶后部 posterior quadrangular lobule**、山坡、**上半月小叶 superior semilunar lobule**、下半月小叶 **inferior** semilunar lobule、二腹小叶 biventral lobule、小脑扁桃体。后叶又以次裂分为中叶和固有后叶。中叶包括蚓部的山坡、蚓叶、蚓结节和小脑半球上的方形小叶后部、上半月小叶和下半月小叶。山坡及方形小叶后部也称单小叶 simple lobule；蚓叶和蚓结节也称正中小叶 median lobulus。固有后叶包括蚓部的蚓锥体和蚓垂（合称后正中小叶），半球部的二腹小叶和小脑扁桃体（合称旁正中小叶 paramedian lobulus）。上半月小叶、下半月小叶和二腹小叶也称为祥状小叶。**旁绒球 paraflocculus** 或称为副绒球，是蚓垂伸入小脑扁桃体的一小部分，在人类已不明显。

（二）小脑上面观

小脑上面平坦，其前、后缘凹陷，称为**小脑前切迹 anterior cerebellar notch** 和**小脑后切迹 posterior cerebellar notch**；可清晰地分辨左、右**小脑半球 cerebellar hemisphere** 和中央的**小脑蚓 vermis**。**原裂 primary fissure** 将小脑分成**前叶 anterior lobe** 和**后叶 posterior lobe**，是位于小脑半球前、中 1/3 交界处最深的裂隙。近后叶边缘处有**水平裂 horizontal fissure**，始自小脑中脚，以水平方向绕小脑半球的外侧缘和后缘，终于小脑后切迹。水平裂由后向前与原裂前端相连，分割小脑上、下面。虽然水平裂很明显，但它出现在胚胎发育的相对晚期，不作为小脑皮质功能分区的依据。

小脑蚓部分为五个部分，从前向后是**小舌 lingula**、**中央小叶 central lobule**、**山顶 culmen**、**山坡 declive**、**蚓叶 folium of vermis**。除小脑蚓前部的小舌与后叶的**小结 nodule** 大部分紧邻外，其余各部分分别与相应半球的小叶相连。属于小脑前叶的上蚓部由小舌、中央小叶和山顶组成。小舌由 4～5 个单层的小脑叶片构成，白质与上髓帆相连。**中央前沟 precentral fissure** 将小舌与中央小叶分隔，**顶前沟 preculminary fissure** 分隔中央小叶和山顶。中央小叶和山顶的两侧连于**中央小叶翼 ala of central lobule**；山顶和山坡连于**方形小叶 quadrangula lobule**，中间隔以原裂，而山顶就位于顶前沟与原裂之间。位于原裂和水平裂之间的是**单小叶 simple lobule** 和蚓叶，单小叶与方形小叶后部相连，蚓叶则连于**上半月小叶 superior semilunar lobule**，后方以水平裂与**下半月叶 inferior semilunar lobule** 相接（图 6-2）。

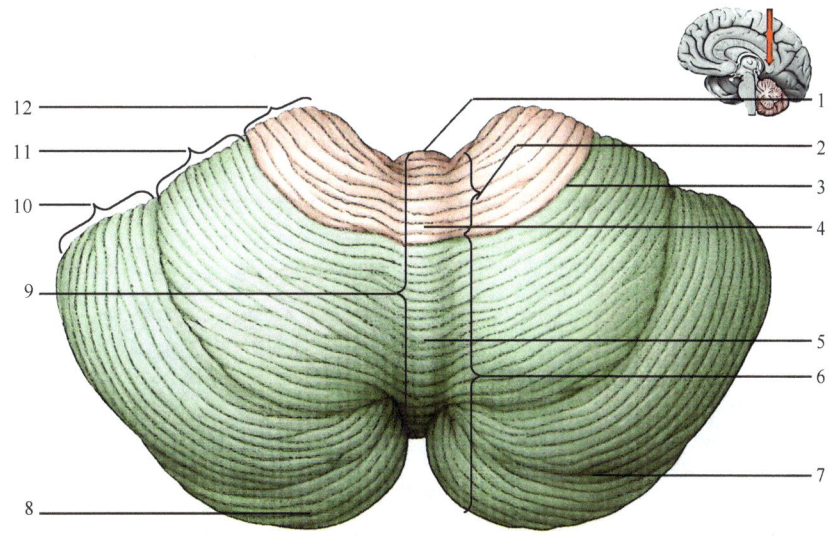

图 6-2 小脑上面观

1 中央小叶 central lobule；2 前叶 anterior lobe；3 原裂 primary fissure；4 山顶 culmen；5 山坡 declive；6 后叶 posterior lobe；7 水平裂 horizontal fissure；8 下半月小叶 inferior semilunar lobule；9 小脑蚓 veimis；10 上半月小叶 superior semilunar lobule；11 单小叶 simple lobule；12 方形小叶 quadrangula lobule

（三）小脑下面观

小脑半球的中央缩窄为小脑下蚓，分为四个部分，从前向后是**小结 nodule**、**蚓垂 uvula of vermis**、**蚓锥体 pyramid of vermis** 和**蚓结节 tuber of vermis**。左、右**绒球 flocculus** 位于后外侧裂的前方，由左、右**绒球脚 peduncle of flocculi** 连于中央的小结，共同组成**绒球小结叶 flocculonodular lobe**，其前方为小脑前叶，后方为小脑后叶（图 6-3）。较深的**后外侧裂 posterolateral fissure** 将绒球小结叶与蚓垂和小脑扁桃体分开。绒球小结叶与位于第四脑室外侧的前庭神经核紧密相连。蚓垂连于**小脑扁桃体 tonsil of cerebellum**。蚓锥体连于**二腹小叶 biventral lobule**，两者之间隔以**次裂 second fissure** 或称为**锥后裂 retropyramidal fissure**。蚓结节向两侧连于**下半月叶 inferior semilunar lobule**。小结与蚓垂之间分隔的标志为后外侧裂的内侧部；蚓结节和蚓锥体间由**月隙裂 lunogracile fissure** 分隔。粗大的小脑中脚上方为小脑上脚和上髓帆，其下方为小脑下脚和下髓帆。**小脑扁桃体 tonsil of cerebellum** 构成小脑后叶下面的左、右侧膨大部，位于延髓的背侧，枕骨大孔的上方，以深的**扁桃体后裂 retrotonsillar fissure** 与二腹小叶隔开；小脑扁桃体的皮质在该裂深部与二腹小叶的皮质相连续。小脑扁桃体内侧与蚓垂以旁正中沟底部的**沟带 furrowed band** 相连续。邻近沟带处，蚓垂体与小脑扁桃体间的皮质被白质中断。小脑扁桃体与枕骨大孔的位置关系，根据国人资料可分三种情况：① 位居枕骨大孔上方；② 位于枕骨大孔内；③ 突向枕骨大孔下方 2～3mm。故枕骨大孔疝的诊断，不能单纯依据影像而应结合临床表现。

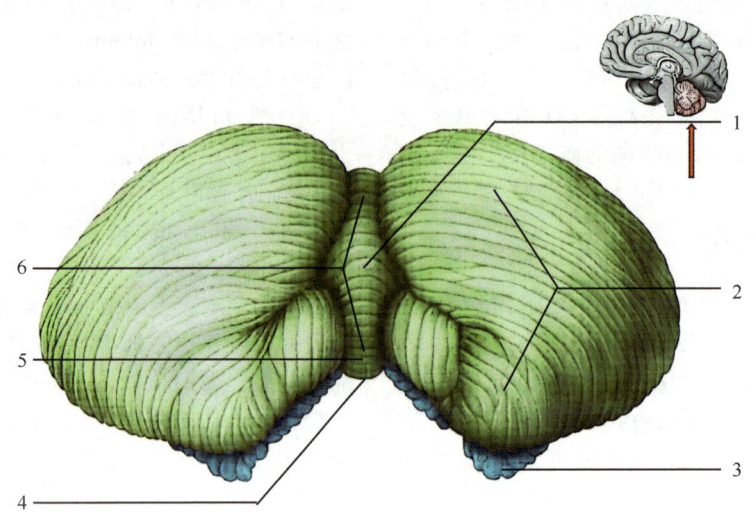

图 6-3 小脑下面观

1 蚓锥体 pyramid of vermis；2 小脑半球 cerebellar hemisphere；3 绒球 flocculus；4 小结 nodule；5 蚓垂 uvula of vermis；6 蚓部 vermis

Larsell 把小脑蚓部各小叶从小舌至小结依次用罗马数字 Ⅰ～Ⅹ 来表示，将与蚓部相应的半球各部也标以同样的罗马数字，并注以字母"H"。这种标记有利于描述小脑半球各部与蚓部的对应关系，已被广泛采用（图 6-4）。

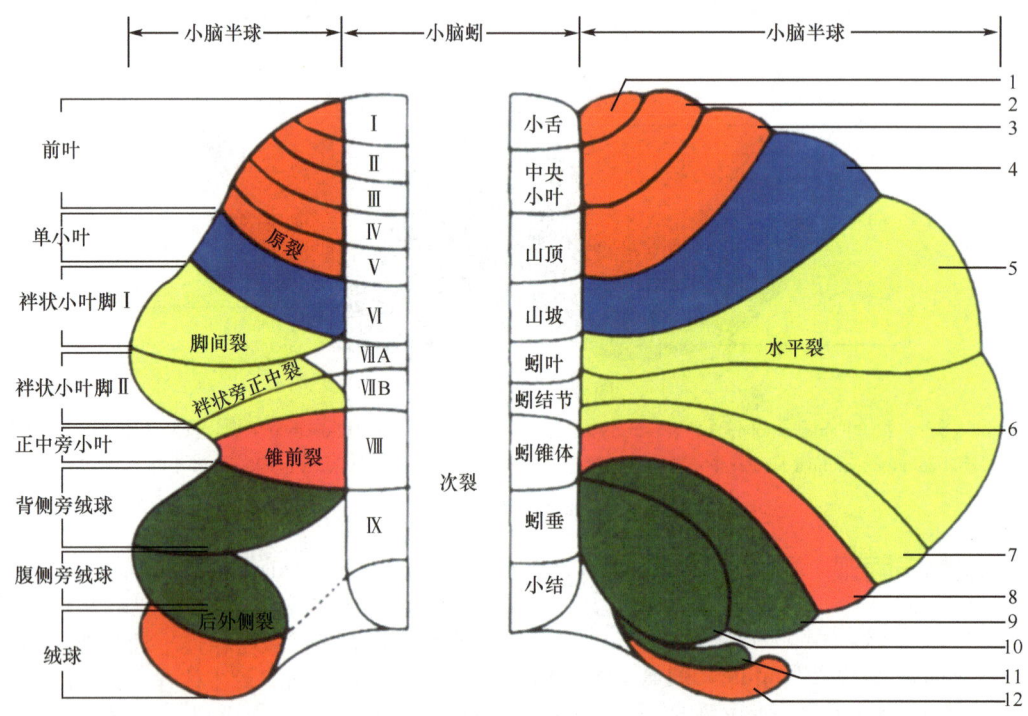

图 6-4 比较解剖学分叶与 Larsell 命名的对应关系

1 小脑小舌纽 wing of lingula；2 中央小叶翼 ala of central lobule；3 方形小叶前部 anterior quadrangula lobule；4 方形小叶后部 posterior quadrangular lobule；5 上半月小叶 superior semilunar lobule；6 下半月小叶 inferior semilunar lobule；7 旁正中小叶 paramedian lobulus；8 二腹小叶：外侧腹 lateral biventral lobule；9 二腹小叶：内侧腹 medial biventral lobule；10 小脑扁桃体 tonsil of cerebellum；11 副旁绒球 accessory paraflocculus；12 绒球 flocculus

三、小脑的功能分区

小脑的功能分区包括小脑体和绒球小结叶。小脑体主要接受来自脊髓和脑桥核的纤维投射，绒球小结叶则与前庭神经核有传入和传出的联系。小脑体依据接受脊髓或脑桥的投射纤维可进一步划分为：前叶、单小叶、蚓锥体和二腹小叶，主要接受来自脊髓和三叉小脑束的传入；脑桥小脑束投射到小叶、结节、蚓垂、整个小脑半球以及那些接受脊髓传入的区域（图6-5）。

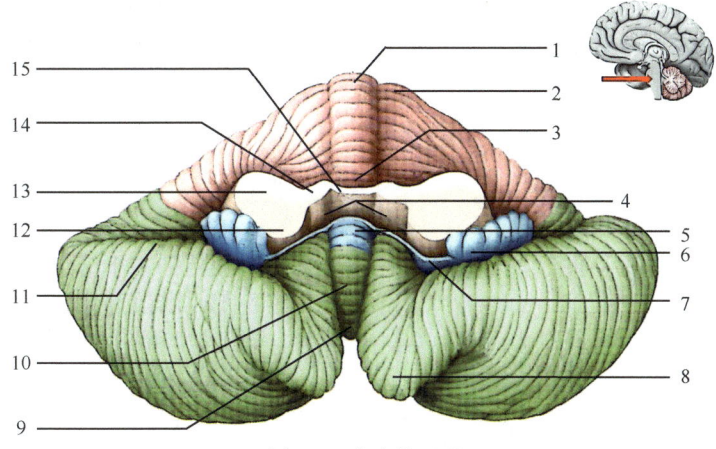

图6-5 小脑前面观

1 中央小叶 central lobule；2 中央小叶翼 ala of central lobule；3 小舌 lingula；4 第四脑室 fourth ventricle；5 小结 nodule；6 绒球 flocculus；7 绒球脚 peduncle of flocculus；8 小脑扁桃体 tonsil of cerebellum；9 蚓锥体 pyramid of vermis；10 蚓垂 uvula of vermis；11 水平裂 horizontal fissure；12 小脑下脚 inferior cerebellar peduncle；13 小脑中脚 middle cerebellar peduncle；14 小脑上脚 superior cerebellar peduncle；15 上髓帆 superior medullary velum

1. 古小脑 archicerebellum 又称**前庭小脑 vestibulocerebellum**，即绒球小结叶，主要接受来自同侧前庭神经核和前庭神经节的纤维——前庭小脑束，经小脑下脚传入，功能与调控平衡和眼的运动有关。绒球小结叶传出纤维又反馈到同侧前庭神经核和参加内侧纵束，支配管理躯干肌运动的前角运动神经元，完成各种前庭刺激所致的肌张力改变，维持身体姿势的平衡，协调眼球运动。

2. 旧小脑 paleocerebellum 亦称**脊髓小脑 spinocerebellum**，位于原裂与前外侧裂之间的前叶；此外，蚓垂、蚓锥体也属于旧小脑。它主要接受脊髓小脑前束、脊髓小脑后束和楔小脑束的纤维，整合和处理躯干、四肢骨骼肌肌张力变化的信息；此外，网状小脑束的纤维也传至旧小脑。在脊髓小脑皮质中，不同区域负责管理着躯体不同部位的肌张力，即有一定的定位关系。该部的传出纤维，经小脑核（顶核、球状核、栓状核）中继后，发出纤维离开小脑，反馈至前庭神经核和加入内侧纵束、网状脊髓束，支配同侧脊髓前角α运动神经元和γ运动神经元，实现对躯干、四肢肌张力的调节。部分纤维经小脑上脚分别至对侧红核或丘脑的腹外侧核中继，经红核脊髓束或丘脑辐射至大脑皮质，由皮质脊髓束最终控制脊髓前角γ运动神经元，管理肢体远端的肌张力和协调运动。

3. 新小脑 neocerebellum 又称**大脑小脑 cerebrocerebellum**，为原裂之后的后叶，包括腹侧面的左、右小脑扁桃体，为小脑三个叶中体积最大的部分，也是人类比其他哺乳类动物小脑进化更高等的部分。传入纤维来自大脑皮质广泛区域传出的额、顶、枕、颞桥束，在脑桥核中继后，交叉至对侧，经粗大的小脑中脚进入新小脑的皮质。新小脑皮质的传出纤维经齿状核中继后，发出巨大的纤维束经齿状核门、小脑上脚至对侧红核，中继后加入红核脊髓束至脊髓前角神经元；或经丘脑腹外侧核中继后投射至大脑皮质运动区，再由皮质脊髓束经锥体交叉至同侧脊髓前角神经元，管理躯干、四肢骨骼肌的协调运动（图6-6，图6-15，表6-1）。

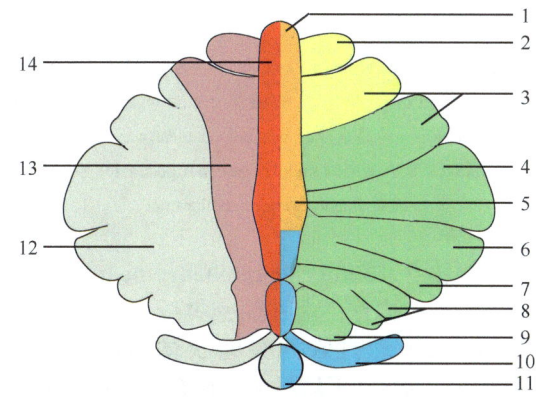

图6-6 小脑解剖学分叶与功能分区的对应关系示意图

1 小舌 lingula；2 中央小叶翼 ala of central lobule；3 方形小叶 quadrangula lobule；4 上半月小叶 superior semilunar lobule；5 小脑蚓 vermis；6 下半月小叶 inferior semilunar lobule；7 旁正中小叶 paramedian lobulus；8 二腹小叶 biventral lobule；9 小脑扁桃体 tonsil of cerebellum；10 绒球 flocculus；11 小结 nodule；12 大脑小脑 cerebrocerebellum；13 脊髓小脑 spinocerebellum；14 前庭小脑 vestibulocerebellum

表 6-1 小脑各功能区的传入、传出联系和功能与解剖学分区的对应关系

功能区	解剖学分区	传入起源	深部核团	传出终点	功能
前庭小脑	绒球小结叶	前庭	外侧前庭核	内侧下行系统：躯干肌运动神经元	姿势、前庭反射
脊髓小脑	内侧区（蚓部）	前庭、脊髓（躯体近端、头面部）、视觉、听觉	顶核	内侧下行系统：前庭核、网状结构、运动皮质的躯干代表区	躯干和躯体近端的运动控制，运动的适时管理
	半球的中间区	脊髓（躯体远端部位）	中间核	外侧下行系统：红核大细胞部、运动皮质远端躯体代表区	躯体远端的运动控制，运动的适时管理
大脑小球	半球的外侧区	大脑皮质	齿状核	整合区：红核小细胞部、运动皮质远端肢体代表区、前运动皮质	运动的发起、计划和定时

四、小脑脚

小脑的传入和传出纤维束形成三对小脑脚与中枢神经系统其他部位发生联系。通过小脑上脚连于中脑，经小脑中脚连于脑桥，由小脑下脚连于延髓（图 6-7）。

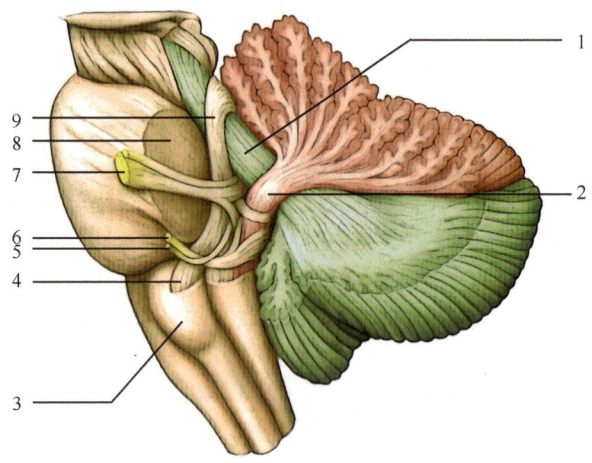

图 6-7 小脑脚

1 小脑上脚 superior cerebellar peduncle；2 小脑下脚 inferior cerebellar peduncle；3 橄榄 olive；4 中央被盖束 central tegmental tract；5 面神经 facial nerve；6 前庭蜗神经 vestibulocochlear nerve；7 三叉神经 trigeminal nerve；8 小脑中脚 middle cerebellar peduncle；9 脊髓小脑前束 anterior spinocerebellar tract

1. 小脑下脚 inferior cerebellar peduncle 位于小脑中脚的内侧，由外侧密集纤维束即**绳状体 restiform body** 和内侧的**旁绳状体 juxtarestiform body** 组成；向后连于延髓，形成了延髓上半的后外侧部。左、右小脑下脚呈分叉状上升，分别进入左、右小脑半球。小脑下脚由大量的传入小脑的纤维束组成，包括：①脊髓小脑后束，由脊髓至旧小脑；②楔小脑束，由延髓下橄榄核到新小脑皮质；③橄榄小脑束，由延髓下橄榄核到小脑蚓；④前庭小脑束，由前庭神经核到古小脑。经小脑下脚离开小脑的纤维束有：①小脑前庭束，到前庭神经核；②小脑网状束，到延髓和脑桥网状结构。

2. 小脑中脚 middle cerebellar peduncle 即**脑桥臂**，是三对小脑脚中最大的一对，位置最靠外侧，向腹侧连于脑桥。纤维几乎全部来自脑桥基底部的脑桥核发出的脑桥小脑纤维，在脑桥内交叉后，形成脑桥基底部的横行纤维，经小脑中脚入新小脑半球。

3. 小脑上脚 superior cerebellar peduncle 又称为**结合臂**，位于最内侧，向后连于中脑。小脑上脚出现于上髓帆的上部（小脑前切迹），走行在第四脑室顶的上外侧半，然后进入中脑下部（约在下丘的下方）。大部分纤维来自小脑核，主要是齿状核和中间核，也有部分来自顶核。另外，传入的纤维有：①脊髓小脑前束；②红核小脑束；③顶盖小脑束（图 6-8）。

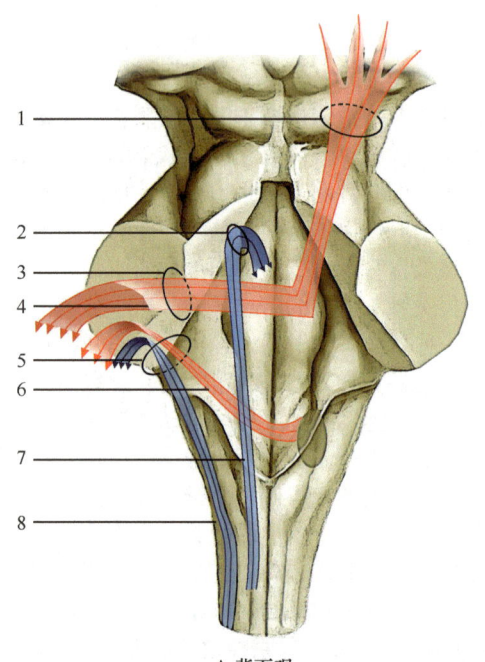

A. 背面观

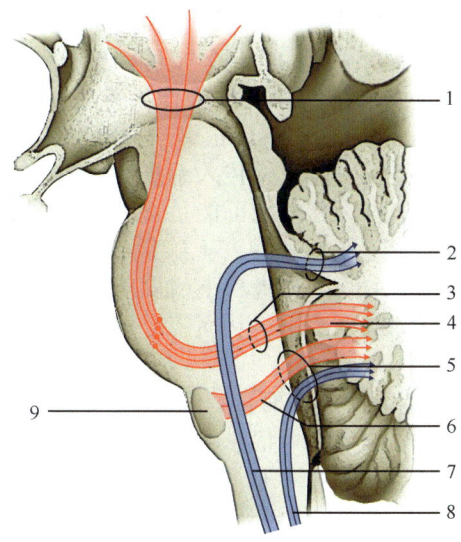

B. 侧面观

图 6-8 小脑脚的纤维成分

1 皮质脑桥束 corticopontine tract；2 小脑上脚 superior cerebellar peduncle；3 小脑中脚 middle cerebellar peduncle；4 脑桥小脑束 pontocerebellar tract；5 小脑下脚 inferior cerebellar peduncle；6 橄榄小脑束 olivocerebellar tract；7 脊髓小脑前束 anterior spinocerebellar tract；8 脊髓小脑后束 posterior spinocerebellar tract；9 橄榄 olive

第二节 小脑内部结构

一、小脑的组织学构筑

1. Purkinje 细胞是小脑皮质神经元回路的核心 整个小脑皮质的组织结构几乎是一致的，没有大脑皮质的局部差异，这种同质性遍及哺乳动物，在所有脊椎动物中也少有差别。

小脑皮质构筑有精确的排列规律，由表及里分为三层：**分子层、Purkinje 细胞层和颗粒层**。小脑皮质有三种传入纤维：**苔藓纤维 mossy fiber**、**攀缘纤维 climbing fiber** 和一些**单胺能纤维 monoaminergic fiber**；五种神经元：**Purkinje 细胞**、**颗粒细胞 granular cell**、**篮细胞 basket cell**、**星形细胞 stellate cell** 和**高尔基细胞 Golgi cell**。Purkinje 细胞是小脑皮质的主要神经元，它的轴突构成小脑皮质唯一的传出途径，其余四种神经元都是小脑皮质神经元回路中的**局部中间神经元 local interneuron**。小脑的传入纤维和局部中间神经元以 Purkinje 为核心，构成完成小脑皮质感觉运动整合的基本神经元回路。由于小脑皮质是由这种单一形式的神经元回路重复组装而成，所以尽管输入小脑不同部位的神经信号不尽相同，但这些性质和来源不同的信号受到的却是相似的神经加工过程。

2. Purkinje 细胞的轴突是小脑皮质的唯一传出纤维 小脑的传出联系包括 Purkinje 细胞到小脑核和前庭神经核的抑制性投射以及小脑核的传出联系。小脑核与脑干运动中枢相联系，并通过丘脑与大脑运动中枢相联系。小脑对运动的影响总是间接的，小脑核没有直接投射到运动神经元。

蚓前叶和前庭小脑的 Purkinje 细胞经过前庭神经核的中继，与支配眼外肌、中轴肌、近侧肢体肌的运动神经元相联系。另外，通过有关顶核、前庭神经核和网状结构的多突触径路，影响支配双侧骨骼肌的运动神经元。

小脑皮质的纤维投射到齿状核，经齿状核中继后，由小脑上脚走出，在中脑内交叉，大部分纤维穿过红核或从附近经过，至对侧丘脑（腹外侧核、腹前核、丘脑枕和部分板内核）再次中继，主要投射到大脑皮质躯体运动区和躯体感觉区。此外，小脑皮质的纤维还投射到中间核（栓状核和球状核），中继后由小脑上脚出小脑，在中脑内交叉，大部分纤维止于对侧红核，而后发出红核脊髓束，再返回对侧下行，作用于同侧肢体屈肌；小部分纤维经过对侧丘脑的腹外侧核、腹前核和板内核再次中继后，投射到大脑皮质感觉区。

3. 攀缘纤维和苔藓纤维构成小脑皮质的主要传入系统 小脑皮质的传入纤维来自脊髓小脑束、楔小脑束、橄榄小脑束、前庭小脑束和脑桥小脑束等。此外，还有联系相邻叶片的短联络纤维和连结同侧不同皮质区的长联络纤维。按结构可分为攀缘纤维和苔藓纤维两种。

攀缘纤维 climbing fiber 或称为爬行纤维，主要来自下橄榄核。攀缘纤维较细，在白质与颗粒层中均无分支。当接近 Purkinje 细胞时，攀缘纤维失去髓鞘，分为数个小支，沿 Purkinje 细胞的树突攀缘而上，与之形成突触。由攀缘纤维传来的冲动，直接到 Purkinje 细胞，有强兴奋作用。

苔藓纤维 mossy fiber 较粗，主要来自脊髓小脑束、橄榄小脑束和桥小脑束等。进入皮质前，在白质内分为 20～30 个分支，其中部分到达邻近叶片；进入颗粒层后失去髓鞘，又分为许多小支，末端形成终结，与颗粒细胞和高尔基Ⅱ型细胞共同形成小脑小球。借此形式，苔藓纤维把兴奋传给众多颗粒细胞，后者再把冲动传给 Purkinje 细胞或经篮细胞后传给 Purkinje 细胞。通过以上各种联系，一个简单的冲动扩散到广泛的小脑皮质。

电生理学研究显示，攀缘纤维传入系统和苔藓纤维传入系统是不同的。正常状态下，苔藓纤维的传入可使 Purkinje 细胞产生高频简单锋电位 simple spike 的发放，而攀缘纤维的传入则呈低频而不规则的活动，只能使 Purkinje 细胞产生低频复杂锋电位 complex spike 的发放；提示两种不同纤维可能向小脑传递不同的信息，对小脑的功能活动起不同的作用。随意运动或感觉刺激能进一步提高或降低 Purkinje 细胞的简单锋电位发放频率，表明苔藓纤维可以向小脑或 Purkinje 细胞适时提供外周本体和皮肤感觉刺激的时间和强度的编码信息，直接参与运动的调控。目前认为攀缘纤维可能在小脑的感觉运动整合过程中起的作用为：①向小脑提供运动执行过程中的误差信息，使小脑得知实际运动轨道与预定运动轨道的偏差，适时矫正运动。②攀缘纤维的传入引起的复杂锋电位，可以导致平行纤维-Purkinje 细胞突触传递效率的**长时程压抑现象 long-term depression（LTD）**；这种突触功能的长时程可塑性变化，可能构成对运动学习和记忆功能的神经基础。③下橄榄核的许多神经元作为一个整体产生同步的节律放电，这种同步节律性放电活动沿攀缘纤维传入小脑皮质，经 Purkinje 细胞的介导对小脑核的神经元起作用，使小脑核也产生同步的节律性放电；这样，下橄榄-小脑系统作为**中枢时钟样结构 central-clock device** 对骨骼肌的活动起定时 timing 作用。

4. Purkinje 细胞的活动受多方面调控 除接受苔藓纤维和攀缘纤维的兴奋性传入信息外，Purkinje 细胞还受到三种抑制性局部中间神经元——**篮细胞、星形细胞和高尔基细胞**的调控。篮细胞和星形细胞首先接受来自苔藓平行纤维的兴奋性传入，然后它们的轴突伸向平行纤维的两侧，与 Purkinje 细胞形成抑制性突触联系（图 6-9）。这样，每当一排 Purkinje 细胞被一束平行纤维所兴奋，形成一条与叶片长轴一致的兴奋区 on-beam，同时被平行纤维兴奋的篮细胞和星形细胞则抑制了该平行纤维两侧的 Purkinje 细胞，即在原兴奋区的两外侧形成两条抑制区 off-beam。这种周围抑制功能被称为**空间聚集作用 spatial focusing**。高尔基细胞接受平行纤维的兴奋性传入，同时又抑制颗粒细胞，构成一个简单的负反馈回路；它可以减弱或去除颗粒-平行纤维对 Purkinje 细胞的兴奋性传入，限制其进一步激活，被称为**时间聚集作用 temporal focusing**。这些抑制性局部中间神经元对 Purkinje 细胞兴奋状态的空间、时间聚集作用，可能对骨骼肌运动在时空上的协调有重要意义。

小脑皮质还接受来自脑干中缝核群的 5-羟色胺能纤维和蓝斑核的去甲肾上腺素能纤维，这两类纤维构成小脑的**胺能纤维传入系统 aminergic cerebellar afferent system**。与苔藓纤维和攀缘纤维不同的是，胺能纤维传入系统没有向小脑传递特异神经信息。其功能可能是通过纤维末梢释放的递质 5-羟色胺和去甲肾上腺素，以神经调节的方式影响 Purkinje 细胞和小脑皮质其他细胞的膜电位和基础放电水平，从而广泛地调节小脑皮质的功能。

所以就整个小脑而言，信息整合的最终结果：到达小脑的全部传入信息均被小脑神经元回路整合为 Purkinje 细胞的抑制性输出信息，进一步对小脑深部核团神经元的紧张性放电活动进行调控，称为**抑制性雕塑作用 inhibitory sculpturing**。小脑深部核团神经元的轴突再将小脑的传出信息传输到中枢的其他运动结构，间接地实现对运动的调控。

二、小脑的化学构筑

苔藓纤维、攀缘纤维和平行纤维是兴奋性的，很可能都是以 **L-谷氨酸 L-glutamate** 为神经递质。Purkinje 细胞为 GABA 能神经元，GABA 是抑制性的神经递质。在小脑核和前庭神经核中同时含有兴奋性的谷氨酸能和抑制性的 GABA 能与甘氨酸能神经元。某些苔藓纤维和攀缘纤维除了氨基酸递质外还含有肽类。许多种系动物的苔藓纤维和攀缘纤维含有促肾上腺皮质激素释放因子（CRF），它可易化神经元对兴奋性氨基酸的反应。

三、小脑皮质

小脑浅表的灰质称为**小脑皮质 cerebellar cortex**。小脑皮质的三个层次结构由内向外依次为：**颗粒层 granular layer、Purkinje 细胞层 Purkinje cells layer 和分子层 molecular layer**（图 6-10）。

（一）颗粒层

颗粒层（约厚 200μm）含大量密集的颗粒细胞和高尔基细胞。颗粒细胞密集、核深染，在镀银染色上可见它们是一种多极的小神经元。颗粒细胞数目多，胞质少，有 3～5 个短树突，其末端形成爪状末梢；有一无髓的轴突，伸入分子层后形成 "T" 形分支，该分支沿叶片长轴平行走行，故称为**平行纤维 parallel fiber**。每条平行纤维与 500 个左右树突上的小棘突形成突触。颗粒细胞的神经递质是谷氨酸，是小脑皮质内唯一的兴奋性神经元。高尔基 Ⅱ 型细胞体积较大，轴突短，分支多，在颗粒层中

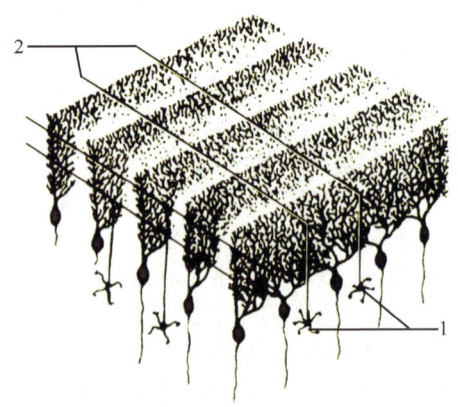

图 6-9　Purkinje 细胞的排列模式与平行纤维的关系
1 颗粒细胞 granular cell；2 平行纤维 parallel fibers

形成密丛。高尔基细胞是 GABA 能神经元，释放的 GABA 抑制颗粒细胞的活动。颗粒层的传入纤维为苔藓纤维 mossy fiber。苔藓纤维为小脑兴奋性传入纤维，主要来自脊髓、脑桥核和脑干网状结构核等处，终末形成花结样膨大，即为终结，称为玫瑰结；与颗粒细胞树突的爪状末端和高尔基细胞的轴突终末共同构成**小脑小球 cerebellar glomerulus**（图 6-11）。

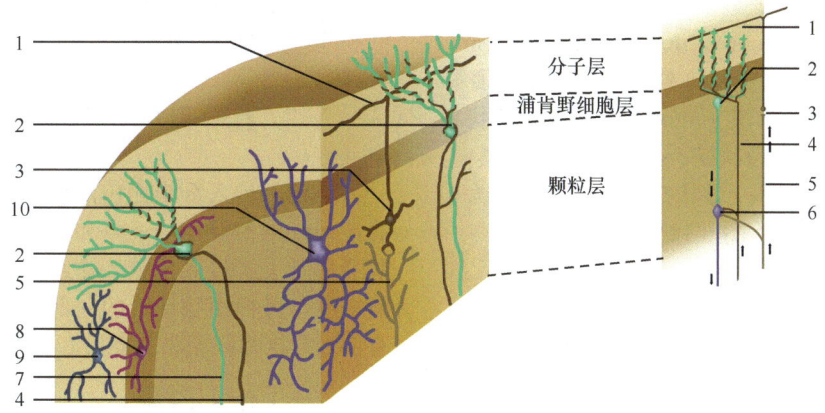

图 6-10　小脑皮质细胞构筑模式图

1 平行纤维 parallel fiber；2 浦肯野细胞 purkinje cell；3 颗粒细胞 granule cell；4 攀缘纤维 climbing fiber；5 苔藓纤维 mossy fiber；6 小脑核细胞 cerebellar nuclear cell；7 浦肯野细胞轴突 purkinje cell axon；8 篮细胞 basket cell；9 星形细胞 stellate cell；10 高尔基细胞 golgi cell

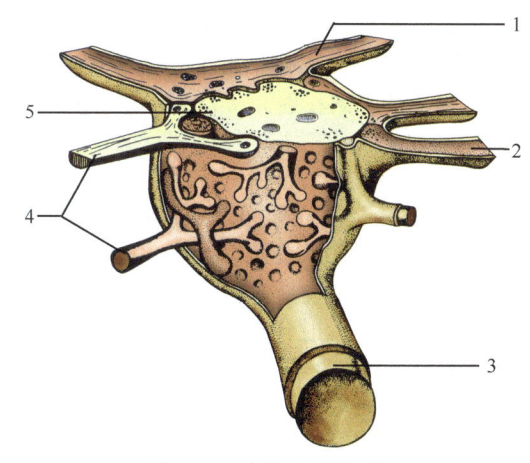

图 6-11　小脑小球模式图

1 高尔基细胞树突 dendrites of Golgi cell；2 高尔基细胞轴突 axon of Golgi cell；3 苔藓纤维 mossy fiber；4 颗粒细胞树突 dendrites of granular cell；5 苔藓纤维终结 terminal bouton of mossy fiber

小脑小球位于颗粒细胞之间，在 HE 染色切片中为粉红色球样结构，又称为**小脑岛 cerebellar island**。它是由苔藓纤维的**终结 terminal bouton**、颗粒细胞树突的终支、高尔基Ⅱ型细胞轴突终末及其树突邻近部分形成的复杂突触结构。其中心是一个苔藓纤维的终结，可与 20 个左右的颗粒细胞树突终支相接触，高尔基Ⅱ型细胞轴突的终支包在颗粒细胞树突的外面形成丛，整个小脑小球外面包有一层胶质囊。苔藓纤维与颗粒细胞的突触是兴奋性的，而高尔基Ⅱ型细胞的轴突与颗粒细胞的突触则起抑制作用。高尔基Ⅱ型细胞对苔藓纤维和颗粒细胞起反馈抑制作用。

（二）Purkinje 细胞层

Purkinje 细胞层（约厚 100μm）由单层 Purkinje 细胞构成，人的小脑约有 1.5 亿个 Purkinje 细胞。每个 Purkinje 细胞约有 15 万个树突棘，其树突呈扇形，向下在分子层内展开，扇面方向与平行纤维垂直并形成突触。Purkinje 细胞的轴突离开胞体不远便被髓鞘包裹，穿过颗粒层进入白质，末端大部分止于小脑核，小部分止于前庭神经核，主要起抑制作用。小脑向外部的传出投射，大部分由小脑核发出。Purkinje 细胞的轴突是小脑皮质的唯一传出纤维，因此所有传入小脑皮质的冲动，必须集中于此细胞，而后达到小脑的传出路径。来自下橄榄核的攀缘纤维，是小脑的兴奋性传入纤维，与 Purkinje 细胞的树突直接构成突触，在人类对运动的学习和记忆中起作用。Purkinje 细胞还接受分子层的另两种抑制性中间神经元——篮细胞和星形细胞的支配。

（三）分子层

分子层（约厚 300μm）其主要成分是 Purkinje 细胞的树突和颗粒细胞轴突的分支。分子层中有两类都属于抑制性的中间神经元：一种是星形细胞，轴突较短，与 Purkinje 细胞的树突形成突触，分布于外层；另一种是篮细胞，位于分子层内 1/3。篮细胞的轴突与小脑叶片长轴垂直的方向走行，沿途发出许多分支，分支的末端呈篮状包绕 Purkinje 细胞的胞体并与之形成突触；每个篮细胞的轴突约与 10 个 Purkinje 细胞联系。此层的另一个特征是大量来自颗粒细胞的轴突形成 T 型的平行纤维沿小脑叶片长轴平行的方向走行。

四、小 脑 核

小脑内部的白质称为**髓质** medullary matter；深埋于髓质内的灰质核团，称为**小脑核** cerebellar nuclei 或**小脑中央核** central nuclei of cerebellum。小脑核有四对，从内侧向外侧依次为：**顶核** fastigial nucleus、**球状核** globose nucleus、**栓状核** emboliform nucleus 和**齿状核** dentate nucleus。其中，顶核在发生中出现最早，球状核和栓状核合称为中间核 intermedial nuclei（图6-12）。

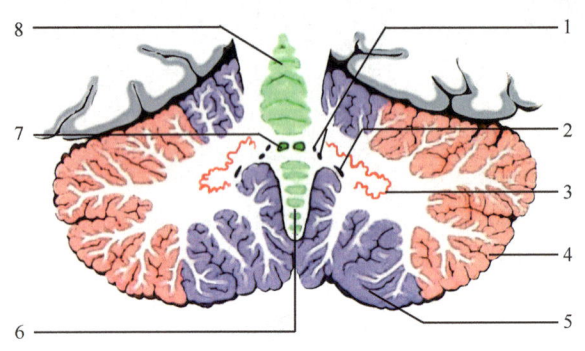

图 6-12 小脑核

1 球状核 globose nucleus；2 栓状核 emboliform nucleus；3 齿状核 dentate nucleus；4 小脑外侧部 lateral part of cerebellum；5 小脑中间部 intermediate part of cerebellum；6 小脑中央部 median part of cerebellum；7 顶核 fastigial nucleus；8 蚓部 vermis

顶核位于小脑蚓的近中线两侧，接近第四脑室顶部，在小脑小舌和中央小叶的腹侧，呈卵圆形。顶核由内侧、外侧两部分组成。外侧部比较古老，由大型多极细胞组成，内侧部比较新，含有小型细胞。顶核接受蚓部皮质的纤维并有定位关系：前蚓部的纤维终于顶核的喙侧部；单叶、蚓叶和蚓结节的纤维终于中部；蚓锥体、蚓垂和小结的纤维终于尾侧部。由顶核发出的纤维形成顶核延髓束，由交叉和不交叉的纤维组成。

球状核由多个细胞群组成，位于顶核与栓状核之间，由大型和小型多极细胞组成。球状核主要接受旧小脑皮质的纤维，发出的纤维加入结合臂。

栓状核呈楔形，居齿状核内侧，部分被齿状核门所覆盖，其界限与齿状核之间常不易分清。它接受新旧小脑皮质的纤维，发出的纤维加入小脑上脚。

齿状核为小脑核中最大的一对，仅见于哺乳类动物，MRI 轴位扫描可清晰显示。齿状核呈皱襞囊袋状，朝向内侧开口，称为**齿状核门** hilum of dentate nucleus。齿状核门被出入该核的纤维所充满。齿状核发出的纤维向上走行参与组成小脑上脚的大部分。齿状核由两部分组成，较小的背内侧部发生较早，为旧齿状核，属于旧小脑；较大的腹外侧部发生较晚，是新齿状核，属于新小脑。

小脑核的传入纤维绝大部分来自小脑皮质。另外，小脑核还直接接受下列的传入纤维：橄榄小脑束到中央核群，二级前庭纤维到顶核；一部分红核小脑纤维到球状核和栓状核。下橄榄核来源的纤维可能对小脑核起兴奋作用；小脑核对传入的兴奋和抑制起一定的整合作用。

五、小脑的纤维联系

小脑的传入纤维比传出纤维多3倍以上，多数的传入纤维束经小脑下脚和小脑中脚进入小脑，少数经小脑上脚进入小脑。除红核小脑纤维、前庭小脑纤维和橄榄小脑纤维的一部分终于小脑核外，所有传入纤维都终于小脑皮质。

（一）传入联系

传入联系分为苔藓纤维和攀缘纤维两个传入系统。苔藓纤维传入系统包括：来自躯体本体感受器和外感受器的冲动，通过脊髓小脑束、楔小脑束传至小脑前叶；来自脑干和小脑深部核团的冲动，通过网状核群，经网状小脑束投射到小脑前叶和蚓部；这些纤维大部分为不交叉的投射。来自头部本体感受器和外感受器的冲动，经三叉神经核和三叉小脑束投射到小脑山顶和山坡；来自前庭神经的第一级纤维和前庭神经核的第二级纤维，组成前庭小脑束投射到绒球小结叶和邻近小脑皮质以及终止于顶核；来自大脑皮质的冲动，经皮质脑桥束下行到达脑桥核，经脑桥小脑束主要投射到新小脑的皮质。这些传入小脑的纤维共同组成了苔藓纤维传入系统。

攀缘纤维传入系统包括来自大脑皮质、脑干网状核群、红核和小脑深部核团的冲动，先投射到延髓的下橄榄核，然后再投射到对侧的全部小脑皮质。

此外，有学者提出小脑第三传入系统，即单胺能神经元传入投射。它与苔藓纤维和攀缘纤维有着不同的形态学和生理学特征。这种单胺能神经纤维的数量较苔藓纤维和攀缘纤维要少得多。根据单胺能神经元传入末梢产生和释放的递质不同，又可将它分为去甲肾上腺素能投射和5-羟色胺能投射。前者起源于延髓的蓝斑，投射到整个小脑皮质，以蚓部、绒球和腹侧旁绒球最为密集；后者起源于中缝核群，投射到绝大部分的小脑皮质。

不同的感觉冲动在小脑皮质有比较明确的定位：触觉刺激可引起同侧前叶、单叶和两侧旁正中小叶的电位变化；视觉和听觉冲动投射到单叶、蚓叶、蚓结节以及其邻近半球皮质。另外，不同部位来源的刺激在小脑皮质中也有明确定位：下肢投射到中央小叶；上肢投射到山顶；头部投射到单叶。在旁正中小叶的投射顺序则与此相反。

来源于脊髓、脑干和大脑皮质的纤维束主要汇聚为小脑下脚和小脑中脚进入小脑，包括前庭小脑束、脊髓小脑束、楔小脑束、网状小脑束、皮质脑桥束、脑桥小脑束、橄榄小脑束、顶盖小脑束和三叉小脑束等。

1. 前庭小脑束 vestibulocerebellar tract 头部的运动和位置变化引起的前庭冲动经小脑下脚到达小脑，提供必要的姿势和眼位置的正确反射控制信息。大部分纤维的胞体位于前庭神经节，将来自内耳迷路感受器的信息直接传至同侧的小脑。少数纤维来自前庭神经核，以对称、双侧的形式分布。前庭小脑纤维主要终止于绒球小结叶（图6-13）。

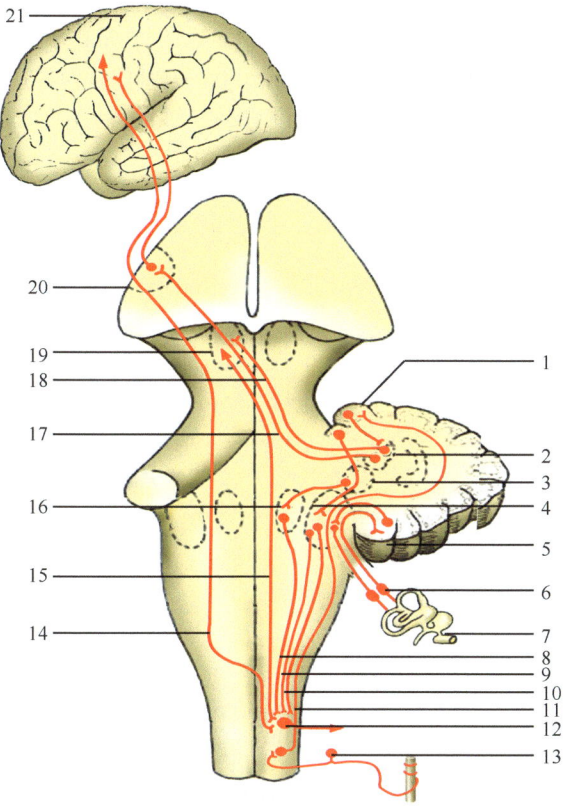

图6-13 前庭小脑的纤维联系

1 脊髓小脑 spinocerebellum；2 中间核 intermedial nuclei；3 顶核 fastigial nucleus；4 前庭神经核 vestibular nuclei；5 前庭小脑 vestibulocerebellum；6 螺旋神经节 spiral ganglion；7 前庭蜗器 vestibulocochlear organ；8 网状脊髓束 reticulospinal tract；9 内侧纵束 medial longitudinal fasciculus；10 前庭脊髓束 vestibulospinal tract；11 脊髓小脑束 spinocerebellar tract；12 脊神经节 spinal ganglia；13 前角运动神经元 motor neurons of anterior horn；14 皮质脊髓束 corticospinal tract；15 红核脊髓束 rubrospinal tract；16 网状结构 reticular formation；17 小脑丘脑束 cerebellothalamic tract；18 小脑红核束 cerebellorubral tract；19 红核 red nucleus；20 丘脑腹后外侧核 ventral lateral nucleus；21 大脑皮质运动区 motor cortex

2. 脊髓小脑束 spinocerebellar tracts 包括脊髓小脑前束、脊髓小脑后束、楔小脑束和脊髓小脑喙侧束（图6-8）。

（1）脊髓小脑后束：主要由不交叉的纤维组成，起自脊髓 $C_8 \sim L_2$ 节段的胸核，在同侧的外侧索后部上行，经小脑下脚的背内侧进入小脑，在齿状核外侧散开，终于同侧前叶内侧部、蚓锥体及旁正中小叶的外侧部。

（2）脊髓小脑前束：主要由交叉的纤维组成，大部分纤维终于对侧的小脑皮质，小部分纤维终于两侧，经上脚进入小脑，主要终止于前叶，小部纤维终于蚓锥体和旁中央小叶。

（3）楔小脑束：始自延髓的楔束副核，经同侧小脑下脚，终于前叶后部、单叶的前部和旁正中小叶，传导同侧上肢和颈部的本体感觉。

（4）脊髓小脑喙侧束：发自胸核，在脊髓前索上升，1/3经小脑下脚，2/3经小脑上脚，分别与脊髓小脑前后束进入小脑，终止于小脑皮质前叶，大部分终止于同侧，小部分终止于对侧。

3. 网状小脑束 reticulocerebellar tract 纤维起自延髓外侧网状核、旁正中网状核、舌下周核和脑桥被盖网状核。始自脑桥被盖网状核的纤维经小脑中脚入小脑，其余纤维经同侧小脑下脚入小脑，投射于同侧和对侧的小脑。网状结构神经核群作为中继和整合中枢，将来自脊髓和中枢神经系统其他部位的信息处理后传入小脑。

4. 皮质脑桥束和脑桥小脑纤维 corticopontine tract and pontocerebellar fibers 中转大脑皮质的冲动经小脑中脚到小脑，进入小脑前大部分在脑桥部交叉，但是还有相当数量的纤维属同侧投射（图6-8）。脑桥小脑束是人类锥体外系的重要传导束，它将大脑、脑桥、小脑、红核、脊髓前角α细胞和γ细胞紧密地联系在一起，使人的动作更加精细、准确、协调，也是人类与其他动物差别的特征性结构。

5. 橄榄小脑束 olivocerebellar tract 始自对侧全部下橄榄核，交叉后经小脑下脚进入小脑，形成攀缘纤维，终止于Purkinje细胞和小脑核（图6-8）。下橄榄核投射在小脑皮质形成矢状的条带分布，即下橄榄核的外侧部投射到对侧小脑半球的外侧部；内侧副橄榄核的下半和背侧下橄榄核的背侧半投射到蚓部和半球的内侧部；下橄榄核背侧部的纤维投射到小脑的上面；下橄榄核腹侧部的纤维投射到小脑的下面。它与前述的来自脊髓、前庭和脑桥的小脑纤维分布模式相垂直，并交互重叠。

6. 顶盖小脑束 tectocerebellar tract 发自中脑的顶盖，下行后形成顶盖脑桥纤维，在脑桥核中继后进入小脑，终止于蚓结节、小脑前蚓部，将视、听冲动传至小脑。

7. 三叉小脑束 trigeminocerebellar tract 发自三叉神经脑桥核和中脑核，伴随脊髓小脑前束横过上髓帆形成小脑前连合，终止于齿状核和栓状核；传导咀嚼肌的牵张感觉，可能也传导面肌、眼外肌的本体感觉。部分发自三叉神经脑桥核和脊束核的纤维，经小脑下脚入小脑，止于山顶和山坡。

（二）传出联系

小脑的传出投射方式相当复杂，主要特征为：①经小脑上脚或小脑下脚传出；②终止于脑干和大脑额叶；③大多数直接或间接与下行的脊髓通路有关，这些结构包括前庭神经核、网状结构、动眼中枢和红核等。

1. 顶核桥延束 fastigiobulbar tract 始自顶核的纤维，绕过小脑上脚下降。其中，自顶核前 2/3 发出的纤维不交叉，自顶核后 1/3 发出的纤维交叉至对侧。其中，一束纤维称为钩束，先绕过小脑上脚后下降，至齿状核内侧，经过旁绳状体至前庭神经核和桥延网状结构的背内侧，参与内侧纵束和网状脊髓束的组成，最后终于眼外肌和颈肌的运动核，参与平衡反射活动。

2. 小脑前庭束 vestibulocerebellar tract 由两部分纤维束组成。一是起自绒球小结叶的绒球皮质发出的纤维经绒球脚和旁绳状体，止于同侧前庭神经核；二是小结皮质发出的纤维先止于同侧顶核大细胞部（旧部），然后两侧顶核发出的纤维终于前庭神经核各群（特别是前庭神经外侧核）和延髓网状结构。

3. 小脑网状束 起自顶核，经小脑下脚到达脑桥和延髓的网状结构。

4. 小脑红核束 cerebellorubral tract 和小脑丘脑束 cerebellothalamic tract 起自齿状核、栓状核和球状核，经小脑上脚离开小脑，越过正中线，终止于红核、动眼中枢和丘脑腹前外侧核（VA-VL）（图6-14）。丘脑腹前外侧核中转小脑信息再投射至皮质运动区和运动前区，形成小脑-大脑的投射系统；而小脑的活动通过小脑丘脑皮质投射影响皮质的运动区，特别是初级运动区。

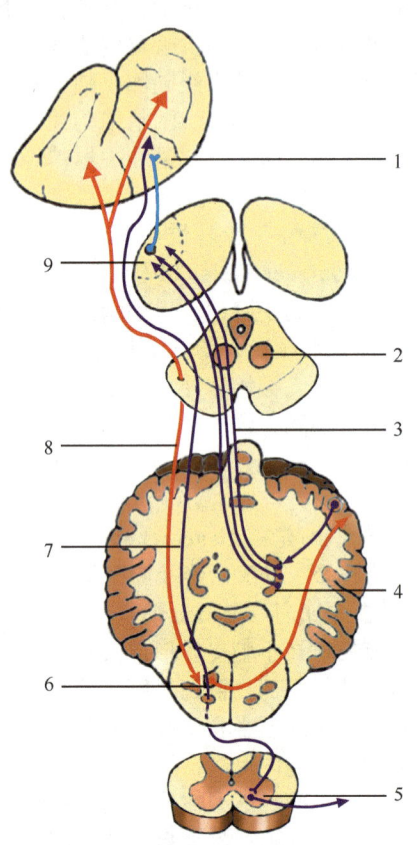

图 6-14 脊髓小脑的纤维联系

1 大脑皮质运动区 motor cortex；2 红核 red nucleus；3 小脑红核束和小脑丘脑束 cerebellorubral tract & cerebellothalamic tract；4 齿状核 dentate nucleus；5 前角运动神经元 motor neurons of anterior horn；6 脑桥核 pontine nuclei；7 皮质脊髓束 corticospinal tract；8 皮质脑桥束 corticopontine tract；9 丘脑腹后外侧核 ventral lateral nucleus

第三节 小脑的功能

一、小脑功能概述

小脑的主要功能是调节和校正骨骼肌的紧张度，维持姿势和平衡，顺利完成随意运动。小脑对于经过神经通路传入的信息的整合、组建和发放冲动前与运动功能的调节，都传导至脑干神经核（前庭神经核和红核），投射至相应脊髓节段和丘脑核团，修正与运动功能有关的大脑皮质活动。

小脑皮质的每一部分，均直接或间接接受两种传入纤维即苔藓纤维和攀缘纤维传来的冲动，这些冲动将感觉信息传至小脑的特定部位。小脑皮质由 Purkinje 纤维传出的冲动都是抑制性的，作用于小脑的中央核和前庭神经外侧核。小脑中央核的输出是兴奋性的；它接受来自小脑以外的兴奋性冲动，也接受来自小脑皮质的抑制性冲动，而传出的是经过整合后的冲动。

二、小脑的运动调控功能

1. 调节躯体平衡 绒球小结叶调节躯体平衡。躯体平衡变化的信息经前庭神经和前庭核传入绒球小结叶；整合后，小脑发出对躯体平衡的调节冲动，经前庭脊髓束到达脊髓前角运动神经元，由脊神经到达骨骼肌，协调相关拮抗肌群的运动和张力，保持躯体的平衡（图6-13）。例如，当人站立而头后仰时，膝和踝关节自动屈曲，以对抗由于头后仰造成的身体重心转移，使身体保持平衡而不跌倒。在这一过程中，膝与踝关节为配合头向后仰而做的辅助性屈曲运动，就是由于小脑发出的调节性冲动，协调相关骨骼肌的运动和张力。如果绒球小结叶受到损伤，将破坏躯体的平衡功能。

蚓部皮质也接受与躯体平衡有关的本体感觉和视觉冲动的传入，顶核与前庭核之间有许多纤维来往。因此，由蚓部皮质和顶核组成的纵向内侧区也参与了躯体平衡，主要是站立的调节。

2. 调节肌张力 肌张力是骨骼肌中不同肌纤维束交替收缩，使整个骨骼肌处于经常性轻度收缩状态，维持躯体站立姿势。小脑调节肌紧张活动，表现为抑制肌紧张和易化肌紧张两个方面。小脑抑制肌紧张的作用主要是前叶（旧小脑）蚓部的功能，这一抑制作用在去大脑动物上表现得最为明显。刺激去大脑猫小脑前叶的蚓部，可以减弱动物因去大脑而造成的伸肌过度紧张现象。小脑对肌紧张的易化作用是由前叶的两侧部实现。刺激猴的小脑前叶两侧部位，加强伸肌紧张状态，并减弱屈肌的紧张。小脑前叶对于肌紧张的抑制或易化作用是通过脑干网状结构中的肌紧张抑制区和易化区实现的。

小脑还通过前庭外侧核调节肌紧张活动。从小脑的蚓部皮质到前庭外侧核有直接的和经顶核中转的间接纤维投射，其中的直接纤维投射是抑制性的通路，它减弱前庭外侧核的紧张性活动，进而使脊髓前角运动神经元的活动水平下降，导致肌紧张的减弱；从蚓部皮质经顶核到前庭外侧核的间接投射则是兴奋性的通路，顶核借此加强前庭外侧核的活动，使肌紧张加强（图6-14）。所以，局限于蚓部皮质的损伤，使去大脑动物的僵直现象加强；顶核的损伤则使去大脑动物的肌张力减弱。

3. 协调随意运动 随意运动是大脑皮质发动的意向性运动,而对随意运动的协调是由新小脑完成。新小脑损伤,肌紧张减退和随意运动的协调性紊乱,称为小脑性共济失调,主要表现为：①运动的准确性发生障碍，产生意向性震颤现象；当患者留意做某动作，如用手指鼻时，手指发生颤抖；越接近目标，手指抖得越厉害，因而不能把握运动的准确方向。②动作的协调性发生障碍，患者丧失使一个动作停止而立即转换为反方向动作的能力，运动时动作分解不连续。例如，患者不能完成快速翻转手掌这类简单、快速的轮替运动，称为轮替运动失常。

新小脑皮质的外侧部（外侧区）和内侧部（间位区）及其相应的投射核团（齿状核和中间核）（图6-15），在随意运动的起始和完成中起着不同的作用。小脑皮质的外侧区和齿状核，通过与大脑皮质之间的交互联系，在随意运动发生的早期与大脑皮质联络区、基底神经节、丘脑腹外侧核等一起，参加随意运动的设计和运动程序的编制；小脑皮质的间位区和中间核则参加随意运动的执行。例如，在猴开始做腕关节的屈运动或伸运动前，齿状核和中间核就有细胞放电的变化。但是，齿状核细胞的放电变化发生在中间核细胞之前，而且放电的形式也较中间核细胞复杂，这种反应时间的先后和反应形式的差别，表明小脑半球的这两个纵区和相应的投射核团，在随意运动中起着不同的作用。

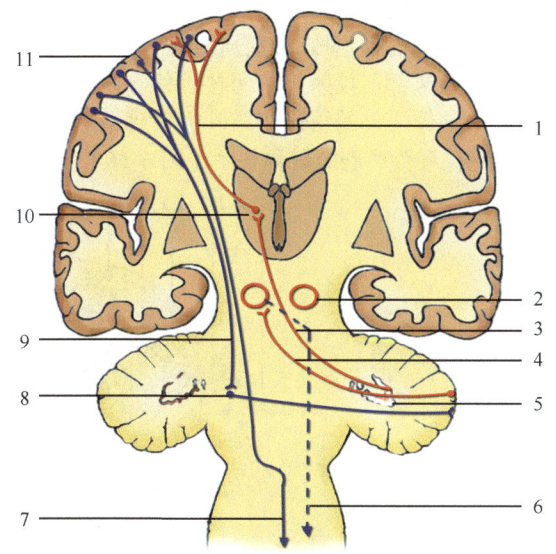

图6-15 大脑小脑的纤维联系

1 丘脑中央辐射 central thalamic radiations；2 红核 red nucleus；3 小脑丘脑束 cerebellothalamic tract；4 小脑红核束 cerebellorubral tract；5 齿状核 dentate nucleus；6 红核脊髓束 rubrospinal tract；7 皮质脊髓束 corticospinal tract；8 脑桥核 pontine nuclei；9 皮质脑桥束 corticopontine tract；10 腹后外侧核 ventral lateral nucleus；11 大脑皮质运动区 motor cortex

三、小脑的其他功能

1. 小脑与运动的记忆和学习 小脑局部损伤引起的运动失调具有高度的代偿性恢复能力，提示小脑可能有通过学习而重建其功能的能力，即适应性学习能力。在家兔瞬膜条件反射的形成和保持中，海马CA1、CA3区，小脑皮质第Ⅵ小叶的半球部分（H Ⅵ）和中间核的有关神经元均能产生学习关联性动作电位的发放。Ito 等在小脑 Purkinje 细胞上获得突触可塑性变化的生理学依据，提出**长时程抑制现象（LTD）**，即 LTD 本质上是介导平行纤维-Purkinje 细胞突触兴奋性的促离子型 AMPA 受体，对突触前末梢所释放的递质谷氨酸的长时间失敏。目前认为，LTD 可能是小脑对运动的记忆和学习功能的神经基础。

2. 小脑神经回路处理信息的方式　小脑的细胞构筑十分规则，处理信息的基本结构是**皮质-核微复合体 cortico-nuclear microcomplex**。它由小脑皮质的一个微带与小脑深部核团或前庭神经核的一小组细胞相连而成，后者又看成是微带与小脑外系统的接口。皮质-核微复合体可被认为是小脑这个"计算机"的一个模块，像计算机一样小脑对机体的运动进行多变量控制、预见性控制、记忆控制和学习控制。

（1）纵区的划分：在小脑皮质内，除了经典分部之外，还存在一种纵向的结构方式，称为小脑的**纵行组构 longitudinal-zonal organization** 或**矢状区组构 sagittal-zonal organization**。这种结构方式将小脑自内侧向外侧纵向地划分为三个纵区：**内侧区 medial**、**中间区 intermedial** 和**外侧区 lateral**。内侧区（蚓部）投射到顶核，部分投射至前庭外侧核；中间区（蚓旁部）投射至中间核；外侧区投射到齿状核；小脑体之外的绒球小结叶投射到前庭核，故可将前庭核视为小脑的转移核团（图 6-16）。

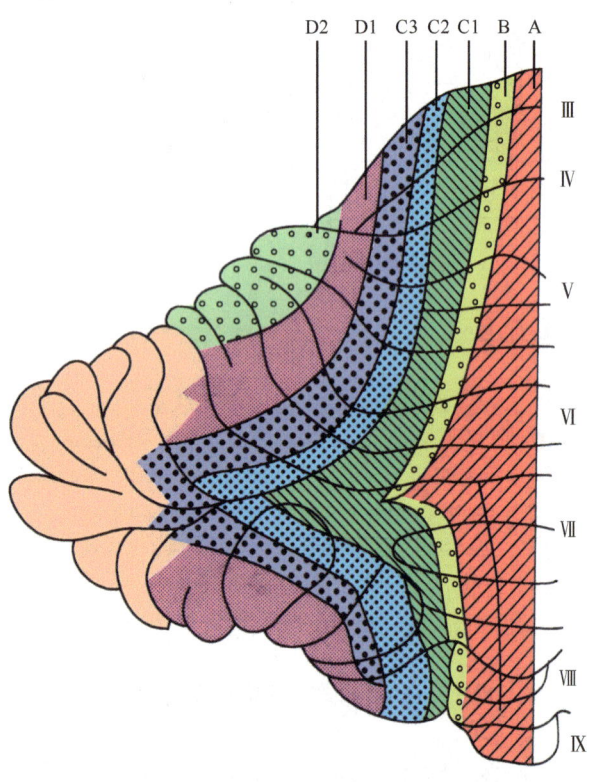

图 6-16　雪貂小脑皮质纵带的模式图

小脑的三个纵区除了表现各具规律的皮质-核团投射之外，它们的发生以及与其他脑区之间的神经连接也有各自特定的模式，故与横向的小叶结构相比，按纵区划分更容易理解小脑不同部位之间的功能差异。小脑内侧区经顶核与内侧下行系统相连接，控制躯体近端（躯干）骨骼肌装置的活动；中间区经中间核连接外侧下行系统，主要调节躯体远端（肢体）骨骼肌的活动；外侧区通过齿状核与大脑皮质运动区和运动前区相联系，参与随意运动的调控。

（2）**微带 microzone**：是小脑皮质的基本形态学和功能学单位。解剖学和生理学已经证明，在纵区组构的基础上，可以更细微地将小脑分成若干个纵带，每条纵带又由若干宽 0.1～0.2mm、长数微米的微带组成。每个微带约有 500 个 Purkinje 细胞，它们接收来自特定部位的攀缘纤维和苔藓纤维传入，轴突也以相互不重叠地严格定位投射到小脑深部核团和特定神经元。由于小脑皮质没有大脑的连合纤维和联络纤维，小脑两半球之间以及同一半球的不同部位间不能彼此交换信息，因而这些微带显然是各自独立地完成其特定功能活动的，可以将其看作小脑皮质的基本形态和功能单位，而不同微带之间或小脑不同部位之间的功能差异，取决于各自特定的攀缘纤维和苔藓纤维传入（图 6-17）。

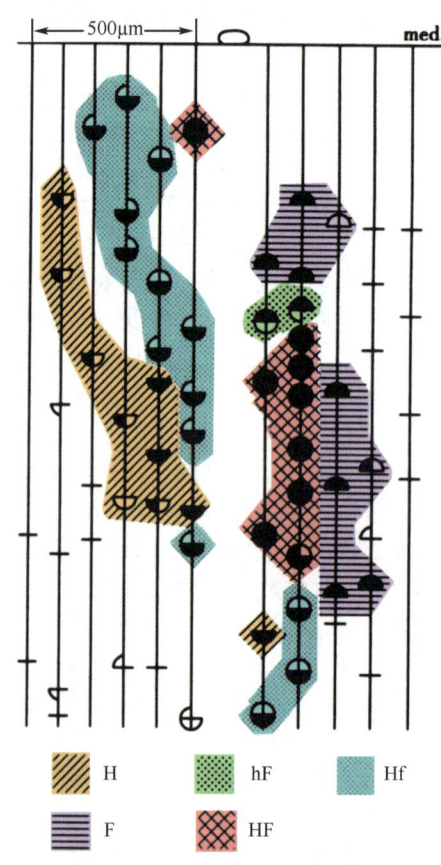

图 6-17　猫小脑皮质的微带结构

猫小脑内侧区（蚓部）第 V 小叶皮质 B 纵带中的微带结构，显示对刺激前肢尺神经和后肢坐骨神经有反应的浦肯野细胞在 B 纵带中的分布情况，图中纵线表示微电极在 B 纵带中由内侧（med.）向外侧 11 次穿刺的轨迹。圆圈、半圆和线条表示对刺激有反应的细胞所在的位置，对特定外周传入有反应的细胞彼此相邻并形成宽 100～200μm 的微带，其中的大多数细胞接受前肢的后肢的会聚输入。F 和 f：被前肢神经刺激激活的短潜伏期和长潜伏期反应带；H 和 h：被后肢神经刺激激活的短潜伏期和长潜伏期反应带

3. 小脑的控制增益系统作用　Ito 从生物控制论的观点分析，引入**控制增益系统 control augmentation system** 的概念：仅人类上肢运动（包括手指）就有 30 多种自由度，需要极大程度的控制增益装置，而这个装置就是小脑。就前庭 - 眼反射来说，小脑绒球中的一个微带可能作为一种**自身调节器 self-turning regulator**。同样，其他多种反射都联系小脑的皮质 - 核微复合体，以获得控制增益的调节。

4. 小脑的其他功能　①小脑可能还影响一些内脏活动：电刺激小脑顶核的喙侧部引起明显的心血管反应，包括动脉血压升高、心率加快、心律失常、压力感受性和化学感受性调制作用改变等，这种心血管反应称为顶核升压反应；②小脑与视觉和听觉功能有关：刺激清醒猴的大脑听区引起广泛小脑皮质、小脑核及苔藓纤维、攀缘纤维的反应，证明听觉传入对小脑的运动控制有影响；③小脑参与非陈述性记忆，在小脑发现某些记忆痕迹 memory trace；④小脑与语言功能有关：小脑急性损伤伴有语言障碍，在分节发音、发音与语言呼吸运动的协同作用方面失调，出现缓慢的、暴发性的语言，即断续语言。

第四节　小脑的功能障碍

小脑广泛性病变的疾病或影响小脑传导的疾病经常影响眼、口、肢体的运动和协调，导致眼球震颤、构音困难、共济失调和运动障碍，小脑内部局部病变时可导致不同类型的临床认知障碍。小脑半球的疾病表现为运动过程中（而非静止时）单侧肢体的震颤，这种震颤在肢体接近目标时加重，所以上肢抵达目标和精细动作尤为困难。影响脊髓小脑束或小脑蚓部的疾病导致中轴结构的不对称性和平衡失调。小脑上脚传出通路的损伤导致范围广泛的、严重的近端肢体震颤，并影响运动和姿势，导致头部或躯干的节律性摆动，以致患者没有支撑时无法站立和坐下。虽然小脑损伤最初可引发严重的运动失调，但大部分损害是可能恢复的。有病例报道小脑损伤（由于外伤或手术切除引起）的最初症状可随时间的延长逐步改善。

一、中线性损伤：躯干性共济失调

儿童第四脑室顶部延髓母细胞瘤导致小脑蚓部孤立性损伤。在静止状态下，肢体不显露运动的不协调性，但在无支撑时可出现进行性站立障碍，称为躯干性共济失调。这是因为肿瘤阻断了蚓部与前庭外侧核之间的通路，导致正常情况下由前庭脊髓外侧束介导的对抗重力功能丧失或损伤。当患者眼球追随检查者手指从一侧移向另一侧时可出现眼球震颤，因为蚓部不能有效地控制凝视中枢，导致迷路联系缺失，故眼球快速扫视运动变得不够准确。

二、前叶损伤：步态性共济失调

慢性酒精中毒和维生素 B_1 严重缺乏常引起前叶病变，主要是前叶与间位核和涉及正常运动的网状脊髓通路联系障碍。下肢的不协调运动导致摇摆步态，不能完成由足跟到足尖的行走运动。肌梭运动神经元通过脑桥网状脊髓束传导紧张性刺激的功能丧失，导致下肢腱反射消失；行走时由于单突触反射活动减少，引发软组织拉长，以致站立时膝关节过伸。

三、新小脑损伤：自主运动的不协调

新小脑皮质、齿状核、小脑上脚的疾病导致自主运动，特别是上肢运动的不协调。当努力做微小的意向性运动时，可产生"运动性"或"意向性"震颤：由于肘部、腕部收缩肌/舒张肌协调障碍导致手和前臂在接近目标时震颤，手可能过伸，正常的运动轨迹可能被各分解运动替代。由于小脑调速功能丧失，在指令下完成像手掌向上向下这样的轮替运动变得不协调。无论眼睛是否睁开或闭合，指鼻试验、跟膝试验均变得笨拙。这与后索疾病表现不同，后索疾病在睁眼时动作可以代偿性完成。由于呼气肌丧失协调性收缩，所以发音不均匀并常震颤。说话时不清晰（小脑性构音困难）是因为唇、舌、软腭、颞下颌关节的肌群运动不协调所致。新小脑性疾病的体征有时来自中脑或脑桥而不是小脑本身，往往是由于损伤一侧或双侧的小脑丘脑通路（小脑上脚交叉受影响可导致双侧损伤）。

此外，小脑认知情感性综合征常表现出认知障碍，解释能力下降，精神不集中，语法错误，空间感障碍，记忆丧失，常见于小脑动脉栓塞或小脑肿瘤切除这样严重的小脑损伤。如果蚓部受累，可出现情感性症状，表现出情感淡漠（缺乏情感性反映）或异常的情感行为。

（郭　玮）

参　考　文　献

陈宜林，路长林．2003．神经发育分子生物学．武汉：湖北科学技术出版社

成令忠．2003．现代组织学．上海：上海科学技术文献出版社

李振平．2003．临床中枢神经解剖学．北京：科学出版社

钱雪松，李陈莉，仝宇红，等．2000．人胚胎小脑皮质神经细胞的发育．

解剖科学进展，6（3）：282-285

张朝佑.2009.人体解剖学.第3版.北京：人民卫生出版社

朱长庚.2005.神经解剖学.北京：人民卫生出版社

Bloedel JR. 1992. Functional heterogeneity with structural homogeneity: how does the cerebellum operate? Behave Brain Sci, 15（4）: 666-678

Devor A. 2002. The great gate: control of sensory information flow to the cerebellum. The Cerebellum, 1（1）: 27-34

Ito M. 1993. Synaptic plasticity in the cerebellar cortes and its role in motor learning. Can J Neurol Sci, 20（S3）: 70-74

Polgár E, Watanabe M, Hartmann B, et al. 2008. Expression of AMPA receptor subunits at synapses in laminae Ⅰ-Ⅲ of the rodent spinal dorsal horn. Mol Pain, 4（1）: 5

Susan Standring .2008. Gray's anatomy, 40th edition. London: Elsevier

第七章 间 脑

间脑 diencephalon 位于脑干与端脑之间，连接大脑半球和中脑。间脑的两侧为左右大脑半球，由于大脑半球高度发育覆盖间脑的两侧和背面，仅部分腹侧部见于脑底。间脑的境界：前界为室间孔，后界为后连合；上外侧界与大脑半球愈合，与内囊后肢、尾状核及终纹毗邻；下界以视交叉、视束以及位于两侧大脑脚之间的灰结节、漏斗、乳头体为界；内侧界为呈垂直扁腔状且分隔左右间脑的第三脑室（图7-1、图7-2）。虽然间脑体积不到中枢神经系统的2%，但结构和功能却十分复杂，仅次于端脑。间脑分为五部分：**丘脑 thalamus**、**后丘脑 metathalamus**、**上丘脑 epithalamus**（图7-2）、**底丘脑 subthalamus**（图7-3）和**下丘脑 hypothalamus**（图7-1）。丘脑又称为**背侧丘脑 dorsal thalamus**，底丘脑又称为**腹侧丘脑 ventral thalamus**。间脑的内腔为第三脑室。

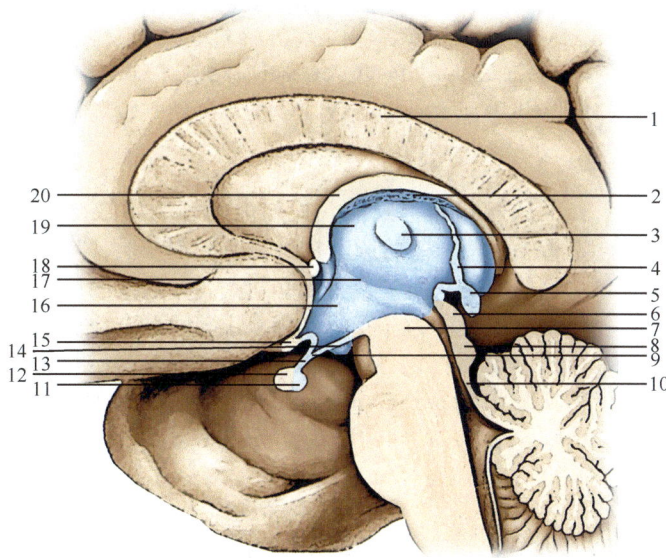

图7-1 间脑正中矢状切面

1 胼胝体 corpus callosum；2 脉络丛 choroid plexus；3 丘脑间黏合 interthalamic adhesion；4 丘脑髓纹 thalamic medullary stria；5 松果体 pineal body；6 上丘 superior colliculus；7 中脑 midbrain；8 下丘 inferior colliculus；9 灰结节 tuber cinerem；10 中脑导水管（大脑水管）mesencephalic aqueduct（cerebral aqueduct）；11 神经垂体（垂体后叶）neurohypophysis（posterior lobe of pituitary gland）；12 腺垂体（垂体前叶）adenohypophysis（anterior lobe of pituitary gland）；13 漏斗 infundibulum；14 乳头体 mammillary body；15 视交叉 optic chiasm；16 下丘脑 hypothalamus；17 下丘脑沟 hypothalamic sulcus；18 前连合 anterior commissure；19 丘脑 thalamus；20 穹窿 fornix

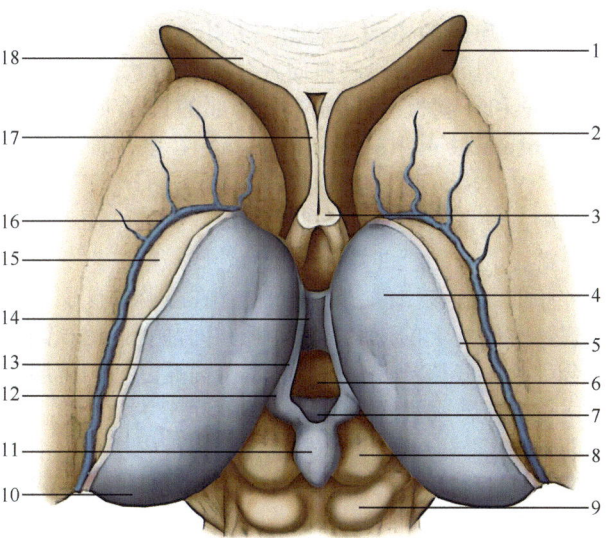

图7-2 间脑背面观

1 侧脑室 lateral ventricle；2 尾状核 caudate nucleus；3 穹窿 fornix；4 丘脑 thalamus；5 脉络带 tenia choroidea；6 第三脑室 third ventricle；7 缰连合 habenular commissure；8 上丘 superior colliculus；9 下丘 inferior colliculus；10 丘脑枕 pulvinar；11 松果体 pineal body；12 缰三角 habenular trigone；13 丘脑髓纹 thalamic medullary stria；14 丘脑间黏合 interthalamic adhesion；15 附着带 lamina affixa；16 终纹静脉 terminal striate vein；17 透明隔 septum pellucidum；18 胼胝体 corpus callosum

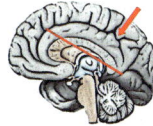

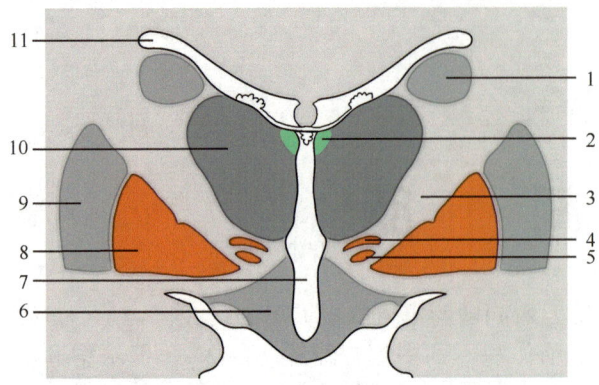

图 7-3　间脑的冠状切面

1 尾状核 caudate nucleus；2 上丘脑 epithalamus；3 内囊 inner capsule；4 未定带 zona incerta；5 底丘脑核 subthalamic nucleus；6 下丘脑 hypothalamus；7 第三脑室 third ventricle；8 苍白球 globus pallidus；9 壳 putamen；10 丘脑 thalamus；11 侧脑室 lateral ventricle

第一节　丘脑和后丘脑

丘脑是间脑中最大的部分，由一对卵圆形的灰质团块组成，借**丘脑间黏合 interthalamic adhesion** 相连，构成第三脑室侧壁的后上部。后丘脑位于丘脑的后下方，可看作是丘脑腹侧核群向后方的延续，因此在本书中将丘脑和后丘脑放在本节中描述。

一、丘脑和后丘脑的外形

丘脑前端靠近中线，微凸隆起称为前极或前结节，为室间孔的后界。后端朝向后外侧、越过第三脑室后界，位于中脑上丘上方，称为丘脑枕。后丘脑位于丘脑枕后下方，中脑顶盖上方，可视为丘脑腹侧核群向后方的延续，包括内侧膝状体和外侧膝状体，属特异性中继核。内侧膝状体由下丘臂向外上方延伸；外侧膝状体与视束相连，位于内侧膝状体的背外侧（图 7-4）。丘脑背侧面微隆，中部有前后斜形的浅沟，沟内有侧脑室脉络丛附着，去除脉络丛，遗留的边缘称为**脉络带 tenia choroidea**。它将丘脑背面分成外侧部和内侧部，外侧部较窄、内侧部较宽。

丘脑背外侧缘有一沟与尾状核相邻，沟内有纵行的白质纤维称为**终纹 terminal stria**。终纹上邻丘脑**终纹静脉 thalamostriate vein**，此处分界丘脑和尾状核。丘脑外侧薄片状的白质称为**外髓板 external medullary lamina**，外髓板分隔丘脑和丘脑网状核。丘脑网状核外侧是内囊后肢，它位于丘脑和豆状核之间。

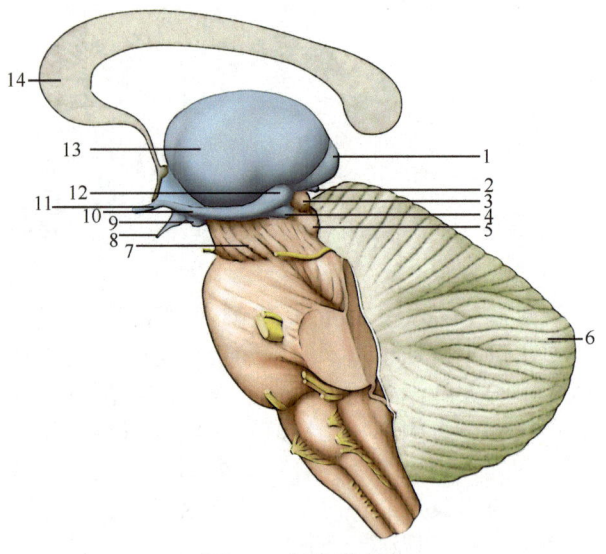

图 7-4　间脑侧面观

1 丘脑枕 pulvinar；2 松果体 pineal body；3 上丘 superior colliculus；4 内侧膝状体 medial geniculate body；5 下丘 inferior colliculus；6 小脑 cerebellum；7 大脑脚 cerebral peduncle；8 漏斗 infundibulum；9 乳头体 mammillary body；10 视束 optic tract；11 视神经 optic nerve；12 外侧膝状体 lateral geniculate body；13 丘脑 thalamus；14 胼胝体 corpus callosum

从冠状面上观察，丘脑内侧面为第三脑室的室管膜上皮，室管膜上皮外侧有周围灰质，与中脑水管的中央灰质延续。在室间孔后方连接两侧丘脑的扁灰质块称为丘脑间黏合。丘脑间黏合前后径约 1cm，偶见缺如。在丘脑间黏合前下方有不明显的**下丘脑沟 hypothalamic sulcus**，浅沟自室间孔走向中脑导水管，它是丘脑与下丘脑的分界线（图 7-1～图 7-3）。

二、丘脑的内部结构

1. 丘脑的核团　丘脑主要由灰质构成，其上面和外侧面覆以薄层白质，分别为**带状层 stratum zonae** 和外髓板。丘脑灰质内部的白质形成**内髓板 internal medullary lamina**，在水平面上此板呈"Y"形，将丘脑分为三大核群：①"Y"形分叉内的核团为前核群；②内髓板内侧的核团为内侧核群；③内髓板外侧的核团为外侧核群。内髓板内散布的细胞核团称为板内核群。在丘脑内侧面，第三脑室侧壁上的薄层灰质和丘脑间黏合内的核团，合称为中线核群。在外侧核群与内囊之间的薄层灰质称为丘脑网状核。因此，丘脑可区分为六个核群，即前核群、内侧核群、外侧核群、板内核群、中线核群及丘脑网状核（图 7-5）。丘脑的主要核团详见表 7-1。

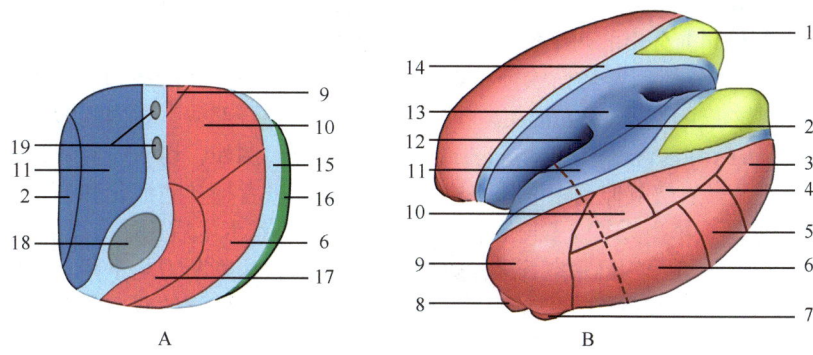

图 7-5 丘脑核团模式图

A. 为 B 图经虚线所做切面观。B. 未显示外侧核群外侧的外髓板及丘脑网状核

1 前核群 anterior nuclei；2 中线核群 midline nuclei；3 腹前核 ventral anterior nucleus；4 背外侧核 lateral dorsal nucleus；5 腹外侧核 ventral lateral nucleus；6 腹后外侧核 ventral posterolateral nucleus；7 外侧膝状体 lateral geniculate body；8 内侧膝状体 medial geniculate body；9 丘脑枕 pulvinar；10 外侧后核 lateral posterior nucleus；11 内侧背核 medial dorsal nucleus；12 第三脑室 third ventricle；13 丘脑间黏合 interthalamic adhesion；14 内髓板 internal medullary lamina；15 外髓板 external medullary lamina；16 网状核 reticular nucleus；17 腹后内侧核 ventral posteromedial nucleus；18 中央正中核 median central nucleus；19 板内核群 intralaminar nuclei

表 7-1 丘脑的主要核团

核群	亚群	核团名称	核群	亚群	核团名称
前核群		前内侧核	板内核群		中央正中核
		前背侧核			中央旁核
		前腹侧核			中央外侧核
内侧核群		内侧背核			中央内侧核
外侧核群	腹侧亚群	腹前核	中线核群		束旁核
		腹外侧核（腹中间核）			下束旁核
		腹后内侧核			室旁核
		腹后核 腹后外侧核			菱形核
		腹后下核			室周灰质
		后核群			带旁核
	背侧亚群	背外侧核	丘脑网状核		丘脑网状核
		外侧后核			
		丘脑枕			

（1）**前核群 anterior nuclei**：位于丘脑前结节的深面，即"Y"形内髓板向前分出的两个臂之间。按 1989 年 Hiral 和 Jones 的分部，人类丘脑前核群分为三个亚核：**前腹侧核 anteroventral nucleus**，**前内侧核 anteromedial nucleus** 和**前背侧核 anterodorsal nucleus**。前腹侧核最大，自前结节伸至中间水平；前内侧核较大，主要由中等或小型圆形或多角形细胞组成；前背侧核较小，为紧贴在第三脑室室管膜深面一串月牙形细胞，但在人类发育较差。

1）纤维联系：前核群与下丘脑乳头体和端脑扣带回有往返的纤维联系。前核群与乳头体间的往返纤维是乳头体丘脑束，其中内侧乳头核的纤维投射到同侧的前腹侧核群，而外侧乳头核的纤维投射到双侧的前背侧核。前核群与扣带回间的往返纤维是经过内囊前肢，前腹侧核群的内侧部投射到扣带回的前部，而前腹侧核群的外侧部和前背侧核投射到扣带回的后部。前核群重要的传入还有海马脚和下托经穹窿来的纤维以及杏仁复合体。

前内侧核与前额叶的内侧部和眶回有密切的联系，其中额极皮质有较多纤维投射。前内侧核还接受苍白球内侧段的投射，提示其与基底核有直接的联系。

2）功能：丘脑前核群是边缘系统的一部分，与情绪和记忆、内脏神经活动调节有关，刺激猫或人的前核群，可产生对血压和呼吸的抑制性效应。丘脑前核群参与近记忆回路（海马回路或 Papez's circuit），涉及储存资料和回忆资料内容的选择。丘脑前核群病变或乳头丘脑束病变导致不能编码新刺激，产生损伤海马样记忆缺失。

（2）**内侧核群 medial nuclei**：主要是**内侧背核 mediodorsal nucleus**，位于内髓板与中线核之间，前达前腹侧核，后邻中央中核和束旁核；在进化上，随额叶皮质发展而增大，分为：①位于前内侧较小的**大细胞部 magnocellular portion**，细胞大、染色深、多角形；②位于后外侧较大的**小细胞部 parvicelular portion**，细胞小、染色深；③**板旁部 paralaminar portion**，为大细胞组成的窄带，靠近内髓板。

1）纤维联系：内侧背核与前额叶皮质（9区、10区、11区和12区）和额眼区（8区）、腹侧纹状体（伏核）有往返回路，并联系着海马、扣带回路，参与工作记忆的调控。内侧背核也接受杏仁复合体、纹状体等边缘系统和下丘脑的传入，参与内脏和内分泌活动的调节。

内侧背核外侧部特定的位点接受皮质下和其他丘脑核团的特定传入纤维，并投射到新皮质特定的区域，提示内侧背核外侧部不同的位点可能参与不同的信息处理回路。

2）功能：①内侧背核参与陈述性记忆等认知功能，主要是使用记忆检索的策略。在损毁猴内侧背核后，其情景记忆执行功能有所欠缺，表现为注意转换能力下降，而不是学习能力降低。②内侧背核参与多种内脏神经活动和内分泌功能，是内脏与躯体活动的整合部位。③内侧背核可影响机体心境和情感调节。例如，切断内侧背核与前额叶皮质之间的联系，患者精神病症状和严重焦虑状态可能得到缓解；然而患者术后往往出现情绪不稳、性格变态、抽象思维力和判断力均下降。④由于内侧背核与前额叶皮质具有广泛的双向联系，损毁内侧背核不仅累及陈述性记忆，还会损伤上述前额叶皮质的多种功能，如注意的切换、适宜反应的选择、信息的维持和处理等。

（3）**外侧核群 lateral nuclei**：分为背侧亚群与腹侧亚群，背侧亚群包括背外侧核、外侧后核和丘脑枕；腹侧亚群包括腹前核、腹外侧核（又称腹中间核）、腹后核和后核群。

1）背侧亚群：从喙侧到尾侧分别是背外侧核、外侧后核和丘脑枕。

背外侧核 lateral dorsal nucleus 在外侧核群的前部，向后续于外侧后核。背外侧核接受海马旁回后部、海马结构的下托和顶叶的纤维，投射到扣带回；因此，在功能上与前核群组成边缘丘脑。背外侧核的皮质下传入纤维来自顶盖前核、上丘和其他丘脑核的传入，特别是腹外侧核和腹后核。

外侧后核 lateral posterior nucleus 位于背外侧核的尾侧，腹后核的背侧；向后与丘脑枕分界不清，所以同丘脑枕合称为枕-后外侧核复合体。外侧后核由小细胞组成，与顶上小叶有往返的纤维联系，外侧后核与顶下小叶、扣带回和海马旁回内侧部有联系；皮质下传入纤维接受来自上丘的。

丘脑枕 thalamus pulvinar 为丘脑内最大的核群，约占丘脑灰质的 1/4。丘脑枕位于外侧后核的后方，在人类突出于上丘的上方。传统上，丘脑枕分为**喙侧枕核 oral pulvinar nucleus**（躯体感觉区）、**上枕核 superior pulvinar nuclei**（又称为**外侧枕核 lateral pulvinar nucleus**）、**下枕核 inferior pulvinar nuclei**（视区）和**内侧枕核 medial pulvinar nucleus** 四部分。按细胞构筑学标准，丘脑枕核分为三部分：内侧枕核、外侧枕核和下枕核。丘脑枕背内侧为内侧枕核，占背内侧的 2/3，较大，由致密而间距均匀的小神经元组成。丘脑枕外侧略伸向下方的是外侧枕核，由较大的深染细胞组成；因有外髓板纤维穿过，细胞群被纤维分隔成水平束状或片状。在丘脑枕最下方和外侧是下枕核，较小，由较为均匀的细胞团组成；下枕核腹侧位于内侧膝状体和外侧膝状体之间。

a. 丘脑枕与端脑皮质有突出的往返联系，对感觉信息有整合作用，偏重于对视觉、听觉及躯体浅感觉（触觉、痛觉、温觉）的整合。丘脑枕增强人类独特的理性行为，如不理睬突显的刺激和绕过障碍获得食物等。

b. 丘脑枕与视觉系统（包括上丘）联系丰富，与视网膜和皮质视区分别有局部定位关系，传导比外侧膝状体更高级的视刺激和视运动信息，维持视皮质正常的紧张性，进而影响视觉信息在皮质中的传递和注意调节的发生。在视觉反应发生冲突的条件下，丘脑枕对反应的选择起重要作用：一方面将视像的各种特征整合，进行视像立体空间编码；另一方面将视像与适宜反应结合在一起。

c. 内侧枕核和外侧枕核与第Ⅱ语言区关系密切，可能同语言、知觉、认知和记忆功能有关。内侧枕核与杏仁核及奖赏系统有联系，可能对威胁情景起反应；损伤丘脑枕将减缓和阻止对威胁的评估。Wiliam研究表明，精神分裂症患者丘脑枕体积和神经元数量均减少，尤其是其内侧枕核更显著。

2）腹侧亚群：由前往后依次为，腹前核、腹外侧核、腹后核和后核群。

虽然内侧膝状体、外侧膝状体组成膝状体核群（或称为后丘脑），但这些核团也可视为腹侧亚群的最尾部，因为腹侧亚群和膝状体核群都是丘脑至皮质等处的中继核。其中，腹后核及膝状体核是特殊感觉的中继核，而腹前核和腹外侧核是丘脑至基底核和小脑的中继核。

腹前核 ventral posteromedial nucleus 较小，位于腹侧亚群的最前方；前方和外侧与丘脑网状核为界，后与腹外侧核相邻。核前部有纵向有髓纤维穿行，将核分为两部分，即位于背内侧并伸向后方的**大细胞部 magnocelular part**，主要由深染并密集的大多极细胞组成和位于外侧的**小细胞部 parvicellular part**，由中等大小的多极细胞组成。两部均混杂着小细胞。

腹外侧核又称为**腹中间核**，位于腹前核和腹后外侧核之间，三者间无明显分界。腹外侧核分三部分：前部（即喙侧部）、后部（即尾侧部）和内侧部。前部最大，由许多深染、成串状的细胞组成；后部细胞数少，但大而分散；内侧部位于腹前核的腹侧，向后伸至底丘脑。

腹后核最大，是躯体感觉传导的主要中继核，位于内侧背核的腹外侧，外髓板的内侧，分为腹后内侧核和腹后外侧核及腹后下核。

a. **腹后内侧核 ventral posteromedial nucleus** 较小，其形似弓形，故又称为弓状核，位于腹后外侧核的内侧。腹后内侧核分为两部分：小细胞部和主部。小细胞部由位于核团内侧尖端、淡染小细胞组成。主部接受来自三叉神经脊束核和脑桥核发出的交叉纤维以及来自三叉神经脑桥核同侧上行的三叉神经背侧束；来自孤束核的味觉纤维走在同侧中央被盖束中，与由同侧臂旁核中继后的间接味觉纤维共同终止在小细胞部。

b. **腹后外侧核 ventral posterolateral nucleus** 分为喙侧部和尾侧部，两部均有斜行纤维束穿过。喙侧部由细胞大而稀疏，形成丘脑特殊的细胞稀疏带；接受对侧小脑核投射，并发纤维至皮质第一躯体运动区。尾侧部由分散的小细胞组成，接受来自脊髓丘脑束和内侧丘系的躯体感觉传入，其中内侧丘系来自薄束的纤维位置较来自楔束的纤维偏外侧。

c. **腹后下核 ventral posterior inferior nucleus** 又称为**内侧基底腹后核 mediobasal ventral posterior nucleus**，为腹后核的最小部分，位于腹后内侧核和腹后外侧核的腹侧，丘脑束的背侧。此核的腹侧界靠近丘脑网状核和丘脑束。传入腹后下核的纤维不甚清楚，但其传出纤维大多投射至第二躯体感觉区。

后核群 posterior nuclei 具有复杂的、形态各异的细胞，位于腹后外侧核的尾侧，丘脑枕喙侧部的内侧，内侧膝状体的背侧。其包括：①在内侧膝状体背内侧**膝状体上核 suprageniculate nucleus**；②由椭圆形或梭形细胞组成窄带状的**界核 limitans nucleus**，其将顶盖前区和枕内侧核分开；③**后核 posterior nucleus** 由小、中等细胞组成，位于膝状体上核的喙侧，向前伸至腹后外侧核尾侧，续于腹后下核。

后核群接受脊髓丘脑束、内侧丘系纤维，还接受来自端脑皮质第一躯体感觉区的投射，与伤害性刺激有关。在猫和猴中研究发现，后核内侧份有纤维投射至岛叶皮质后部，外侧部投射至听皮质。膝状体上核-界核复合体接受来自上丘深层和岛叶的投射也有纤维投射至岛叶。在功能上，后核群能整合来自视觉、听觉的信息，但膝状体上核-界核复合体侧重于与视觉相关，而后核群侧重与听觉相关。

（4）**板内核群 intralaminar nuclei**：是位于内髓板内的细胞核团，分为前群和后群。前群包括中央内侧核、中央旁核和中央外侧核；后群包括中央正中核、束旁核和下束旁核。

1）内部结构：在"Y"形内髓板前两分支相聚的中线平面上，前方外侧为中央旁核，腹内侧为中央内侧核，略后方为中央外侧核。在尾侧的腹后核平面上，内髓板分别包裹中央正中核和内侧较小的束旁核。各核团一般由梭形、深染细胞组成。

a. 前群：板内核前群与丘脑中继核和端脑皮之间有广泛的联系。**中央旁核 paracentral nucleus** 内侧缘邻内侧背核的前部，细胞为排列成串、深染的大型多极神经元，在后部与**中央外侧核 central lateral nucleus** 融合。中央外侧核较中央旁核为宽，由相类似的细胞组成。**中央内侧核 central medial nucleus** 邻近中央旁核的内侧部。

b. 后群：板内核后群接受苍白球、小脑核、中脑黑质网状部和脑桥被盖网状核等处的投射或还接受脊髓丘脑束的投射；传出纤维与运动皮质有联系。

中央正中核 median central nucleus 较大，位于丘脑中1/3平面，由小圆形或卵圆形细胞组成，在人类尤为发达。有学者认为中央正中核腹外侧为小细胞、背内侧为大细胞。小细胞部形成中央正中核主部，而大细胞部可能相当于束旁核，在非灵长类动物发育较好。**束旁核 parafasciular nucleus** 位于中央正中核内侧，内侧背核后部的腹侧，被缰核脚间束所穿过，分为内部、外部两部。由于束旁核和中央正中核间无明显界线，故也常将此二核合称为中央正中-束旁核复合体（Mc-Pf）。中央正中核和束旁核主要投射至运动区、运动前区和辅助运动区。下束旁核位于Mc-Pf和中脑被盖间，分为大细胞部和小细胞部。

2）功能

a. 板内核群是丘脑起搏器，控制丘脑的电生理活动，参与多种丘脑内的调节机制。

b. 脑干网状核至板内核群的传入径路可激活大脑皮质，在感觉运动整合中起作用，属上行网状激动系统的成分。板内核群前组与脑干网状结构共同影响端脑皮质活动，如在同步睡眠-觉醒周期中起主要作用。

c. 板内核群后组（Mc-Pf复合体）与运动密切相关。后组接受来自运动及运动前区皮质和苍白球的纤维，继而投射至纹状体。单侧Mc-Pf复合体损伤引起忽视对侧肢体的刺激或忽视体外空间的刺激；双侧损害Mc-Pf复合体导致运动不能，伴有淡漠及失去促动功能。

d. 板内核群参与端脑皮质的认知和记忆活动。

（5）**中线核群 midline nuclei**：位于下丘脑沟背侧的丘脑内侧壁上的灰质层，包括丘脑间黏合，由一些边界不清的细胞团块组成。

1）内部结构：人脑中线核相对较小，低等哺乳动物中线核和板内核构成丘脑大部分。对中线核群组成的认识存在着分歧，Jones认为以发育为基础，室旁核应为上丘脑的一部分。本书中线核群包括室旁核、带旁核、菱形核和连结核。

室旁核 paraventricular nucleus 是紧邻第三脑室室管膜下方深染的神经元群，沿第三脑室壁矢状位纵向排列，分为前、后二核。前室旁核自丘脑髓纹前端向后延至缰核，居室旁灰质内，核团轮廓清晰、细胞大呈梨形；后室旁核位于缰核前缘，并向腹侧延至顶盖前区，由小圆形或梭形细胞组成。室旁核主要与上丘脑联系，传入纤维来自下丘脑前区和外侧区、隔核、终纹床核和海马结构。此外，还有来自脑干的传入纤维，包括蓝斑的去甲肾上腺素能纤维。室旁核纤维投射至伏隔核、杏仁核和海马结构。

带旁核 paratenial nucleus 沿丘脑髓纹全长排列，由中等大小、深染的三角形细胞组成，接受丘脑髓纹纤维。

菱形核 rhomboidal nucleus 大部分位于丘脑间黏合上份，并嵌入内侧背核的腹内侧角，由浅染的小颗粒细胞组成。

连结核 reuniens nucleus 为中线核群最靠近腹侧的核团，起自丘脑前核后缘，进入丘脑间黏合，由深染的小圆形细胞组成。

2）功能：中线核群功能涉及情绪、记忆和内脏活动。

（6）**丘脑网状核 reticular thalamic nuclei**：是脑干网状结构的延续，为围绕丘脑灰质块外上面、前下面的薄壳形细胞带。

1）内部结构：丘脑网状核在丘脑外侧，位于外髓板和内囊之间；前端弯曲绕丘脑喙侧端、在丘脑前核群和终纹床核之间；在尾部网状核续于膝状体周核。信息输入来自穿行其间的皮质丘脑辐射和丘脑皮质辐射的侧支。

丘脑网状核由GABA能抑制性神经元组成，细胞较大，呈梭形或三角形，有较长的树突。树突先平行于其深面的丘脑浅面走行，然后直角进出于深部的丘脑核团。轴突穿入丘脑后分布到广泛区域；先分出侧支到邻近的丘脑核团，继而前行至较远的核团再发出分支。这些分支的终末形成对称性突触，含扁平和多形性的突触小泡。在丘脑，网状核是唯一没有轴突伸出丘脑以外的核团。丘脑网状核无中间神经元，核内联系靠网状核神经元的侧支完成。

2）功能：①根据纤维联系，丘脑网状核主要功能是整合和门控丘脑其他核团的活动。②大量研究表明，意识发生在丘脑-大脑皮质-丘脑回路中，丘脑网状核涉及学习与记忆、空间识别，最终调节着意识的内涵。Luxen等（2002）用PET影像研究表明，在丘脑与皮质区之间，丧失了功能联系，植物人才会无意识；植物人意识的恢复恰好与皮质-丘脑-皮质回路的联系得到恢复相一致。

2. 丘脑纤维联系和功能　按进化程序，丘脑分为古丘脑、旧丘脑、新丘脑三类核团。

（1）非特异性投射核团（古丘脑）：包括中线核（带旁核、丘脑室旁核、连结核、菱形核）、板内核（中央正中核、束旁核、中央旁核、中央外侧核、中央内侧核）、丘脑网状核、背外侧核、外侧后核、枕核、前核群（包括前腹侧核、前背侧核、前内侧核）。它们主要接受嗅脑、脑干网状结构的传入纤维，与下丘脑和纹状体之间有往返联系。在功能上，核团主要完成内脏反射、躯体反射的整合作用。在嗅觉退居次要的高级动物，古丘脑以整合作用为主。在高等动物这部分还有所发展，以中央正中核和丘脑网状核最为显著。它们接受脑干网状结构发出的"非特异性冲动"，再发出纤维称为非特异性丘脑投射纤维；脑干网状结构上行纤维经这些核团转接，构成上行网状激动系统，弥散地投射到大脑皮质广泛区域，以维持机体清醒状态。

（2）特异性中继核团（旧丘脑）：特异性中继核团代表进化过程中较新的丘脑核群，随着大脑皮质而进化，是脊髓和脑干等的特异性上行传导系统的中继核。旧丘脑核团（包括腹前核、腹外侧核、腹后核）发出纤维将不同的感觉及与运动有关的信息转送到大脑的特定区，产生具有意识的感觉或调节躯体运动。

1）**腹前核**：①主要接受苍白球内侧段喙部的传入纤维，纤维经豆核束和豆核袢进入丘脑，向前外侧行，分布于腹前核的前外侧份，大细胞部接受由黑质网状带发出的黑质丘脑纤维；大脑皮质特别是额叶的传出纤维侧支和中线核、板内核的传出纤维侧支都终于腹前核。②发出的纤维至运动前区（6区）与运动区（4区）的小部分和部分岛叶前部皮质；另外，大细胞部投射至眶额叶皮质。腹前核是联系小脑和黑质-纹状体调节运动的重要部位，最主要的功能与运功控制有关，也可能参与上行激活系统在睡眠转向觉醒过程中提供觉醒因素。

2）**腹外侧核**：①对侧小脑齿状核经小脑上脚交叉来的纤维（其中少量纤维是经红核小细胞换元而来）和苍白球内侧段尾侧来的纤维，共同组成丘脑束，弥散、重叠地投射在腹外侧核喙侧部；腹外侧核的内侧份不同区域接受黑质和少量苍白球纤维；运动前皮质（6区、4区）发出纤维经内囊后肢进入网状核，然后向内侧和尾侧投射，终于腹外侧核的喙侧部和尾侧部。②腹外侧核与运动前皮质之间的纤维联系是双向的，有定位关系，分别是内侧区与皮质功能定位的面部区之间、外侧区与皮质功能定位的下肢区之间、中间区与皮质功能定位的上肢和躯干区之间。

腹外侧核是皮质下的运动整合中枢，影响运动的灵活性。如果损伤腹外侧核，可改善因小脑、基底核损伤而所引起的运动困难症状；这可能是由于减少腹外侧核对运动皮质的输出有关。

3）**腹后核**：丘脑中最大的躯体感觉的中继核，包括腹后内侧核和腹后外侧核。

腹后内侧核接受三叉丘系的纤维，头面部肌的本体感觉也到达腹后内侧核，但具体通路不详。传导味觉的孤束丘脑纤维也随三叉丘系，终于腹后内侧核的内侧小细胞群。腹后内侧核发出纤维，经内囊后肢至中央后回（3区、1区、2区）的下1/3份（图7-6A）。

腹后外侧核接受内侧丘系和脊髓丘脑束的纤维。内侧丘系在传导途中无纤维或侧支至脑干网状结构，而是直接终于腹后外侧核，并与核内神经元建立轴-树突触；对侧薄束核来的纤维终于核的外侧部，对侧楔束核来的纤维终于核的内侧部。脊髓丘脑束来的纤维进入腹后外侧核的尾侧部，向外侧呈放射状分布，以轴-体和轴-树突终止。脊髓丘脑束有大量纤维和侧支，至延髓网状结构和丘脑板内核。

在腹后外侧核中，每个神经元只感受一种刺激，仅与对侧躯体一个局限、特异的感受野相关。在腹后外侧核内，对侧体表投射的局部定位：颈部在内侧，骶部在外侧，胸部与腰部在背侧，肢体的远侧部伸展至腹侧。腹后外侧核发出纤维至中央后回（3区、1区、2区）的上2/3及中央旁小叶后部（图7-6A）。

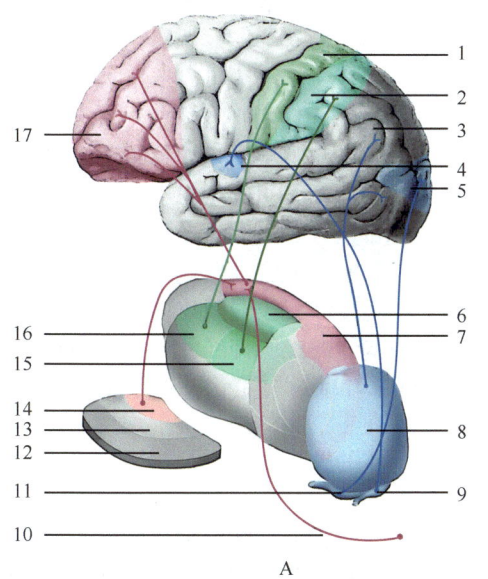
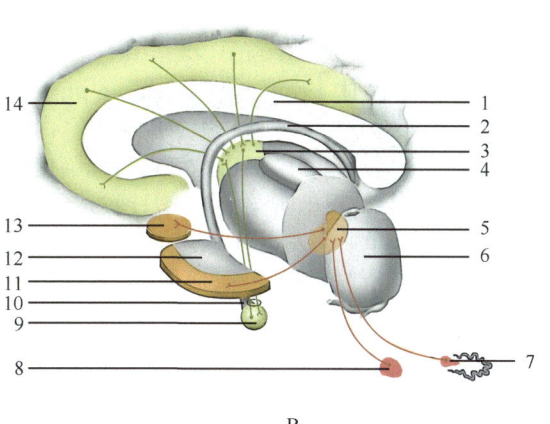

图7-6 丘脑纤维联系模式图

A. 1 中央后回 postcentral gyrus；2 缘上回 supramarginal gyrus；3 角回 angular gyrus；4 颞横回 transverse temporal gyrus；5 视皮质 visual cortex；6 背外侧核 lateral dorsal nucleus；7 内侧背核 dorsomedial nucleus；8 丘脑枕 pulvinar；9 内侧膝状体 medial geniculate body；10 下丘脑传入纤维 afferent fibers from hypothalamus；11 外侧膝状体 lateral geniculate body；12 壳 putamen；13 苍白球外侧部 globus pallidus, lateral segment；14 苍白球内侧部 globus pallidus, medial segment；15 外侧后核 lateral posterior nucleus；16 腹外侧核 ventral lateral nucleus；17 前额叶皮质 prefrontal cortex

B. 1 胼胝体 corpus callosum；2 穹窿 fornix；3 前核 anterior nucleus；4 背外侧核 lateral dorsal nucleus；5 中央正中核 centromedian nucleus；6 丘脑枕 pulvinar；7 小脑栓状核 emboliform nucleus of cerebellum；8 脑干网状结构 reticular formation of brainstem；9 乳头体 mammillary body；10 乳头丘脑束 mammillothalamic fasciculus；11 壳 putamen；12 苍白球 globus pallidus；13 尾状核头 head of caudate nucleus；14 扣带回 cingulate gyrus

腹后下核发出纤维至中央后回后份邻近2区与5区的交界处。

（3）联络性核团（新丘脑）：联络性核团包括前核、内侧核和外侧核的背侧组（图7-5）。虽然它们不直接接受上行的传导束，但与丘脑其他核团、与大脑皮质均有丰富的纤维联系，如丘脑前核传入纤维主要是来自下丘脑乳头体的纤维，通过乳头丘脑束参与构成Papez回路。此外，丘脑前核与扣带回之间也有往返纤维联系（图7-6B）。在功能上，丘脑前核属于高级神经活动领域，汇聚躯体和内脏的感觉信息和运动信息，具有情感意识的辨别分析能力，参与学习记忆活动。

在大脑不发达的鸟类，丘脑是重要的高级感觉中枢。人类丘脑的功能已降为皮质下感觉中枢。综上所述，人类丘脑具有以下功能：①辨别情感性感觉（简略的感觉和愉快与不愉快的情绪），但不能形成特异性感觉；②除嗅觉外，丘脑是身体一切感觉通路传至大脑相应皮质区的中继站；③丘脑将中继的信息合成嗅觉，发放到大脑联络皮质，产生对事物的知觉或意识，"知道"或"明白"；④通过腹前核和腹外侧核，联系小脑和黑质纹状体两个运动调节中枢，实现运动信息整合。

三、后丘脑的内部结构

在丘脑枕后下方的内侧膝状体、外侧膝状体深部为内侧膝状体核、外侧膝状体核，称为**膝状体核群geniculate nuclei**。膝状体核群分别接受听通路、视通路的传入，因此它们的性质同腹后核，都是特异性感觉通路的中继核，可以认为是丘脑腹侧核群向后方的延续。但是，膝状体核群纤维联系复杂，功能不仅限于听感觉、视感觉的中继作用。

1. 内侧膝状体核 medial geniculate nucleus（MGN） 位于丘脑后方腹侧，大脑脚背侧。内侧膝状体深面的圆形隆起，由上丘臂将它与丘脑枕相隔。内侧膝状体核为丘脑听觉中继核，通过下丘臂接受来自下丘的纤维，发出纤维形成听辐射。内侧膝状体核分为三部分：内侧部、腹侧部和背侧部；下丘臂将内侧部和腹侧部隔开，背侧部覆盖在腹侧部上，并向后延伸。各部细胞构筑和连接各不相同，在普通组织学方法下不易区别，需用高尔基染色辨别。

内侧膝状体核腹侧部 ventral division（MGNv）从前至后贯穿内侧膝状体，具有板层结构。MGNv板层结构与外侧膝状体和下丘中央核的腹外侧核相似，不同的是它未被有髓纤维分隔。MGNv接受经下丘臂来自同侧下丘中央核的纤维，也接受对侧下丘的纤维。生理学研究提示MGNv板层结构与音调代表区相关，高频调在内侧，低频调在外侧。MGNv细胞发出的投射纤维形成听辐射终于颞横回的初级听皮质（41区），此处是听觉音调频率的空间构型代表区。初级听皮质发出的皮质丘脑纤维终于MGNv。膝状体皮质束和皮质膝状体纤维是同（单）侧投射。

内侧膝状体核背侧部 dorsal division（MGNd）有多个核团，在内侧膝状体后部尤为明显，有膝状体上核和背核。背核接受来自下丘中央周核和听传导路的其他脑干核团的传入，还接受来自上丘深部、位于被盖外侧区的外侧丘系。膝状体上核接受来自上丘深层和中脑被盖背侧的投射。膝状体上核曾被认为属于丘脑后核群。

内侧膝状体核内侧部 medial division（MGNm）有比其他两区更多的大型神经元，同时也有相当数量小细胞。MGNm的长轴突束与树突平行排列，在较弥散而不规则排列的细轴突间穿插着粗大的纤维束；许多粗大的终末前轴突横过、由下丘臂向背侧和外侧行走，形成纹状的神经毡。人类内侧膝状体核的特征就是具有茂密的神经毡，单个细胞或小群细胞常被纤维和胶质细胞包绕。

2. 外侧膝状体核

（1）位置和形态：**外侧膝状体核 lateral geniculate nucleus**是位于丘脑后方腹侧外侧膝状体深面的小卵圆形隆起，在横切面上呈倒"U"形；门朝向腹内侧，视束的纤维均经此门进入外侧膝状体，形成精细的布型。

（2）细胞构筑：外侧膝状体核具有板层结构。在猴的冠状切面上分为6层，但在人类可能分为7层甚至8层。从门开始由腹侧向背侧依次为第1层、1～2板层由大细胞组成的大细胞层、3～6层由较小的细胞组成的小细胞层。在相邻板层之间由板间纤维束相隔称为**板间层 interlaminar zone**。外侧膝状体核的尾侧部层次较清楚，3层与5层在外侧融合；而在前部似乎第3层未伸达，层次模糊。每层通常含两类细胞：轴突投射至皮质的主细胞和轴突不离开外侧膝状体的中间神经元；两类细胞数量比为4：1。视束纤维投射至这两类细胞上。中间神经元的树突常在主细胞的树突上形成突触，轴突终止于主细胞胞体的轴丘；同时，它还与其他神经元形成突触联系。

电镜显示视网膜节细胞的轴突终末既与高尔基Ⅱ型神经元也与其他中间神经元形成突触，这种结构称为**三联突触 triadic synapse**，是外侧膝状体核及丘脑感觉核的超微结构的基础，也称为外侧膝状体小球 **glomerulus**。小球通常位于主细胞的主干树突分支处，表面被胶质细胞突起包裹以与周围结构相隔；视束传入纤维居小球的中间部，小球内还有高尔基Ⅱ型细胞的突起和皮质的传入纤维；小球的主要特点是富有轴-轴突触（图7-7）。小球的作用为节细胞的轴突终末兴奋核内的中继神经元（主细胞）及高尔基Ⅱ型中间神经元，而中间神经元又抑制同时被传入纤维兴奋的中继神经元。高尔基Ⅱ型细胞属于GABA能神经元，起抑制作用。

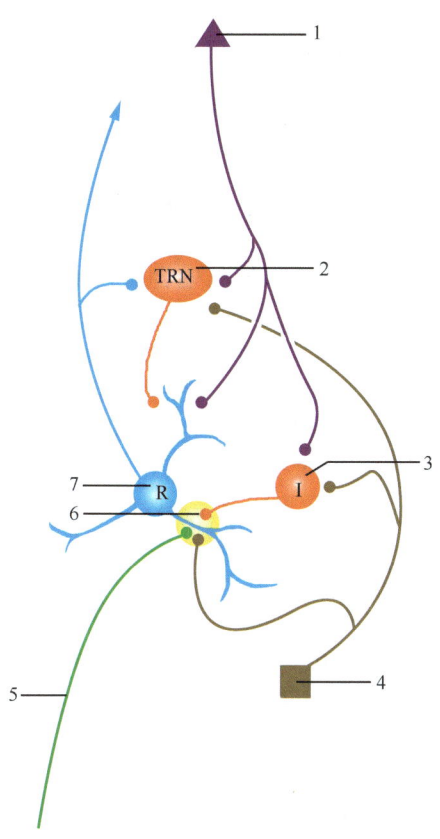

图7-7　外侧膝状体核小球纤维联系模式图
1 视皮质 visual cortex；2 丘脑网状核 thalamic reticular nucleus；3 中间神经元 interneuron；4 调质 modulators；5 视网膜传入 input from retina；6 外侧膝状体核小球 glomerulus in lateral geniculate nucleus；7 外侧膝状体核中继神经元 relay cell of lateral geniculate nucleus

（3）纤维联系：来自视网膜节细胞层至外侧膝状体核的投射相当精准：视束中的交叉纤维止于第1、第4、第6层，同侧未交叉纤维止于第2、第3、第5层。视网膜黄斑的纤维投射至双侧外侧膝状体核尾部，形成楔状的扇形区，黄斑代表区约占外侧膝状体核总量的12%。小细胞层主要接受来自视网膜对视觉刺激做持续慢传导的"X"形节细胞轴突；大细胞层主要接受快传导快适应的视网膜"Y"形节细胞投射，并有轴突分支至上丘。视网膜"W"形节细胞，具有大的接受野但应答慢，投射至外侧膝状体板间层和上丘。

外侧膝状体核接受大量的主要起自初级视皮质（17区）和少量外纹皮质的皮质丘脑投射，这些纤维进入核的各层，与主细胞和中间神经元的树突形成突触，并且在板间层有丰富的分支。其他传入有来自上丘浅层、止于1和2、2和3板间层的纤维、来自蓝斑的去甲肾上腺素能纤维、中脑中缝核的5-羟色胺能纤维以及来自脑桥和中脑网状结构的胆碱能纤维。

外侧膝状体核主细胞传出纤维汇集形成**视辐射 optic radiation**，主要投射于距状沟两侧的初级视皮质（17区），也到达**纹旁区 parastriate area**（18区）和**纹周区 peristriate area**（19区）。在灵长类动物中，视辐射的传入纤维止于Ⅳ层。

（4）功能：外侧膝状体核不仅是视皮质的中继核，而且也是处理视觉信息生理过程中的重要结构。皮质膝状体纤维在外侧膝状体核小球的视觉信息处理过程中起重要作用。

此外，在多种动物，外侧膝状体核是一群核团：较大的**外侧膝状体背侧核 dorsal lateral geniculate nucleus** 发出纤维投射至皮质，较小的**外侧膝状体腹侧核 ventral lateral geniculate nucleus** 无投射至皮质的纤维。外侧膝状体腹侧核位于外侧膝状体背侧核的下方，又称为**外侧膝状体前核 pregeniculate nucleus**。

第二节　上　丘　脑

上丘脑位于丘脑的背侧与中脑顶盖前区相移行部，包括**松果体 pineal body**、**缰核**、**缰三角 habenular trigone**、**缰连合 habenular commissure**、**丘脑髓纹 thalamic medullary stria** 和后连合（图7-2），在后连合的腹侧还有属于室周器官的连合下器。上丘脑是间脑中的古老部分，主要功能是传导嗅觉所引起的低级内脏反射活动。

一、丘脑髓纹与缰三角

1. 丘脑髓纹　为位于丘脑背侧面和内侧面交接带的一条纤维束，在第三脑室侧壁上呈前后行的条索。

2. 缰三角　为丘脑髓纹后端扩大的部分，位于中脑上丘前方、丘脑背内侧、松果体柄附着处前外侧的三角形区域，左右各一。丘脑髓纹向后端进入缰三角，内含缰核。

二、缰核与缰连合

1. 缰核

（1）位置和形态：**缰核 habenular nucleus** 藏于缰三角深部。在人类，缰核退化变小，在顶盖前区内侧，分为较大的缰外侧核和较小的缰内侧核。缰外侧核含排列疏松、较大、浅染的多极细胞；缰内侧核含有密集、深染的小型圆细胞。但是，在多种染色的切片上，缰核均为醒目的深染区。

（2）纤维联系：缰核的纤维联系极为复杂，报道不尽一致。传入纤维主要接受来自丘脑髓纹的终末。根据髓纹的纤维来源，缰核接受来自嗅结节、梨状皮质、隔核、下丘脑和苍白球等的输入。缰核和中脑脚间核有往返纤维联系，缰内侧核至脚间核的投射纤维多，且有头尾反置的局部定位关系，缰外侧核至脚间核的投射纤维无定位关系；研究表明，缰核脚间束含胆碱能纤维和P物质能纤维。两侧缰核借缰连合相连，内有髓纹越边至对侧缰核的纤维，也有两侧缰核相互联系的纤维。缰核还接受中脑被盖、中缝核和中脑水管周围灰质以及腹侧被盖区来的信息。视网膜有直接纤维投射到缰外侧核。缰核传出纤维止于下丘脑、黑质、顶盖前区和上丘。

（3）功能：近年对缰核的功能研究取得较多进展：缰核神经元的痛觉属性与痛觉调制，缰核对心血管功能的调节，缰核与呼吸功能、生殖功能、睡眠、免疫功能的关系，缰核与认知、奖赏、稳态调节的关系等。更有临床实用意义的是，缰核在应激性高血压、睡眠呼吸暂停综合征、难治性抑郁症的发病机制和治疗中具有特殊地位（王绍，2011）。

1）对内脏活动的调节：缰核属边缘系统的结构，源自缰核的传出冲动，经缰核脚间束抵达脚间核后，可进一步转传至下与丘脑和脑干网状结构联系的顶盖-被盖脊髓束，再与自主神经节前神经元相连，从而调控唾液与胃肠腺分泌和胃肠蠕动，控制与消化有关的咀嚼和吞咽运动。故缰核是嗅觉、内脏传入和躯体传入的汇集点，构成嗅脑和边缘系统调节内脏活动的重要驿站。

2）对奖赏活动调节：缰核是边缘前脑结构与中脑之间的调制中继站。研究（2003）证明，缰核参与奖赏活动反馈调节；在缰核连续性监控下，良好的执行后果被增强，而偏离目标（错误）的结果引起补救活动和策略调整。对灵长类动物的研究（2006）表明，在发生未预料的阴性后果，如期待奖赏的缺失，缰核至中脑的投射短暂而几乎完全地抑制中脑多巴胺能神经元活动。人功能性影像观察进一步证明，当得到未预期的负反馈或丧失期待的正反馈后，缰核被激活。精神分裂症患者在对奖赏活动反馈应答中，缺失缰核的调制作用。

3）对认知功能的调节：缰核属于包括海马和伏核在内的介导高级认知功能系统的论点，得到Le Courier等（2006）研究结果的支持，在大鼠海马伞-伏核通路上，缰核病变可以改变突触的可塑性，导致实验动物记忆和注意紊乱。精神分裂症伴有缰核过度钙化，这种缰核功能紊乱可能引起认知功能失常。

4）缰核侧化与性别差：脊椎动物缰核左右不对称受基因调节，而缰核性别差异受激素等后天因素影响。在同一种属内，这种结构不对称性可能在社会行为中起作用。

2. 缰连合 位于缰三角的后方，实际上属于丘脑髓纹的一部分，其内有髓纹交叉至对侧缰核的纤维，也有两侧缰核相互联系的纤维。一些并非发自缰核的髓纹纤维，也通过缰连合而止于对侧缰核。

三、后连合与松果体

1. 后连合 又称**丘脑连合 epithalamic commissure** 为中脑水管上口背侧壁上较粗的越边横行纤维束，位于上丘喙侧、中脑导水管与第三脑室移行部的背侧、缰连合下方，在松果体下脚与中脑上丘之间，可看作是中脑向间脑移行的标志。后连合含有多种纤维成分，但其行程、终止和功能都不清楚。目前，已知它包含来自顶盖前区内的某些核团和后连合核等的纤维。猫后连合损伤，瞳孔间接对光反射减弱，但不会消失。

在纤维喙侧、腹侧和外侧均有细胞环绕，这些细胞称为**后连合核 nucleus of posterior commissure**。在后连合及其邻近部位，有些散在的灰质团，如**达克谢维奇核 Darkschewitsch nucleus** 等。

2. 松果体 为内分泌腺，是位于胼胝体压部与中脑两侧上丘之间凹陷处的卵圆形或扁锥形淡红色小体，重约0.2g，长8mm（5～19mm），横径7mm（5～9mm），厚2.5mm（1.5～4.0mm）。腺体底部朝向前方，以短的**松果体柄 pineal stalk** 借缰连合和后连合附着于第三脑室室顶后部，被胼胝体的压部所覆盖，借含有大脑大静脉的第三脑室脉络丛与胼胝体压部相隔离。松果体柄的前端分为上、下两脚，上脚连于缰连合，下脚连于后连合，中心距后连合中点约5mm。第三脑室突入上述连合之间，在两脚之间的突出部称为**松果体隐窝 pineal recess**。

松果体含有特殊的松果体细胞。细胞大小不等，核淡染，胞质有嗜银颗粒。腺体在初期呈腺样结构，7岁时达到最大发展。青春期后腺组织逐渐消失，代以结缔组织，并部分钙化。松果体钙化可作为X线诊断颅内占位病变的定位标志。一般认为松果体接受来自丘脑髓纹、缰核和后连合的纤维，纤维呈丛状止于松果体细胞间。

松果体是产生**褪黑素 melatonin** 的最主要器官。松果体和褪黑素对机体的生殖系统、内分泌系统、精神神经系统、免疫系统和生物节律等都具有明显的调节作用；同时，与睡眠、镇痛、镇静等生物学行为有关。褪黑素具有抗氧化活性，能有效清除羟自由基、过氧亚硝基阴离子等。临床试验还表明，褪黑素在氧化损伤所致的脑退行性病变如阿尔茨海默病、帕金森病、多发性硬化、脑缺血再灌注及中枢神经系统损伤治疗方面，可起到神经保护作用。

第三节 底 丘 脑

底丘脑 subthalamus 又称为腹侧丘脑，是中脑被盖与丘脑的过渡区，红核和黑质伸入它的尾侧；背侧邻接丘脑，内侧和喙侧邻接下丘脑，腹外侧是大脑脚底移行于内囊的部分，向后延续为中脑被盖。因此，它只能在切面上才能辨认。底丘脑的主要核团是一对底丘脑核和未定带、福雷尔被盖区（红核前区）、底丘脑网状核等，经过底丘脑的主要纤维束有丘脑束（福雷尔 H1 区）、豆核袢和豆核束（福雷尔 H2 区）。

一、底 丘 脑 核

1. 形态 底丘脑核 subthalamic nucleus 又称为 Luy's 体，为扁平卵圆形的灰质块，由大型多极细胞组成，是底丘脑最大的固有核团。底丘脑核位于丘脑底部尾侧，内囊腹侧纤维的内侧，黑质上端的背外侧，紧贴大脑脚底，可伸展至间脑与中脑交界处。在冠状切面上，核呈双凸透镜形，斜卧于脚底的背内侧，它的内侧为下丘脑（图 7-3）。哺乳类以下的动物不存在底丘脑核，在多数低等哺乳动物中是很小的核团，在灵长类动物中则颇为发达。核内血管丰富，在新鲜标本的切面上呈浅咖啡色，分为内、外两部分。

2. 纤维联系

（1）底丘脑束：底丘脑核与苍白球关系最为密切，两者间有丰富的往返纤维。**底丘脑束** subthalamic fasciculus 是由往返在底丘脑核和苍白球与之间接近内囊后肢的纤维组成。苍白球外侧段传入纤维在底丘脑核内的投射具有局部定位关系。猴苍白球外侧端的喙侧部核中央部纤维，投射至底丘脑核时比较集中；反之，底丘脑核投射至苍白球外侧段的纤维比较弥散。底丘脑核至苍白球内侧段的纤维，无定位关系。底丘脑核少量传出纤维经苍白球尖进入视束上交叉，终止于对侧苍白球。此外，底丘脑核还发纤维至红核、黑质、中脑被盖部和脑干网状结构等。

（2）其他传入纤维：底丘脑核的其他传入纤维来自中缝背核、蓝斑核、黑质致密部、脑桥被盖网状核、大脑皮质运动前区及前额叶。

3. 功能 底丘脑核与苍白球间的纤维都含 GABA 能纤维。底丘脑核作为上行性基底核-丘脑-皮质回路中的闸门，属于控制躯体随意运动的锥体外系，对苍白球有抑制和调节的作用，主要与躯体运动功能的调节有关；刺激底丘脑核可引起肌张力升高，促进反射性和皮质性肌肉运动。干预一侧底丘脑核，身体转向对侧；损毁底丘脑核，抑制作用解除，在损伤的对侧，肢体出现不规则、粗大有力的不自主运动，尤以上肢较为显著。破坏苍白球或底丘脑核的传出纤维，则不自主运动症状就减弱或消失。由此推测底丘脑核对苍白球起抑制作用。

4. 临床意义

（1）与帕金森病的关系：底丘脑核和黑质致密部经由兴奋性谷氨酸能投射联系，或经由黑质网状部的 GABA 能神经元抑制通路联系。多数帕金森病病理生理重要特征是底丘脑核输出增强；早期影响帕金森病黑质致密部的功能，通过驱动黑质致密部神经元活性增强帮助代偿纹状体多巴胺的缺失。对灵长类动物实验（2005）证明，激活底丘脑核将导致黑质致密部暴发放电增强，使纹状体内多巴胺水平升高；反之，灭活底丘脑核将导致相反的效果。

（2）与半身舞蹈症的关系：**半身舞蹈症 hemibalism** 患者多数有底丘脑核病变，表现为损伤底丘脑核时，对侧肢体具有粗大的不自主运动，先发生在肢体近端肌，为上肢做连续不能控制的投掷运动，继而涉及面肌和颈肌，又称为扭转痉挛症。

二、豆 核 束

豆核束 lenticular fasciculus 位于苍白球内侧段的背侧。由苍白球内侧段的内侧份发出、越过豆状核的背内侧缘，经底丘脑穿过内囊，行向丘脑和脑干，并形成许多股小纤维束。其中，稍靠后方，横过内囊，经内囊腹侧部于底丘脑背侧向内行进，在底丘脑核喙端与未定带之间集中成束，称为豆核束。此束在未定带的腹侧比较明显，行程即为福雷尔（Forel）所命名的 H2 区。然后，豆核束向内侧和尾端与豆核袢汇合成红核前区。

三、豆 核 袢

豆核袢 lenticular ansa 稍靠前方，发自苍白球腹侧内侧段的外侧份，纤维在豆状核腹侧成束，向腹内侧和喙端绕过脚底或内囊后脚的腹内侧缘，继而转向背侧，进入红核前区与豆核束汇合；其中，部分纤维与该区内的其他纤维一起，于未定带背侧加入丘脑束。在豆核袢的纤维束间有散在的细胞，称为豆核袢核，又称为脚内核；它接受尾状核和壳的纤维，传出纤维参与豆核袢的组成。

四、丘 脑 束

丘脑束 thalamic fasciculus 又称为福雷尔 H1 区，

位于丘脑腹侧，是复合纤维束，包含汇集在红核前区的苍白球丘脑纤维（豆核袢、豆核束）和从红核前区来的小脑齿状核丘脑纤维与红核丘脑纤维。前者大多参加豆核束，包绕未定带内侧部，行向背外侧，进入丘脑腹前核和腹中间核；后者经由丘脑束，从未定带外侧部进入丘脑腹中间核的喙部，部分纤维终于喙侧的丘脑板内核。

五、未定带

未定带 zona incerta 位于丘脑和豆状核之间的灰质带，由散于底丘脑核背侧的豆核束与丘脑腹侧核腹侧的丘脑束之间的窄层细胞群组成；系中脑网状结构的延伸，向外侧与丘脑网状核相连续。未定带主要接受皮质运动区中央前回（4区）和苍白球发来的纤维，也接受经小脑上脚来的小脑纤维；传出纤维不确切，可能与丘脑板内核群、红核和中脑被盖间有密切联系。未定带功能尚不明确，可能与饮水有关。

六、红核前区

福雷尔被盖区 tegmental region Forel 又称为**红核前区 prerubral field** 或**福雷尔区 field of Forel**，位于中脑红核喙侧。区内见有散在的细胞群和纤维，这些细胞称为 Forel 被盖核，又称为红核前区核；纤维包括齿状核丘脑束、红核丘脑束和豆核束等。红核前区核主要接受来自苍白球的豆核束纤维；传出纤维部分进入红核上部，部分止于中脑网状结构。红核前区核以及散在于豆核束和丘脑束中间的细胞，合称为**底丘脑网状核 subthalamic reticular nucleus**。

第四节 下丘脑

人的下丘脑重约4g，仅占脑的1/300，位居边缘系皮质、丘脑和脑干的交叉处。来自边缘系皮质和丘脑的传入纤维往往具有特异的情绪意义，源于脊髓和脑干通路的上行纤维多是携带内脏信息；传出纤维则控制脑干和脊髓的内脏运动核，调节垂体活动。下丘脑所含的神经元数量不多，但是突触密度较高，联系广泛（图7-1）。

一、下丘脑的外形

1. 形态

（1）境界：下丘脑位于丘脑的前下方，组成第三脑室侧壁的下半部和底壁。在脑室面（内侧面）观察，下丘脑以下丘脑沟与上方的丘脑分界，此沟前端达室间孔，后端至中脑水管喙侧端；下面为第三脑室的底壁；最前方是视交叉 optic chiasma，视交叉的前上方连接终板；后端与中脑被盖相续（图7-1）。

（2）结构：在脑底面，下丘脑最下部的结构是由视交叉、视束和左右两侧大脑脚围成的近菱形区域，从后往前分别为**乳头体 mammillary body**、**灰结节 tuber cinereum**、**漏斗 infundibulum**、垂体和视交叉（图7-1和图7-8）。

乳头体位于两侧大脑脚之间，是脚间窝内后穿质前方的一对半球状隆起。灰结节位于乳头体的前方，为微小隆起的薄层灰质，构成第三脑室底壁的中部。漏斗为第三脑室向下方的漏斗状延伸部，尖端最细的部分称为漏斗柄，与垂体相连。漏斗基部的周围，形成隆起的灰结节，此区又称为正中隆起。视交叉位于漏斗的前方，由左右视神经汇集而成。视交叉向后延续为视束，视束从外侧绕过大脑脚达外侧膝状体。

（3）毗邻：下丘脑后方有灰结节，灰结节向前下方移行成中空的圆锥状部分，称为漏斗。漏斗在灰结节处附着成球状隆起，内有垂体门静脉起始部。漏斗前上方紧邻视交叉，漏斗下端连接**垂体柄 hypophysial stalk**，其由**漏斗柄 infundibular stalk** 包被腺垂体的结节部而成。垂体柄往下扩大为脑垂体的后叶。

2. 与第三脑室的关系 下丘脑构成第三脑室的底壁和两侧壁的前下部，脑室面衬覆室管膜。第三脑室的前界由薄层膜状的终板构成，上部有连结两侧大脑半球、由横行纤维组成的前连合；后界为第三脑室后壁的下部，向后上延续为中脑水管，下丘脑直接过渡到中脑的上端；下界为第三脑室的底壁，从前向后依次为视交叉、漏斗、灰结节和乳头体。下丘脑前下部的组织，在终板和视交叉之间形成小凹陷称为视隐窝；最下部的组织向下延伸形成第三脑室最低的部分，称为漏斗隐窝。

3. 垂体 为连于漏斗的内分泌腺，位于蝶骨体上方的垂体窝内，其上面被硬脑膜形成的鞍膈所铺盖。成年人的垂体有指尖大小，约0.7cm×1cm×1cm，重0.5～0.7g。它由发生于拉特克囊上皮的腺垂体和来源于下丘脑神经组织的神经垂体芽形成的神经垂体所组成。

二、下丘脑的内部结构

1. 分区 学者们对不同动物的下丘脑分区常有差异。一般认为，下丘脑在纵向上分为三个带，在横向上分为四个区（表7-2）。

（1）冠状面分区：从第三脑室由内向外，下丘脑分为三个纵向的带，**室周带 periventricular zone**、**内侧带 medial zone** 和**外侧带 lateral zone**。

1）**室周带**：位于第三脑室室管膜下的薄层灰质，厚薄不一，略呈同质性，投射到垂体（包含正中隆起）的大多数神经元。

2）**内侧带**：位于室周带外侧，穹窿柱和乳头丘脑束的内侧，自前向后为：视前内侧核、视交叉上核 suprachiasmatic nucleus，SCN、室旁核、下丘脑背内侧核、下丘脑腹内侧核、弓状核、下丘脑后核等。乳头体的内侧核、中间核和外侧核，位居外侧带和内侧带，彼此相互重叠。

表 7-2　下丘脑各区主要核团分布

	视前区	视上区	结节区	乳头体区
室周带	室周核	交叉上核	漏斗核	
内侧带	视前内侧区	下丘脑前区 室旁核 视上核	下丘脑背侧区 下丘脑背内侧区 下丘脑腹内侧核	乳头体核 下丘脑后区
外侧带	视前外侧区	下丘脑外侧区	结节核	

注：箭头表示核团延伸至其他带或区

3）**外侧带**：位于穹窿柱和乳头丘脑束的外侧，有前脑内侧束通过。外侧带内侧以乳头丘脑束与穹窿为界，外侧为底丘脑和内囊的内侧缘。该区前部和后部较窄，而中间结节部较宽大，包含分布广泛而不明显下丘脑外侧核。它散在分布于前脑内侧束的纤维之间。

（2）矢状面分区：自前向后，下丘脑在横向上可分为四个区，**视前区 preoptic region**、**视上区 supraoptic region**、**结节区 tuberal region** 和**乳头体区 mamillary region**。下丘脑视前区和视上区称为下丘脑前部，结节区称为下丘脑中部，乳头体区称为下丘脑后部。

1）**视前区**：是位于视交叉前缘和前连合连线以前的部分。早年认为视前区由端脑发育而成；现确认是由下丘脑前始基发育而来，在结构和功能上都应归属下丘脑。

2）**视上区**：位于视交叉上方。

3）**结节区**：位于灰结节内。

4）**乳头体区**：位于乳头体内及其上方。

2. 下丘脑的核团　下丘脑细胞核团边界不明显，细胞大小不一，以肽能神经元为主；分别按照位置、细胞大小和功能可进行以下划分。

（1）依位置分类：由前往后下丘脑主要核团有：①在视前区的视前核和室周核；②在视上区的**视上核 supraoptic nucleus**、**室旁核 paraventricular nucleus** 和下丘脑前核；③在结节区的腹内侧核、背内侧核和**漏斗核 infundibular nucleus**；④在乳头体区的乳头体核和下丘脑后核（图 7-8）。

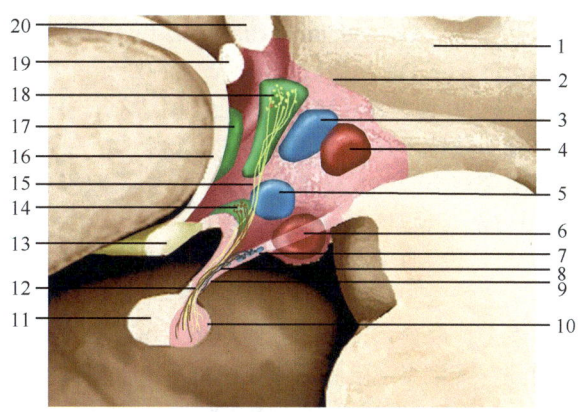

图 7-8　间脑正中矢状切面（下丘脑核团、室旁垂体束和视上垂体束模式图）

1 丘脑 thalamus；2 下丘脑沟 hypothalamic sulcus；3 背内侧核 dorsomedial nucleus；4 后核 posterior nucleus；5 腹内侧核 ventromedial nucleus；6 乳头体 mammillary body；7 弓状核（漏斗核）arcuate nucleus（infundibular nucleus）；8 结节垂体束 tuberohypophyseal tract；9 漏斗 infundibulum；10 神经垂体（垂体后叶）neurohypophysis（posterior lobe of pituitary gland）；11 腺垂体（垂体前叶）adenohypophysis（anterior lobe of pituitary gland）；12 视上垂体束 supraopticohypophysial tract；13 视交叉 optic chiasm；14 视上核 supraoptic nucleus；15 室旁垂体束 paraventriculohypophyseal tract；16 终板 lamina terminalis；17 视前核 preoptic nucleus；18 室旁核 paraventricular nucleus；19 前连合 anterior commissure；20 穹窿 fornix

1）**视前区**：位于视交叉前缘与前连合之间、终板之后的区域,由第三脑室喙侧部的室周灰质组成,包含视前核和室周核等。

视前核位于视交叉、前连合和终板间的第三脑室侧壁内,分视前内侧核和视前外侧核。视前核传入纤维来自梨状皮质、海马、纹状体、杏仁核和隔核;发出纤维至嗅脑、隔区、杏仁复合体和丘脑内侧核群等,与内脏功能有关。

室周核位于第三脑室侧壁的室管膜下,由散在的、分化程度低的小细胞组成。它可延伸至视上区、结节区和乳头区,细胞密度逐渐稀疏。室周核通过室周纤维建立核团自身、下丘脑其他核团以及与丘脑背内侧核间的往返纤维联系。

2)**视上区**:位于视交叉的背上方,包括室旁核、视上核和下丘脑前核等。

视交叉上核是位于视交叉背侧的核团,细胞小而排列密集,参与昼夜节律调节和神经内泌活动。传入纤维主要来自对侧视网膜的视束(而同侧较少)和视网膜经外侧膝状体中继的间接投射。发出纤维到结节部腹内侧核、背内侧核、弓状核和正中隆起。研究发现盲人也有亮-暗调节,提示在视网膜纤维进入视交叉上核前,生物钟早已存在。

室旁核由密集的大细胞紧贴室管膜外侧排列,其中的神经内分泌细胞分泌**血管升压素 vasopressin(VP)**或称为**抗利尿激素 antidiureti chormone(ADH)**和**催产素 oxytocin(OT)**;但以分泌催产素神经元占多数,还含有约30种的神经递质或调质(图7-8)。

视上核位于视交叉和视束的外侧上方,细胞构成与室旁核类似,几乎全由密集的、常是双极的大细胞构成,以胞核大而偏位、胞质含颗粒状深染物质为特征。胞质中有胶状物质,富含胱氨酸,是神经内分泌产物,顺轴突的微管输送到垂体后叶小细胞。视上核内含血管加压素的神经元相对地集中于腹前部,其树突在脑膜下形成密集丛;含催产素的神经元相对集中于背后部(图7-8)。

下丘脑前核位于视交叉上核的背侧,在视上核和室旁核之间,形成两核间不完整的桥梁;由大小不等、散在的细胞或小细胞团组成,向前逐渐融入视前内侧核。下丘脑前核接受来自视网膜的视神经以及经终纹来自杏仁复合体和经前脑内侧束来自隔核与伏隔核的纤维,来自下丘脑腹内侧核和视前区的纤维也终于此。传出纤维分布于下丘脑几乎所有其他核团,并上行至隔核和杏仁体。

3)**结节区**:范围最大,位于漏斗上方、灰结节背侧,包括腹内侧核、背内侧核和弓状核等。

腹内侧核居内侧带的腹侧、背内侧核下方、视上核后方,为结节区内最大的核团;由中等大小、染色差、呈圆形或卵圆形的细胞构成。腹内侧核接受来自隔核、额叶眶面和嗅结节经前脑内侧束以及海马、杏仁体和苍白球经穹窿来的纤维。传出联系十分广泛,除核团内的相互联系外,几乎遍及下丘脑所有核团,包括加入结节漏斗束。腹内侧核外侧部含烦渴与饱食中枢,参与调节食欲和饮食等内脏与情感反应;损伤后出现肥胖或病理性食欲(多食或拒食)。

背内侧核位于结节区内侧带的背侧部,接受来自下丘脑的视前内侧核、室旁核、交叉上核和腹内侧核等以及来自隔核、伏隔核和杏仁复合体的纤维。传出纤维至腹内侧核和下丘脑后核,有纤维加入室周纤维系统,下行至脊髓。刺激背内侧核可产生若干内脏与情感反应。

弓状核又称为漏斗核,位于正中隆起的外上方,第三脑室底部的两侧,由密集的小型双极或单极深染细胞组成。弓状核分泌促性腺激素释放激素等,发出的结节-漏斗束至垂体前叶。弓状核损伤可出现性腺及生殖器官萎缩。

4)**乳头体区**:包括乳头体核和下丘脑后核。

乳头体核为一对明显的球形核团,位于下丘脑底面乳头体深面。乳头体核主要接受由大脑皮质内脏活动区、海马和下托发出的穹窿纤维,并发出乳头丘脑束至丘脑前核和乳头被盖束下行至中脑被盖区,形成反馈环路,再通过网状结构到内脏运动核。

下丘脑后核位于乳头体背侧,由密集的小细胞和卵圆形或圆形大细胞构成,主要接受来自嗅结节、隔核、海马和中脑导水管周围灰质的纤维;传出纤维行向中脑导水管周围灰质、脑干中缝核、蓝斑核、孤束核和脊髓。

(2)按细胞大小分类:分为三类,①小型细胞的下丘脑核团,有视前区的核、漏斗核、背内侧核、下丘脑前区核室周核;②中型细胞下丘脑核团,有腹内侧核、结节核和乳头体核;③大型细胞的下丘脑核团,有视上核、室旁核和下丘脑背侧区。

(3)按功能分类:下丘脑神经元分为神经内分泌细胞和非神经内分泌细胞两大类。与摄食、体温、昼夜节律等有关的神经元,均属非神经内分泌细胞。神经内分泌细胞依形态又分为大细胞者和小细胞者。大神经内分泌细胞位于视上核和室旁核,主要分泌垂体后叶激素(升压素和催产素);小神经内分泌细胞位于漏斗核、视前核、腹内侧核和背内侧核,分泌各种释放激素或释放抑制激素,调节腺垂体的内分泌活动。

3. 下丘脑的纤维联系 主要有以下四个方面:

(1)与边缘系统的联系:包括借终纹和杏仁腹侧通路与杏仁复合体联系;借穹窿与海马结构联系;借**前脑内侧束 medial forebrain bundle**与隔区相联系(图7-9A)。前脑内侧束是通过下丘脑外侧区松散的纤维大束,连接隔区、下丘脑和中脑被盖,不但是下丘脑的重要传入和传出通路,也是端脑的重要出入通路之一。

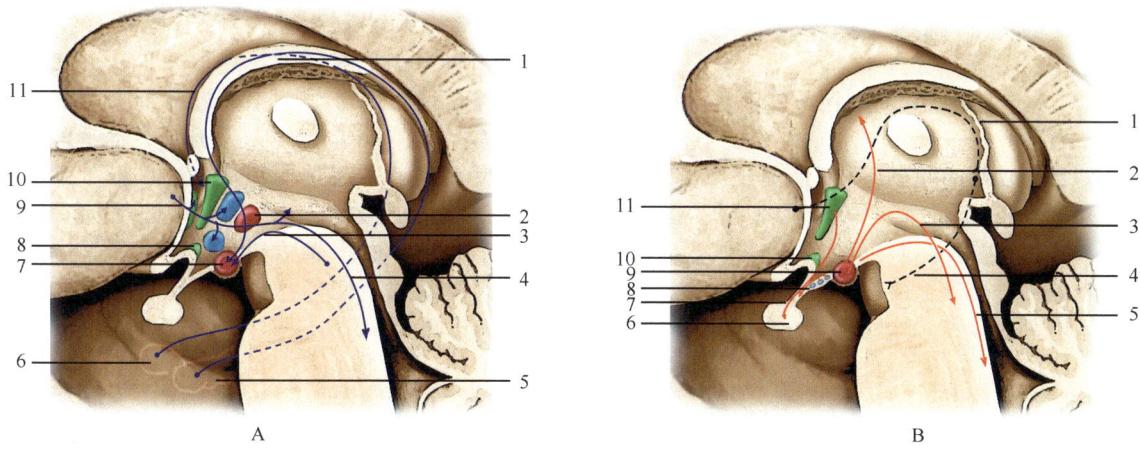

图 7-9 下丘脑纤维联系模式图

A：1 穹窿 fornix；2 视前核 preoptic nucleus；3 乳头体脚 peduncle of mammillary body；4 至网状结构纤维 fibers to renticular formation；5 海马 hippocampus；6 杏仁体 amygdala；7 乳头体 mammillary body；8 视上核 supraoptic nucleus；9 前脑内侧束 medial forebrain bundle；10 室旁核 paraventricular nucleus；11 终纹 stria terminalis

B：1 丘脑髓纹 stria medullaris thalami；2 乳头丘脑束 mammillothalamic fasciculus；3 乳头被盖束 mammillotegmental tract；4 后屈束 retroflex tract；5 背侧纵束 dorsal longitudinal fasciculus；6 垂体后叶 posterior lobe of pituitary gland；7 下丘脑垂体束 hypothalamic-hypophyseal tract；8 结节垂体束 tuberohypophyseal tract；9 乳头体 mammillary body；10 视上核 supraoptic nucleus；11 室旁核 paraventricular nucleus

1）杏仁-下丘脑纤维：起自杏仁复合体皮质内侧核的纤维经中继后，止于下丘脑的腹内侧核、视前内侧核、下丘脑前核和弓状核等；起自梨状皮质和杏仁基底外侧核的部分纤维，弥散地投射于下丘脑外侧核、腹内侧核和背内侧核，组成杏仁腹侧道路。终纹和杏仁腹侧通路也分别含有起自下丘脑内侧区和外侧区返回到杏仁复合体的纤维。

2）海马-下丘脑纤维：起自海马结构的弧形粗大纤维束称为**穹窿 fornix**，止于下丘脑。两侧穹窿在前连合上方处分成连合前穹窿和连合后穹窿。前者比较弥散，至视前区、隔核和下丘脑外侧核等；后者较粗大，主要止于乳头体内侧核等。

3）**前脑内侧束**：是通过下丘脑外侧区的纤维，内含下丘脑的传入和传出纤维。前端起自隔区，又接受杏仁-梨状皮质等发出的纤维，自前向后穿越下丘脑外侧区，直至中脑被盖，该束含上行纤维和下行纤维。上行纤维来自脑干网状结构、蓝斑核和中缝核，携带内脏感觉冲动至所有下丘脑核团，与边缘系统的情绪活动和嗅觉对内脏感觉运动功能调控有关。下行纤维来自端脑底部的眶额回、梨状区、杏仁周区、隔核和旁嗅区等。由于前脑内侧束也将下丘脑传出纤维送到隔区和中脑被盖，因此它既是下丘脑联系的重要来源和传出通路，也是端脑信息的重要出入通道。

（2）与脑干和脊髓的联系：主要与自主神经核群的联系（图 7-9A 和 B）。通过前脑内侧束和乳头体接受来自脑干的纤维。经**背侧纵束 dorsal longitudinal fasciculus** 向下投射到脑干与脊髓自主神经节前神经元，经乳头被盖束从乳头体至中脑被盖。背侧纵束是位于中脑水管的腹外侧的上行纤维和下行纤维，大部分不交叉，联系着下丘脑和脑干与脊髓细胞群，如动眼神经副核、上丘、疑核、上泌涎核、下泌涎核、面神经核、孤束核、舌下神经核和脊髓自主神经节前神经元。

（3）与丘脑的联系：主要通过**乳头丘脑束 mamillothalamic tract** 与丘脑前核群相联系，通过室周灰质与丘脑背内侧核联系（图 7-9B）。

（4）与垂体的联系：下丘脑神经元产生的激素，沿轴突送至垂体后叶（神经垂体）或送至正中隆起，后者经**垂体门静脉 hypophysial portal veins** 送至垂体前叶（腺垂体）。下丘脑至神经垂体的纤维起自室旁核和视上核，分别称为**室旁垂体束 paraventriculo-hypophyseal tract** 和**视上垂体束 supraopticohypophyseal tract**，输送升压素和催产素到神经垂体,由神经垂体的血管扩散到全身。此外，还有胺能、氨基酸能或其他肽能神经至神经垂体（图 7-8，图 7-9B）。

下丘脑至正中隆起的纤维称为结节垂体束，或称为**结节漏斗束 tuberoinfundibular tract**，起自漏斗核和下丘脑底内侧部的神经纤维，止于正中隆起的毛细血管，将神经内分泌物质（如促激素释放激素或抑制激素等）经垂体门脉系统运送至垂体前叶，调控垂体前叶内分泌功能。下丘脑神经元也可将神经内分泌物质释放入第三脑室的脑脊液，被特化的室管膜细胞——伸长细胞吸收，经伸长细胞的突起释放入漏斗柄的毛细血管。

三、下丘脑的功能

1. 对自主功能的调节　下丘脑是皮质下自主神经的较高级中枢，通过背内侧纵束和乳头被盖束调控脑干和脊髓的内脏运动中枢。

下丘脑后外侧区（结节核和乳头核）是交感中枢所在。电刺激动物后外侧区，可引起心率加快、心搏出量增加、呼吸加快、血压升高、胃肠蠕动减弱、外周血管收缩、竖毛、颤抖和瞳孔散大等交感神经兴奋的表现；损伤该区则症状相反，并出现霍纳综合征。

前内侧区（视前区和视上区）是副交感中枢所在。电刺激动物前内侧区，可引起胃肠蠕动增强、腺体分泌增多、心率减慢、血管扩张、血压下降、瞳孔缩小、出汗和膀胱收缩等副交感神经兴奋的表现。

2. 体温调节　体温调节中枢在维持体温恒定起着重要作用。通常认为，散热中枢在视前区，产热中枢在后外侧区。刺激下丘脑前区能诱导气喘、出汗和血管扩张而散热；刺激后区有血管收缩、竖毛、颤抖和增加代谢性热产生；发抖的"运动中枢"位于后区的背内侧部。

3. 摄食行为调节　下丘脑在调节摄食行为具有重要作用。

（1）摄食中枢和饱感中枢：**摄食中枢 feeding center** 位于下丘脑乳头体区的外侧区，**饱感中枢 satiety center** 位于下丘脑的腹内侧核。两个中枢在功能上密切相关，相互制约。它们的神经元对血糖敏感，当血糖浓度降低时，摄食中枢兴奋，饱感中枢抑制，开始进食；当摄食造成血糖浓度升高，饱感中枢兴奋，摄食中枢抑制，停止进食。刺激一个中枢可以抑制另一个中枢的神经元电活动。破坏下丘脑腹内侧核引起动物贪食和肥胖后，再破坏摄食中枢，动物又出现厌食和消瘦，说明在正常情况下腹内侧核对摄食中枢具有抑制性作用。此外，在破坏下丘脑饱感中枢或摄食中枢后，经过一段时间后动物的摄食活动可恢复，且体重达到新的平衡，表明脑内其他结构也有维持摄食调节的作用。

（2）食欲素与摄食：实验（1998）发现在大鼠下丘脑腹外侧存在两种来自同一前体、与食欲相关的神经肽，即**食欲素 A orexin A** 和**食欲素 B orexin B**（又称为 **hypocretin 1** 和 **hypocretin 2**）。它们可激活两种密切相关且与 G 蛋白偶联的细胞表面受体（OX1R 和 OX2R）。含食欲素的神经细胞在下丘脑腹外侧呈对称的不连续分布。给大鼠侧脑室灌注食欲素，可显著提高进食量；禁食大鼠食欲素前体 mRNA 的水平显著升高，提示食欲素在饮食反馈调节中起重要作用。进一步研究发现，食欲素在增加摄食、饮水、调节睡眠觉醒周期、生殖、体温、血压和感觉等方面有广泛作用，尤其是与睡眠关系密切，这为认识睡眠的机制提供了新的思路。

（3）"食物相关"生物钟：视交叉上核具有机体"食物相关"生物钟的作用。视交叉上核经由视觉系统接收日-夜循环的信号，传递到下丘脑的背内侧核，下丘脑背内侧核接着组织睡眠-觉醒循环以及活动、进食等。美国 Clifford Saper（2008）研究认为，当食物容易获得的时候，光信号帮助动物建立恰当的日-夜循环生理节奏。但是，如果食物在正常觉醒期间无法获得，动物就需要适应在常规睡眠期间获得食物。完全禁食 16 小时足以开启新的生物时钟。所以，在飞机上不吃任何食物，着陆后尽快进食，能够帮助旅行者调节时差。

4. 水平衡调节　下丘脑对水平衡的调节包括摄入和排出两方面。人体通过渴感引起饮水，而排水主要取决于肾脏的活动。下丘脑控制饮水的区域位于下丘脑外侧区，与摄食中枢邻近。下丘脑对排水的调节是通过视上核和室旁核分泌抗利尿激素，调控肾脏的排水功能。抗利尿激素促进肾远曲小管对水的重吸收。在视上核神经元上有渗透压感受器，它们被毛细血管网围绕，根据血浆渗透压的变化调节着抗利尿激素的分泌。

5. 与垂体的功能联系　下丘脑与垂体及外周的内分泌腺构成完整的神经内分泌调节系统，整合来自内脏器官、其他脑区和环境的信息，调节激素的分泌，紧密联系神经与体液调节的方式，协调脏器功能活动，维护机体内环境的稳定。下丘脑神经内分泌神经元属于肽能神经元，轴突止于正中隆起和漏斗，经结节垂体束和垂体门脉系统进入腺垂体。神经内分泌神经元分为两种：小分泌细胞和大分泌细胞。

（1）小分泌细胞主要位于下丘脑内侧区，特别是室旁核小细胞部和内侧弓状核和室周核，分泌释放激素和释放抑制激素（表7-3），经垂体门脉系统进入腺垂体。两种激素以相互拮抗的作用调节腺垂体分泌细胞的活动，后者再分泌激素调节靶腺和靶器官的功能，形成下丘脑-垂体-靶腺/靶器官轴的调控方式。

表 7-3　下丘脑神经内分泌调节激素

下丘脑调节激素	腺垂体激素	功能效应
促生长激素释放激素（GHRH）	生长激素（GH）	刺激骨骺，软骨线性发育
生长激素释放抑制激素（GHIH）或生长抑素	生长激素（减少分泌）	抑制骨骺，软骨线性发育
催乳素释放激素（PRH）	催乳素（促黄体素，LTH）	刺激泌乳
催乳素释放抑制激素（PIH），多巴胺	催乳素（促黄体素，LTH）（减少分泌）	抑制泌乳
促肾上腺皮质激素释放激素（CRH）	促肾上腺皮质激素（ACTH）	刺激肾上腺产生皮质激素和性激素
促甲状腺激素释放激素（TRH）	促甲状腺激素（TSH）	刺激甲状腺产生甲状腺激素
促性腺激素释放激素（GnRH）	黄体生成素（LH）和卵泡刺激素（FSH）	刺激卵泡并产生雌激素和孕酮
促黑素细胞激素释放因子（MRF）	黑素细胞刺激素（MSH）	促进黑色素合成
促黑素细胞激素释放抑制因子（MIF）	黑素细胞刺激素（减少分泌）	抑制黑色素合成

（2）大细胞神经元位于视上核和室旁核内，合成分泌抗利尿激素和催产素，经结节垂体束的长轴突到神经垂体。抗利尿激素（血管升压素）提高动脉压力感受器的敏感性，使皮肤、骨骼肌和内脏血管明显收缩，以维持动脉血压。其次，促进肾集合管对水的重吸收，从而降低尿量。催产素（缩宫素）促进子宫收缩，调节乳腺分泌。研究表明，催产素在体液渗透压调节、体温调节、消化功能（促进胃液分泌）、痛觉调制（提高痛阈）和学习记忆（遗忘效应）等活动中也起作用。Wolfgang Kelsch 等（2016）用光遗传学技术诱发催产素释放，从而提高成年大鼠嗅觉探索和同性辨认能力；这对改善感觉处理缺陷在内社交障碍的自闭症患者具有一定的意义。

6. 对情绪活动反应的影响　美国神经解剖学家 J.W.Papez（1937）提出，起源于海马的神经通路经乳头体、丘脑前核和扣带回的中继，返回海马构成封闭环路，作为情绪表达的神经基础，称为 **Papez 回路 Papez circuit**。

情绪活动反应必然伴随自主神经活动的变化，而下丘脑参与发动伴随情绪活动出现的内脏、躯体和内分泌活动。当然，这还需有边缘系统和新皮质的参加。实验表明，电刺激下丘脑前部外侧区最易引起逃跑反应；刺激内侧核区引起咆哮、露齿、瞳孔扩大、毛发竖立、呼吸加深加快和扑咬为特征的挑衅反应。若刺激猴的下丘脑外侧区和前脑内侧束区后，猴会不断按动电键，持续地自我刺激，提示动物可能得到自身满足和愉快，故称此区为"奖赏中枢"；若刺激下丘脑穹窿周围，则猴因感到痛苦或厌恶而不再自我刺激，故称此区为厌恶中枢或"惩罚中枢"。推测这可能与刺激脑内内源性吗啡（如脑啡肽）的合成和释放有关。由此可见，下丘脑在动物情感反应中，对行为反应和神经内分泌变化，发挥重要的整合作用。

7. 产生和调节昼夜节律及睡眠 - 觉醒周期

（1）**昼夜节律 circadian rhythm**：是生命活动中主要的适应性机制，调节机体内环境和行为使之与外环境中昼夜周期相适应，是生物的基本特征之一。视交叉上核是各种活动（运动、体温、激素浓度、肾分泌、睡眠和醒觉）昼夜节律的神经基础，发出节前纤维至 C_8、T_1 交感节，止于颈上节，最后刺激松果体产生褪黑素。

（2）**睡眠 - 觉醒周期 sleep-wakefulnesscycle**：是人类最为明显的生物节律。睡眠中枢位于下丘脑前区，觉醒中枢位于下丘脑后区，是网状结构觉醒系统的一部分。刺激下丘脑视前区能使动物入睡；破坏之，则动物长时期清醒不睡。而刺激下丘脑后部如乳头体区，能使动物觉醒；破坏之，则动物久睡。因此，一般认为下丘脑前部与睡眠有关，后部乳头体区参与维持觉醒。虽然下丘脑自身没有直接参与调节睡眠的中枢，但脑干网状结构接受上行感觉系统的侧支，将非特异性感觉冲动传入下丘脑，再上传至大脑皮质，影响其活动，保持觉醒状态。

食欲素是由下丘脑外侧区合成分泌，除调节人体食欲外，还参与睡眠 - 觉醒周期的调节。Sato-Suzuki 等把食欲素 A 注射到室旁核，在皮质脑电图上观察到皮质觉醒时可见低电压和快节律，随后出现咀嚼反应。这证明了触发觉醒的部位位于室旁核。食欲素 A 使组胺能结节乳头核中内侧视前区和额叶皮质释放组胺增加 2 倍，持续 80～160 分钟；因此，结节乳头核的组胺能神经元在食欲素系统中对于觉醒的维持也起着重要的作用。

睡眠呼吸障碍是堵塞的呼吸道干扰呼吸，即发生睡眠呼吸暂停，导致患者不间断地大声打鼾，而白天出现慢性疲劳及记忆力衰退、注意力分散等症状。美国 Ronald 和 Happe（2008）用磁共振成像技术扫描 43 名睡眠呼吸障碍患者的脑，发现患者的乳头体比相同年龄和性别的正常人，体积小了近 20%，并且主要分布在左侧。

8. 记忆　下丘脑前区和乳头体区通过与海马联系在记忆中起作用。加拿大多伦多大学神经外科医师 Andres Lozano 在对一位年龄 50 岁，体重 190kg

患者进行减肥手术，将电极刺激下丘脑时，意想不到患者宣称回忆起一个愉快的经历，即30年前与朋友们在公园里相聚。他们发现电流刺激激活了海马区周围的区域。研究人员猜测，电极无意中刺激了穹窿与海马相连的神经元（Hamani，C，2008）。

9. 与性行为和生殖有关 下丘脑在生殖功能开始和协调中均起重要作用，此功能两性是各不相同的。下丘脑结节区保持促性激素的基础水平，但视前区与促性激素的周期性变化相关。在动物如刺激下丘脑视前内侧区或结节区，雄性或雌性动物均会出现性行为，而破坏该部位则显示出对异性的冷淡、性行为的丧失等。视前内侧区存在着性激素敏感神经元和较多的雌激素受体结合位点。因此，视前内侧区和结节区被认为是促进性行为的中枢。它接受前脑内侧束、嗅觉系统等处胆碱能纤维的传入，有人认为这种胆碱能纤维可能与性兴奋有关，而单胺能纤维则可能起抑制作用。

Roger Gorski（1978）证实雄性大鼠下丘脑性二态核，在视交叉上核平面，位于视上核与室旁核之间，要比雌性大鼠大8倍。这种差异是由于新生雄鼠，在雄性激素作用下使得神经元胞体变大。如果出生时去除雄性大鼠的性腺，该核体积大大减少；如果给新生雌大鼠注射睾酮，该核体积明显增加。性二态核与生殖行为有关，该核损伤导致雌鼠动情期消失、和雄鼠交配频率的下降。

10. 参与痛觉调制 下丘脑也接受各种伤害性或非伤害性感觉信息。痛觉生理和针刺镇痛研究证明，下丘脑的视前区、视上核、外侧区、室周核和漏斗核等在痛觉调制和针刺镇痛中均起作用。电刺激下丘脑这些核团能出现镇痛效应，并与针刺镇痛有协同作用；损毁这些核团使针刺镇痛的效应也明显减弱。2016年Valery Grinevich通过在大鼠炎症性疼痛模型上对催产素的镇痛作用机制进行研究，证实室旁核小细胞性的催产素能神经元可同时投射到视上核大细胞性的催产素能神经元和脊髓神经元。催产素经诱发释放后，在炎症性疼痛动物模型上有效抑制痛觉，实现镇痛效应。该研究还发现其有两种方式调节痛觉：一是直接从轴突释放到脊髓感觉神经元以抑制他们的活动；二是通过间接刺激视上核大细胞性的催产素能神经元释放催产素到外周。

（宋　斌　王　玮）

参考文献

Eliava M，Melchior M，Knoblochbollmamn HS，et al. 2016. A new population of parvocellular oxytocin neurons controlling magnocellular neuron activity and inflammatory pain processing. Neuron，89（6）：1291-1304.

Grinevich V，Desarménien MG，Chini B，et al.2015. Ontogenesis of oxytocin pathways in the mammalian brain：late maturation and psychosocial disorders. Front. Neuroanat，8（164）：1-18

Grinevich V1，Knobloch-Bollmann HS2，Eliava M，et al. 2016. Assembling the puzzle：pathways of oxytocin signaling in the brain. Biol Psychiatry，79（3）：155-164

Oettl LL，Ravi N，Schneider M，et al. 2016. Oxytocin enhances social recognition by modulating cortical control of early olfactory processing. Neuron，90（3）：609-621.

第八章 端 脑

端脑 telencephalon 是脑的最高级部位，包括左、右大脑半球。每个半球覆盖表层的灰质称为大脑皮质，皮质深方是白质，称为髓质。深埋于髓质中的灰质团块为基底核，大脑半球的内腔为侧脑室。

在脑的正中矢状面上，可见大脑纵裂底部有连接左、右大脑半球的胼胝体。胼胝体向前下连接终板；在此有左右横行的圆束纤维，称为前连合。张于胼胝体和穹窿之间的薄板为透明隔，终板是早期胚胎脑的最前部，大脑半球就自此处向外扩展而成。

第一节 端脑的外形

每个半球有上外侧面、内侧面和下面。每侧半球内有三条恒定的沟，将每侧大脑半球分为五个叶（图8-1，图8-2）。**外侧沟** lateral sulcus 起自半球的前下面，至上外侧面行向后上，作为**颞叶** temporal lobe 的上界。**中央沟** central sulcus 起自半球上缘中点的稍后方（通常在此稍转至内侧面），

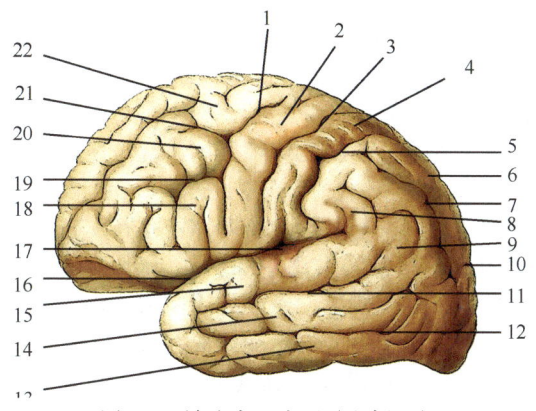

图 8-1 端脑表面沟回（左侧面）

1 中央前沟 precentral sulcus；2 中央前回 precentral gyrus；3 中央沟 central sulcus；4 中央后回 postcentral gyrus；5 中央后沟 postcentral sulcus；6 顶枕沟 parietooccipital sulcus；7 顶内沟 intraparietal sulcus；8 缘上回 supramarginal gyrus；9 角回 angular gyrus；10 枕横沟 transverse occipital sulcus；11 颞上沟 superior temporal sulucs；12 颞下沟 inferior temporal sulcus；13 颞下回 inferior temporal gyrus；14 颞中回 middle temporal gyrus；15 颞上回 superior temporal gyrus；16 外侧沟 lateral sulcus；17 颞横回 transverse temporal gyri；18 额下回 inferior frontal gyrus；19 额下沟 inferior frontal sulcus；20 额中回 middle frontal gyrus；21 额上沟 superior frontal sulcus；22 额上回 superior frontal gyrus

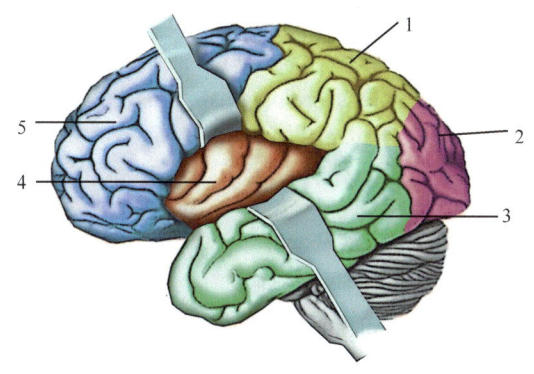

图 8-2 大脑半球分叶（左侧面）

1 顶叶 parietal lobe；2 枕叶 occipital lobe；3 颞叶 temporal lobe；4 岛叶 insular lobe；5 额叶 frontal lobe

斜向前下，几达外侧沟。中央沟前方为额叶 frontal lobe，后方为**顶叶** parietal lobe。**顶枕沟** parietooccipital sulcus 位于半球内侧面的后部，并转至上外侧面，分界顶叶和**枕叶** occipital lobe。枕叶、顶叶、颞叶之间的分界是假设的。自顶枕沟至枕前切迹（自枕叶后端向前约4cm处）的连线作为枕叶的前界。自此线的中点到外侧沟后端的连线是顶叶与颞叶的分界线。此外，**岛叶** insular lobe 位于外侧沟底的皮质深部。

一、上外侧面的沟和回

（一）额叶

额叶主要有三条沟（图8-1）。**中央前沟** precentral sulcus 与中央沟平行，通常分为两段，称为中央前上沟及中央前下沟。**额上沟** superior frontal sulcus 通常起于中央前上沟处，弯曲向前。**额下沟** inferior frontal sulcus 通常起于中央前下沟，与额上沟平行。中央前沟与中央沟之间的脑回为中央前回 precentral gyrus；位于额上沟上方，沿半球上缘并转至内侧面的脑回为**额上回** superior frontal gyrus；额上、下沟之间为**额中回** middle frontal gyrus；在额下沟和外侧沟之间为**额下回** inferior frontal gyrus。额下回被外侧沟的前支和升支自前向后划分为**眶部**、**三角部**和**岛盖部** orbital, triangular and opercular portions，岛盖部向后与中央前回下端相续。眶部延至半球的底面。

（二）顶叶

顶叶被中央后沟和顶内沟分为三区（图 8-1）。**中央后沟** postcentral sulcus 与中央沟平行，两沟之间为**中央后回** postcentral gyrus；自中央后沟中间向后，与半球上缘几近平行的沟为**顶内沟** intraparietal sulcus，呈弓形伸至枕叶，以直角与枕横沟相连。顶内沟将中央后回以外的顶叶其余部分分为**顶上小叶**和**顶下小叶** superior and inferior parietal lobies。顶下小叶内有外侧沟及颞上沟的后端伸入，围绕外侧沟的后端称为**缘上回** supramarginal gyrus，围绕颞上沟的后端称为**角回** angular gyrus。

（三）枕叶

枕叶位于顶枕沟至枕前切迹连线的后方（图 8-1）。枕叶的沟回不规则，最常见的是**枕横沟** transverse occipital sulcus。枕横沟自顶枕沟后方的上缘向外下走行，于其中点与顶内沟的后端几成直角相连。此外，可见**枕外侧沟** lateral occipital sulcus 为枕叶外侧面的一条水平短沟，将枕叶分为枕上回和枕下回。有时，在枕极前方，可见一垂直位的**月状沟** lunate sulcus。月状沟的前方为**降回** gyrus descendens。

（四）颞叶

颞叶借两条沟分为三个平行的脑回（图 8-1）。**颞上、下沟** superior and inferior temporal sulci 与外侧沟平行，将颞叶外侧面分为**颞上、中和下回** superior, middle and inferior temporal gyri。颞上沟较恒定，起于颞极附近，略斜向后上，与外侧沟后支平行，末端弯向背侧止于顶叶。颞下沟常断续不定，位于颞上沟的腹侧并与之平行。颞上沟与外侧沟之间为颞上回，颞下沟上、下分别为颞中与颞下回。颞上回的上面部分为外侧沟底，在此表面有 2～3 条横行小回称为**颞横回** transverse temporal gyri。其前部称为颞横前回，又称为 Heschl's 回，后部称为颞平面。

（五）岛叶

岛叶藏于外侧沟中，只有去除岛盖后方可见到（图 8-2，图 8-3）。岛叶略似三角形，呈锥形隆凸，其尖端向前下方，靠近前穿质。岛叶周围被岛环状沟划出轮廓，表面被由尖向后上倾斜的**岛中央沟** central sulcus of insula 分为较大的前部和较小的后部。前部被浅沟分为 3～4 个**岛短回** short gyri of insula，后部则为一或两个大的**岛长回** long gyri of insula，岛叶的三角形尖端朝向脑底面的前穿质部分称为**岛阈** limen of insula。岛盖是环绕在岛叶周围皮质的总称，如额叶相邻的部分称为额岛盖，颞叶相邻的部分称为颞岛盖。

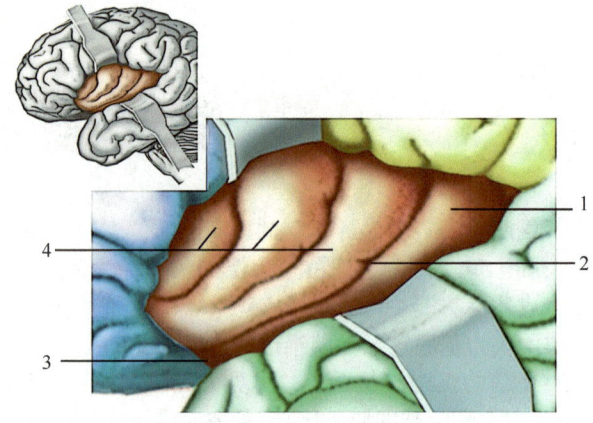

图 8-3　岛叶（左侧面）

1 岛长回 long gyrus of insula；2 岛中央沟 central sulcus of insula；3 岛阈 limen of insula；4 岛短回 short gyri of insula

二、内 侧 面

在大脑半球的内侧面（图 8-4）、半球纵裂底，最明显的结构是**胼胝体** corpus callosum。胼胝体为呈弓形的宽而厚的纤维板，后部称为**压部** splenium，中间大部分称为**干或体** body，前部弯曲称为**膝** genu，由此向后下为薄层的**嘴** rostrum。嘴部向下连于第三脑室前壁的**终板** terminal lamina。膝部的纤维连接两侧额叶，呈剪状，称为**额钳** frontal forceps，又称为小钳。压部的纤维向后，也呈剪状，进入两侧枕叶，称为**枕钳** occipital forceps；枕钳纤维宽大故称为大钳。**胼胝体沟** callosal sulcus 位于胼胝体背侧，自胼胝体嘴开始，绕过压部弯向下方，与海马沟相续。**扣带沟** cingulate sulcus 起自胼胝体嘴的腹侧，与弓形的胼胝体沟平行；在胼胝体上缘中点，扣带沟发出**中央旁沟** paracentral sulcus 伸至大脑半球背侧缘，到相当于中央前沟的顶点；在压部附近，扣带沟的末端分成两支，一支称为**顶下沟** subparietal sulcus，绕过压部向后行，止于胼胝体压部稍后方；另一支称为**缘支** marginal ramus，以直角方向分出，伸向大脑半球的背侧缘。**扣带回** cingulate gyrus 位于扣带沟与胼胝体沟之间，起于胼胝体嘴的腹侧，向后上延伸于胼胝体的上方，绕胼胝体压部后，经**扣带回峡** isthmus of cingulate gyrus 与半球下面的海马旁回相续。额上回从大脑半球上外侧面越过半球上缘，到达半球内侧面的扣带沟上方，称为**额内侧回** medial frontal gyrus。中央旁沟和缘支之间，围绕半球上缘中央沟周围的四边形脑回称为**中央旁小叶** paracentral lobule。中央旁小叶的前、后部分，分别为半球外侧面中央前、后回在内侧面的延伸部分。在顶下沟上方的区域，缘支与顶枕沟之间的皮质称为顶叶的**楔前叶** precuneus，并与外侧面的顶上小叶相连续。

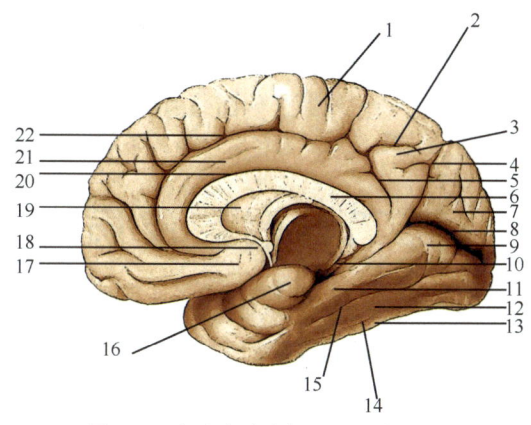

图 8-4　大脑半球内侧面（右侧面）

1 中央旁小叶 paracentral lobule；2 缘支 marginal ramus；3 楔前叶 precuneus；4 顶枕沟 parietooccipital sulcus；5 顶下沟 subparietal sulcus；6 胼胝体 corpus callosum；7 楔叶 cuneus；8 距状沟 calcarine sulcus；9 舌回 lingual gyrus；10 齿状回 dentate gyrus；11 海马旁回 parahippocampal gyrus；12 枕颞内侧回 medial occipitotemporal gyrus；13 枕颞外侧回 lateral occipitotemporal gyrus；14 枕颞沟 occipitotemporal sulcus；15 侧副沟 collateral sulcus；16 钩 uncus；17 胼胝体下区 subcallosal area；18 终板旁回 paraterminal gyrus；19 透明隔 septum pellucidum；20 胼胝体沟 callosal sulcus；21 扣带回 cingulate gyrus；22 扣带沟 cingulate sulcus

顶枕沟起自半球枕极前方 5cm 的上内缘，斜向前下至**距状沟**。距状沟 calcarine sulcus 是一条弓形深沟，起于枕极上方，稍微凸向背侧；前部在侧脑室后角壁上形成一个隆起，即**禽距** calcar avis；在胼胝体压部后方，距状沟以锐角与顶枕沟相交。顶枕沟前方为楔前叶，与中央旁小叶后部一起构成顶叶内侧面。距状沟与顶枕沟之间的三角形区域为**楔叶** cuneus，位于枕叶内侧面。

海马和齿状回经海马沟卷入侧脑室下角底。**海马** hippocampus 前端膨大，后端狭细（图 8-5）。**齿状回** dentate gyrus 是一窄条状皮质，由于血管进入形成横沟而呈齿状，位于海马内侧。束状回位于齿状回后端，绕胼胝体压部与灰被相连。**灰被** indusium griseum 为位于胼胝体背面的薄层灰质，在胼胝体沟底往背部移行为扣带回。灰被向前绕到胼胝体嘴的下方，移行于**胼胝体下区** subcallosal area。胼胝体下区的后界为后旁嗅沟，与其平行的短沟为前旁嗅沟，两沟之间的皮质即为胼胝体下区。后旁嗅沟与终板前方的短回称为**终板旁回** paraterminal gyrus。在半球的内侧面，沿胼胝体周围和侧脑室下角底壁的一圈弧形结构，包括隔区（胼胝体下区和终板旁回）、扣带回、海马旁回、海马和齿状回等，共同构成**边缘叶** limbic lobe。

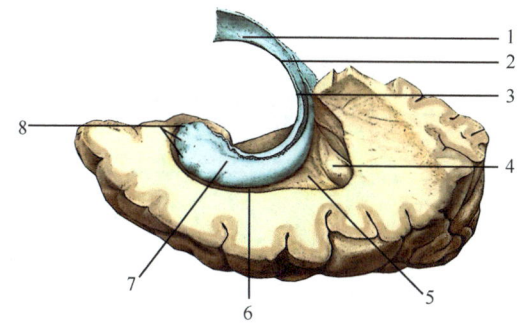

图 8-5　海马（左侧面）

1 穹窿体 body of fornix；2 穹窿脚 crus of fornix；3 海马伞 fimbria of hippocampus；4 禽距 calcar avis；5 侧副三角 collateral trigone；6 侧副隆起 collateral eminence；7 海马足 pes hippocampi；8 海马趾 digitation of hippocampus

三、底（下）面观

大脑半球的底面被外侧沟分为较小的前部和较大的后部（图 8-6）。前部凹陷为额叶的腹面，又称为眶面，位于筛骨筛板、额骨眶板和蝶骨小翼的上方。眶面内侧缘附近有一条直的深沟称为**嗅沟** olfactory sulcus，嗅沟的内侧是**直回** gyrus rectus。眶面的其余部分被**眶沟** orbital sulci 分为不规则的**眶回** orbital gyri。**嗅球** olfactory bulb 位于筛骨的筛板之上，是一个扁的椭圆体，向后连接细带状的**嗅束** olfactory tract。嗅球和嗅束均在嗅沟内。嗅束向后分成外侧嗅纹 lateral olfactory stria 和**内侧嗅纹** medial olfactory stria，分叉处扩大，称为**嗅三角** olfactory trigone。嗅三角后方有一不规则的菱形区称为**前穿质** anterior perforated substance。前穿质是脑底部的界标，位于嗅三角与内、外侧嗅纹的尾侧，视交叉、视束与海马旁回钩交界处的喙侧；是颈内动脉分为大脑前动脉和大脑中动脉处，也是大脑中动脉发出中央动脉穿过脑实质供应深部结构的部位。前部中央支由此入脑，营养深部结构；当解剖去除该血管细支时，此处呈许多小孔。在前穿质的尾区，邻近视束处比较平滑，形成一条斜带，称为斜角带 diagonal band。

大脑底面的后部在颅中窝和小脑幕的上方。颞叶和枕叶底面有与半球下缘平行的**枕颞沟** occipitotemporal sulcus，在沟内侧有与之平行的深沟为**侧副沟** collateral sulcus。侧副沟自枕极附近向前行进，可在颞叶前部与平浅的**嗅脑沟** rhinal sulcus 相连。嗅脑沟将海马旁回与颞叶的其余部分隔开。侧副沟的内侧为海马旁回 parahippocampal gyrus，后者的前端向后内侧弯成钩状称为**钩** uncus。在海马旁回的内侧为海马沟，沟的上方为齿状回。在距状

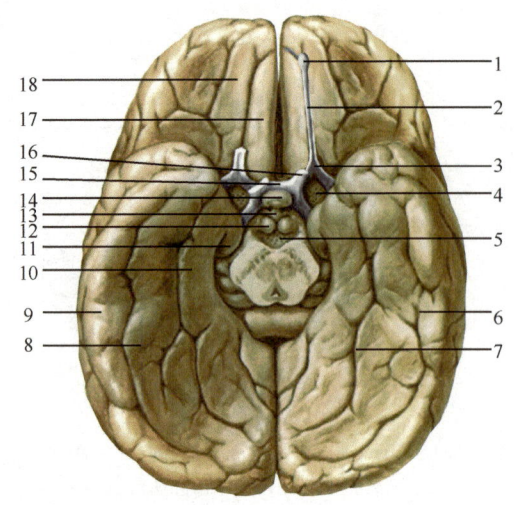

图 8-6 脑底面观

1 嗅球 olfactory bulb；2 嗅束 olfactory tract；3 嗅三角 olfactory trigone；4 前穿质 anterior perforated substance；5 后穿质 posterior perforated substance；6 枕颞沟 occipitotemporal sulcus；7 侧副沟 collateral sulcus；8 枕颞内侧回 medial occipitotemporal gyrus；9 枕颞外侧回 lateral occipitotemporal gyrus；10 海马旁回 parahippocampal gyrus；11 钩 uncus；12 乳头体 mamillary body；13 灰结节 tuber cinereum；14 垂体 hypophysis；15 视交叉 optic chiasma；16 视神经 optic nerve；17 直回 gyrus rectus；18 眶回 orbital gyri

沟与侧副沟之间为**舌回** lingual gyrus，此回向前延伸至海马旁回。在枕颞沟的两侧分别为**枕颞内侧回** medial occipitotemporal gyrus 和**枕颞外侧回** lateral occipitotemporal gyrus，枕颞内侧回又称为梭状回，位于侧副沟的外侧，该回在形态上很不恒定，为不规则的沟所中断。枕颞外侧回即为颞下回向内下的移行部分，与颞下回一起包绕半球的下缘。

第二节 端脑皮质

端脑表面所覆盖的灰质称为大脑皮质，因其表面有沟回使皮质的表面积扩大。成人大脑皮质的总面积约 $0.22m^2$，约含有 140 亿个神经元。依据进化观点，大脑皮质可分为海马和齿状回的**原皮质** archicortex、组成嗅脑的**旧皮质** paleocortex 和占端脑皮质大部分的**新皮质** neocortex。在哺乳动物中，进化等级越高者，新皮质越发达。大脑皮质的细胞和纤维排列呈层状结构，原皮质、旧皮质是三层皮质；新皮质基本可分为六层。人类的新皮质高度发达，约占全部皮质的 96%，因此六层型皮质可视为人类大脑皮质的基本型（图 8-7）。

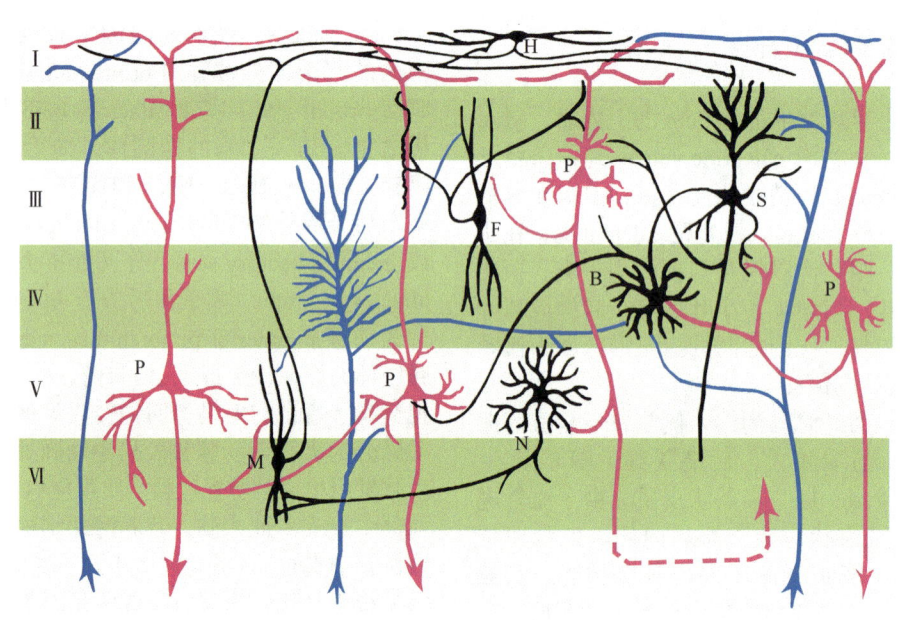

图 8-7 新皮质神经元细胞类型

字母缩写：B=篮细胞，F=梭形细胞，H=水平细胞，M=Martinotti 细胞，N=神经胶质细胞，P=锥体细胞，S=星形细胞。黑色神经元代表分布范围局限于皮质内，紫红色代表传出神经元。蓝色代表新皮质神经元相互间及其与传入纤维的典型联系。左侧和右侧的传入纤维属联络性的皮质-皮质联系，中央传入纤维是特异性感觉纤维

一、大脑皮质的细胞类型

大脑皮质的神经细胞类型很多（图 8-8），分类不统一。传统上分为锥体细胞、颗粒细胞和梭形细胞三类，其中颗粒细胞包括皮质内轴突较短的细胞，如水平细胞、马氏细胞等。Weiss 等将皮质神经元分为锥体细胞和非锥体细胞两大类，并认为所有的非锥体细胞也可称为颗粒细胞或星形细胞。但至今还没有完善的分类方法。早年 Golgi 根据轴突的长短将大脑皮质神经元分为两类，如锥体细胞和梭形细胞的轴突超出皮质以外的为投射或传出神经元，属 Golgi Ⅰ型细胞；反之，其轴突限于皮质内

的为中间神经元或联络神经元,属 Golgi Ⅱ型细胞。

突很长是构成锥体束的主要纤维。大型锥体细胞和位于深部的中型锥体细胞是大脑皮质的投射神经元。锥体细胞可与多种神经元或传入纤维形成突触。一般来说,胞体及近端树突上的突触为对称型,小棘和轴突上的突触均为非对称型,树突干上的突触有对称型和非对称型两种。锥体细胞释放谷氨酸,为兴奋性神经元。

(二) 非锥体细胞

非锥体细胞 nonpyramidal cell 包括颗粒细胞和梭形细胞(图 8-8)。

1. 颗粒细胞 granular cell 是新皮质神经元中数量占第二的细胞,广泛分布于各层,尤以第Ⅳ层最多;细胞体积很小,直径为 6～10μm,胞体四周均可发出放射状的初级树突;树突及分支上有许多小棘。圆形的胞体常因发出突起而呈三角形或星形,故又称为星形细胞 stellate cell。轴突可分支,行于皮质内。还有一种较大的星形细胞位于第Ⅳ层,树突少而短小,轴突较长可分支垂直走行于皮质内,多见于视区皮质。颗粒细胞又可分为篮细胞、神经胶质样细胞、水平细胞、马氏细胞、双刷细胞、吊灯样细胞、多形细胞、爪细胞等,所有颗粒细胞均属于含 GABA 递质的抑制性神经元。

(1) 篮细胞 basket cell:胞体大小不一,自胞体发出几个短小的树突,无棘或有很少的棘。发出较短而垂直的轴突,在离胞体不远处立即分出水平方向的侧支,可长达 800μm,末梢分支成簇,包围在邻近锥体细胞的胞体和树突的近端,围成"篮"样突触结构。篮细胞位于第Ⅱ～Ⅴ层,其中第Ⅱ层的为小篮细胞或称为短篮细胞,第Ⅲ～Ⅴ层中的为大篮细胞或称为长篮细胞,位于第Ⅳ层呈柱形的称为柱形篮细胞 columnar basket cell。根据 Szentagothai(1975)的报道,篮细胞为分泌 GABA 的抑制性中间神经元。

(2) 神经胶质样细胞 neurogliaform cell:主要位于第Ⅱ～Ⅳ层,胞体很小,自胞体发出 7～10 个放射状树突,其中有的可分支 1～2 次,大部分分支形成一个直径为 50～100μm 的树突野。轴突细长,自胞体或树突近端发出,立即分支,充满在整个树突野,甚至超过形成一个直径约 350μm 的以轴突为中心的圆形区域,多见于人视皮质和躯体感觉皮质。

(3) 水平细胞 horizontal cell:小梭形细胞,仅见于分子层,其位置与皮质表面平行。胞体向两端发出树突,走行于本层;树突可与马氏细胞联系。轴突较长,常自树突发出,然后分为两支,在同层内行走一段距离后终止,沿途可与锥体细胞顶树突的终末分支形成突触。

(4) 马氏细胞 Martinotti cell:除第Ⅰ层外几乎各层都有,一种小多角形细胞,有一个局限的树突野。

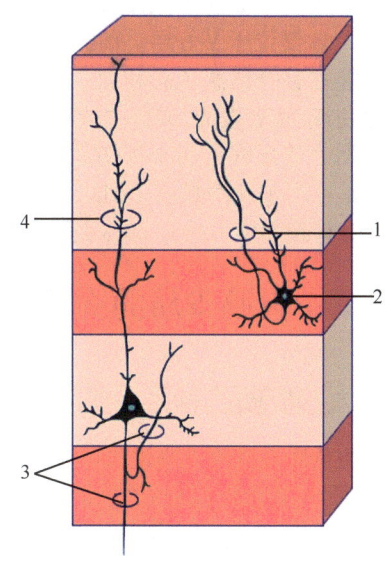

皮质神经元主要类型
图 8-8 锥体细胞和非锥体细胞
1 轴突 axon;2 非锥体细胞 nonpyramidal cell;3 基树突 basal dendrite;4 顶树突 apical dendrite

(一) 锥体细胞

锥体细胞 pyramidal cell 是大脑皮质中特有的一种神经元,约占 60%,广泛存在于除第Ⅰ层外的其余各层。胞体呈锥体状(图 8-8)。根据胞体直径大小可分为大、中、小三种,最小的胞体为 8μm×7μm(高×宽),中型的为 (12～35)μm×(10～20)μm,大型为 (50～60)μm×25μm;中央前回第Ⅴ层的锥体细胞最大,一般约 120μm×60μm,特称为 Betz 细胞。锥体细胞的树突有两种,一种称**顶树突** apical dendrite,较粗,从锥形胞体尖顶伸向皮质表面,沿途可发出分支,末端伸达第Ⅰ层时,呈 T 字形分支终止。另一种称为**基树突** basal dendrite,是从胞体两侧底角发出的几个比顶树突短小而有分支的突起,走向或与表面平行,或向上、下斜向伸展。所有这些树突及其分支上都有形状不一和密度不同的小棘,小棘上有 1～3 个棘器。一般来说,在胞体起始段往往没有小棘,这段距离可长可短;然后小棘沿着主干分布到末梢,越向远端越趋减少。树突由于含有丰富的小棘而使其与相关神经元建立的突触联系大大增加。

轴突由基底部发出,长度与胞体大小和位置深浅有关。它们或止于皮质不同层次构成联络纤维;或止于皮质下不同平面构成投射纤维;沿途还可发出侧支或返回支重新回到浅部皮质中。Betz 细胞与锥体细胞的区别除了大小外,主要还在于 Betz 细胞除顶树突外,从胞体侧面的任何部位都可发出左右两侧不对称、具有分支的树突,称为周围胞突。轴轴突垂直向上伸达分子层，并发出几个短的水平侧支，与邻近锥体细胞、水平细胞和篮细胞等细胞的树突形成突触。

（5）**双刷细胞** double bouquet cell：仅见于人类大脑皮质，胞体卵圆形或梭形，直径为 8～14μm，多位于第Ⅱ～Ⅳ层。因树突自胞体两端发出，略散开呈刷状而被命名，有的略呈束状。轴突发自胞体中部或下部，有的轴突垂直向上走行，有的轴突发出后即分支，形似马尾垂直向下。轴突经过皮质各层时，往往与锥体细胞的顶树突平行，并与小棘形成轴-棘突触。

（6）**吊灯样细胞** candlier cell：也是一种短轴突的星形细胞，分布在第Ⅱ、Ⅲ层，胞体梭形，大小不一为（10～20）μm×（8～12）μm。树突较细，多在胞体附近分支。轴突从胞体或树突近端发出，向下与皮质表面垂直地走行一段后发出侧支；有的侧支不再分支，有的广泛分支；这些分支斜行向下或返回至胞体水平。所有分支的最后走向，总与皮质表面垂直，长度为 10～20μm；沿途有 7～8 个结节状膨大，每个膨大之间相隔 1～2μm。这种细胞由于大量的轴突终末出现在其周围，而使整个细胞状如枝形吊灯而被命名。吊灯样神经元是分泌 GABA 的抑制性神经元，其轴突终末和锥体细胞的轴突起始段形成轴-轴突触，可能对锥体细胞起调节和抑制作用。

（7）**多形细胞** pleomorphic cell：是一种变形的锥体细胞，位于第Ⅵ层；胞体和树突形状多样化，树突分布于皮质，轴突进入髓质。有人认为这种细胞是位于第Ⅴ、Ⅵ层内的锥体细胞，在受大脑沟回凹凸弯曲的影响下形成的。

（8）**爪状细胞** clutch cell：胞体卵圆形，直径为 8～14μm，位于第Ⅱ～Ⅳ层；其发出短小可分支的放射状树突。轴突自胞体发出后可以分支，终末分支主要在Ⅳ层内，向两侧伸展可达 100～300μm。终末分支形如爪状，有许多膨体，与大星形细胞和小锥体细胞形成对称型突触。爪状细胞分泌 GABA，为抑制性神经元。

2. **梭形细胞 fusiform cell** 位于第Ⅱ～Ⅵ层胞体，呈梭形，其长轴与皮质表面呈垂直或呈一定角度排列。树突自胞体两端发出，分别垂直伸向皮质表面和皮质深部；轴突起自胞体下端或下端树突基部，向下直达深层，与锥体细胞形成突触。位于第Ⅵ层的梭形细胞，其轴突很长，伸入髓质，组成投射纤维、联合纤维或连合纤维，这类投射神经元属 Golgi 型。

Hof PR 等（1999）报道一种仅存在于类人猿（猩猩、猿等）和人类的前扣带皮质Ⅴb层的梭状投射神经元，也称为**梭形细胞** spindle cell。其形态特征：梭状，尖端逐渐变细，大型的神经元胞体，几乎匀称的水平轴和垂直轴，尼氏染色淡染。在人类，梭形细胞发现在 Brodmann 区 24a、24b、24c，在扣带回内侧壁的皮质（24b 区）最丰富；通常在 3～6 个神经元群，且仅位于Ⅴb层。前扣带回皮质的梭形细胞，可能在整合情感色彩和向更高级特定的运动中枢控制发音、面部表情，或自主神经功能起作用。人类研究表明，梭形细胞属于损伤易感性的投射神经元，特别是在阿尔茨海默病（AD）中，遭受退行性改变的所有神经元中大约有 60% 是这类神经元。

二、大脑皮质的构筑

（一）大脑皮质的种系分类

大脑皮质从种系发生上来说，可分为以下四类。

1. **古皮质** 又称为原皮质，由海马和齿状回组成。

2. **旧皮质** 由梨状叶的嗅皮质和部分海马旁回组成。

这两者属于**异形皮质** allocortex 或**异型皮质** heterotype cortex，占大脑皮质的 10%。这类皮质在发生过程中和成年期均不显示六层或只有三层，所以有人将古皮质和旧皮质又统称为旧皮质。

3. **新皮质** 又称为**同形皮质** isocortex 或**同型皮质** homotype cortex，占大脑皮质的 90%，一般均可分为六层。

4. **中间皮质 mesocortex** 是指在细胞构筑上接近新皮质，但在功能上属于旧皮质的部分，如扣带回和部分海马旁回及钩。

（二）大脑皮质的结构分层

大脑皮质典型的六层结构见图 8-7。

1. **第Ⅰ层** 为**分子层** molecular layer，较薄，约占皮质厚度的 10%，细胞较少，以水平细胞为主，而水平纤维较多。这些纤维系由水平细胞的突起、深层马氏细胞的轴突终末、各层锥体细胞顶树突的终末以及传入纤维的终末分支组成，故又称为丛状层。

2. **第Ⅱ层** 为**外颗粒层** external granular layer，也很薄，又称为小锥体细胞层，主要由大量的颗粒细胞和小锥体细胞密集而成，约占皮质厚度的 9%。其中，锥体细胞的顶树突终止于分子层，轴突止于深部各层或进入髓质，形成联络纤维。

3. **第Ⅲ层** 为**外锥体细胞层** external pyramidal layer，约占皮质厚度的 1/3，可分深、浅两个亚层；以小型（浅部）及中、大型（深部）的锥体细胞为主，顶树突到达第Ⅰ层；还有水平向的篮细胞和垂直向的梭形细胞。它们的轴突和树突都超出本层以外，其中深部锥体细胞的轴突往往还可以伸入髓质，作为连合纤维或联络纤维。轴突还发出返回支，向上到达第Ⅲ层或第Ⅱ层。在本层的最表面，有些有髓神经纤维组成 K-B 线。

4. 第Ⅳ层 为**内颗粒层** inner granular layer，一般占皮质厚度的 10%，主要为颗粒细胞的胞体密集组成，胞体和突起限于本层或皮质以内，也有小锥体细胞；在视区有大星形细胞。丘脑来的特异传入纤维形成**柏氏外线** external band of Baillarger。此层在各区的厚度变化较大，如运动皮质缺乏此层，而感觉皮质和视区皮质则较发达。视区皮质还可分为三个亚层。

5. 第Ⅴ层 为**内锥体细胞层** internal pyramidal layer，又称为**节细胞层** ganglionic layer，约占皮质厚度的 20%；以大型锥体细胞为主，也有小锥体细胞和非锥体细胞。在某些区域还有巨大的锥体细胞，如运动皮质的 Betz 细胞。大锥体细胞和 Betz 细胞的顶树突终止于分子层，基树突分布于本层。小锥体细胞的顶树突终止在Ⅳ层，部分在本层内分支。轴突向下伸入髓质组成连合纤维或联络纤维；所有轴突均可发出侧支或返支到达皮质浅层。深部横行的水平纤维组成**柏氏内线** internal band of Baillarger，它是由本层细胞和其他层细胞发出的水平支以及传入的、水平走向的联络纤维组成。

6. 第Ⅵ层 为**多形层** multiform layer，约占皮质厚度的 20%，因含有多种类型的细胞而被命名。本层细胞大小不一，尤以梭形细胞居多，故又称为梭形细胞层。梭形细胞的排列与表面垂直，其他还有呈三角形和卵圆形等形状的多形细胞。大、中、小锥体细胞的树突分别到达第Ⅰ、Ⅳ、Ⅴ层；梭形和大、中锥体细胞的轴突均可进入髓质构成投射纤维或联络纤维，有些形成短环路。本层也可分为深、浅两个亚层，上层细胞大而排列致密；下层细胞较小而疏松，以致和髓质分界模糊。

在大脑皮质的细胞构筑中，第Ⅳ层主要是接受特异性丘脑传入纤维，是初级感觉区中发育良好的层次。但在运动皮质中缺如。其次，锥体细胞数量最多，分布最广泛，在皮质各层中的位置和传出纤维的终止点，具有共同的模式：①第Ⅱ~Ⅳ层锥体细胞的顶树突到第Ⅰ层，基树突及其分支在同层；下行轴突中部纤维终止于皮质深层，部分继续伸出皮质，其中来自浅部细胞的轴突组成联络纤维和来自深部细胞的轴突组成连合纤维，发出少数的返支到胞体所在层（多数是第Ⅱ、Ⅲ层），发出水平侧支到第Ⅴ层组成水平丛（柏氏内线）。②第Ⅴ层锥体细胞发出的基树突到本层，顶树突到第Ⅰ层，中锥体细胞的顶树突到第Ⅳ层，小锥体细胞的树突均在本层。③第Ⅵ层锥体细胞和梭形细胞的分支基本相似，树突及其分支限于本层或伸入第Ⅴ层，轴突伸出皮质组成投射纤维，发出的水平侧支参与组成柏氏内线；其中，1 个或 1 个以上的返支在上升途中均不再分支，其末梢分支可到达第Ⅰ、Ⅲ层。④在投射纤维中，根据发出轴突的起源细胞的深浅位置，可知第Ⅴ层表浅部细胞的下行轴突组成皮质红核束、皮质脑桥束、皮质延髓束；第Ⅴ层深部细胞的下行轴突组成皮质脊髓束；第Ⅵ层细胞发出的轴突组成皮质丘脑束。

三、大脑皮质中神经元和纤维之间的联系

在皮质细胞构筑中，有神经元间构成局部回路的皮质 - 皮质纤维，有垂直走行于大脑皮质内的传出和传入纤维。**局部回路神经元** local circuit neuron（LCN）是指短轴突或无轴突的神经元，其树突和轴突及与之相联系的神经元都局限在同一个特定的结构范围（如神经核）内的神经元；各皮质内的联络神经元均属 LCN。LCN 分布广，数量多，与投射神经元之比为 3 : 1；有些部位更多，如尾状核的 LCN 占神经元总量的 95% 左右。由数个 LCN 和一个投射神经元的胞体和树突共同参加组成的功能活动环路，称为**局部神经元回路** local neuronal circuit（LNC）。大脑皮质和小脑皮质内均有不少 LNC 参加调节人体的基本生理活动以及学习、记忆、思维等高级神经活动。

（一）皮质传出纤维

皮质传出纤维以第Ⅴ和第Ⅵ层锥体细胞与梭形细胞的轴突组成皮质下各种纤维束。

（二）皮质传入纤维

皮质传入纤维包括特异性和非特异性两种纤维：①**特异性传入纤维** specific afferent fiber 起源细胞位于丘脑腹后核（至感觉皮质）或腹外侧核（至运动皮质）。核内神经元发出长轴突伸入皮质，经过第Ⅵ与第Ⅴ层时没有分支，直达第Ⅳ层与颗粒细胞或大星形细胞等局部回路神经元形成非对称型突触；②**非特异性传入纤维** nonspecific afferent fiber 起源细胞包括丘脑中线核群、板内核群。核内神经元发出的轴突上升至皮质中，终末分支与皮质各层建立轴 - 树突触，但主要生理效应表现在浅表层；最后，由该处的锥体细胞直接传出或借其侧支和第Ⅴ层锥体细胞联合后传出冲动。

（三）皮质 - 皮质纤维

皮质 - 皮质纤维包括联络纤维和连合纤维两种：① 联络纤维，起自同侧皮质第Ⅲ层表浅部和部分第Ⅱ层的神经元，形成皮质 - 皮质纤维，终末分支主要分布于同侧皮质第Ⅲ与第Ⅳ层；②连合纤维，起自对侧同型皮质第Ⅲ层的深部锥体细胞，发出的

轴突通过胼胝体传至皮质第Ⅰ～Ⅵ层，参加组成200～300μm 的垂直柱（图 8-9）。

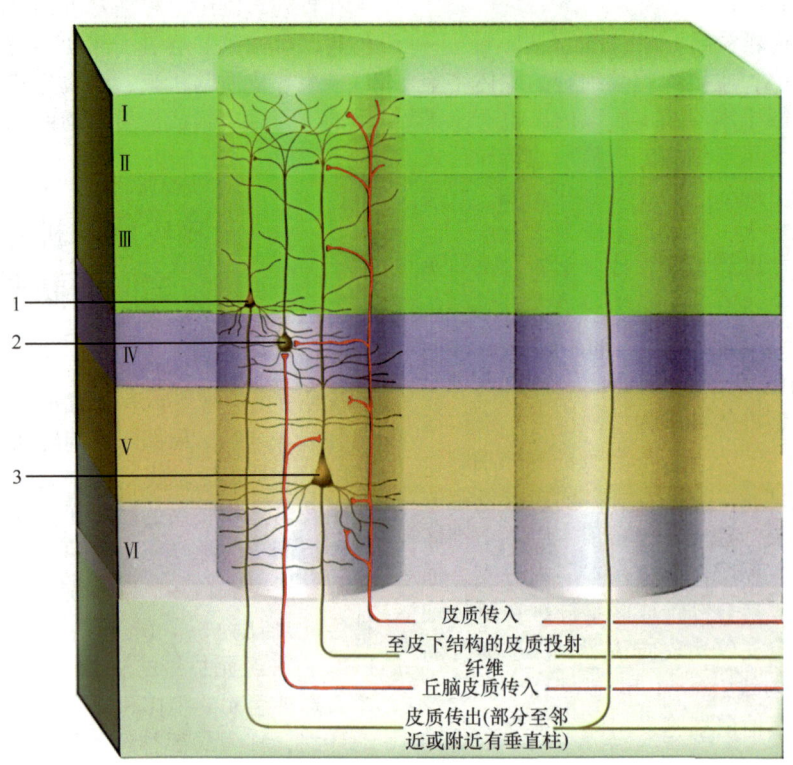

图 8-9　垂直柱
1 小锥体细胞 small pyramidal cell；2 颗粒细胞 granular cell；3 大锥体细胞 giant pyramidal cell

（四）垂直柱

Mountcastle（1957）将一根微电极插入清醒动物躯体感觉皮质内，在不损伤脑组织的情况下记录皮质深部单个神经元的活动，发现具有相似特性的神经元在灰质一定柱形范围内沿着放射纤维的方向集合成群，于是提出"皮质感觉柱"的概念。"柱"是与软膜面垂直并贯穿整个皮质厚度的一个小区，分别有**垂直柱** vertical column 、**皮质柱** cortical column 、**功能柱** functional column 等不同名称。每个柱直径约 500μm，由 103～104 个互相联系的神经元组成。柱可根据由丘脑来的特异性传入纤维及其分支在皮质终止的分布范围确定大小，也可以由其功能形式确定。例如，视皮质是由 Hubel 和 Weisel 提出的"朝向柱"和"眼优势柱"，即以纤维终止的大小确定柱的范围为 300～400 μm。运动皮质的运动柱是以功能形式确定大小，直径约 500μm；同一运动柱内的 Betz 细胞常投射到不同的运动神经元群，同一运动柱的锥体细胞都与同一关节的运动肌群有关；因此，运动柱代表的是某类运动，而不是某块肌肉。垂直柱是皮质结构和功能的基本单位。

1978 年，Szentagothai 明确地提出：大脑皮质是由具有非常相似的内在结构，即**柱单位** clumnar unit 组成的一个嵌合体。除了丘脑 - 皮质垂直柱外，还有大量的皮质 - 皮质柱参与，这些柱是由联络纤维或连合纤维为终止的一种模式。这两种柱的大小基本相似，彼此相互重叠。丘脑 - 皮质垂直柱是以丘脑特异性传入纤维，进入第Ⅳ层分支的范围 200～500μm 为柱的直径；分支终末与相接触的星形细胞树突和小棘形成兴奋性突触，再通过与其他篮细胞等局部回路神经元的突触联系受到抑制，最后由第Ⅴ层的锥体细胞或第Ⅵ层梭形细胞传出，至皮质下相关单位。皮质 - 皮质垂直柱是以连合纤维传至大脑皮质的第Ⅰ～Ⅵ层，柱的范围为200～300μm。但表现出生理效应的是第Ⅲ与第Ⅳ层或更表浅层，与其中的局部回路神经元形成突触联系，最后由第Ⅴ层锥体细胞或第Ⅵ层梭形细胞传出。在这两种柱中，局部回路神经元起到皮质内联络和调整信息的作用，锥体细胞接受信息并经过综合分析、调整发出信号传至皮质下区。在数量上，皮质 - 皮质垂直柱远远超过丘脑 - 皮质垂直柱，说明皮质 - 皮质间联系在皮质信息传递中起着重要的作用。

四、大脑皮质的分区和功能定位

根据皮质细胞的类型、排列和各层的厚度及

纤维的疏密，把大脑皮质划分成若干区域；已有不少大脑皮质区域划分的图式，少的只划分成20个区，多的可达200个区，其中Brodmann把大脑皮质分为52区（图8-10）。一般认为Brodmann分区法比较合理，并在基础和临床方面得到广泛应用。

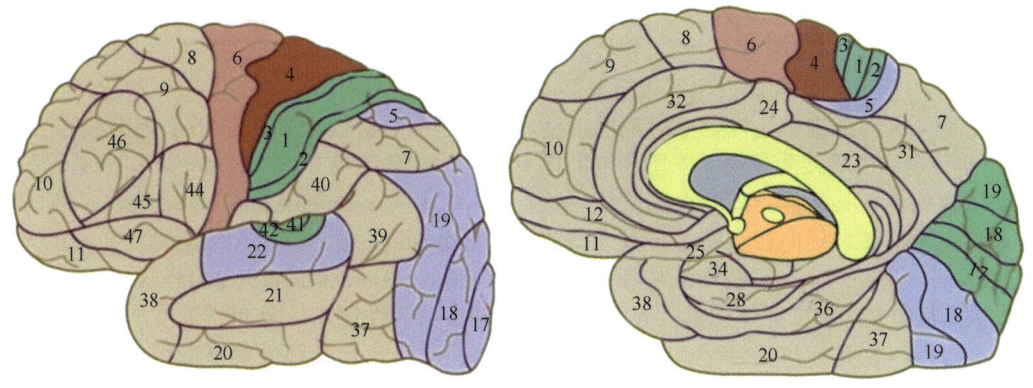

图8-10　Brodmann分区

在生物进化过程中，结构的进化与功能的发展是平行的。大脑皮质区根据结构与功能可分为躯体运动、躯体感觉、视觉和听觉等（图8-11），各功能的主要投射部位为中心区，其周围的皮质称为边周区。边周区与中心区结构相似，功能也受其控制。各边周区之间的脑区称为**联络区** associational area，多集中在额叶前部，顶叶、枕叶的中部，颞叶的中部和下部等处，在种系发生上联络区出现较晚，联系广泛，一般认为是高级皮质，很可能含有尚未发现的功能区。

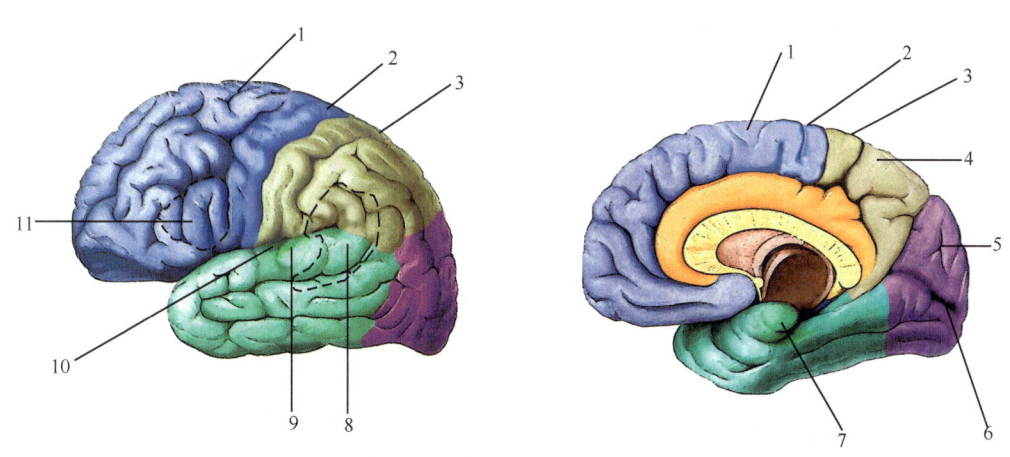

图8-11　大脑皮质功能区（左半球上外侧面和右半球内侧面）

1 运动前皮质 premotor cortex；2 初级运动皮质 primary motor cortex；3 初级感觉皮质 primary sensory cortex；4 初级感觉联络区 primary sensory association area；5 视觉联络区 visual association area；6 初级视皮质 primary visual cortex；7 初级嗅皮质 primary olfactory cortex；8 Wernicke 区 Wernicke area；9 听觉联络区 auditory association area；10 初级听觉皮质 primary auditory cortex；11 Broca 区 Broca area

早期，人们以中央沟为界将大脑皮质分为前、后两部，前部与运动有关，后部与感觉有关。但这样机械地区分是不确切的。中央沟之前除了有第Ⅰ躯体运动区、第Ⅱ躯体运动区、辅助运动区等，以运动为主外，也接受少量的传入冲动。中央沟之后除有第Ⅰ躯体感觉区、第Ⅱ躯体感觉区、视区等，以感觉为主外，也有少量纤维参与运动反应。大脑皮质全部或大部都有传入和传出的特点，只是人们通常把功能上以传出为主，接受为辅的区域称为运动区；以接受为主，传出为辅的区域称为感觉区；其间广大的区域即"联络区"。

（一）额叶

1. 初级运动皮质 primary motor cortex　相当于中央前回 Brodmann 4 区和部分 6 区（图 8-10，图 8-11），传入纤维有：① 与 4 区联系的丘脑核团主要是**丘脑腹后外侧核** ventral posterolateral nucleus（VPL），VPL 又接受来自小脑核团的传入。腹后外侧核有着对侧躯体的代表区，与 4 区保持点对点的位置关系，大部分终止于第Ⅳ层。与 4 区联系的其他丘脑核团还有中央正中核和束旁核。后者提供了由基底核通过丘脑至运动皮质的唯一途径。②来自丘脑、下丘脑的其他感觉性纤维。③来自1区、5区、7区、8区、9区和10区的联络纤维；同侧的躯体感觉皮质以局部定位方式投射至4区的Ⅱ、Ⅲ层（主要与锥体神经元接触），并为往返通路。④经胼胝体来自对侧4区的连合纤维；4区发出纤维至对侧4区，并接受对侧4区的纤维，还投射至对侧的辅助运动区。⑤初级运动皮质接受运动前皮质和辅助运动区来的额叶联络纤维，还接受岛叶来的纤维。这些通路可能在运动准备、导向和空间组合方面调节运动皮质的活动。此外，至4区的同侧皮质-皮质纤维还有中央沟后方来的**第二躯体感觉区** the second somatic sensory area（SⅡ）。

该部的传出纤维主要是锥体系，此外还有锥体外系、皮质-丘脑-下丘脑纤维、皮质-脑桥纤维和皮质网状纤维。4区传出纤维主要管理全身骨骼肌运动。该部的功能特点为（图8-12）：①上下颠倒，具有精确的功能定位；但头面部代表区是正立的，在中央前回的外下部；上肢代表区在中间部，下肢代表区在顶部（膝关节以下在半球内侧面的中央旁小叶前部）；此外，中央旁小叶前部还有肛门和膀胱括约肌的代表区。4区损伤，只导致肢体或颜面有关部位骨骼肌瘫痪；但粗大的联合运动经过一定时期可以恢复，精细和单独的运动难以恢复。②左右交叉；4区的Betz细胞和其他锥体细胞发出纤维构成锥体束，通常交叉至对侧，控制对侧一个或一组骨骼肌；但是，中轴肌（除下部面肌和舌肌外）的联合运动为双侧支配。③功能代表区的大小与运动精细复杂程度成正比；运动越精细复杂的部位，代表区越大。

除发出锥体束外，运动皮质还有多种皮质下投射，大量至纹状体和脑桥核，也有投射至丘脑下核团和发出投射至所有的发出下行通路至脊髓的脑干核及网状结构、红核、上丘、前庭核和下橄榄核。

2. 运动前皮质 premotor cortex（又称为辅助运动皮质 supplementary motor area，SMA） 位于Brodmann 6区，邻近初级运动皮质的前方，延伸到内侧面，在扣带回靠近24区、中央旁小叶前下方，许多功能性运动区分布于此皮质区。运动前皮质主要接受来自丘脑腹外侧核前部的传入，后者又是苍白球内段纤维的主要接受者以及来自丘脑腹前核、板内核和背内侧核的纤维。本区的皮质下联系除丘脑外，还有纹状体、丘脑底核、脑桥核、脑干核、脑干网状结构和下橄榄核；也接受来自同侧额叶各区的纤维；同时，与这些区域有往返的纤维联系。运动前皮质也发出纤维加入皮质脊髓束，占该束来自额叶纤维的40%，与躯体也有定位关系，腿部在后，面部在前，上肢位于两者之间。运动前皮质对运动调控作用在复杂运动中最为重要，与连续空间运动的组织和运动记忆的恢复相关。

运动前皮质与顶叶的联系主要是顶上小叶5区和7b区，与对侧半球的运动和运动前皮质也有纤维联系。运动前皮质的主要丘脑投射为至腹外侧核前部与板内核的中央正中核、束旁核和中央外侧核的联系。本区皮质下投射主要至纹状体和脑桥核、上丘与网状结构。运动前皮质的背侧和腹侧部都发出皮质脊髓束，和连合纤维至对侧的运动前皮质、初级运动皮质和顶上小叶皮质。至顶上小叶5区和顶下小叶7区的同侧皮质-皮质联系是运动前皮质的背侧和腹侧部所共有的，上述两部还发出主要的投射至初级运动皮质。背侧运动前区还接受来自后上颞叶皮质的纤维，并投射至运动前皮质。

运动前皮质损伤的患者表现与基底核损伤类似的功能障碍，为运动不能和执行连续复杂运动发生障碍。刺激清醒患者的运动前皮质，引起一种急于运动的感觉或一种运动将要发生的预感；运动前皮质的面部代表区对发音和形成语言有重要的作用。

3. 额眼区 frontal eye field 在上运动前皮质的前方，由6区、8区和9区的一部分组成；主要接受丘脑小细胞的背内侧核传来的投射，和来自**内侧枕核** medial pulvinar nucleus、**腹前核** ventral anterior nucleus 及**上膝状体边界复合体** suprageniculate limitans complex 的传入投射，还与板内核群的中央旁核有联系。额眼区的丘脑-皮质通路还构成由上丘、黑质和小脑齿状核至皮质通路的一部分。其同

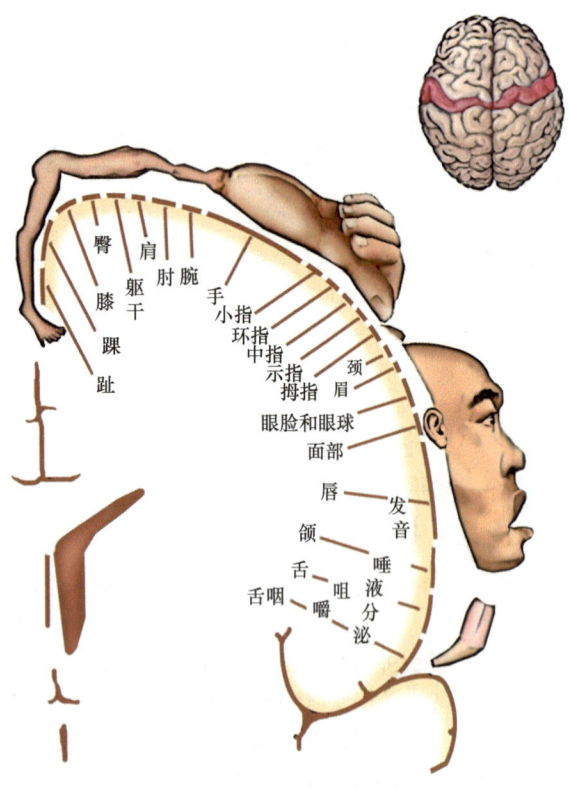

图8-12　第一躯体运动区

侧皮质-皮质联系广泛接受枕叶、顶叶、颞叶等多处视区来的传入纤维，和来自颞上回的听觉投射（非视觉）。在额叶内，额眼区接受腹外侧前额皮质和背外侧前额皮质的投射。额眼区投射至背侧和腹侧运动前皮质及内侧运动区，可能还到辅助运动区附近的辅助眼区作用；在皮质下结构主要投射至上丘、脑桥网状结构的凝视中枢及与眼球运动相关的脑干核团。

额眼区是与眼肌随意运动有关的皮质区，并与眼肌运动相关的头颈肌的协同运动也有关系。人脑的额眼区司两眼的同向偏斜，一般偏向对侧。与此同时，头颈肌有相应的协同运动，如眼转向一侧，头面部也转向同一侧。额眼区受损可导致眼患侧同向偏斜，而刺激则诱导对侧偏斜，此种转动一般是暂时的。

4. 前额皮质 prefrontal cortex 主要由 Brodmann 9 区、46 区和 45 区组成。前额皮质的背外侧区和腹外侧区主要接收来自丘脑背内侧核的传入和丘脑内侧枕核、腹前核与板内核群的中央旁核的传入。背外侧区还接受来自颞上回后部和中部（包括听联络区）、顶上小叶 7a 区和颞中回皮质的长联络纤维；腹外侧前额区接受来自顶叶 7a 和 7b 区、颞叶岛盖听联络区、岛叶和颞上沟前部的长联络纤维。在额叶内，它接受来自额极（10 区）和半球内侧前皮质（32 区）的纤维。所有这些丘脑和皮质-皮质联系都是往返的。连合纤维联系同名区和对侧顶下皮质。前额皮质发出纤维至运动前皮质和额眼区。

额极皮质（10 区）接受来自丘脑背内侧核、内侧枕核和中央旁核的丘脑传入。其与颞极皮质、前部眶额皮质和背外侧前额皮质有往返联系。内侧前额皮质与丘脑背内侧核、腹前核、前内侧枕核、中央旁核、中线核和上膝状体边界核有往返纤维联系，还接受颞上回前部皮质的纤维。在额叶内，内侧前额皮质与眶额皮质和背外侧前额皮质的内侧运动区相联系。皮质联络通路来自颞下回、颞上回前部和颞极皮质。

5. 语言区 language area 通常只有优势半球（左侧）才有语言代表区。运动性语言区和补充语言区位于额叶，**Wernicke** 区位于顶叶和颞叶。

（1）**运动性语言区 the motor speech area**：位于额下回后部，相当于 44 区和 45 区的一部分，又称为 Broca 区。损伤此区一般会出现**运动性失语症 motor aphasia**。运动性失语症只是语言不清楚，有关发音肌并未瘫痪。这种失语症，有的人不能恢复，有的人可以逐渐恢复正常，这说明优势现象不是绝对的。

（2）**补充语言区 supplementary language area**：位于半球内侧面的额内侧回。损伤此区，失语症仅维持数周即可恢复正常。

6. 制止说话区 speech arrest area 每侧半球各有两个区域，电刺激时，正在进行的语言可以突然停止。

（1）**中央回制止说话区 central speech arrest area**：位于中央前、后回的喉、面代表区，与中央前回发音区相重叠。刺激中央前回引起说话终止的次数，4 倍于中央后回。

（2）**额上回制止说话区 superior frontal speech arrest area**：位于半球内侧面上缘，与额上回发音区相当。

7. 书写区 writing area 位于优势半球的额中回后部（8 区）。此区损伤的患者，不能以书写的方式表达自己的意见，但手部的其他运动功能仍然存在，阅读和说话的功能也不受影响，称为**失写症 agraphia**。

（二）顶叶

1. 初级躯体感觉皮质 primary somatosensory cortex（S I） 位于中央后回的 3a、3b、1 区和 2 区，并延伸到中央旁小叶后部（图 8-10，图 8-11）。3a 区位于最前方，邻近 4 区；3b 区埋藏于中央沟后壁。1 区位于中央沟后唇，2 区位于中央后回顶部。S I 功能特点（图 8-13）为：① 上下颠倒，但头部正立；初级躯体感觉皮质与躯体各部的感觉具有精确的对应关系。躯体和上肢在外上方，下肢在半球内侧面，均为倒置的；面、舌、唇代表区在外下方是正置的。② 左右交叉，躯干和四肢由对侧躯体感觉区管理，

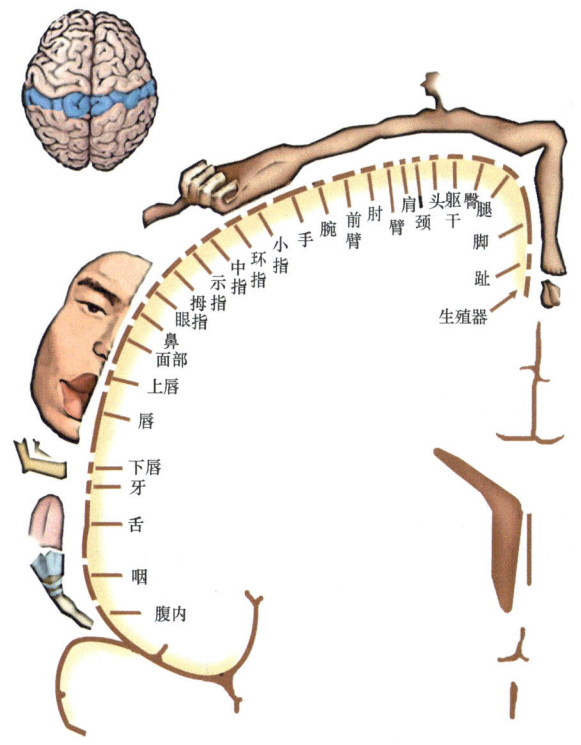

图 8-13 第一躯体感觉区

但面和舌可能在两侧皮质都有代表区。③功能代表区的大小与该部的感觉灵敏度有关，即感觉灵敏部位所对应的代表区域大，反之则小；如手、面、口的代表区特别大。这是由于感觉灵敏部位有大量的感受器，周围神经分布密度大，与皮质联系的神经元数量多所造成。

SⅠ管理躯体的浅感觉和深感觉。但是痛觉、温度觉和轻触觉可能在丘脑平面已达到意识阶段，故破坏中央后回时，这些感觉仍然存在。刺激清醒患者的中央后回，患者主观感觉对侧身体麻木或有触电的感觉，有时感到身体某处在运动，但实际上并未运动，极少数可产生痛、温的感觉；口区的感觉是同侧的，咽、喉、会阴等区的感觉可以是双侧的。研究表明，3区主要与皮肤感觉有关，2区主要与关节的深感觉有关，1区与浅感觉、深感觉均有关系。

SⅠ接受丘脑腹后核的传入；腹后核分为接受来自躯体和四肢信息的腹后外侧核及头部代表区的腹后内侧核。在腹后核内，中心的神经元对皮肤刺激发生反应，而位于背前部和后部的神经元则对深部刺激发生反应。它们投射至SⅠ的对应位置：传递皮肤信息的中央部投射至3b区，对深部组织反应的神经元发出纤维至3a和2区，两者交界区的神经元投射至1区。在腹后核内，前后排列的细胞具有相似的反应模式和性质，它们投射至SⅠ内约0.5mm宽的局部区片，沿SⅠ形成一窄条状的皮质。发出锥体束的锥体细胞有侧支投射到SⅠ各亚区的Ⅴ层。

SⅠ内各区间联系的复杂性表现为分步骤、按等级地将信息由3b区通过1区传递至2区。在中央后回以外，SⅠ与同侧的第二躯体感觉区（SⅡ）、顶上小叶的5区、中央前回的运动皮质4区和额叶6区内侧部的运动前皮质均有联系。SⅠ与丘脑和屏状核有往返的皮质下联系，并接受Meynert基底核、蓝斑、中缝核等传入。除脑桥核外，SⅠ还投射至脑桥被盖网状核。此外，起自SⅠ的纤维还到脊髓后角核。皮质的局部代表区以中央后回各部投射至脊髓不同的节段，如臂部代表区投射至颈膨大，腿代表区投射至腰骶膨大等。在脊髓灰质内，来自SⅠ的纤维终止于背角第Ⅲ～Ⅴ层，其中来自3b和1区的纤维终止于背侧，来自2区的终止于腹侧。

2. 第二躯体感觉区 second somatosensory area（SⅡ） 位于外侧裂上方的颞叶和顶叶皮质，主要由中央后回最下部并延伸到中央前回。刺激患者的SⅡ所得结果与SⅠ相似，如手、足、上臂有麻木感。SⅡ内身体代表区的定位是头面部最靠前，邻近SⅠ区，而骶区在最后。SⅡ和SⅠ有局部定位的往返联系，并有纤维至初级运动皮质；SⅡ还投射至脊髓颈胸段背角第Ⅳ～Ⅶ层、后角核、三叉神经主核和中脑水管周围灰质。SⅡ与顶上小叶7区外侧部（7b区）的联系是局部定位的，并与后扣带回有联系。通过胼胝体，左右侧SⅡ相互联系，但远侧肢体代表区可能除外。SⅡ与丘脑腹后内侧核有交互联系并局部定位，与丘脑联系还包括后核群和板内核的中央外侧核。

3. 皮质的味觉区 gustatory area 皮质的味觉区尚未完全肯定，一般认为在中央后回下端，头面部代表区的下方，即顶叶的岛盖部（43区）和邻近的岛叶皮质。猴的实验研究表明，味觉经鼓索和舌咽神经传入，由孤束核中继，可能还经臂旁核再次中继，止于丘脑腹后内侧核的小细胞部，最后投射到43区和邻近的岛叶皮质。

4. 顶上小叶 在中央后回后方，由5区、7a区和7b区组成。5区接受来自SⅠ的所有细胞构筑区密集的投射，并有局部定位关系，还接受来自丘脑后外侧核和板内核群的中央外侧核的传出。由5区来的同侧皮质-皮质纤维至7区、运动前皮质、后扣带回和岛叶颗粒型皮质，两侧5区的连合联系缺乏远侧肢体代表区。顶上小叶皮质细胞的反应性质较SⅠ复杂，感受野较大，并有不同感受野的会聚，还有纤维参与皮质脊髓束。猴7a区构成部分视觉背侧皮质通路，其同侧皮质-皮质联系主要来自枕叶、颞叶的视区。实验研究表明，7a区的神经元主要对视觉刺激运动发生反应。在同侧，7a区与后扣带回和额叶的8区、46区有联系，与对侧同名区有连合纤维，并与丘脑的内侧枕核和板内核的中央旁核有联系。猴的7b区接受来自5区和SⅠ躯体感觉传入，联系至后扣带回、岛叶和颞叶，也与前额皮质的46区和运动前皮质的外侧部有往返联系。7b区与同侧的同名区、SⅡ、岛叶颗粒皮质和5区有纤维联系。

顶上小叶的功能主要是与对侧肢体精巧的技术性运动有关，对来自皮肤、肌腱、关节和内感受器的刺激进行高级分析综合。例如，它可把中央后回的上肢区和下肢区的简单冲动相互联系，辨别肌主动收缩的程度，分辨触觉、压觉，辨别运动的方向和肢体在空间的位置，使上肢、下肢运动得以精确的配合。

5. 顶下小叶 位于顶内沟下方，中央后沟下部后方分为三部分；前部为缘上回，中部为角回，后部在颞下沟以上，包括7区、39区和40区。本区与语言关系密切，小部分参与组成第Ⅱ语言区。角回是视觉性语言中枢，受损后患者虽然视觉无障碍，但看文字时不能理解字的意思，即不能阅读，称为**失读症** alexia。颞上回后部是听觉性语言中枢，受损后患者虽然听觉功能无障碍，能听到别人的话，但是听不懂别人谈话的意思，答非所问，语无伦次。

顶上小叶和顶下小叶是重要的联络皮质区，它们与邻近的感觉皮质间有着密切的联系，一般感觉和特殊感觉均在此进行复合和整合，具有高度分析综合的能力。临床上损伤或切除此区，除发生严重的感觉性失语症（优势半球损伤），对侧上、下肢精巧运动障碍以外，还可出现种种混杂现象，如肌无力、说话反常和空间定位觉消失。特别是实体觉的缺失与损伤顶叶有关，即在没有视觉的帮助下，不能用手检查物体的形态、大小和重量。

（三）颞叶

颞叶皮质包括新皮质、旧皮质、古皮质和中间皮质。海马旁回位于颞叶底面内侧部，属旧皮质和中间皮质；海马和齿状回属于古皮质。颞叶新皮质在种系发生上出现较晚，在人类获得了高度的发展，一般认为与听、语言、知觉和记忆等有关。

1. 第一听区 first acoustic area（AⅠ） 位于颞横回，相当于41区。**第二听区 second acoustic area（AⅡ）** 位于AⅠ区的外侧，相当于42区以及相邻的22区，占颞横回的其余部分以及邻接的颞上回。41区是初级听接受区，42区是听联络区，与41区、42区相邻接的部分22区也是听联络区。听区与内侧膝状体有往返纤维，可能还接受来自枕内核和板内核的投射，内膝状体纤维终止于第Ⅳ层。听皮质对音频有定位：听辐射背侧部纤维主要传导来自对侧蜗底的高音冲动，止于41区的后内侧部；听辐射腹侧部纤维主要传导来自对侧蜗底的低音冲动，止于41区的前外侧部。对侧的皮质-皮质联系投射至另一半球的同一区和邻近区，听联络通路与颞上沟内皮质中其他感觉联络通路联系汇聚。

颞中回（21区）与听觉、躯体感觉和视觉的皮质联络通路相联系。颞上回的听觉联络区以复杂的有序方式投射到颞中回。颞中回与额叶联系：最后侧区域投射至前额皮质后部8区、9区，中间区域投射至额叶的46区；前部颞中回与额皮质10区、46区及眶额区前部11区和14区相联系，最前方颞中回与眶额区后部12区和额极内侧面相联系。

颞下回（20区）是较高级的视觉联络区。后部主要接收同侧枕颞视区V_4的皮质-皮质纤维，其含有粗略的对侧视野的视网膜代表区，主要发出前馈通路至颞下回前部；并与额叶背外侧前额皮质的46区及额叶眼区相联系。颞下回皮质与丘脑的枕核有往返联系，后部主要与下枕核和邻近的枕外侧核联系，并与板内核群的中央旁核和中央内侧核相联系。前部皮质纤维至颞极和颞叶内侧面的边缘旁区，其他的同侧联络纤维与颞中回前部皮质有联系。

颞极的皮质接收颞叶联络皮质的广泛前馈投射，背侧部接收来自颞上回前部的听觉传入，下部接收来自颞下回前部的视觉传入，还接受同侧的岛叶前部、眶额皮质后部和内侧部及前额皮质内侧部的传入。颞极向前发出纤维至边缘区和边缘旁区；与丘脑联系的部位主要是枕内侧核和板内/中线核群。

由于内侧膝状体的纤维来自双侧，故单侧内侧膝状体和41区、42区损伤，只能引起患侧听力的轻度下降，甚至颞叶广泛损伤，对听力的影响也不大。但单侧损伤后，不易判断声音的来源，特别是声音的远近。颞叶损伤主要表现在语言功能上，特别是优势半球。双侧22区损伤，可导致严重的听觉性失语，这可能是因为听觉冲动传至双侧皮质的缘故。此外，左侧颞叶后部损伤，常出现遗忘性失语，患者不能说出一个熟悉的人名或物体的名称。

2. 非听区 指颞中回、颞下回、枕颞外侧回、枕颞内侧回和颞上回的前端。颞叶后部皮质对颞叶、枕叶和顶叶的感觉运动区有复杂的整合作用，可能与听觉性、视觉性语言活动有关。

第Ⅱ语言区（后说话区，Wernicke区）是重要的语言中枢，与5区、7区（与躯体感觉有关），41区、42区（与听觉有关），18区、19区（与视觉有关）间有丰富的联络纤维；对侧有连合纤维。本区大部分位于颞叶，包括颞上回后部（22区）、颞中回后部（37区）和小部分的顶叶包括角回（39区）、缘上回（40区）等（见图8-12）。新近报道，大脑半球起于Braca区的上纵束中的**弓状束 arcute fasciculus**，贴着岛叶终于第Ⅱ语言区，参与发音感知和发音控制。患Wernicke失语症的患者所说的话常纠结乱成一团，前后次序毫无逻辑条理可言，而且经常会发明一些不具明显意义的新字，无法理解语言的意义，称为感觉性失语症 sensory aphasia。引起典型Wernicke失语症的病灶部位在优势半球颞上回后部，是联系于听区、视区之间的联络皮质。

颞叶前部皮质与躯体和内脏活动有关。刺激颞叶前部皮质还会引起听觉记忆和视觉记忆。颞叶癫痫或肿瘤患者也会有幻听和幻视。切除后，不能理解所见物体的意义，并伴有饮食习惯的改变、性行为过盛和情绪反应消失等。

（四）枕叶

枕叶主要由Brodmann17区、18区和19区组成，大部分为视觉功能区。视区可分**初级视皮质 primary visual cortex（V_1）** 和 **高级视区 primary visual areas**。后者分为V_2（2区）、V_3（3区）、V_4（4区）和V_5（5区）。

1. 初级视皮质 V_1位于Brodmann17区，即枕叶内侧面距状沟上下侧的皮质内，延伸至枕极。因为在新鲜的标本上，V_1皮质可见到明暗相间的条纹，所以V_1皮质又被称为**纹状皮质 striate cortex**。来自外侧膝状体的传入纤维经视辐射，以严格的点对点关系终止于V_1。V_1皮质接受同侧半视网膜来的纤维，视网膜的上1/4（代表上半视野）与距状沟以上的视皮质相联系，视网膜的下 1/4（代表下半视野）与距状沟以下的视皮质相联系（图 8-11，图 10-5）；视网膜周围部的纤维到 V_1 皮质的最前部，黄斑区纤维到 V_1 皮质的后部。刺激 V_1 皮质，患者仅有光感。初级视皮质发出投射纤维到 Brodmann 18 区和 19 区，并有往返联系。

2. 高级视区 V_2 是视觉的联络区，位于 Brodmann 18 区，V_3 位于 Brodmann 19 区，V_4 位于大脑半球下面的舌回和枕颞内侧回，V_5 位于颞上沟后端的 Brodmann 19 区（又称为颞中区 middle temporal area，MTA）内。高级视区位于纹状皮质外，故又称为外纹状皮质，具有复杂或超复杂的类型，与各种视觉信息（如深度知觉、色觉、运动觉和颜面感知）的分析有关。

（1）V_2 有序地接受初级视皮质来的纤维。外侧膝状体核、丘脑的下枕核、外侧枕核和板内核都发出纤维到本区，发自 V_2 皮质 V 层和 VI 层的投射纤维至纹状体和屏状核、丘脑、上丘、顶盖、脑桥和脑干网状结构。同时，V_2、V_3 和 V_4 以及颞叶和顶叶的联络皮质、额叶眼区间都有往返的纤维联系。V_2 是 17 区的镜像，神经元的感受野均为双眼性，且较大。V_2 再分为数个功能亚单位，以类似 V_1 的方式对不同的视觉刺激进行加工。

（2）V_3 是环绕 V_2 的窄皮质，接受来自 V_2 的前馈投射，两者间有往返纤维联系。在功能上，与光影的形状有关；背侧部对波长的选择性小，而对方向的选择性大，感受野也较腹侧部小。V_3 发出投射至 V_4 和额叶眼区等。

（3）V_4 接受来自 V_2 的同侧前馈纤维，主要是颜色和方向选择性的纤维传递至 V_4；双侧损伤 V_4 导致色盲。V_4 也参与方向、形状甚至物体运动的分辨。研究表明，在做梦时 V_4 高度活跃，而 V_1 却受到抑制。V_4 与颞叶背侧视区和顶叶视区相联系，与丘脑联系的区域包括外侧枕核、下枕核和板内核，并通过胼胝体与对侧的 V_4 和枕叶的其他视区相联系。

（4）V_5 接受来自 Brodmann 17 区和 V_2、V_3、V_4 的同侧联络纤维，有局部定位关系；其他少量的联络纤维来自颞叶和额叶眼区。丘脑传入来自外侧枕核、下枕核和板内核群。V_5 有大量对运动光刺激敏感和对光刺激的方向有选择性的细胞，主要是对视觉的运动感受或分辨，为人的视觉运动分辨区，也参与对脸图形的认知；其前反馈至颞区和顶区以及额叶眼区。

由枕叶发出两条平行的视觉整合信息通路（背侧和腹侧），最后汇聚在前额叶皮质。

1）背侧通路起自 V_1 和 V_2，经 V_5 颞上沟后端（颞中区 middle temporal area，MTA）进入顶叶 Brodmann 7 区，在此发出投射到背外侧前额叶皮质；背侧通路主要与视觉空间分辨有关，引导眼与上肢运动必须的视觉-空间信息。损伤本通路可破坏运动视觉感受，并导致视觉共济失调，破坏空间视觉的学习。

2）腹侧通路中 V_4 是关键中继站，与视觉高分辨和感觉相关。联络纤维沿颞下回以前馈方式由 V_4 至颞叶后部和中部，然后到达下颞叶包括颞极和枕颞内侧回区，在此发出投射到腹外侧前额叶皮质。腹侧通路引导分析形状、轮廓和颜色的信息，并检测和辨认物体。

（五）岛叶

岛叶的丘脑传入来自腹后核、内侧膝状体核、枕的喙侧和内侧部、上膝状体边界核、背内侧核以及板内核和中间核群；前部岛叶主要与背内侧核和腹后核联系，后部的岛叶主要与枕和腹后核联系。岛叶的同侧皮质联系是多样的，躯体感觉与 SⅠ、SⅡ 及其周围区、顶上小叶的 5 区、顶下小叶的 7b 区联系，也与眶额皮质相联系。颞叶的听区与岛叶的后部皮质和前部皮质联系。岛叶前部皮质也与嗅觉、边缘和边缘旁结构有联系，包括杏仁复合体。

岛叶的功能为：①与内脏感觉和运动有关，岛叶前部参与嗅觉和味觉的感知；刺激岛叶可以引起唾液分泌增加、吞咽、打嗝、胃肠蠕动、恶心和饱胀感及口中有奇怪不适的味觉。②整合机体的生理状态和需求，如损毁岛叶皮质可极大降低吸烟者对于尼古丁的渴望。③慢性炎症的疼痛可传导至岛叶，促使递质分泌，使人懒惰、肌肉酸痛或容易发火。④岛叶通过躯体感觉通路的 SⅡ 实现对触觉辨别。

第三节　端脑髓质

大脑半球皮质深部的白质称为**髓质** medullary substance，主要由联系皮质各部和皮质下结构的神经纤维组成。在髓质中，位于大脑半球底部的灰质团块称为**基底核** basal nuclei。大脑髓质深部的内腔，称为**侧脑室** lateral ventricle。

一、基 底 核

基底核包含尾状核、豆状核（壳和苍白球）、屏状核、杏仁复合体（图 8-14，图 8-15）。杏仁复合体在功能上主要与边缘系统相关（参见边缘系统章节）。由于黑质与底丘脑核在纤维联系和功能及疾病发生上与纹状体密切相关，将分别在中脑与间脑部分中介绍。

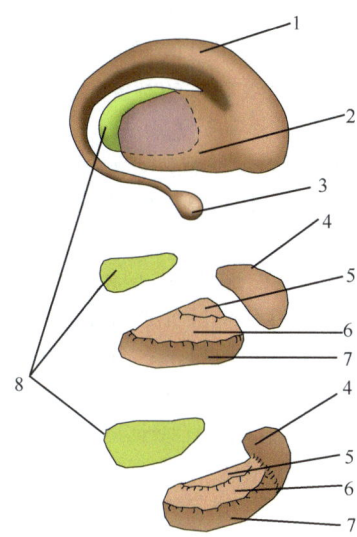

图 8-14 基底核示意图

1 尾状核 caudate nucleus；2 豆状核 lentiform nucleus；3 杏仁体 amygdaloid body；4 尾状核头 head of caudate nucleus；5 内侧苍白球 medial globus pallidus；6 外侧苍白球 lateral globus pallidus；7 壳 putamen；8 丘脑 thalamus

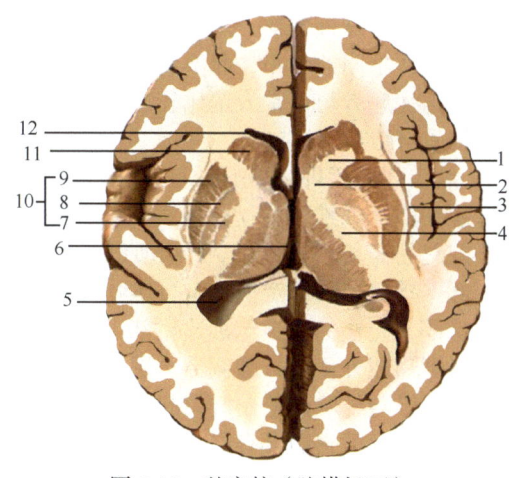

图 8-15 基底核（脑横切面）

1 内囊前肢 anterior limb of internal capsule；2 内囊膝 genu of internal capsule；3 屏状核 claustrum；4 内囊后肢 posterior limb of internal capsule；5 侧脑室后角 posterior horn of lateral ventricle；6 第三脑室 third ventricle；7 内侧苍白球 medial globus pallidus；8 外侧苍白球 lateral globus pallidus；9 壳 putamen；10 豆状核 lentiform nucleus；11 尾状核 caudate nucleus；12 侧脑室前角 anterior horn lateral ventricle

壳 putamen 与苍白球合在一起，在外形上近似双凸透镜，故称为**豆状核** lentiform nucleus。豆状核位于岛叶的深部，丘脑的外侧。壳的前端腹侧与前穿质相接。在水平切面上，豆状核呈尖向内侧的楔形，核被内、外两个髓板分隔成三部分，外侧部最大称为壳，内侧两部因有大量有髓纤维穿行，新鲜时颜色较淡故称为苍白球。

尾状核 caudate nucleus 呈弓形，全长与侧脑室相邻，分为头、体、尾三部分。头部膨大突入侧脑室的前角内，成为前角的外侧壁；头的前端也与前穿质相接，并与壳连结在一起。头部向后逐渐变细，称为体，体沿着丘脑的背侧缘延伸，与丘脑背侧面之间以终纹为界；到丘脑后端转向腹侧，形成尾部。尾部沿着侧脑室下角的顶部前行，到下角前端连接杏仁体。

由于尾状核和壳原为侧脑室底的一块灰质块，在皮质发育过程中内囊纤维穿过，将灰质块不完全分割成背内侧部与腹外侧部两部分；背内侧部灰质随侧脑室向前、向下发育形成尾状核，腹外侧部灰质形成壳。在发生上，苍白球来自间脑；在胚胎早期，底丘脑核与苍白球排成一直线，苍白球靠近喙侧，底丘脑核靠近尾侧；胚胎第3周，苍白球向喙外侧移动至壳的内侧，与壳合并称为豆状核。尾状核与豆状核传统称为**纹状体** corpus striatum。在种系发生上，苍白球在低等动物已存在，又称为旧纹状体；尾状核和壳出现在较高等动物和人，又称为新纹状体。

屏状核 claustrum 是一薄层灰质板，位于壳与岛叶之间；屏状核与壳之间为**外囊** external capsule，屏状核与岛叶之间为**最外囊** extreme capsule。从动物实验证实，屏状核与感觉皮质之间有交互联系，且有定位。屏状核汇聚感觉皮质的多型传入，与躯体、视觉与听觉的整合有关。屏状核亦接受下丘脑外侧、丘脑中央中核和蓝斑的投射。

（一）纹状体的细胞构筑和纤维联系

1. 细胞构筑 尾状核和壳来源相同，细胞形态相似，由尼氏染色将其分为三类：直径在 20μm 以上的多角形或梭形大神经元，细胞质中尼氏体多，呈块状；在 20μm 以下的中等神经元，核染色苍白，有少量尼氏体；在 8μm 以下的小神经元，细胞外形不规则，细胞质中没有尼氏体。中等神经元占全部纹状体神经元的 98%，大、小神经元占 2%。用 Golgi 镀银法与电镜观察，人纹状体细胞分为两类：有棘神经元与树突光滑的无棘神经元。

有棘神经元 spiny neuron 是最多的纹状体投射神经元，呈圆形或卵圆形，中等大和稍大的细胞，伸出复杂的有棘初级树突和长的轴突；棘突接受不同来源的传入纤维。全部中等有棘神经元以 γ-氨基丁酸（GABA）作为主要递质，但也有数种神经肽共存，如 P 物质（SP）、脑啡肽（ENK）、强啡肽（DYN）和神经降压素（NT）。GABA 能神经元的共存神经肽与投射的靶区有关。

无棘神经元 aspiny neuron 轴突短，是纹状体的中间神经元。无棘神经元又可分为大无棘中间神经元和中等大小中间神经元。中等大小中间神经元根据所含递质不同又可分为两类：一类显示 GABA 能免疫阳性反应；另一类含生长抑素（SST）和神经肽 Y。全部中等有棘投射神经元都含钙结合蛋白 calbindin D28K，而无棘中间神经元多含另一种钙结合蛋白，如小清蛋白 parvalbumin。

2. 纤维联系

（1）**传入纤维**：主要来自大脑皮质、丘脑板内核和黑质致密部。

1）**皮质纹状体纤维** corticostriatal fibers：大脑皮质投射至纹状体，分布有定位。对猴用放射自显影法研究发现，感觉运动皮质投射主要在壳核的躯体代表区；皮质联络区（额前、颞、顶与扣带前回）主要投射在尾状核。壳核涉及前脑的感觉运动区，尾状核与联络性行为有关。基于皮质的传入机制，纹状体被分为三个功能区，联络区、感觉运动区与边缘区（腹侧纹状体）；边缘皮质投射至腹侧纹状体（腹侧纹状体后述）。皮质纹状体纤维终止于棘细胞的树突棘头部，与它们形成不对称性突触，大多以谷氨酸为神经递质，给纹状体投射神经元以兴奋性影响。

2）**丘脑纹状体纤维** thalamostriatal fibers：顺行标记研究发现，从丘脑中央中核发出的投射纤维主要终止于纹状体感觉运动区，来自束旁核的终止于纹状体联络区。中央束旁复合体（CM-PF）是投射到纹状体的主要丘脑来源。从板内核到这两个区的纤维与皮质纹状体纤维的终止成镶嵌式的联系。丘脑纹状体投射有局部定位，即板内核的喙尾投射至纹状体的背腹部。丘脑纹状体纤维终止于纹状体棘细胞的树突干，形成不对称性突触，以谷氨酸为递质施兴奋性影响于纹状体。纹状体还接受其他丘脑核的投射，如腹前核、腹外侧（中间）核与腹后外侧核。

3）**黑质纹状体纤维** nigrostriatal fibers：黑质致密部发出纤维横过内囊而终于尾核、壳核；分布有局部定位。黑质纹状体纤维终末与丘脑纹状体纤维相混杂，其终末纤维曲张，密集围绕纹状体有棘神经元。黑质纹状体投射有少量纤维至对侧纹状体。电镜观察见到，多巴胺神经末梢与纹状体有棘细胞的树突干和棘形成对称性突触。大部分多巴胺突触位于树突棘颈部，而树突棘头部与皮质纹状体纤维构成非对称性突触，这样多巴胺终末位于理想位置调控从皮质来的兴奋信息。

4）**中缝纹状体纤维** raphestriatal fibers：来自中缝背核 5-羟色胺（5-HT）能神经元，主要投射在同侧，广泛分布于整个纹状体。5-HT 能纤维终末与中等有棘细胞的树突干或树突棘形成不对称性突触，有兴奋作用。但电刺激中缝背核，在纹状体有棘细胞可产生抑制或兴奋反应。这可能是由于存在突触的连结和非突触的连结以及 5-羟色胺受体的多样性所致。

5）**杏仁纹状体纤维** amygdalostriatal fibers：实验资料提示，从杏仁复合体基底外侧核大量纤维终末到腹侧纹状体的边缘纹区，少量终末到尾状核头和壳的喙部。边缘纹状体的神经元被认为主要与控制情绪和触发各种运动行为有关。

（2）**传出纤维**：纹状体有棘神经元包含不同组合的神经递质（GABA、SP 和 ENK）投射到苍白球与黑质网状部。

1）**纹状体苍白球纤维** striatopallidal fibers：起自纹状体联络区有棘神经元的纤维，经内囊在苍白球的背侧表面分支成致密丛，分布于苍白球外侧部的喙端，再向尾侧在苍白球内侧部和外侧部的背侧 2/3 成丛分布。来自纹状体感觉运动区的纤维形成的束称为 Wilson pencils，穿外髓板到苍白球；在苍白球内侧部、外侧部，分支成纵行长带与髓板平行。纵行长带局限在内、外两部的腹外侧 2/3，与尾核苍白球纤维形成的丛相互分离。

纹状体神经元投射到苍白球内侧部的神经递质除 GABA 外，还富含 P 物质（SP）与强啡肽（DYN），投射到苍白球外侧部的富含脑啡肽（ENK）。P 物质活性纤维致密地分布在苍白球内侧部的顶区，而脑啡肽则在苍白球外侧部、尾侧的腹侧区特别多。不同的肽类，不同的分布，起不同修正作用于传出系统。舞蹈症患者与正常人脑比较，苍白球与黑质内的 P 物质与脑啡肽都减少。

2）**纹状体黑质纤维** striatonigral fibers：发自纹状体有棘细胞，纤维穿过苍白球和内囊后肢，经大脑脚全部终止于黑质网状部，P 物质纤维也见于黑质致密部。投射有局部定位，来自尾状核头的纤维至黑质喙部，壳核的纤维至黑质尾部；而壳核的背侧部投射到黑质外侧部，腹侧部至黑质内侧部。纹状体黑质纤维与纹状体苍白纤维起自纹状体有棘细胞的不同群体，但它们含有同样递质 GABA、SP、ENK 和 DYN；此外，还有神经降压素（NT）。这些纹状体黑质 GABA 能纤维与黑质网状部 GABA 能神经元的树突或与黑质致密部多巴胺能细胞的树突形成对称性突触。在猴顺行标记研究显示，纹状体黑质纤维终止成簇的形式，常位于多巴胺细胞柱的基底，均匀分布于全部黑质网状部。

（二）苍白球的细胞构筑和纤维联系

1. 细胞构筑　苍白球在发生上来自间脑，主要由较大的梭形细胞散在分布。Golgi 镀银法显示，细胞大，呈卵圆形或多角形，具有较少、较粗的光滑树突。苍白球尾端与黑质网状部相连续，两者在电镜下观察有相似的神经毡。苍白球、黑质网状部和红核的细胞内都含有大量铁的成分。苍白球被有髓纤维分为较大的外侧部与较小的内侧部。人的苍白球外侧部占整个苍白球体积的 70%。在灵长类动物苍白球大细胞有盘状分支的树突野，在外侧邻近髓板较多；而内侧的苍白球神经元显示卵圆形树突野。这些树突平行于苍白球的边界，以最大面积垂直于纹状体的传入轴突，接受纹状体苍白球纤维的全部近侧分支，终末形成对称性突触。苍白球内侧部与外侧部细胞形态相同，均含GABA神经递质。

2. 纤维联系

（1）传入纤维：主要来自纹状体和底丘脑核。

1）纹状体苍白球纤维：见上述。

2）**底丘脑苍白球纤维** subthalamopallidal fibers：起自底丘脑核外侧2/3区，投射至苍白球外侧部；纤维排列平行于苍白球髓板，终末紧密围绕苍白球神经元。这些神经元返回投射至底丘脑核。在底丘脑核的内侧区有少的细胞投射到苍白球内侧部。

3）苍白球的其他传入：在猴，苍白球内侧部接受来自黑质致密部密集的多巴胺能纤维分支。苍白球内侧部还接受来自脑干的5-羟色胺能纤维的传入。虽然苍白球神经元属于GABA能神经元，但是每个部分还受不同化学递质传入的调控。

（2）传出纤维：苍白球的内侧部细胞投射至丘脑核、外侧缰核和脚桥核；外侧部细胞投射至底丘脑核、黑质。逆行与顺行标记发现外侧部还投射到纹状体、丘脑网状核和苍白球内侧部。这些结果说明苍白球外侧部不只是苍白球-底丘脑核-苍白球环路的中继站，而且与调控和分流苍白球内侧部的输出有关。苍白球的传出纤维通常分成四束：豆状襻、豆状束、苍白球被盖纤维、苍白球底丘脑束。前三束均起自苍白球内侧部，后者起自外侧部，自喙侧向尾侧排列依次为：豆状襻居喙侧、豆状束居中间、苍白球底丘脑束靠尾侧。豆状襻和豆状束实质上是苍白球丘脑束。

1）**苍白球丘脑纤维** pallidothalamic fibers：**豆状襻** lenticular ansa 起自苍白球内侧部尾端，纤维从苍白球腹侧面发出转向内侧，绕过内囊后肢的前内侧缘，再折向背侧到达底丘脑的红核前区福雷尔H区，与豆状束汇合。**豆状束** lenticular fasciculus 起自苍白球内侧部内侧，从苍白球背内侧发出，稍位于豆状襻尾侧，经内囊至底丘脑与豆状襻汇合，豆状束被称为福雷尔H2区。

豆状束与豆状襻汇合后，折向背侧到达未定带背侧形成**丘脑束** thalamic fasciculus 或称为福雷尔H1区，止于丘脑腹外侧（中间）核和腹前核。丘脑束的部分纤维向后内侧进入中央中核；苍白球与中央中核的联系被认为是接通纹状体-苍白球-中央中核-纹状体的环路。该环路的活动受中央前回至中央中核的投射调节。

2）**苍白球缰纤维** pallidohabenular fibers：起自苍白球内侧部周边的细胞，含GABA能纤维到外侧缰核。

3）**苍白球被盖纤维** pallidotegmental fibers：起自苍白球内侧部，沿底丘脑核背内侧下降，经红核的腹外侧下行直至中脑被盖的尾侧，经外侧终止于**脚桥被盖网状核**，又称为**脚桥核** pedunculopontine nucleus（PPN）。小脑核也有直接投射至脚桥核，故脚桥核涉及控制运动行为。

4）**苍白球黑质纤维** pallidonigral fibers：运用逆行追踪法证实，苍白球外侧部的GABA能细胞发纤维终止于黑质网状部细胞和侧树突区。

5）**苍白球底丘脑束** pallidosubthalamic fibers：起自苍白球外侧部，横过内囊腹内侧和尾侧，终于底丘脑核细胞。纤维有定位关系，苍白球外侧喙部投射到底丘脑核的喙侧和内侧，苍白球外侧部的中部细胞投射到底丘脑核的外侧1/3。苍白球投射到底丘脑核是GABA能纤维。底丘脑核发出返回纤维分布到苍白球内、外侧部；这些往返纤维总称为底丘脑束。

（三）腹侧纹状体苍白球复合体及其纤维联系

1. 组成与位置 它包括**腹侧纹状体** ventral striatum 与**腹侧苍白球** ventral pallidum 两部分。腹侧纹状体包括伏隔核和嗅结节，两者有相似的细胞学、组织化学和神经传导，且与纹状体相同，故将这两个结构作为腹侧纹状体，相当于边缘纹状体区。纹状体的腹内侧部分即尾状核头与壳连接处称为纹状体底，亦包括在腹侧纹状体内。**伏隔核** nucleus accumbens 位于纹状体底的内侧；前穿质内的灰质块为**嗅结节** olfactory tubercle，位于伏隔核的腹外侧，在人脑中嗅结节不明显。

腹侧苍白球位于前连合下方，此区一般称为**无名质** substantia innominata，含有胆碱能神经元簇，位于豆状核的腹侧。鼠的免疫组化结果显示，苍白球向喙侧和腹侧伸展，在无名质区朝向脑的表面；纹状体伴行于苍白球向腹侧伸展，合称为纹状体苍白球复合体。纹状体苍白球复合体在哺乳类动物（包括灵长类与人）中亦存在。

2. 纤维联系 皮质纤维主要来自前额皮质、岛叶、下托和海马皮质，嗅结节和伏隔核亦接受杏仁复合体基底外侧核的投射。丘脑束旁核和各中线核投射至腹侧纹状体，中脑被盖腹侧区（A10）多巴胺能神经元投射至腹侧纹状体，导水管周围灰质含P物质和脑啡肽神经元投射至伏隔核。腹侧纹状体大量纤维至腹侧苍白球、黑质、中脑被盖腹侧区以及脑桥中部被盖。伏隔核的投射终于黑质被盖腹侧区。

腹侧苍白球接受来自腹侧纹状体投射；腹侧苍白球投射到丘脑的内侧背核，由内侧背核投射至前额皮质和扣带回等边缘皮质。腹侧苍白球也有下行投射，到达中脑脚桥核区。

3. 腹侧纹状体苍白球复合体与丘脑内侧背核的皮质下 - 皮质环路 与嗅结节和边缘系统有关，而其他纹状体苍白球系统与感觉运动皮质和联络皮质关系密切。这两条平行的通路都与发动运动有关。背侧纹状体苍白球系统发动运动行为起源于认别活动，腹侧纹状体苍白球系统发动运动以响应与感情有意义的刺激。背、腹侧纹状体苍白球实为一个整体。

二、端脑髓质的神经纤维

端脑髓质的纤维分成三类（图 8-16）：①联络纤维联系同一侧大脑半球的脑叶和脑回；②连合纤维联系左、右两半球的纤维；③投射纤维联系大脑皮质和皮质下中枢，上行和下行的纤维。

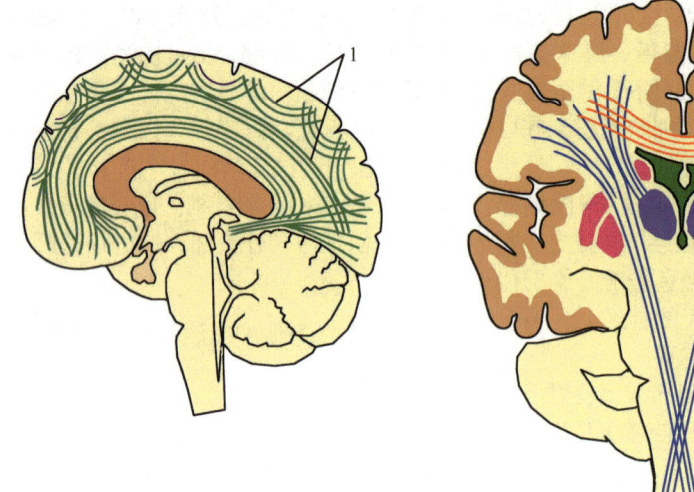

图 8-16 端脑纤维联系示意图
1 联络纤维 association fibers；2 连合纤维 commissural fibers；3 投射纤维 projection fibers

（一）联络纤维

联络纤维 association fibers 位于皮质下浅部、连接相邻脑回的纤维，比较短，呈弓形，又称为弓状纤维 arcuate fibers。而位于髓质深部的纤维比较长，联系相隔较远的皮质区，多聚合成束；中段往往聚集较紧密，两端呈扇形分散，主要有以下几种（图 8-17）：

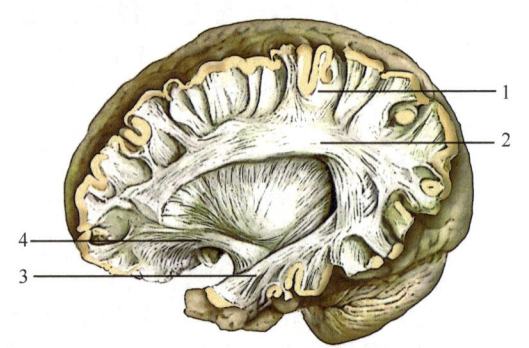

图 8-17 联络纤维（左侧面）
1 弓状纤维 archiform fibers；2 上纵束 superior longitudinal fasciculus；3 下纵束 inferior longitudinal fasciculus；4 钩束 uncinate fasciculus

1. 钩束 uncinate fasciculus 在岛阈的深面，起自额极，呈钩状绕过大脑外侧沟底到达颞极，连接额叶前部的眶回、额中回和额下回到颞叶前部的皮质。

2. 上纵束 superior longitudinal fasciculus 前后纵行的长纤维束，起自额叶前部，弯曲向后，位于豆状核和岛叶上方，经枕叶（18 区、19 区）后，再曲向下向前，在岛叶后方分散至颞叶。它连接额叶、顶叶、枕叶、颞叶皮质，包括运动性和听感觉性语言中枢。

3. 下纵束 inferior longitudinal fasciculus 起自枕极，纤维主要来自 18 区和 19 区，向前行沿侧脑室下角和后角的外侧壁到达颞极，与侧脑室后角隔以视辐射和胼胝毯。该束薄，被上纵束跨越后，分布至全部颞叶皮质；其中，混有视辐射纤维、颞桥束纤维以及丘脑枕至枕叶皮质的纤维和枕叶至中脑的纤维。

4. 上额枕束 superior fronto-occipital fasciculus 起自额极，连接额叶、枕叶和颞叶皮质，位于尾状核背外侧、胼胝体下方和上纵束深面，与上纵束以辐射冠下部相隔。

5. 下额枕束 inferior fronto-occipital fasciculus 是连接额叶和枕叶的纤维束，位于豆状核腹外侧；前部纤维在钩束的背侧，后部纤维与视辐射相交织。

6. 扣带 cingulum 位于扣带回和海马旁回的深

部,是半球内侧的弓状纤维束。扣带束前起自额叶底面的嗅三角和胼胝体嘴腹侧,绕过胼胝体上方,再弯曲向下,伸至海马旁回和钩。此束纤维长短不一,是连接边缘叶的纤维束。

(二)连合纤维

连合纤维 commissural fibers

1. 胼胝体 是端脑最大的连合纤维束(图8-18),纤维横过中线,随即投向各回,成为**胼胝体辐射** radiation of corpus callosum,连接两半球相对应区。胼胝体干的后部和压部的纤维被视辐射分为背侧和腹侧两部分,背侧部纤维终止于枕叶和颞叶的背外侧面皮质;腹侧部的纤维向外向下,经侧脑室,组成后角的顶,而后转向下,成为后角和下角的侧壁,这厚层纤维称为**毯** tapetum,纤维终于枕叶和颞叶底面。若在胼胝体压部作一冠状切面,可见侧脑室后角侧壁有内、外两层纤维;外层为视辐射(称为外矢状层),内层为毯(片)(称为内矢状层)。

维越至对边,连接两侧的海马,称为海马连合。海马连合呈三角形薄片,在人类不发达。穹窿体到丘脑前端,左右分开成为**穹窿柱** column of the fornix,向前下绕过室间孔的前方,进入下丘脑止于乳头体。

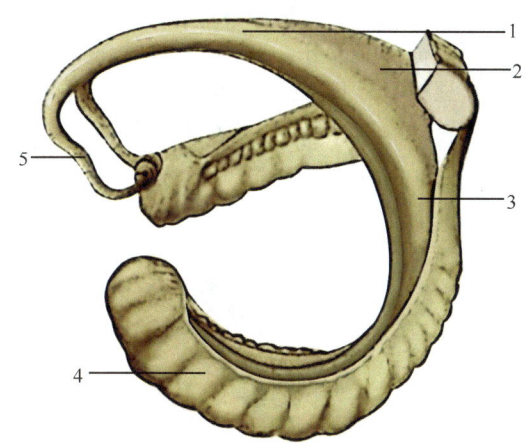

图8-19 穹窿联合

1 穹窿体 body of fornix;2 穹窿联合 psalterium;3 穹窿脚 crus of fornix;4 海马 hippocampus;5 穹窿柱 column of fornix

(三)投射纤维

投射纤维 projection fibers 是大脑皮质与皮质下中枢的联系纤维(图8-20),其中有传导冲动到大脑皮质的上行纤维束和传导皮质冲动到皮质下中枢的下行纤维束。投射纤维在丘脑、尾状核和豆状核之间的白质纤维板称为**内囊** internal capsule(图8-15,图8-21)。投射纤维离开内囊,放射状与皮质联系,称为**辐射冠** corona radiata。辐射冠的纤维常与胼胝体纤维交织混杂。

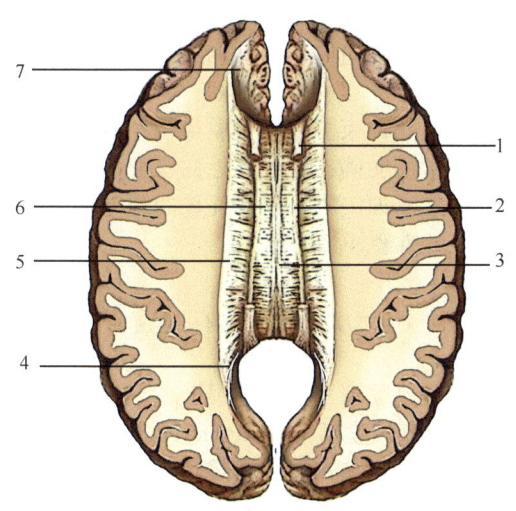

图8-18 胼胝体

1 扣带 cingulum;2 外侧纵纹 lateral longitudinal stria;3 内侧纵纹 medial longitudinal stria;4 枕钳 occipital forceps;5 胼胝体辐射 radiation of corpus callosum;6 胼胝体 corpus callosum;7 额钳 frontal forceps

2. 前连合 anterior commissure 由前后两个弓状纤维束组成,两束中间部紧聚成卵圆形束;在脑正中矢状切面上,此束位于穹窿的前方和终板的后方。前连合前部较小,弯向前,进入前穿质和嗅束,连接左、右嗅球;后部较粗,连接两侧颞叶海马旁回等皮质。

3. 穹窿连合 commissure of fornix 由海马发出的纤维,在海马内侧形成**海马伞** fimbria of hippocampus,向后至胼胝体压部下方弯曲成**穹窿脚** crus of the fornix,再向前左右两个穹窿脚靠近,在中线两侧并行前进称为**穹窿体** body of the fornix(图8-19)。在穹窿脚与穹窿体起始这一段,其中一部分穹窿纤

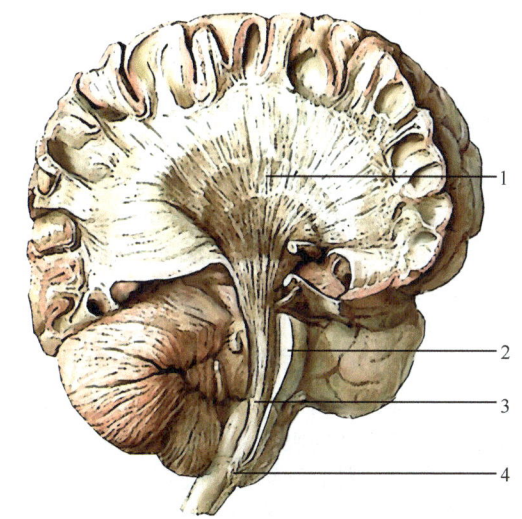

图8-20 投射纤维(左侧面)

1 投射纤维 projection fibers;2 脑桥基底部 basilar part of pons;3 锥体 pyramid;4 锥体交叉 decussation of pyramid

内囊是上、下行纤维在端脑内的集中部分,下

连中脑、上联皮质各部。在丘脑处作水平切面，内囊呈"＞＜"形（图8-15）；尖向内侧，在尾状核、丘脑和豆状核之间，称为**膝部** genu；在豆状核和尾状核头部之间，称为**前肢** anterior limb，较短；在豆状核与丘脑之间，称为**后肢** posterior limb，较长。后肢又可划分为三部分：在豆状核与丘脑之间的部分为**丘脑豆状核部** thalamo-lentiform part；纤维经豆状核下方连到颞叶的部分为**豆状核下部** sublentiform part；纤维经豆状核后方连到枕叶与部分顶叶的为**豆状核后部** retrolentiform part（图8-21）。

束起自中央前回上、中部和中央后回、中央旁小叶，纤维排列自前向后为控制颈、手、前臂、臂、胸腹、大腿、小腿和足的纤维。皮质红核束起自额叶至红核。丘脑中央辐射含丘脑皮质与皮质丘脑间的往返纤维，位于前方的是丘脑腹外侧核和额叶后部之间的投射纤维，位于后方的是腹后内、外侧核与顶叶前部之间的投射纤维。

（2）通过豆状核后部的纤维束：有枕桥束和顶桥束以及枕叶皮质至上丘与顶盖前区的纤维，还有**丘脑后辐射** posterior thalamic radiation。丘脑后辐射包括**视辐射** optic radiation 和丘脑枕与顶叶、枕叶皮质间的联系纤维。视辐射起自外侧膝状体核，经侧脑室中央部与下角交界处弯绕向后，沿侧脑室下角的上面和外面以及后角外侧面，终于距状沟上、下的皮质。

（3）通过豆状核下部的纤维束：有颞桥束、顶枕桥束和**丘脑下辐射** inferior thalamic radiation，还包括**听辐射** auditory radiation 和起自杏仁体、颞叶和无名质投射到丘脑内侧背核的纤维。听辐射起自内侧膝状体核，向前、向外侧经豆状核下方和后方到达颞横回。

皮质纹状体束、皮质黑质束也经过内囊下行，但具体位置不明确，可能靠近皮质脊髓束下行。另有一些纤维，如皮质投射到壳核的纤维和一部分皮质网状束纤维经外囊下行。

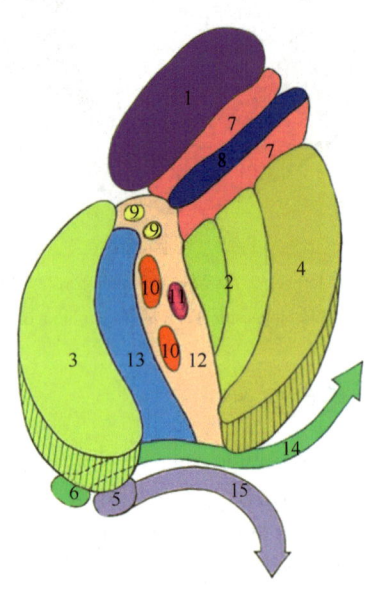

图8-21　穿经内囊主要结构

1 尾状核 caudate nucleus；2 苍白球 globus pallidus；3 壳 putamen；4 丘脑 thalamus；5 外侧膝状体 lateral geniculate body；6 内侧膝状体 medial geniculate body；7 额桥束 frontopontine tract；8 丘脑前辐射 anterior thalamic radiations；9 皮质核束 corticonuclear tract；10 皮质脊髓束 corticospinal tracts；11 皮质红核束 corticorubral tract；12 枕桥束 occipitopontine tract；13 丘脑上辐射 superior thalamic radiation；14 听辐射 acoustic radiation；15 视辐射 optic radiation

1. 通过内囊前肢的纤维束　有**额桥束** frontopontine tract、**丘脑前辐射** anterior thalamic radiation 和额叶传出束，后者含眶回到下丘脑的纤维。丘脑前辐射主要是内侧背核投射到前额皮质和眶额皮质的纤维以及丘脑前核和扣带回的纤维。

2. 通过内囊膝部的纤维束　有皮质核束 corticonuclear tract，其起自中央前回下部，到达脑干的一般躯体运动核和特殊内脏运动核；纤维排列有一定的顺序：控制眼外肌的纤维在最前方，至舌肌和面肌的纤维在最后方，且扩展到内囊后肢。与之同行的还有皮质网状束。

3. 通过内囊后肢的纤维束

（1）通过丘脑豆状核部的纤维束：有**皮质脊髓束** corticospinal tract、**皮质红核束** corticorubral tract 和**丘脑中央辐射** central thalamic radiation。皮质脊髓

三、侧　脑　室

侧脑室是脑室系统中的最大者，位于大脑半球内。两侧脑室以**室间孔** interventricular foramen 与第三脑室相通。侧脑室形状不规则，大致与半球的外形一致；室腔大小因人而异，腔内含脑脊液。通常可把侧脑室分为**中央部** central portion、**前角** anterior horn、**下角** inferior horn 和**后角** posterior horn 四部分（图8-22，图8-23）。

1. 中央部　又称为体部，是从室间孔至胼胝体压部下方的部分；中央部的后部与后角和下角之间的三角形区域称为三角部。中央部除前部在额叶内，中部和三角部均在顶叶内；因此顶叶占位性病变可使中央部的位置和形态发生改变。中央部的上壁为胼胝体，内侧壁是透明隔，透明隔的下外侧为脉络裂；下壁由内向外依次为穹窿、脉络丛、丘脑背侧面、终纹和尾状核。

2. 前角　自室间孔向前伸入额叶，在冠状切面上呈三角形；上壁和前壁由胼胝体构成，内侧壁为透明隔，腹外侧壁为尾状核头。胼胝体和透明隔为侧脑室前角和中央部的上壁与内侧壁，所以胼胝体和透明隔的占位性病变可使前角和中央部分隔，或使侧脑室向下移位。

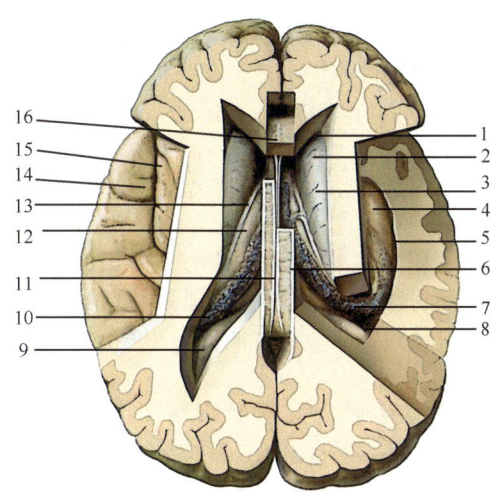

图 8-22 侧脑室（上面观）

1 侧脑室前角 anterior horn of lateral ventricle；2 尾状核头 head of caudate nucleus；3 尾状核体 body of caudate nucleus；4 海马 hippocampus；5 侧脑室下角 inferior horn of lateral ventricle；6 外侧终纹 lateral stria；7 侧脑室脉络丛 choroid plexus of lateral ventricle；8 侧副三角 trigonum collaterale；9 禽距 calcar avis；10 侧脑室后角 posterior horn of lateral ventricle；11 内侧终纹 medial stria；12 丘脑 thalamus；13 终纹 terminal stria；14 颞横回 transverse temporal gyri；15 岛叶 insular lobe；16 胼胝体 corpus callosum

3. 下角 下角长，呈弓形，自三角部向前下方伸入颞叶，尖端距颞极约 2.5cm；下角的投影位置约与颞上沟相当。下角的腔呈裂隙状，颞叶的占位性病变可使下角变形、移位。下角的顶（上壁）大部分由胼胝体的毯构成，内侧壁为尾状核尾部和终纹。底的外侧部有**侧副隆起** collateral eminence，此隆起是由侧副沟深陷的皮质突入下角形成；后端扩大，形成**侧副三角** collateral trigone。底的内侧部由海马构成，海马的前端宽大，称为海马足；海马的背内侧壁有一白色扁带，称为海马伞；海马伞和海马的上面覆以侧脑室脉络丛。下角内侧壁为脉络丛伸入的**脉络裂** choroid fissure。

4. 后角 自三角部向后伸入枕叶，一般比较短小，常有变异，两侧常不对称。后角的上壁和外侧壁由胼胝体毯构成，称为内矢状层；内矢状层的外侧是由视辐射组成的外矢状层。邻近三角部的后角内侧壁上有两个纵行隆起，上方的称为**后角球** bulb of posterior horn，由胼胝体压部到枕叶的纤维组成；下方的隆起较大，称为禽距，由距状沟内陷而成。

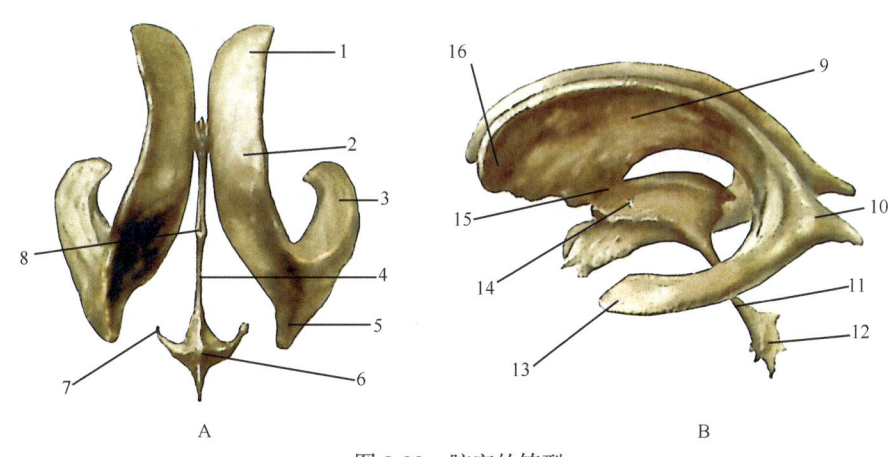

图 8-23 脑室的铸型

1、16 侧脑室前角 anterior horn of lateral ventricle；2、9 侧脑室中央部 cella media ventriculi lateralis；3、13 侧脑室下角 inferior horn of lateral ventricle；4、11 中脑导水管 mesencephalic aqueduct；5、10 侧脑室后角 posterior horn of lateral ventricle；6、12 第四脑室 fourth ventricle；7 第四脑室外侧隐窝 lateral recess of fourth ventricle；8 第三脑室 third ventricle；14 丘脑间黏合 interthalamic adhesion；15 室间孔 interventricular foramen

5. 侧脑室脉络丛 位于侧脑室下角与中央部，自半球内侧面的脉络裂伸入，从下角弓形伸展到中央部，至室间孔与第三脑室脉络丛相连续。

第四节 大脑的不对称性和性别差异

一、大脑半球结构和功能的不对称性

人类左右两侧大脑半球从整体结构上高度相似。但是研究发现，人类大脑两半球在解剖结构和功能上都表现出不对称性，而这种不对称性可能是人类大脑适应性或灵活性的标志。适应性对人类认知进化是至关重要的，灵活性使得大脑能够适应所处的环境条件。人类和黑猩猩的大脑都存在结构不对称性，但人类大脑的不对称性尤其明显。

1. 结构的不对称性 在大脑皮质颞叶的颞平面区域，两侧大脑半球存在着明显的差别。研究分析了 100 例成年人脑，左侧颞平面区域比右侧大的占 65%，两侧大致相等的占 24%，左侧比右

侧小的仅占11%。研究者还从大脑灰质量、白质量、沟回角度和长度等多方面，证实两侧颞叶的不对称性；并发现此大脑结构特点与人类的语言功能紧密相关，因其受损伤往往会导致严重的言语障碍。

2. 功能的不对称性 大脑半球功能的不对称性也被称为大脑功能的单侧化 laterality of cerebral dominance。20世纪60年代，美国神经心理学家斯佩里（R.W.Sperry）进行"分裂脑"split-brain的研究，发现切断胼胝体作为治疗措施的癫痫患者中，当外界视像进入左半球时，可以用语言表达出来；当外界视像进入右半球时，则不能用语言而只能以手势来表达，即左半球负责对物体命名，而右半球则从不同视觉角度认识物体。这些研究证实两侧大脑半球分工不同，各自具有相对的独立性，语言主要在左侧大脑半球，通常将与语言有关的大脑半球称为优势半球。斯佩里通过精巧和详尽的测验，右半球也有言语功能，从而更新了优势半球的概念。左半球言语功能占优势，和言语有关的活动，如概念形成、逻辑推理、数学运算等也占优势。非优势半球在某些非语言功能上占有优势，如感知非语言信息、音乐、图形和时空概念、情绪的表达和识别能力等占优势。分裂脑的每一个半球都有其独自的感觉、知觉和意念，可以独立地学习、记忆和理解；两半球都能被训练执行同时发生、相互矛盾的任务。

近年来，分裂脑的研究又取得了新的进展，尤其是在右侧大脑半球功能的研究方面，包括大脑右半球在视觉、空间记忆上的调控作用和部分脑高级功能如艺术上的主导作用等。

二、语言区

在人类90% **右利手人** right-handed persons 的语言优势半球在左半球，10%在右半球；61%左利手人的语言优势半球在左半球，20%在右半球，16%没有明显的语言优势半球。人类的语言区为运动性语言中枢（说）、书写中枢（写）、听觉性语言中枢（听）、视觉性语言中枢（看）等。四个语言中枢不是孤立的，他们的功能除与联络纤维、连合纤维有关外，更有赖于与丘脑之间的联系。切除Broca区和Wernike区的灰质层，而不损伤深侧的白质，可不产生失语症。但左侧丘脑枕出血或丘脑肿瘤而无皮质损伤的患者，却有严重的失语症，提示丘脑枕可能也参与语言中枢。

左、右大脑半球各具优势，它们相互协调、配合完成各种高级神经活动。决定大脑优势半球和用手习惯的因素目前仍不详，在某种程度上与遗传可能有关。

三、性别差异

男性和女性的大脑差异是一个热议话题，不仅牵涉到医学相关疾病的性别差异，也牵涉到社会范畴内是否需要以男女间的内在差异为基础的性别教育。

美国德克萨斯大学健康科学中心的德·拉可斯·尤塔敏森和哥伦比亚大学神经生物学家拉夫·赫路威早在1982年就在《科学》杂志上发表了关于大脑性别差异的报道。相关研究人员解剖了14个"正常的"大脑，其中5个为女性，9个为男性，比较脑部胼胝体的形态结构，发现女性胼胝体压部呈球状，与体部相比，显著增宽。相反，男性胼胝体压部大致呈圆柱形，其宽度和体部几无相差。我国学者邹松和罗晓捷（2014）用磁共振弥散张量成像技术发现，女性的前连合正中矢状面的面积大于男性。女性胼胝体的枕钳和压部行程在一般情况下较男性的大，多为钝角。2014年美国宾夕法尼亚大学的团队，通过磁共振成像对8~22岁949名研究对象的分析发现，男性每侧大脑半球自身内部存在更多连接，而女性两侧半球之间的连接更紧密。

以色列特拉维夫大学的行为神经科学家达芙娜·乔尔（Daphna Joel）研究团队，测量1400多个体的大脑MRI图像中灰质和白质的体积以及白质纤维束是如何在大脑中延伸并将不同区域连接的。他们确实发现男女大脑结构中的一些差异，如男性大脑左侧的海马通常要比女性的大；但是有些女性会拥有比普通男性更大的左侧海马，也有一些男性的海马甚至比女性的平均水平还要小。然而，无论是在哪个区域，男女的大脑都有着非常明显的共性。美国马里兰大学医学院的 Margaret M. McCarthy 认为大脑中的性别差异存在，但并没有像人们想象中的那么多。芝加哥医学院的神经科学家 Lise Eliot 根据相关数据认为，男女之间的大脑结构拥有的更多是共性，而非差异。这些微弱的差异非常易于被环境因素所影响。

人类大脑性别差异到底有多少，这是当前生物学的一个焦点问题，而且有多少大脑的功能能归因到生物学因素和社会因素，这也是一个具有挑战性的问题。

（罗道枢）

参 考 文 献

李云庆 . 2006. 神经解剖学 . 西安：第四军医大学出版社
张朝佑 . 1998. 人体解剖学 . 北京：第 2 版 . 人民卫生出版社
朱长庚 . 2009. 神经解剖学 . 第 2 版 . 北京：人民卫生出版社
Gómezrobles A，Hopkins WD，Sherwood CC. 2013. Increased morphological asymmetry, evolvability and plasticity in human brain evolution. Proc Biol Sci，280（1761）：20130575
Nimchinsky EA，Gilissen E，Allman JM，et al. 1999. A neuronal morphologic type unique to humans and great apes. Proc Natl Acad Sci USA，96（9）：5268-5273
Susan Standring. 1858. 格氏解剖学 . 第 39 版 . 徐群渊等，译 . 北京：北京大学医学出版社，2008
Zaidel DW. 2013. Split-brain, the right hemisphere, and art：fact and fiction. Prog Brain Res，204：3-17

第九章 边缘系统

第一节 概述

大脑半球在种系发生上将较古老部分和附近的皮质区，连同与之联系的皮质下结构，合称为**边缘系统** limbic system，司内脏调节、情绪反应、学习记忆和生殖等活动。边缘系统并非独立的纯解剖学的形态范畴，而是一个含许多神经核及皮质区，且在功能上密切相关的系统。对边缘系统的认识主要基于功能联系，解剖学结构的划分则相对模糊，涵盖了端脑、间脑和中脑等区域。

"边缘"一词源于拉丁语"limbus"。1878年，法国解剖学家Broca首度提出"**边缘叶**" limbic lobe 的概念，特指大脑半球内侧面的扣带回、海马旁回等，它们环绕于脑干边缘。关于边缘叶的结构和功能，由于它的喙端紧靠嗅球，最初认为只与嗅觉有关，称为嗅脑rhinencephalon。但比较解剖学的资料表明，钝嗅甚至无嗅觉的动物，"**嗅脑**"仍很发达；电生理学研究进一步证明，"嗅脑"结构只有一部分被嗅刺激所兴奋，大部分与嗅觉无关，却与内脏活动密切相关，故Maclean将其称之为"内脏脑"。随后，在动物实验和临床实践中发现，边缘叶不仅涉及内脏调节，还与情绪反应相关。于是Papez在1937年提出了海马环路（Papez's环路），即由海马起始，经乳头体、丘脑前核、扣带回中继，最后返回海马。这一多神经元环路是协调情绪等高级功能的基础，Papez称边缘叶等结构为"情绪脑"。由于环路内的联系复杂，Maclean于1952年进一步提出了"边缘系统"的概念。

扣带回和海马旁回在大脑半球的内侧面围绕胼胝体成一环状，连同被挤至侧脑室下面的海马和齿状回，共同组成**边缘叶**。边缘叶和端脑、间脑、中脑的部分结构（如隔区、杏仁复合体、上丘脑缰核、丘脑前核、下丘脑、底丘脑的未定带、基底前脑、中脑中央灰质、中脑被盖部）和它们之间往返纤维组成的功能整体称为边缘系统（图9-1）。因与边缘系统联系密切，中脑被盖部的一些神经核团及中央灰质又特称为边缘中脑区。

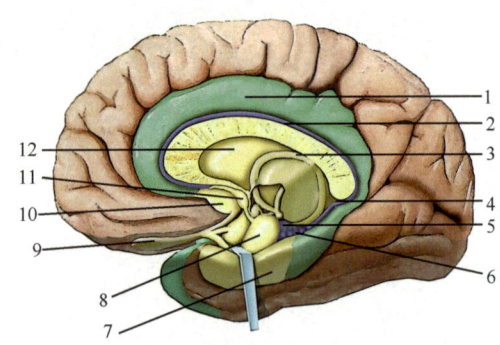

图9-1 边缘系统的组成（大脑半球内侧面观）

1 扣带回 cingulate gyrus；2 胼胝体上回 indusium griseum, supracallosal gyrus；3 穹窿 fornix；4 束状回 fasciolar gyrus；5 海马 hippocampus；6 齿状回 dentate gyrus；7 海马旁回 parahippocampal gyrus；8 钩 uncus；9 嗅球 olfactory bulb；10 旁嗅区 parolfactory area；11 胼胝体下回 subcallosal gyrus（终板旁回 paraterminal gyrus）；12 透明隔 septum pellucidum

一、边缘系统的结构

（一）皮质

边缘系统皮质属于古皮质、旧皮质与中间皮质，前两者为异型皮质。中间皮质，是异型皮质和同型皮质的过渡型，也分为六层，但颗粒细胞比同型皮质少得多。

（二）皮质下核

皮质下核包括隔核、杏仁复合体、下丘脑（视前区、视上核、室旁核、结节核和乳头体核）、丘脑（前核群、背内侧核的一部分）、上丘脑缰核，中脑（旁正中被盖区的被盖前核和被盖后核，导水管周围灰质和脚间核）等。

二、边缘系统的纤维联系

（一）皮质间联系

1. **扣带**　连接扣带回与海马旁回及邻近新皮质。
2. **钩束**　连接额叶眶回与颞叶前部的皮质。
3. **前连合**　连接两侧颞叶前部皮质。

4. 海马连合 连接两侧海马、齿状回和下托。

（二）皮质与皮质下结构联系

皮质与皮质下结构以隔 - 下丘脑 - 边缘中脑为轴心，主要通过穹窿、前脑内侧束、终纹将海马与杏仁复合体、丘脑和下丘脑核群等相联系。下丘脑在其中起关键接合点的作用。

1. 穹窿 是海马结构的主要传出纤维，其中由海马至下丘脑乳头体的弓形纤维束是其特征性结构。穹窿将海马与下丘脑、隔区及中脑被盖联系起来。

2. 前脑内侧束 是联系基底前脑和边缘中脑的纤维束，从隔区经下丘脑达中脑被盖。

3. 终纹 是由杏仁复合体发出的纤维，止于隔核及下丘脑的视前区。

4. 丘脑髓纹 由隔区和基底嗅区发出的纤维组成，沿丘脑上面的内侧缘后行，止于缰核。

边缘系统至少通过以下三条途径与边缘中脑发生联系：①缰核脚间束（后屈束）；②乳头被盖束；③前脑内侧束。然后，经过背侧纵束或脑干网状结构连接脑干和脊髓的躯体与内脏运动核。前脑内侧束往返于中脑和基底前脑与隔区之间，经下丘脑时相互借纤维紧密联系。前脑内侧束内含乙酰胆碱能纤维、去甲肾上腺素能纤维、5- 羟色胺能纤维和多巴胺能纤维，这些纤维抵达基底前脑发挥各自的作用。

边缘系统各部分接受来自脑不同部位的纤维，包括多种递质能的神经纤维：①下丘脑的外侧部、隔核、杏仁复合体、扣带回、眶回等处接受 5- 羟色胺能神经元纤维（前脑内侧束）的末梢；②丘脑前核、视前区、下丘脑、杏仁复合体、海马、嗅结节等处接受来自中脑和脑桥的去甲肾上腺素能纤维末梢；③杏仁复合体、梨状皮质区、隔区和嗅结节等处接受来自黑质及附近被盖区的多巴胺能纤维末梢；④由脑干发出的胆碱能纤维也终结在边缘系统的隔区、海马、杏仁复合体、内嗅皮质、扣带回等处。

（三）环路

由众多传导束将边缘系统组合成以 Papez 内环路为中心，联络边缘皮质、丘脑、下丘脑、杏仁复合体、基底前脑等的外环路功能系统。

第二节 嗅 脑

早在 1837 年，Owens 提出"嗅脑"一词概括与嗅觉有关的结构，包括现今所指的嗅脑和边缘叶。目前对嗅脑的定义：与嗅觉纤维有直接联系的脑部，在进化过程中相当于旧皮质部分，包括嗅球、嗅束、前嗅核、嗅结节、嗅纹、部分杏仁复合体和梨状皮质。人类的嗅脑不发达（图 9-2）。

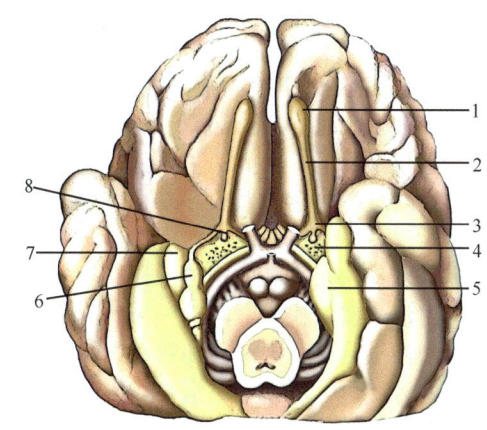

图 9-2 嗅脑（大脑半球底面观）

1 嗅球 olfactory bulb；2 嗅束 olfactory tract；3 嗅三角 olfactory trigone；4 前穿质 anterior perforated substance；5 钩 uncus；6 半月回 semilunar gyrus；7 环周回 ambient gyrus；8 嗅结节 olfactory tubercle

一、嗅脑的组成

嗅脑主要位于脑底部，包括嗅球、嗅束及嗅皮质。嗅球接受嗅神经的传入，向后延伸为嗅束，嗅束分内侧嗅纹和外侧嗅纹，两嗅纹夹成嗅三角。嗅三角后方为前穿质。外侧嗅纹将嗅觉冲动传至海马旁回钩头端的杏仁周区皮质处，此处是引发嗅觉的主要区域。

（一）嗅上皮

嗅上皮是指鼻腔嗅区黏膜，位于上鼻甲内侧面和与其相对的鼻中隔部分，仅占鼻腔中的一小区，面积约 $2cm^2$，活体颜色苍白或呈淡黄色，由**嗅细胞 olfactory cell**、**支持细胞 supporting cell**、**基细胞 basal cell** 及少量的绒毛细胞组成。嗅细胞是唯一暴露于外周的特化双极神经元，兼具有感受嗅觉刺激和传导冲动的双重作用。嗅细胞的树突伸至嗅上皮的黏液层内，末端膨大呈球形的嗅泡 olfactory vesicle，嗅泡表面伸出卷曲的纤毛。嗅细胞的轴突伸向固有层，穿过基膜后形成嗅丝。众多的嗅丝组成嗅神经，穿过筛骨筛板，终于嗅球。

（二）嗅球

嗅球 olfactory bulb 是嗅觉系统的第一级中转站，为一对扁平的卵圆形实体，位于颅前窝筛骨筛板上方、端脑额叶眶面下方的嗅沟内，是嗅神经纤维的终核，内有不同气味的代表区。因此，对各种气味的鉴别，基础部分依靠嗅球。嗅球神经元分为投射神经元和中间神经元，两者在嗅球中的位置和作用各异。投射神经元包括**僧帽细胞** mitral cell 和**簇细胞** tufted cell，其中僧帽细胞胞体位于僧帽细胞层，簇细胞胞体位于外丛层和更浅的嗅小球层，它们以谷氨酸为神经递质。中间神经元包括**小球周胞** periglomerular cell、**颗粒细胞** granule cell 和**短轴突细胞** short axon cell，颗粒细胞无轴突且胞体很小，是嗅球中数量最多的神经元，主要分布在颗粒细胞层，并以 GABA 为神经递质；小球周细胞主要位于嗅小球层。

许多哺乳动物及人胚的嗅球呈典型层状结构，六层结构由浅入深依次为：嗅神经层、嗅小球层、外丛层、僧帽细胞层、内丛层和颗粒细胞层。而在发育成熟的人脑，分层结构不清楚。另外，对老年性嗅觉功能衰退动物的观察表明：嗅球各层除分界不明显外，还伴有神经元缺失、细胞器老化（图9-3、图9-4）。

1. 嗅神经层 olfactory nerve fiber layer 由嗅细胞的无髓鞘轴突组成。

2. 嗅小球层 olfactory glomerular layer 由僧帽细胞 mitral cell 和簇细胞 tufted cell 的树突和嗅神经末梢构成嗅小球 olfactory glomeruli，有神经胶质细胞环绕。它的周围有小球周细胞 periglomerular cells。嗅神经的兴奋性传入冲动至僧帽细胞、簇细胞及小球周细胞，小球周细胞又将抑制性信号反馈于僧帽细胞、簇细胞。中枢的传入多终止于小球周细胞，通过该中间神经元调节嗅觉的传入冲动、联络嗅小球之间的信息。

3. 外丛层 external plexiform layer 浅层含簇细胞的胞体，深层是僧帽细胞及簇细胞的基树突。

4. 僧帽细胞层 mitral cell layer 含僧帽细胞，为大锥体细胞，另有少量颗粒细胞。此层为嗅球传出冲动的整合部位。

5. 内丛层 internal plexiform layer 主要含僧帽细胞与簇细胞的轴突、轴突侧支和返支；也有少量颗粒细胞胞体。

6. 颗粒细胞层 granule cell layer 由颗粒细胞及其突起和僧帽细胞的突起组成。本层也有来自其他皮质的纤维。

嗅小球既是嗅球中的结构单元，也是功能单元。由于一个嗅小球只接受表达一种气味受体的嗅感觉神经元的投射，因此一个嗅小球的**气味感受域** molecular receptive range，MRR 代表了一种气味受体的感受域。目前对嗅小球气味感受域的研究显示，一种气味分子能够激活固定的一些嗅小球，不同的气味分子激活不同的嗅小球组合。这种气味引起的嗅小球激活模式在同种动物的不同个体上具有保守性。

总之，嗅球内神经元之间的联系复杂，僧帽细胞借其长树突兴奋颗粒细胞，而颗粒细胞又反馈抑制僧帽细胞，此抑制活动源于中枢结构，亦可来自对侧的嗅束纤维。最后，由僧帽细胞和簇细胞的轴突组成嗅束，将嗅觉信息传至脑的其他部分。

（三）嗅束

嗅束 olfactory tract 为白色纤维束，位于额叶眶面嗅沟内。嗅束主要由僧帽细胞和簇细胞的轴突组成，部分纤维来自对侧嗅球、前嗅核、前穿质、脑干中缝核、蓝斑等处的神经元。嗅束前连嗅球，后变扁平的**嗅三角** olfactory trigone。嗅三角向后分为**内侧嗅纹** medial olfactory stria 和**外侧嗅纹** lateral olfactory stria，两者围绕前穿质。前穿质的后内侧邻近视束处有斜角带（又称为 Broca 斜角带），在尾外侧与杏仁周区延续，向喙内侧在视交叉上方延续至终板旁回。

嗅纹的表面覆盖薄层灰质，分别称为内侧嗅回

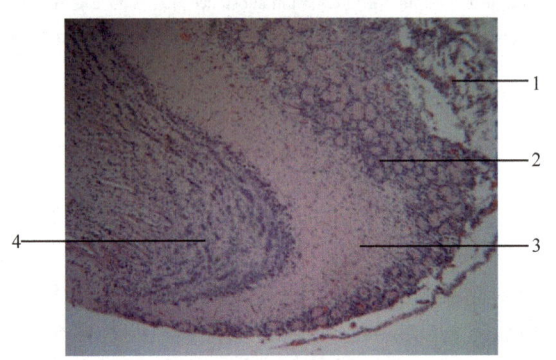

图9-3 鼠嗅球的细胞构筑
（HE 染色，×4，林清，王玮 2006）
1 嗅神经纤维层 olfactory nerve fiber layer；2 嗅小球层 olfactory glomerular layer；3 帽状细胞层 mitral cell layer；4 颗粒细胞层 granule cell layer

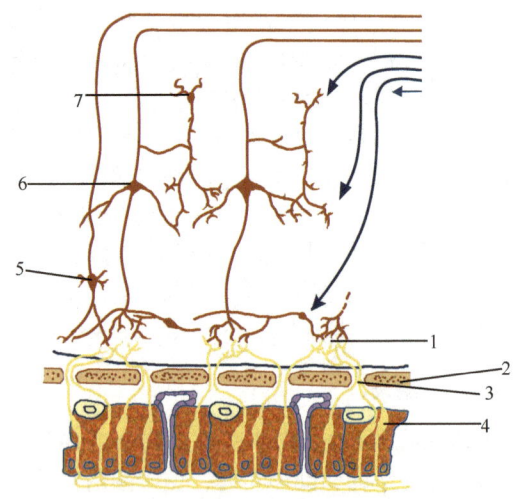

图9-4 嗅上皮及嗅球示意图
1 嗅小球 olfactory glomeruli；2 筛骨筛板 cribriform plate of the ethmoid bone；3 嗅丝 olfactory filament；4 嗅细胞 olfactory cell；5 簇细胞 tufted cell；6 僧帽细胞 mitral cell；7 颗粒细胞 granule cell

和、外侧嗅回。外侧嗅回向外与环状回融合，即移行于嗅皮质；内侧嗅回向内至 Broca 斜角带内侧，两者共同向上伸至大脑半球的内侧面进入终板旁回，即隔区。此外，内、外侧嗅纹之间尚存中间嗅纹，它在人类不发达，于嗅三角的中央部后进，沉入前穿质。

（四）嗅皮质

嗅皮质包括前嗅核、嗅结节、部分内嗅区皮质、梨状皮质和岛叶；其中梨状皮质最大。

1. 前嗅核 anterior olfactory nucleus 是被覆嗅束周围的薄层灰质，由不连续的细胞团组成，特别集中于嗅束后端。前嗅核接受嗅束或其侧支传递的嗅冲动，轴突参与嗅束、嗅纹的组成，走向梨状皮质或跨越前连合至对侧前嗅核和嗅球。因此，前嗅核对嗅觉冲动可能有一定加强作用。

2. 嗅结节 olfactory tubercle 是紧邻嗅三角后方、前穿质处的小隆起，中间嗅纹 intermedial olfactory stria 有时融入其内或终于前穿质。钝嗅甚至无嗅觉的动物如鲸类，嗅结节却很大。嗅结节除了接受部分嗅觉纤维，它还接受来自颞叶的大量纤维，因此其生理功能不详。

3. 梨状皮质 piriform cortex 位于嗅束后方、颞叶前内侧部，在人脑胚胎早期或敏嗅动物比较明显，大体呈梨形，又称为梨状叶 piriform lobe。其包括三个主要区域：

（1）**梨状前区 prepiriform area**：由外侧嗅回、环状回组成，接受外侧嗅纹的传入纤维，是嗅觉传导的中继站。

（2）**杏仁周区或梨状区 periamydaloid area or piriform area**：又称为半月回，位于杏仁复合体表面、钩背面的小区域，与梨状前区紧密相连。

（3）**内嗅区 entorhinal area**：在人类面积最大，位于海马旁回的前部，向后与海马重叠，相当于 Brodmann 28 区，是梨状皮质的最后部分。内嗅区接受嗅球的传入而尾侧与嗅觉无关。人的内嗅区外缘不清晰，仅在前端的外缘有侧副沟，大鼠是嗅沟。

梨状前区由一薄层灰质和联络纤维束组成；杏仁周区稍有分化，但分层不明显。此二区主要接受来自嗅球和前嗅核的纤维，为初级嗅皮质。早期学者认为内嗅区不直接接受外侧嗅纹的纤维，而大量接受初级嗅皮质的纤维，因此称之为次级嗅皮质。近年来研究表明，内嗅区的绝大部分，除后内侧部外，广泛接受来自嗅球的纤维。内嗅区是海马传入纤维的主要起源处，因此嗅觉冲动可经此区迅速到达海马。初级嗅皮质是气味的主观识别区。内嗅区在钝嗅动物也很发达。人脑的内嗅区比嗅球大 10 倍，而犬的内嗅区只比嗅球大 1.5 倍，这说明内嗅区的嗅觉功能还不确定。新近研究表明，内嗅区与记忆相关。

Roy 等应用光刺激早期阶段的阿尔茨海默病转基因小鼠的内嗅区，数星期后，小鼠海马标志记忆能力的树突棘增多。内嗅皮质可能通过与海马之间的联系，进而影响学习记忆。

总之，梨状皮质直接接受来自嗅球和前嗅核的纤维，不经丘脑中继，可视为初级皮质中枢。它的投射纤维到新皮质、眶额皮质、丘脑背内侧核、下丘脑、杏仁基底外侧核群等。

二、嗅觉的传导

人类嗅觉系统包括由嗅上皮、嗅神经、嗅球、嗅束、嗅皮质等组成的嗅觉传导通路以及由大脑边缘系统有关结构参与组成的嗅反射径路。嗅觉传导通路结构复杂，其解剖径路至今未完全清楚（图 9-5）。

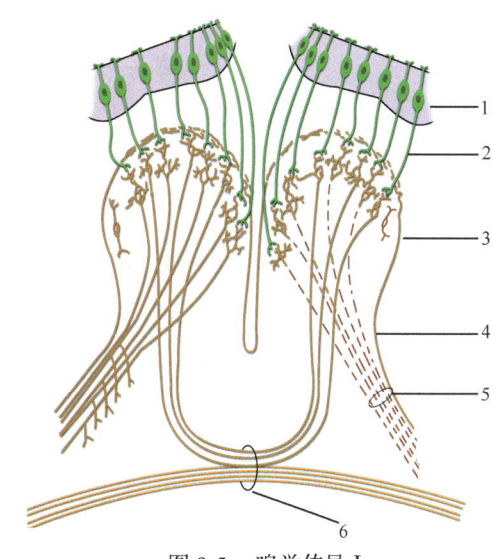

图 9-5 嗅觉传导 I

1 嗅黏膜 olfactory mucosa；2 嗅丝 olfactory filament；3 嗅球 olfactory bulb；4 嗅束 olfactory tract；5 外侧嗅纹 lateral olfactory stria；6 前连合 anterior commissure

（一）嗅觉传导通路

参见第十章传导通路。

（二）嗅觉反射通路

嗅觉反射径路包括嗅-躯体反射和嗅-内脏反射，主要含三条通路（图 9-6）。

1. 缰核-脚间核-被盖背侧核-背侧纵束通路 缰核是此通路的关键。嗅冲动经两种途径到达缰核：①嗅冲动→外侧嗅纹核和杏仁复合体的亚核→终纹→隔区→丘脑髓纹→缰核；②嗅冲动→梨状皮质→海马→穹窿→丘脑髓纹→缰核。此外，缰核还经丘脑髓纹接受来自苍白球、下丘脑和丘脑枕核的纤维，缰核与中脑顶盖之间也有纤维联系。因此，缰核可接受躯体感觉、视觉、听觉和嗅觉等多种感觉冲动，是这些感觉的整合中枢。缰核主要的传出纤维是缰核脚间束，此束位于红核内侧。由脚间核发出纤维至脑干被盖的一些网状核，特别是被盖背侧核，该核发出纤维进入背侧纵束。总之，嗅冲动主要由缰核中介，经过多突触联系，最后由背侧纵束到达有关的躯体运动核和内脏运动核，完成嗅-躯体反射和嗅-内脏反射。

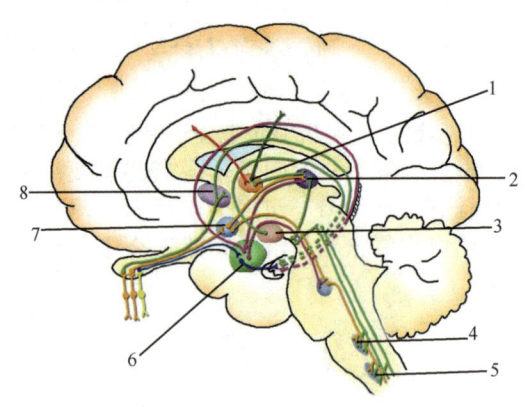

图9-6　嗅觉传导Ⅱ

1 丘脑前核 anterior thalamic nucleus；2 缰核 habenula nucleus；3 乳头体 mammillary body；4 迷走神经背核 dorsal nucleus of vagus nerve；5 网状结构 reticular formation；6 杏仁复合体 amygdaloid body；7 前穿质 anterior perforated substance；8 隔区 septal area

2. 前穿质-隔核-前脑内侧束通路　嗅冲动经前穿质、隔核中介进入前脑内侧束。此束经过视前外侧区、下丘脑外侧区达中脑被盖。前脑内侧束与下丘脑的视前核、结节核、乳头体核之间有往返纤维联系，下丘脑从而得以对嗅冲动、乳头体脚传导的内脏感觉冲动进行整合。前脑内侧束最后到达脑干网状核和躯体运动核，从而完成嗅-躯体反射和嗅-内脏反射。

3. 杏仁复合体-隔区、下丘脑-前脑内侧束通路　嗅冲动经嗅束-外侧嗅纹传至杏仁复合体的皮质内侧核，而后经终纹至隔区、视前区、下丘脑的前核和腹内侧核。嗅冲动经下丘脑整合后，经前脑内侧束达脑干躯体运动核和内脏运动核，完成嗅-躯体反射和嗅-内脏反射。

在不同功能状态下，机体对同一物质的嗅反应不同，边缘系统可能参与其中的调节。动物实验还证明，嗅通路受性激素的影响，如注射睾酮，能改变嗅通路神经元的反应。

附：犁鼻器和0脑神经

犁鼻器 vomeronasal organ 位于鼻中隔前部，呈管状，借鼻腭管（切牙管）开口于口腔顶壁，是探测信息素 pheromone（引发性欲、警觉或者食物线索信息的化学物质）的特殊"嗅觉"器官。在生物进化上，两栖动物最早出现犁鼻器，爬行动物（尤其蛇和蜥蜴）和哺乳动物亦进化出发达的犁鼻器。犁鼻器对繁殖与社交行为至关重要，能够感觉到用于影响同种动物行为的外激素。人类胎儿和新生儿存在犁鼻器，但成人大多退化，在鼻中隔软骨部前下方留一浅凹。

0脑神经 nerve zero（端神经 terminal nerve）是无髓神经纤维，与嗅神经平行，通过筛板进入颅腔。在脑底紧贴直回，行于嗅球、嗅束内侧。"嗅"冲动→0脑神经→嗅三角→内侧嗅回→终板→隔核及视前区。功能是接受信息素的刺激，调节性行为。

第三节　隔　区

隔区 septal area 在灵长类动物中高度发展，位于额叶内侧面。**隔核** septal nuclei 是隔区的皮质下核团，接受穹窿、终纹、前穿质、扣带回及前脑内侧束的中脑网状结构上行纤维，发出纤维投射到边缘系统各部皮质，也投射到脑干网状结构。隔核被认为是与疼痛、情绪反应和内脏活动相关的各种冲动的整合中枢，是边缘系统重要核团之一。当刺激或损毁隔核时，可见动物愤怒反应，进食、性及生殖行为的改变；隔核还与学习，记忆关系密切。

一、隔区的位置与分部

（一）隔区的位置

隔区位于胼胝体嘴的下方，为终板与前旁嗅沟之间的区域，近似长方形，前后径约1.0cm，上下径约1.5cm。其包括前方的胼胝体下区（旁嗅区）和后方的胼胝体下回（终板旁回），隔区形成侧脑室前角的内侧壁（图9-1）。根据隔区与前连合的位置关系，可分为两部分：前连合上部和前连合前部。人类的新皮质和胼胝体高度发展，前连合上部相当于透明隔的前部，基本上无神经细胞；前连合前部主要为胼胝体下回，位于后旁嗅沟与终板前方之间。胼胝体下回的前外侧部深陷于沟内，又称为前海马原基，向下连于斜角回和内侧嗅回，向上包绕胼胝体膝，移行于胼胝体上回。隔区的前连合上部与前连合前部、无名质、前穿质之间有散在的细胞群相连。隔区的核总称为隔核，主要位于胼胝体下回。

（二）隔区的分部

隔区按位置分为背内侧核群、腹外侧核群、背侧核群及尾侧四个核群，每一核群又可分为若干亚核。

1. 背内侧核群 由**内侧隔核** medial septal nucleus 与**斜角带核** nucleus of diagonal band of Braca 组成。

2. 腹外侧核群 即**外侧隔核** lateral septal nucleus。

3. 背侧核群 即**终纹床核** bed nucleus of striae terminalis。

4. 尾侧核群 指**隔-海马伞核** nucleus of septohippocampal fimbria 和**三角隔核** triangular septal nucleus。

腹外侧核群与前连合上方透明隔的分散神经元相连续，以往常称为隔核。隔核也可简单地分为外侧隔核和内侧隔核两部分，分别由小细胞和大细胞组成。

二、隔区的化学解剖学

腹外侧核群接受蓝斑和延髓细胞发出的 NA 能纤维、中缝核 5-HT 能纤维及腹侧被盖 DA 纤维的传入。内侧隔核和斜角带核的投射神经元多为胆碱乙酰转移酶（ChAT）阳性，并与甘丙肽 Galanin、一氧化氮合酶（NOS）及神经生长因子受体（NGFR）共存。90% 的 ChAT 阳性神经元是 NGF 受体阳性；几乎所有的 NOS 阳性神经元都是 ChAT 阳性；约 50%ChAT 阳性神经元为 Galanin 阳性，而绝大多数 Galanin 阳性的都是 ChAT 阳性神经元。隔区的 GABA 能神经元有两种亚群：一种含小白蛋白，主要位于内侧隔核和斜角带核垂直支中，此部神经元发出投射纤维至大脑皮质和外侧隔核；另一种含生长抑素（SS），主要位于外侧隔核。外侧隔核、内侧隔核、斜角带核和终纹床核含有内阿片肽受体，可能参与镇痛和学习记忆。

三、隔区的纤维联系

隔核是多种纤维系统贯穿的区域，其纤维联系难以精确定位，比较明确的是与海马的往返联系，其他的尚有杏仁复合体和下丘脑等。外侧隔核是接受传入纤维的主要区域，内侧隔核则是发出传出纤维的主要区域（图 9-7）。

（一）传入纤维

隔核的传入纤维主要来自：

1. 海马 海马和下托的纤维经海马伞、连合穿窿终止于外侧隔核。

2. 下丘脑 视前区、室旁核、前外侧区、腹内侧核的纤维主要经乳头体脚向前续于前脑内侧束终止于外侧隔核；而下丘脑前区、乳头体内侧核、外侧视前核则直接经前脑内侧束进入内侧隔核及斜角带核。

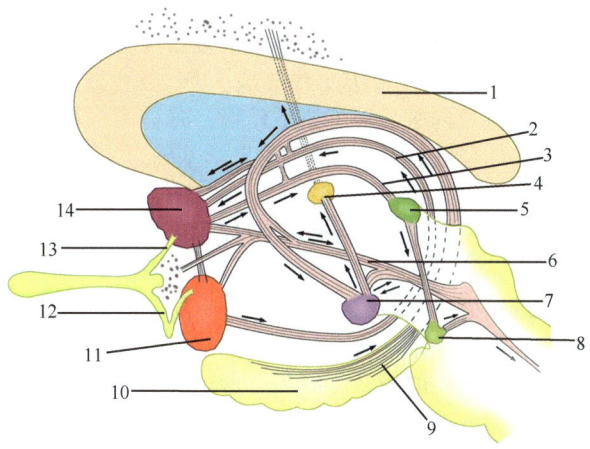

图 9-7 边缘系统皮质下核联系示意图

1 胼胝体 corpus callosum；2 终纹 stria terminalis；3 髓纹 stria medullaris；4 丘脑前核 anterior thalamic nucleus；5 缰核 habenula nucleus；6 内侧前脑束 medial forebrain bundle；7 乳头体 mammillary body；8 脚间核 interpeduncular nucleus；9 海马伞 fornix；10 海马 hippocampus；11 杏仁复合体 amygdaloid body；12 外侧嗅纹 lateral olfactory striae；13 内侧嗅纹 medial olfactory striae；14 隔核 septal nuclei

3. 脑干 中脑腹侧被盖、网状结构、黑质、蓝斑、中缝核的单胺能纤维经前脑内侧束终止于外侧隔核，而背侧被盖的纤维则止于内侧隔核和斜角带核。

4. 杏仁复合体 杏仁复合体的纤维经斜角带或终纹止于外侧隔核。

5. 内侧嗅纹、额叶新皮质和扣带回 均有纤维至隔区。

（二）传出纤维

在很大程度上与传入纤维是交互往返的，传出投射的主要部位为：

1. 海马结构 外侧隔核传出的纤维到内侧隔核和斜角带核，后者经穿窿到海马。

2. 下丘脑、中脑网状结构 外侧隔核的纤维直接经前脑内侧束分布至下丘脑前区、乳头体，甚至伸至中脑腹侧被盖网状结构。

3. 丘脑、上丘脑 隔区经丘脑髓纹至丘脑中线核群、丘脑前核与背内侧核、缰核等。

除上述以外还有杏仁复合体、扣带回等。

（三）固有联系

外侧隔核和内侧隔核之间有广泛联系。外侧隔核发出纤维至内侧隔核和斜角带核，然后释放胆碱能和 GABA 能递质经穿窿至海马，在海马产生 θ 节律而起重要作用。另外，隔-海马伞核有大量纤维投射至内侧隔核和斜角带核，外侧隔核的尾侧和喙侧也存在纤维联系。但是，此相关报道少，功能亦不清，有待于进一步研究。

综上所述，隔区主要通过穹窿、前脑内侧束与海马结构、杏仁复合体及下丘脑交互联系。这些结构大都与疼痛（如缰核、中缝核、杏仁复合体等）、情绪反应及内脏活动（如下丘脑、海马等）有关，是隔区具有复杂生理功能的形态学基础。

四、隔区的功能

近年来对隔核的研究颇多，从隔区的纤维联系推断它与边缘系统的密切关系。当刺激或毁损隔核时，见到动物的愤怒反应和进食、饮水、性行为、生殖行为的改变；例如，刺激猴的隔区，可使攻击行为明显抑制或降低。

隔区的主要功能之一是参与情绪行为反应。刺激杏仁复合体会引起隔区的兴奋，进而产生口腔的活动（如舔、咀嚼和干呕）、排泄活动（排粪、排尿）和性活动（勃起功能）。在鼠自我刺激的实验中，将电极插入隔区尤其是斜角小带，连好线路，使动物一触及控制器就能进行自我刺激。动物对自我刺激的欲望非常强烈，即使在饥饿或口渴一段时间后，它也宁可不去进食而坚持进行自我刺激。在人类，刺激前连合附近也会产生欣快反应和满足感。其次，隔区内侧隔核和斜角带垂直支通过海马伞和背侧穹窿至海马的胆碱能投射，与大鼠的学习和空间记忆能力有关。隔核还通过前脑内侧束与中缝核有往返纤维联系，调节痛觉反应。此外，隔区影响下丘脑的内分泌调整、自主反应和摄食行为。

第四节　杏仁复合体

杏仁复合体 amygdaloid complex 呈杏仁状（图9-8），存在于所有哺乳动物中，是基底核的一部分，位于颞极背内侧部，居海马旁回钩、半月回和环状回的深部，构成侧脑室下角尖的上壁、内侧壁和前壁。它外邻屏状核，内邻梨状皮质，背邻豆状核，腹侧邻海马旁回钩，前邻前穿质，后下部与尾状核尾相连。杏仁复合体又称为杏仁核，实际上并非单一的核团，而是由许多亚核组成的核簇或复合体。杏仁复合体按其位置和功能分为基底外侧核群、皮质内侧核群、杏仁前区、皮质杏仁移行区四部分。后两区是杏仁复合体与大脑皮质的移行部（图9-9）。

杏仁复合体是边缘系统的皮质下中枢，与嗅脑、大脑新皮质、隔核、丘脑和下丘脑等有丰富的纤维联系。其主要参与内脏及内分泌活动的调节，参与边缘系统大多数的生理活动，能将各种感觉形成情绪化倾向，产生情绪活动。

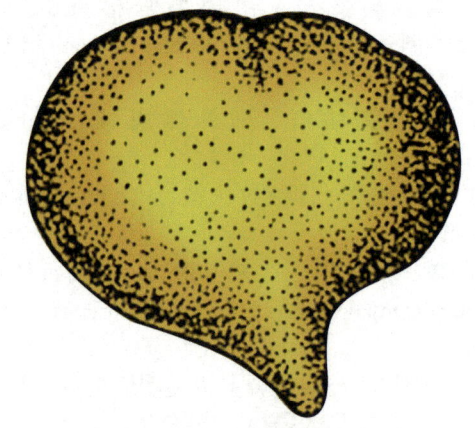

图9-8　杏仁复合体的外形

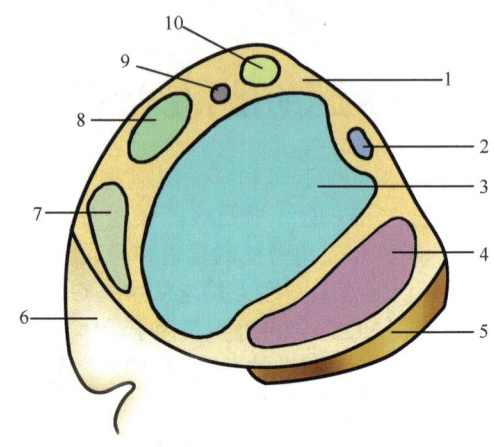

图9-9　杏仁复合体的核团示意图（冠状切面）

1 杏仁前区 anterior amygdaloid area；2 中央核 central nucleus；3 基底核 basal nucleus；4 外侧核 lateral nucleus；5 侧脑室 lateral ventricle；6 梨状皮质 piriform cortex；7 皮质杏仁移行部 amygdaloid transitional zone；8 皮质核 cortical nucleus；9 外侧嗅束核 nucleus of the lateral olfactory stria；10 内侧核 medial nucleus

一、杏仁复合体的分部

（一）基底外侧核群

基底外侧核群 basolateral nuclear group 包括外侧核（紧邻侧脑室下角）和基底核（分为外侧的大细胞部、中内侧的小细胞部和腹侧的副基底核）。外侧核投射到基底核和中央核；基底核投射到中央内侧核、杏仁周区和皮质杏仁移行区。

（二）皮质内侧核群

皮质内侧核群 corticomedial nuclear group 位于杏仁复合体的背内侧部，又分为内侧核、皮质核、外侧嗅束核和中央核。内侧核投射到中央核、杏仁周区和皮质杏仁移行区；中央核投射到皮质核和杏仁皮质移行区；皮质核投射尚不清。

（三）杏仁前区

杏仁前区 anterior amygdaloid area 位于中央核前方，杏仁复合体最前方，分化最差，最难划界。其是杏仁复合体和斜角带回的过渡区。

（四）皮质杏仁移行部

皮质杏仁移行部 amygdaloid transitional zone 在内侧核的前方，是杏仁复合体与海马旁回的过渡区。

二、杏仁复合体的化学解剖学

杏仁复合体接受大脑皮质的谷氨酸（Glu）能纤维的传入，基底外侧核还发出Glu能纤维至纹状体。蓝斑发出的NA能纤维，腹侧被盖、黑质发出的DA能纤维终止于中央内侧核群；基底前脑的ACh能纤维终止于基底外侧核群；中缝核、臂旁核发出的5-HT能纤维终止于基底外侧核群和中央内侧核。杏仁复合体大多数的中间神经元都是GABA阳性，基底外侧核群还是$GABA_A$受体含量最丰富的区域，显示其与情绪的反应有关；皮质外侧核及皮质杏仁移行区有DbH阳性神经元。杏仁复合体内有许多肽能神经元，如SS、NPY多见于基底外侧核群；VP、ACTH、OT、CCK、ENK、SP等多见于皮质内侧核群；阿片受体多与ENK共存。在杏仁复合体内还有类固醇激素、雌激素及雄激素阳性的神经元，表明杏仁复合体与神经内分泌、内脏活动及性活动有关。

三、杏仁复合体的纤维联系

杏仁复合体的纤维联系见图9-7。

（一）传入纤维

杏仁复合体的纤维联系包括嗅性纤维和非嗅性纤维。在传入联系中，嗅性纤维最为丰富。杏仁复合体的传入纤维主要来自如下各处：

1. 嗅球和前嗅核 主要来自嗅球和前嗅核。纤维经外侧嗅纹、外侧嗅束核直接终止于皮质内侧核，部分纤维经梨状皮质中继后，终止于基底外侧核。

2. 基底前脑 基底前脑Meynert核的胆碱能神经元至基底外侧核群。

3. 脑干 经前脑内侧束传至杏仁复合体的纤维，其中发自中脑脚间核、臂旁核、脑桥蓝斑核投射到皮质内侧核群；发自中脑中缝核和腹侧被盖纤维既投射到基底外侧核也投射到皮质内侧核群。

4. 间脑 下丘脑腹内侧核、丘脑中线核群和丘脑腹后内侧核投射到皮质内侧核群。

（二）传出纤维

杏仁复合体大部分传出纤维与传入纤维呈往返联系。传出纤维主要有背、腹两个通路。此外，杏仁复合体也发纤维至某些皮质和脑干等处。

1. 背侧路径 即终纹 terminal striae，起自皮质内侧核，呈弓形弯于尾核内侧缘与丘脑之间，向前终于终纹床核、隔核和下丘脑（视前区、视上核、室旁核）。

2. 腹侧路径 腹侧杏仁传出径路 fibrae amygdalofugales ventrales 主要起自基底外侧核，纤维多且散在，有些纤维向内侧止于终纹床核内侧部；有些纤维向前止于下丘脑视前区，特别是腹内侧核和丘脑背内侧核，继而到前额皮质及其他皮质联络区。部分到基底前脑的纤维不终止于胆碱能神经元，而是与到丘脑、下丘脑和脑干的神经元形成突触；有些向尾侧达中脑止于导水管周围灰质、腹侧被盖、黑质致密部、脚旁核、被盖网状结构、脑桥的臂旁核、延髓的孤束核和迷走神经背核。基底外侧核和皮质内侧核还有部分纤维投射到端脑的内嗅区、海马、下托、扣带回、岛叶、额叶皮质及运动前区、视皮质区和听皮质区等。

（三）固有联系

杏仁核簇内各核团间的联系非常复杂，这些联系构成了杏仁复合体整合和协调多种神经活动的基础。

四、杏仁复合体的功能

杏仁复合体的功能十分复杂，对其生理功能的认识大多是从刺激或毁损杏仁复合体出现的综合征基础上获得的。虽然接受大量的嗅觉冲动，但它与嗅的感知并无密切关系。杏仁复合体是情绪行为神经机制中的重要结构而处于核心地位。

（一）情绪反应

情感中的喜、怒、忧、思、悲、恐、惊等七种短暂、急剧发生的强烈情感称为情绪。杏仁复合体在人的恐惧、愤怒、焦躁等情绪中扮演着调控中心的角色，赋予我们每个行为以情感意义。刺激杏仁复合体可引起注意、恐惧、怒等情绪，随着刺激强度的增加，注意将转变为恐惧，恐惧又转变为怒，甚至导致攻击性行为。

（二）神经内分泌活动

杏仁复合体通过边缘-下丘脑-垂体系统调节机体的内分泌活动。刺激杏仁复合体，可引起

ACTH 和促性腺激素分泌增多，引起乳腺分泌反应和血糖上升。杏仁复合体与促卵泡激素和黄体成熟激素分泌有关，毁损幼年动物的杏仁复合体可引起腺垂体、甲状腺、胰岛、肾上腺皮质萎缩，动物发育缺陷。

（三）自主神经功能

与自主神经功能相关的以心跳、呼吸节律改变最为常见，其次是皮肤、瞳孔、竖毛、胃十二指肠运动和分泌、体温等方面的改变。

（四）躯体运动

刺激杏仁复合体常见的躯体运动有舔、嚼、吞、咽、节律性面肌痉挛、头眼向对侧转动等。

（五）记忆

刺激杏仁复合体可引起记忆干扰、认知水平下降。

综上所述，毁损杏仁复合体会产生一系列综合征，但只有毁损双侧时才会表现出来，常见症状有血压上升，心率、呼吸减慢，血糖、电解质不稳定，睡眠、觉醒、循环障碍等。行为改变如动物变得温驯、平静、失去恐惧攻击行为。有的动物变得动作迟钝，探究反射抑制、精神颓丧、淡漠、对学习系列的形成减弱。临床上也可见类似改变。性行为的改变大多发生在杏仁复合体切除后数周。

第五节　海马结构

海马结构 hippocampal formation 包括海马、齿状回、下托、邻近的内嗅区皮质和围绕胼胝体的海马残体。所谓海马残体是指齿状回至胼胝体压部之间的**束状回** fascicular gyrus、覆盖胼胝体上面的**灰被** indusium griseum 和灰被中的内、外侧纵纹，它们向前经胼胝体膝与终板旁回连续（图9-10）。

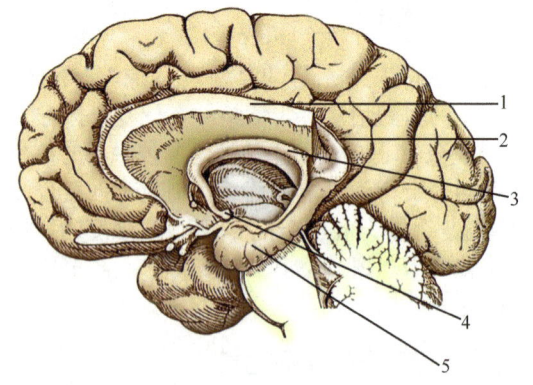

图 9-10　海马结构

1 胼胝体 corpus callosum；2 灰被 induseum griseum；3 穹窿 fornix；4 乳头体 mamillary body；5 海马 hippocampus

一、海马的外形与位置

海马又称为 Ammon's horn，位于侧脑室下角底及内侧壁，呈镰状隆峙，形如海马，全长约 5cm；自胼胝体压部向前到侧脑室的下角，在下托及海马旁回的内上方。海马前端较膨大称为海马足，被 2～3 个浅沟分开，沟间隆起称为海马趾。海马表面覆以室管膜上皮，下方一层有髓纤维称为**海马槽**（又称**室床** alveus）。室床纤维沿海马背内侧缘集中，形成白色纵行扁带称为**海马伞** fimbria of hippocampus，自海马趾向后伸向压部续于**穹隆脚** crus of fornix。海马伞的游离缘直接延续于其上方的脉络丛，两者以脉络裂间隔。

二、海马的分区与皮质分层

在海马结构发育较好的颞中平面，作大脑半球的冠状切面，可见海马结构呈双重C环抱的外形；大C代表海马，它开口向腹内侧；小C代表齿状回，位于海马沟的背内侧，开口朝向背侧。海马沟的腹侧是下托。海马的构筑虽然全长一致，但依据细胞形态和皮质区发育的差异，又将海马分成 CA1、CA2、CA3、CA4 四个扇形区：CA1 区是邻近下托的部分，它向腹外方向延伸演变成 CA3 区，移行处即 CA2 区；CA3 区转向腹内侧插入齿状回的部分即 CA4 区。

海马与齿状回均属古皮质，分为三个基本层，即多形层、锥体细胞层（海马）或颗粒细胞层（齿状回）和分子层。由于海马沟的深陷，使海马分子层与齿状回的分子层由连续变相对，两者间以海马沟为界。各区域皮质层次依各种纤维通路的不同而有变异，如表 9-1 所示：

表 9-1　海马各区域皮质层次表

区域	皮质层次
CA1	海马槽（又称为室床，锥体细胞轴突）
	多形层（又称为始层，锥体细胞基树突）
	锥体层（锥体细胞胞体）
	辐射层（锥体细胞顶树突近、中段）
	腔隙分子层（锥体细胞顶树突远段）
CA3	多形层（又称为始层，锥体细胞基树突）
	锥体层（锥体细胞胞体）
	辐射层　透明层（锥体细胞顶树突近段）；辐射层（锥体细胞顶树突中段）
	腔隙分子层（锥体细胞顶树突远段）
齿状回	多形层（又称为门区，颗粒细胞轴突和多种门区细胞）
	颗粒细胞层（颗粒细胞胞体）
	分子层（颗粒细胞树突）

三、海马结构的化学解剖学

海马结构接受内嗅区皮质 Glu 能、隔区 ACh 能及 GABA 能、蓝斑 NA 能、中缝核 5-HT 能、腹侧被盖和黑质的 DA 能传入。ACh 纤维遍布海马各区，门区和锥体细胞层还有 ACh 阳性神经元；NA 能纤维主要分布于门区，有些位于腔隙分子层；内嗅区有 ENK 纤维投射到齿状回。海马结构的投射神经元是锥体细胞和颗粒细胞，两者均合成 Glu，此外颗粒细胞还含有强啡肽、CCK 等神经肽。CCK 能纤维投射到外侧隔核和乳头体内侧核。海马的中间神经元多为 GABA 阳性，分为小白蛋白（PV）阳性和 D28K 阳性两类。PV 神经元胞体多位于多形层、锥体细胞层、齿状回颗粒细胞层及门区；D28K 阳性胞体则分布在腔隙分子层。海马结构还有丰富的神经肽；多形层和腔隙分子层中有 SS 阳性纤维及 CCK 阳性神经元；下托及内嗅区还有 VIP 及 SS 阳性神经元和 CCK 阳性纤维终末。

四、海马结构的纤维联系

海马结构与大脑皮质、皮质下结构的联系复杂（图 9-11）。

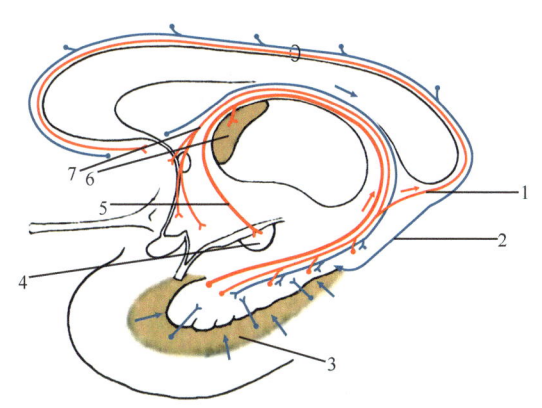

图 9-11　海马的纤维联系

1 纵纹 longitudinal stria；2 扣带束 cingulum；3 内嗅区 entorhinal region；4 乳头体 mamillary body；5 连合后穹窿 postcommissural fornix；6 丘脑前核 anterior thalamic nucleus；7 连合前穹窿 precommissural fornix

（一）内部神经环路

三突触回路 trisynaptic circuit 是海马结构内环路的最大特征。由内嗅区Ⅱ层和Ⅲ层锥体细胞的轴突组成**穿通径路纤维** perforated pathway，投射到齿状回分子层外 2/3，终止于颗粒细胞的树突远端树突棘；颗粒细胞轴突苔藓纤维投射到 CA3 锥体层，终止于锥体细胞顶树突基部；CA3 锥体细胞轴突的 **Schaffer 侧支** Schaffer's lateral branch 投射到同侧 CA1 腔隙层，终止于锥体细胞顶树突干；最后 CA1 锥体细胞轴突经下托达内嗅区皮质。在此内环路中，三种突触间的神经递质都是兴奋性氨基酸，形成兴奋性的前馈通路。除齿状回外，其余各区域锥体细胞都有外部投射，如海马至外侧隔核、下托、乳头体、腹侧纹状体、丘脑前核和杏仁复合体等。

（二）外部联系

海马结构主要与海马旁回、颞上回、旁嗅回、岛叶、扣带回和眶额皮质等结构联系，还与皮质下的杏仁复合体、屏状核、内侧隔核、Meynert 基底核、下丘脑后部的乳头体上区、丘脑中线核群、腹侧被盖、蓝斑等有往返联系。

（三）传入纤维

1. 隔区　海马结构的传入纤维主要来自隔区。内侧隔核和斜角带核垂直支的投射纤维经**隔 - 海马通路** septo-hippocampal pathway、胼胝体上回和杏仁腹侧传出径路到达海马和齿状回，终止于齿状回分子层外 2/3 及海马 CA3 区腔隙分子层。

2. 内嗅区　内嗅区内侧份（接受非嗅区传入）Ⅱ层锥体细胞发出的纤维，从脑室面到**达海马槽称为室床通路** alvear pathway，止于下托深层和 CA1 腔隙分子层；内嗅区外侧份Ⅱ层锥体细胞发出的纤维横过下托，在此与室床通路交叉称为内嗅区 - 海马穿通径路，投射到齿状回分子层外 2/3 及 CA1、CA3 腔隙分子层顶树突的终末；内嗅区Ⅲ层锥体细胞发出的穿通纤维，则投射到 CA1 腔隙分子层顶树突终末和下托的分子层外 2/3。

3. 对侧海马结构　海马与下托锥体细胞发出轴突，沿脑室表面分布称为海马槽，此纤维在海马内侧缘集中形成海马伞。海马伞向上行逐渐增加它的厚度，至海马后端胼胝体压部下面，它们弯曲向前形成穹窿脚，两侧穹窿脚之间由许多纤维跨至对侧，形成三角形的薄片称为**海马连合** hippocampal commissure（图 9-10）。在灵长类动物，仅海马本部和相邻齿状回的头端有连合纤维。通过海马连合，CA3 锥体细胞轴突投射到对侧海马的 CA3、CA1 锥体细胞的基树突。齿状回门区细胞轴突投射至对侧齿状回分子层内 1/3，下托终止于对侧内嗅区皮质的第Ⅳ层。

4. 乳头体　经穹窿终止于齿状回分子层与颗粒细胞层之间狭窄的带状区域，此为乳头体 - 齿状回通路，是抑制性的传入。

5. 脑干　如蓝斑 NA 能纤维、中缝核 5-HT 纤维和腹侧被盖黑质的 DA 能纤维大多经脑内侧束、隔区、穹窿到达齿状回的多形层。

6. 梨状皮质　至内嗅区的外侧部。

（四）传出纤维

穹窿是海马传出纤维的主要径路，在胼胝体下面，前行至丘脑前缘，分离为两个穹窿柱。约半数穹窿柱纤维在室间孔前方和前连合后方弓形行向腹侧称为**连合后穹窿** postcommissural fornix，进入下丘脑区；穹窿柱的部分纤维行于前连合的前方称为**连合前穹窿** precommissural fornix，散在分布到隔区、视前区及下丘脑前份。

目前已经清楚的海马传出纤维的主要靶区具体如下：

1. CA1 区 经下托投射到伏核、尾壳核。

2. CA3 区 经海马伞-连合前穹窿投射到双侧外侧隔核、同侧 CA1 区、对侧海马 CA1、CA3 和齿状回、外侧视前区和下丘脑前份，部分纤维向后直至中脑中央灰质喙部。

3. 下托 构成连合后穹窿，终止于乳头体特别是内侧核，在行程中发纤维至丘脑前核与板内核喙部，有些纤维后行至中脑被盖。

五、海马的功能

虽然积累了海马结构的细胞构筑和纤维联系的大量资料，但是在功能方面知之甚少。已知它与嗅觉无关，只从内嗅区间接接受嗅性冲动。从比较解剖学的角度观察，海马的大小也与嗅觉发达与否无直接关系。刺激或毁损海马，在功能上未获明确结论。海马可能与近期记忆有关。此外，海马还参与情绪反应或控制，参与某些内脏活动，对脑干网状结构的上行激动系统有影响等。

（一）性生殖行为和免疫

如刺激动物海马时，可引起愉快反应和性感表现，同时可增强机体免疫功能，促进抗体的产生；相反，海马损伤时，免疫功能受抑。海马调节免疫功能可能是通过下丘脑直接或间接实现的。

（二）记忆

海马与近期记忆有关。大范围的双侧海马损伤，则近期事实记忆能力丧失，远期记忆不受影响。以近期记忆进行性下降最终导致自理能力丧失为特征的阿尔茨海默病患者，最典型的病理变化是海马结构的萎缩。另外，海马三突触回路是海马长时程增强电生理效应的神经基础，而长时程增强正是记忆产生的神经机制。

六、下托复合体和内嗅区

下托复合体依其与海马和内嗅区皮质的位置关系分为**下托** subiculum、**前下托** presubiculum 和**旁下托** parasubiculum。下托前邻海马 CA1 区，以海马沟为界与齿状回间隔。下托的细胞构筑类似于 CA1 区，分为浅部的分子层（锥体细胞的尖树突）、中间的锥体细胞层（约有 30 个细胞的厚度）及深部的多形层；前下托在下托的内侧，主要结构是一层紧密排列的锥体细胞，浅面是多形层，深面是下托和内嗅区的延伸部；旁下托分隔下托和内嗅区，由两层细胞组成，深面细胞不能与内嗅区细胞分开。

内嗅区皮质 entorhinal cortex 内嗅区向前至杏仁复合体前部，向后与海马重叠。杏仁复合体下方的内嗅区皮质接受嗅球的传入，而尾侧则与嗅觉无关。人的内嗅区皮质外缘不清晰，仅在内嗅区前端的外侧缘有侧副沟（大鼠则是嗅沟）。内嗅区皮质分为六层。

下托和内嗅区是海马和大脑皮质之间信息传导的重要中继站。

七、齿状回

齿状回位于海马内侧，介于海马沟与海马伞之间。齿状回向前伸展至钩的切迹，在此急转弯，成光滑小束横过钩的下面，这横行段称为齿状回尾。齿状回尾将钩分成前部的前钩回，后部的边叶内回。齿状回向后与海马伞平行，并与束状回相连，最后在胼胝体压部与灰被延续。齿状回无锥体细胞层，只有颗粒细胞层。齿状回发出的纤维不超出海马结构的范围。其颗粒细胞发出苔藓纤维，止于海马 C3 区的锥体细胞，将海马结构中的这两部分连接起来。

神经再生指神经干细胞增殖、存活和分化的过程。大量研究证实，成年哺乳动物海马齿状回终身存在着神经发生，这为脑损伤和神经系统变性疾病如老年性痴呆的治疗带来希望。通过刺激机体自身的神经发生使中枢神经系统实现自我修复，有望为神经系统疾病的治疗开拓新领域。

第六节 基底前脑

基底前脑 basal forebrain 是指端脑和间脑腹侧的一些结构，它们的共同特点是位于前连合的下方。

基底前脑功能复杂多样，涉及机体觉醒、昼夜节律、饮水、体液平衡、摄食等功能活动。近来研究表明，基底前脑还与注意力、警觉、认知、学习记忆、奖惩、成瘾性等有关。基底前脑的神经元病理变化与老年性痴呆密切相关。

一、基底前脑的位置及核群

广义的基底前脑包括下丘脑视前区和前区、隔核群、终纹床核、斜角带核群、无名质、伏核、嗅结节、嗅皮质、杏仁核群。新近文献所指的基底前脑主要是半球前内侧面和基底面的一些靠近脑表面的灰质，即狭义的基底前脑，它们包括腹侧纹状体苍白球（又称为腹侧基底核）、杏仁核延伸部、**Meynert 基底核** nucleus of Meynert、隔核及 Broca 斜角带核（图 9-12）。

前将这一完整的细胞带称为杏仁核延伸部 extended amygdale 或终纹床核 - 杏仁复合体中央内侧核联合体（图 9-13）。

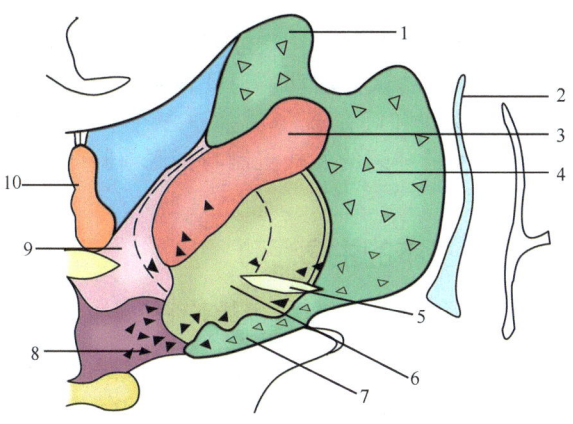

图 9-12 基底前脑结构示意图
1 尾状核 caudate nucleus；2 屏状核 claustrum；3 内囊 internal capsule；4 壳 putamen；5 前连合 anterior commissure；6 苍白球 globus pallidus；7 腹侧纹状体 ventral striatum；8 Meynert 基底核 nucleus of Meynert；9 终纹床核 bed nucleus of the stria terminalis；10 穹窿 fornix

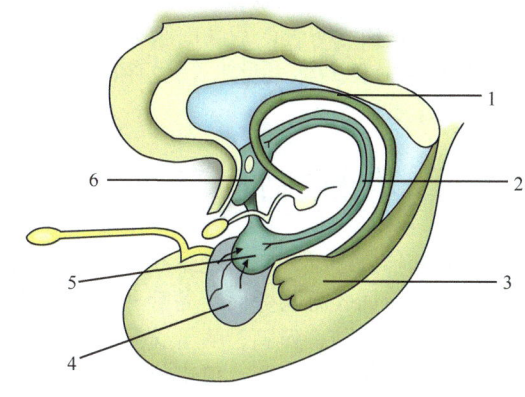

图 9-13 杏仁核延伸部
1 穹窿 fornix；2 终纹 terminal stria；3 海马 hippocampus；4 杏仁基底外侧核 basolateral nucleus of amygdala；5 杏仁中央内侧核 corticomedial nucleus of amygdala；6 终纹床核 bed nucleus of the stria terminalis

（一）腹侧纹状体苍白球

在脑底矢状切面上可见尾状核与壳核之间有一宽大的连接部，含以往所称的**伏隔核（伏核）** nucleus accumbens 及部分嗅结节。连接部向后延续直至视交叉水平，尼氏染色及免疫组化等发现连接部的细胞均呈中等大小，细胞构筑基本与尾壳核一致，而延续部分的头端即为**无名质** substantia innominata，其喙侧多为大的梭形细胞，构筑与苍白球十分相似。目前将尾状核与壳核连接部称为**腹侧纹状体** ventral stratum（VS），而无名质的喙侧为**腹侧苍白球** ventral pallidum（VP）或合称之为腹侧基底核。

（二）杏仁核延伸部

终纹 stria terminalis 是杏仁复合体的传出通路之一，它起自杏仁复合体的中央内侧核群，向前终止于**终纹床核** bed nucleus of the stria terminalis（BST）。终纹床核沿终纹纤维排列成细胞柱，细胞柱的中间部包绕前连合，并与内侧隔区、视前区及下丘脑前区相毗邻；该细胞柱还紧贴腹侧纹状体苍白球的后方，横穿无名质。应用银染色可见杏仁复合体中央内侧核、终纹穿过的无名质部分及终纹床核三者形成一条完整的细胞链，呈环状包绕内囊。目

（三）基底前脑大细胞核群

基底前脑的 Meynert 基底核、隔核及 Broca 斜角带核中都含有大中型胆碱能神经元，因而又将它们合称为**基底前脑大细胞核群** magnocellular basal forebrain complex。隔核和斜角带核见前述，Meynert 基底核位于豆状核下方，前穿质与大脑脚间窝之间。在经过视交叉和漏斗后侧水平的横切面上，可见 Meynert 基底核与背内侧的豆核袢及苍白球、背外侧的前连合及壳核、腹内侧的 Broca 斜角带、腹外侧的杏仁核延伸部相邻。

二、基底前脑的化学解剖学

腹侧纹状体苍白球接受边缘系统皮质 Glu 能纤维、中脑中缝核群 5-HT 能纤维、蓝斑 NA 能纤维及黑质 DA 能纤维的投射；腹侧纹状体含 GABA 阳性及 SP 阳性神经元，GABA 神经元投射到苍白球及黑质，SP 神经元只投射到黑质；腹侧苍白球富含 DA 阳性神经元，DA 纤维主要投射到丘脑。腹侧基底核中还有 ERK、DYN 等神经肽。

杏仁核延伸部接受下丘脑肽能纤维 CCK、ENK、OT 等的投射；杏仁中央内侧核及终纹床核也有 VIP、CCK、VP、B-END 及促皮质释放激素等丰富的肽能神经元。中央内侧核的神经元多为 GABA 阳性。

ACh 在基底前脑大细胞核群含量最丰富、分布最广泛，胆碱能神经元占 Meynert 基底核神经元的 90%，隔核的 10%，斜角带核的 70%。从功能解剖

学的角度，通常将基底前脑大的胆碱能神经元分为四群（Ch₁～Ch₄）：Ch₁代表内侧隔核；Ch₂代表斜角带核垂直支；Ch3代表斜角带核水平支；Ch₄代表Meynert基底核。同时，基底前脑大细胞核群中还含有NOS、NGFR、雌激素受体等，也存在DA、5-HT等经典神经递质。

三、基底前脑的纤维联系

基底前脑传入纤维来自边缘系统的海马结构、梨状皮质、扣带回、海马旁回、岛叶和眶额皮质；杏仁复合体，下丘脑、丘脑、脑干腹侧被盖、中脑中缝核群、室周灰质及蓝斑、孤束核等。传出纤维多与传入纤维有往返联系（图9-14）。

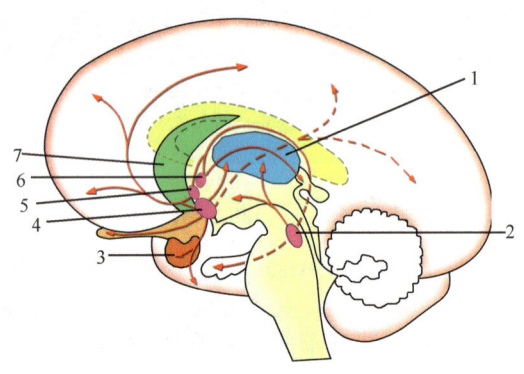

图9-14 基底前脑大细胞核群联系示意图
1 丘脑 thalamus；2 中脑被盖 midbrain tegmentum；3 杏仁基底外侧核 basolateral nucleus of amygdala；4 Meynert 基底核 nucleus of Meynert；5 斜角带核 nucleus of diagonal band of Braca；6 隔核 septal nuclei；7 尾状核 caudate nucleus

（一）腹侧纹状体苍白球

腹侧纹状体苍白球是锥体外系的重要结构，构成锥体外系主要神经环路的腹侧路径，同时腹侧基底核还将边缘系统与中脑腹侧被盖、延髓网状结构联系起来，共同调节运动平衡。

（二）杏仁核延伸部

杏仁核延伸部主要和下丘脑的核团有往返纤维联系。传入纤维还来自杏仁基底外侧核、新皮质、嗅球及前嗅核。

（三）基底前脑大细胞核群

1. 传入纤维 来自边缘系统、腹侧纹状体苍白球、杏仁复合体、下丘脑及脑干等。

2. 传出纤维 Ch₁～Ch₃经髓纹及缰核脚间束至中脑脚间核及腹侧被盖；Ch₁～Ch₂至海马Ammon角及齿状回；Ch₂至下丘脑外侧部；Ch₃经嗅球终止于嗅球外层；Ch₄经杏仁复合体腹侧传出通路到杏仁复合体基底核；Ch₄还投射整个大脑新皮质。

四、基底前脑的功能

基底前脑功能广泛，从最原始的内驱力和情绪反应到高级的认知活动。现已表明，精神分裂症、帕金森病和阿尔茨海默病这三个长期困扰人类的神经精神病的发病机制与基底前脑的病变有密切关系。

（一）基本的生命活动

主要含有ACh、GABA等基本神经递质表明基底前脑与基本生命活动密切相关。

（二）情绪和动机

杏仁核延伸部富含肽类递质如ENK、SP、强啡肽等，也含DA、GABA、EAA等神经递质，并参与动机形成、觉醒、行为发起、调节与感觉有关的情绪情感、调节自主活动（呼吸、心率）和神经内分泌等活动。

（三）运动

在临床上，通常把基底神经节的疾患称为锥体外系疾病，这类疾病的特点是不随意运动、肌张力改变和启动与制动困难。典型的疾病有帕金森病。

（四）学习记忆

基底前脑病变可引起老年性痴呆、精神分裂症等疾病。临床、生理学、行为学和形态学诸多研究表明：其结构复杂，广泛的神经纤维联系、信息传导途径和信使的多样性预示其参与很多复杂活动及功能的整合，其功能涉及原始的驱动力至高级认知情感等多个层次、多个方面。

（五）成瘾

伏隔核和杏仁核延伸部与成瘾性有关。

附：伏隔核（伏核）

伏隔核是基底前脑的一个较大的核团，位于隔区的外下方，尾壳核的内下方，前端与前嗅核相连，后续终纹床核，腹侧为腹侧苍白球和嗅结节。细胞构筑接近新纹状体。纤维联系与边缘系统较密切，主要接受杏仁复合体、海马、下托、下丘脑、额叶皮质和内嗅区皮质的投射以及中脑腹侧被盖区、黑质和脚间核的上行性投射（中脑边缘多巴胺系统）。

其功能与运动调控、内脏感觉、情感反应和药物成瘾等有关。此外，伏隔核在镇痛效应中亦发挥重要作用，其中中脑水管周围灰质是中枢内源性镇痛系统的关键结构，处在承上启下的重要地位。

第七节 边缘系统的功能

边缘系统功能复杂，它对内脏、躯体和内分泌均有调节作用，参与学习与记忆、情绪与动机、睡眠与觉醒等诸方面的活动。古皮质、旧皮质和中间皮质与新皮质在形态和功能上虽不相同，但它们之间相互联系、相互依存。以往对边缘系统的研究多侧重于内脏活动的调节，近年来则在杏仁复合体与情绪活动、海马与记忆功能的关系等领域进行了深入的探讨。

一、嗅　　觉

边缘系统的前份具有嗅觉功能。人脑的嗅觉系统起自嗅神经，经嗅球、嗅束至外侧、内侧和中间。三个嗅束分别和下列各结构联系。

1. 外侧嗅束 经海马回、海马钩皮质至深处的外侧嗅核，在此处形成嗅觉。因此，嗅觉与其他感觉不同，它不直接到丘脑。

2. 内侧嗅束 经胼胝体下回至前脑内侧束，进而达中脑网状结构。

3. 中间嗅束 经嗅结节深处基核至缰核，进而达脑干，与内侧嗅束共同完成内脏反射。

二、自主性功能

（一）下行纤维途径

边缘系统通过下行纤维影响内脏活动。刺激哺乳动物边缘系统的许多部位都可引起内脏活动的变化。例如，刺激扣带回、岛叶、颞极、梨状皮质、杏仁复合体外侧皮质部、海马腹侧等部位能够引起呼吸及心血管系统活动的变化。这些反应的特点是：边缘系统的许多部位受到刺激可以影响同一脏器的活动，而刺激边缘系统的某一部位，又可以引起多种脏器活动的变化。刺激下丘脑不同部分所引起的内脏反应最为明显，在出现竖毛、瞳孔扩大的同时，血压急剧升高，心率加快，出现饮水、摄食、排尿、排粪、流涎和呕吐等反应。刺激眶回皮质可以引起血压下降，心率减慢。刺激杏仁复合体、扣带回可使动物血压升高，心率加快。边缘系统诸多结构对于心血管活动的影响是通过下丘脑和脑干低级心血管反射活动中枢实现的。边缘系统的其他部位，如隔区、杏仁复合体、海马等部位均有纤维投射至下丘脑，因而这些部位兴奋时，也能通过下丘脑引起血管活动的变化。

（二）神经体液途径

边缘系统通过下丘脑-垂体的神经体液途径影响下丘脑神经分泌，从而影响相应垂体激素的分泌，导致内脏功能活动的改变。例如，损毁隔区能够影响垂体促肾上腺皮质激素的分泌；损毁双侧杏仁复合体可以抑制应激引起的肾上腺皮质激素的分泌；刺激海马也能减少应激引起的肾上腺皮质激素的合成和分泌等。这些体内激素含量的变化，直接影响内脏平滑肌的活动以及多种腺体的分泌。实验证明，边缘系统中许多部位接受内脏传入神经发来的冲动，这种冲动对于边缘系统反馈性地调节内脏活动具有重要意义。

近年来发现，边缘系统中有些神经元本身即是某种极为敏感的感受器，如下丘脑含有感受温度变化的神经元和感受血液内葡萄糖浓度变化的神经元，这些神经元的活动对于调节体温变化、消化液的分泌量及进食活动具有十分重要的生理意义。前脑边缘系统的功能和较高级、低级中枢的功能不同。刺激低级中枢的反应可以比较肯定一致，而刺激边缘前脑的结果变化较大。可以设想，低级中枢的功能比较局限，反应比较单纯；而边缘前脑是许多低级中枢活动的调节者，它能通过促进或抑制各低级中枢的活动，调节更为复杂的生理功能，因而受到刺激时反应也就复杂而多变。

三、调节感觉信息

在低等脊椎动物，海马结构能够接受各种感觉刺激的影响。在高等哺乳动物，躯体感觉、听觉及视觉等冲动传入海马，对海马结构等边缘系统部分神经元产生调制性影响，从而影响情绪变化和学习与记忆功能。刺激边缘系统的下丘脑前区、扣带回等部位可以使痛阈升高；刺激杏仁核群能够使内侧膝状体的听觉信息受到阻抑。电刺激外周神经，可以引起边缘系统相应部位电活动变化：如刺激迷走神经可引起猫眶回皮质区的同步化电活动，并使前嗅裂及杏仁核出现慢波。味觉刺激和损伤性刺激能引起兔梨状区皮质节律性电活动。嗅觉和味觉刺激还能引起海马节律性的电活动。嗅觉灵敏的低等脊椎动物的海马结构，可以接受各种感觉刺激的影响。

四、影响或产生情绪

临床研究表明，损伤边缘系统较为广泛区域后，患者极易发怒，在社交场合表现出强烈的情绪反应，这与动物实验结果相近。损伤猴、猫、犬等动物的杏仁前核、海马、视交叉前区、穹窿、嗅结节及隔区，动物出现"假怒"反应或"愤怒的行为"。切除大鼠的隔区，表现出激动和狂暴等强烈的情绪活动。损伤扣带回而不伤及大脑新皮质，动物的情感反应减弱或消失，发怒阈值升高，出现"社会性的淡漠"或"失却恐惧"的症状，即对于需躲避的严重损伤性刺激无动于衷。

刺激杏仁复合体的不同部位而反应也会不同，如刺激外侧，动物出现恐惧和逃避反应；刺激背侧和尾侧，出现防御和攻击反应；这些反应会随持续刺激而逐渐加强，停止刺激则逐渐减弱或消失。损毁犬的杏仁核内侧部分，动物变得凶狠；损伤外侧部分，则动物显得格外温顺。损毁猴和猫的两侧杏仁复合体后动物表现得温和，不发生恐惧、愤怒或攻击反应，其行为在群居生活中地位由统治者变为从属者。

1937 年，Papez 提出了情绪反应相关的回路：扣带回→海马旁回→海马结构→穹窿→乳头体→丘脑前核→扣带回（图 9-15）。近年发现，该回路主要与学习、记忆相关，而情绪活动的脑回路涉及杏仁复合体、下丘脑、隔区、额前叶的腹内侧部。杏仁复合体经终纹→终纹床核→隔区、杏仁腹侧通路→下丘脑→隔区→额前区眶额回，还可经丘脑背内侧核→额前区皮质。杏仁复合体除接受海马的传入纤维外，还有来自外囊广泛的感觉传入纤维，如外侧丘系的听觉纤维进入内侧膝状体的内侧部投射主听区皮质（颞横回），而一些外侧丘系外的听觉纤维进入内侧膝状体的外侧部，此核可直接投射至杏仁复合体基底外侧核，与杏仁中央核、皮质内侧核等联系，发出杏仁腹侧通路及终纹等下行与脑干及脊髓内脏运动核团联系。

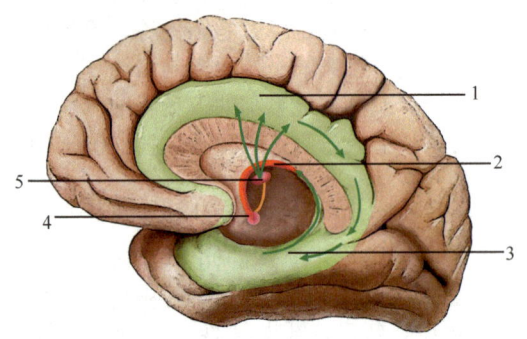

图 9-15　Papez 环路

1 扣带回 cingulate gyrus；2 穹窿 fornix；3 海马 hippocampus；4 乳头体 mamillary body；5 丘脑前核 anterior thalamic nucleus

虽然边缘系统中许多部位的活动都能影响或产生情绪反应，但就整个系统而言，难以定出某种情绪反应活动中枢代表区的精确位置。在大多数情况下，各种情绪代表区在边缘系统内部有广泛重叠。

五、参与觉醒与睡眠

在维持觉醒的活动中，边缘系统是重要参与者，它与网状结构功能密切，其中隔区是上行激动系统的端脑部分。给予警觉刺激时，不仅引起大脑皮质电活动的变化，而且引起海马电活动出现 θ 节律；损毁隔区之后，阻断这种节律的出现。在正常情况下，刺激隔区可引起海马出现 θ 节律。此外，在隔区记录到有些单位的放电频率与海马 θ 节律同步。所以，隔区很可能是脑干网状结构通向海马的重要环节。另外，海马亦可对网状结构活动产生反馈性抑制。

边缘系统的活动与睡眠也有密切关系。电刺激杏仁复合体外周皮质部分，动物躯体运动和呼吸受到抑制，血压下降，患者呼吸减弱，产生疲倦和嗜睡的感觉。局部使用 ACh 刺激梨状前区、杏仁复合体外周皮质部分及嗅结节，引发睡眠及睡眠脑电图。此种催眠效率可能与前脑内侧束的传导有关——应用 ACh 刺激前脑内侧束亦能使动物产生睡眠。

新近研究表明，与睡眠活动关系更为密切的是基底前脑区，包括后眶回、副嗅皮质、视前区及下丘脑前部。电刺激该区域时，动物出现睡眠反应。电刺激清醒动物的基底前脑区，脑电图出现同步化的节律波，并能使动物终止正在进行的活动；若继续刺激，可使瞳孔缩小、瞬膜松弛、肌肉放松、躯体蜷伏，最后入睡。损毁基底前脑区，则导致睡眠失调。基底前脑区具有积极引发睡眠的功能，可能是由于至中脑的下行纤维抑制中脑网状结构神经元的"激醒"功能，降低了大脑皮质神经元兴奋性，从而导致睡眠。

六、参与学习和记忆活动

边缘系统与学习记忆功能关系密切。临床病例表明：隔区受损，患者难以用概括性语言表达事物特征；杏仁核受损，患者应变能力减弱；海马与乳头体受损，则导致一种极为明显的记忆障碍，即在过去经验保持的情况下，近期记忆丧失。自 20 世纪 60 年代以来，大量的动物实验研究结果支持了边缘系统尤其海马在学习和记忆中作用的理论。损毁双侧海马之后，虽然能使动物建立操作式条件反射，形成对不同图形的鉴别反射活动，但要求训练的次数大大增加；它们更难以建立以时间间隔作为条件刺激的反射活动，也无法培养条件性的延迟反射。已经具有延迟反射活动的动物，如果切除海马，延迟反射也不易出现，但仍保存其他条件反射。

值得注意的是，许多人研究学习与记忆，仅观察海马的变化，而忽略整个 Papez 回路的变化，这至少不够全面，因为一切神经功能都是在神经网络上动态完成的。

七、性行为

Maclean 等用电刺激猫、鼠的海马、扣带回前份和隔区时，动物有舔外生殖器和勃起等性欲表现。切除猫的双侧杏仁核之后，出现性功能亢进、性反应增强。

八、吸毒成瘾

吸毒成瘾是一种高级神经活动障碍，发病机制是由于毒品（如吗啡、海洛因等）作用于腹侧被盖区（VTA）的 DA 能神经元（通过吗啡受体），使之释放 DA，DA 通过 VTA 与伏隔核间的纤维联系，兴奋伏隔核神经元，进而反馈于 VTA，使 DA 的释放进一步增加，致吸毒者产生欣快和愉悦感。此中脑-边缘回路的反复兴奋是造成吸毒成瘾的神经基础。

（徐剑文）

参考文献

李涛，李拴德．2002．杏仁核簇解剖的研究现状．国际神经病学神经外科学杂志，29（5）：424-427

刘巧琼，李光武，赵乐章．2005．基底前脑结构和功能概述．神经解剖学杂志，21（6）：683-686

芮德源，陈立杰．2007．临床神经解剖学．北京：人民卫生出版社

谭洁，罗敏敏．2010．嗅球对嗅觉信息的处理．生物物理学报，26（3）：194-208

尹乾坤，李拴德．2003．隔区的功能性解剖研究进展．立体定向和功能性神经外科杂志，16（3）：177-179

张朝佑．2009．人体解剖学（上册）．北京：人民卫生出版社

张守信．2010．应用神经解剖学．北京：人民卫生出版社

周丽华，姚忠彬，陈以慈．1998．基底前脑解剖学及其临床意义．神经解剖学杂志，14（4）：401-405

朱长庚．神经解剖学．2009．北京：人民卫生出版社

Cahill JFX，Baxter MG. 2001. Cholinergic and noncholinergic septal neurons modulate strategy selection in spatial learning. Eur J Neurosci，14（11）：1856-1864

Chess A，Simon I，Cedar H，et al. 1994.. Allelic inactivation regulates olfactory receptor gene expression. Cell，78（5）：823-834

Kahlew. 2000. 人体解剖学及彩色图谱．毕玉顺等译．济南：山东科学技术出版社

Malnic B，Hirono J，Sato T，et al. 1994. Combinatorial receptor codes for odors. Cell，96（5）：713-723

Pessoa L. 2010. Emotion and cognition and the amygdala：from "what is it?" to "what's to be done?". Neuropsychologia，49（4）：681-694

Ressler KJ，Sullivan SL，Buck LB. 1993. A zonal organization of odorant receptor gene expression in the olfactory epithelium. Cell，73（73）：597-609

Roy DS，Autumn A，Mitchell TI，et al. 2016. Memory retrieval by activating engram cells in mouse models of early Alzheimer's disease. Nature，531（7595）：508-512

Schliebs R，Arendt T. 2011. The cholinergic system in aging and neuronal degeneration. Behav Brain Res，221（221）：555-563

第十章 传导通路

传导通路包括经典的感觉传导通路、运动传导通路和递质传导通路。

由感受器将体内外环境的各种刺激转变成感觉冲动，经传入神经最终到达大脑皮质特定区的神经通路属于上行径路，称为感觉传导通路 sensibility pathway。大脑皮质发出的冲动经传出神经纤维传导至效应器的神经通路属于下行径路，称为运动传导通路 motor pathway。

递质传导通路包括产生递质的神经细胞及其纤维投射和递质作用的受体。递质的功能最终体现在它对受体作用后产生的效应。

第一节 感觉传导通路

一、一般感觉传导通路

一般感觉传导通路包括本体感觉传导通路 proprioceptive and fine touch pathway 及痛觉、温觉和粗触觉传导通路 pain, temperature and simple touch pathway。

（一）本体感觉传导通路

本体感觉是指肌、腱、关节和骨膜等运动器官本身在不同状态（运动或静止）时产生的感觉（位置觉、运动觉及震动觉）。因感受器位置较深，又称为深感觉。此外，在本体感觉传导通路中，还含有传导皮肤精细触觉（如辨别两点距离和物体的纹理粗细等）的纤维。躯干和四肢的本体感觉传导通路（头面部者尚不明了）可分为两路：一路传至大脑皮质，产生意识性感觉，称为意识性本体感觉传导通路；另一路传至小脑，起反射性调节骨骼肌的运动和张力，维持身体的姿势和平衡，称为非意识性本体感觉传导通路。

1. 躯干及四肢的意识性本体感觉传导通路（图10-1） 由三级神经元组成。第1级神经元为脊神经节细胞，其周围突分布于肌、腱、关节等处本体觉感受器和皮肤的精细触觉感受器处；其中枢突经脊神经后根的内侧部沿后角内侧进入脊髓后索，分为长的升支和短的降支。其中，来自第5胸节以下的升支走在后索的内侧部，形成薄束；来自第4胸节以上的升支行于后索的外侧部，形成楔束。两束上行，分别止于延髓下部背侧的薄束核和楔束核。手的意识性本体觉感受器除肌、关节的感受器外，还包括皮肤感受器。第2级神经元胞体在薄束核、楔束核内，由此二核发出纤维向前绕过中央灰质腹侧，在中线上与对侧的交叉，称为内侧丘系交叉；楔束核纤维交叉较薄束核纤维交叉略偏于背侧。交叉后纤维行于延髓中线两侧、锥体束背侧，再转折向上，称为内侧丘系。内侧丘系在中线两侧矢状位排列，由背侧向腹侧依次传导颈部、胸部、腰部、骶部、尾部深感觉。内侧丘系在脑桥居被盖前缘，由内侧向外侧依次传导颈、胸部、腰部、骶部、尾部深感觉；在中脑被盖则居红核外侧，其纤维由红核向背外侧依次传导颈、胸部、腰部、骶部、尾部深感觉；最后止于丘脑腹后外侧核。第3级神经元胞体在腹后外侧核内，发出纤维参与组成丘脑中央辐射，经内囊后肢投射至中央后回的中、上部和中央旁小叶后部，部分纤维投射至中央前回。此通路若在不同部位（脊髓或脑干）损伤，则患者在闭眼时不能确定相应部位如各关节的位置、运动方向及两点间的距离。

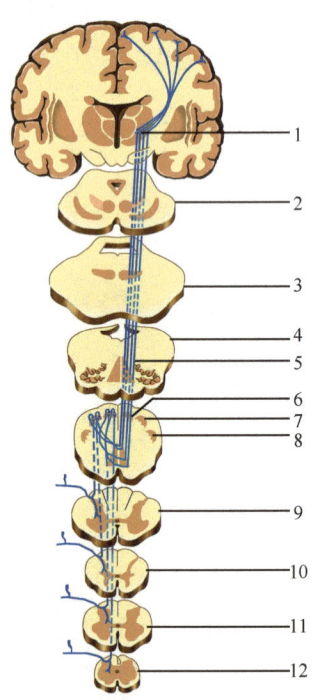

图10-1 躯干及四肢的意识性本体感觉传导通路

1 丘脑腹后外侧核 ventral posterolateral nucleus; 2 中脑 midbrain; 3 脑桥 pons; 4 延髓 medulla oblongata; 5 内侧丘系 medial lemniscus; 6 薄束核 gracile nucleus; 7 楔束核 cuneate nucleus; 8 三叉神经脊束核 spinal nucleus of trigeminal nerve; 9 C_8; 10 T_5; 11 L_3; 12 S_4

2. 躯干及四肢的非意识性本体感觉传导通路（图 10-2） 是反射通路的上行部分，传入小脑的本体感觉，由两级神经元组成。第 1 级神经元为脊神经节细胞，其周围突分布于肌、腱、关节的本体感受器，其中枢突经脊神经后根内侧部进入脊髓，终止于第 2 级神经元。传导躯干（除颈部外）和下肢的本体感觉的第 2 级神经元在 $C_8 \sim L_2$ 的胸核和腰骶膨大第 Ⅴ～Ⅶ 层外侧部。由胸核发出第 2 级纤维在同侧外侧索组成脊髓小脑后束，向上经小脑下脚进入旧小脑皮质；由腰骶膨大第 Ⅴ～Ⅶ 层外侧部发出第 2 级纤维组成对侧和同侧的脊髓小脑前束，经小脑上脚止于旧小脑皮质。传导上肢和颈部本体感觉的第 2 级神经元胞体在颈膨大部第 Ⅵ、Ⅶ 层和延髓的楔束副核，这两处神经元发出第 2 级纤维分别组成脊髓小脑喙侧束及楔小脑束，也经小脑下脚进入旧小脑皮质。

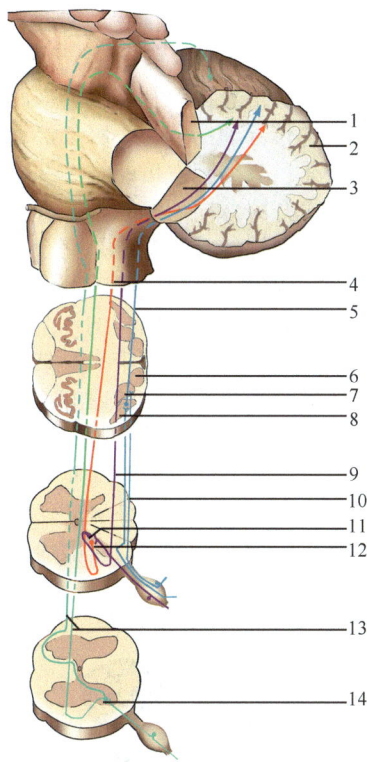

图 10-2 躯干及四肢的非意识性本体感觉传导通路

1 小脑上脚 superior cerebellar peduncle；2 旧小脑 paleocerebellun；3 小脑下脚 inferior cerebellar peduncle；4 脊髓小脑喙侧束 rostral spinocerebellar tract；5 楔小脑束 ccuneocerebellar tract；6 薄束核 gracile nucleus；7 楔束核 cuneate nucleus；8 楔束副核 accessory cuneate nucleus；9 脊髓小脑后束 posterior spinocerebellar tract；10 楔束 fasciculus cuneatus；11 胸核 nucleus thoracious；12 后角 5～7 层（颈膨大）lamina Ⅴ～Ⅶ（cervical enlargement）；13 脊髓小脑前束 anterior spinocerebellar tract；14 后角 5～7 层（腰骶膨大）lamina Ⅴ～Ⅶ（lumbosacral enlargement）

（二）痛觉、温觉和粗触觉传导通路

本通路又称为浅感觉传导通路，由三级神经元组成。

1. 躯干、四肢的痛觉、温觉和粗触觉传导通路（图 10-3） 第 1 级神经元为脊神经节细胞，其周围突分布于躯干、四肢皮肤感受器；其中枢突经后根进入脊髓，上升 1～2 个节段终止于 2 级神经元。其中，传导痛觉、温觉的纤维（细纤维）在后根的外侧部入背外侧束，终止于第 2 级神经元；传导粗触觉的纤维（粗纤维）经后根内侧部进入脊髓后索，终止于第 2 级神经元。第 2 级神经元胞体主要位于第 Ⅰ、Ⅳ～Ⅶ 层，它们发出纤维经白质前连合，到对侧的外侧索和前索上行，组成脊髓丘脑侧束和脊髓丘脑前束（侧束的纤维传导痛觉、温觉，前束的纤维传导粗触觉）。脊髓丘脑束上行，经延髓下橄榄核的背外侧、脑桥和中脑内侧丘系的外侧，终止于丘脑的腹后外侧核。第 3 级神经元的胞体在丘脑的腹后外侧核，它们发出纤维参与组成丘脑中央辐射，经内囊后肢投射到中央后回中、上部和中央旁小叶后部。在脊髓内，脊髓丘脑束纤维的排列有一定的次序：自外向内、由浅入深，依次排列着来自骶部、腰部、胸部、颈部的纤维。因此，当脊髓内肿瘤压迫一侧脊髓丘脑束时，痛觉、温觉障碍首先出现在身体对侧上半部，逐渐波及下半部。若受到脊髓外肿瘤压迫，则发生感觉障碍的次序相反。在脑干，此束纤维的定位顺序同样是自背外侧向腹内侧依次传导下肢、躯干和上肢的痛觉、温觉信息。

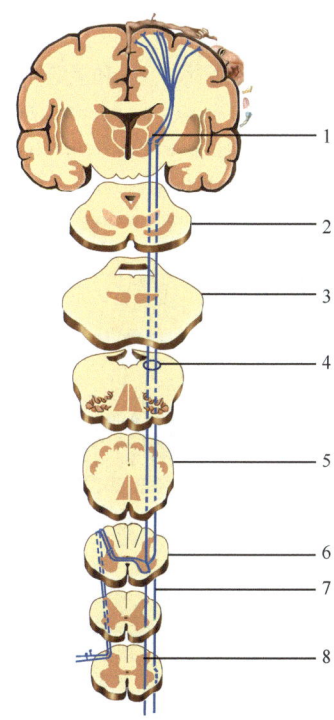

图 10-3 躯干、四肢的痛觉、温觉和粗触觉传导通路

1 丘脑腹后外侧核 ventral posterolateral nucleus；2 中脑 midbrain；3 脑桥 pons；4 脊髓丘系 spinal lemniscus；5 延髓上部 upper medulla oblongata；6 延髓下部 lower medulla oblongata；7 脊髓丘脑侧束 lateral spinothalamic tract；8 脊髓丘脑前束 anterior spinothalamic tract

2. 头面部的痛觉、温觉和触觉传导通路（图10-4） 第1级神经元为三叉神经节细胞，其周围突经三叉神经分布于头面部皮肤及口、鼻腔黏膜的感受器，其中枢突经三叉神经根入脑桥。其中，传导痛觉、温觉的纤维下降为三叉神经脊束，止于三叉神经脊束核；传导触觉的纤维终止于三叉神经脑桥核。第2级神经元胞体在三叉神经脊束核和脑桥核内，它们发出纤维交叉到对侧，组成三叉丘系，止于丘脑的腹后内侧核。第3级神经元胞体在丘脑的腹后内侧核，发出纤维参与组成丘脑中央辐射，经内囊后肢投射到中央后回下部。在此通路中，若三叉丘系以上受损，则导致对侧头面部痛觉、温觉和触觉障碍；若三叉丘系以下受损，则同侧头面部痛觉、温觉和触觉发生障碍。

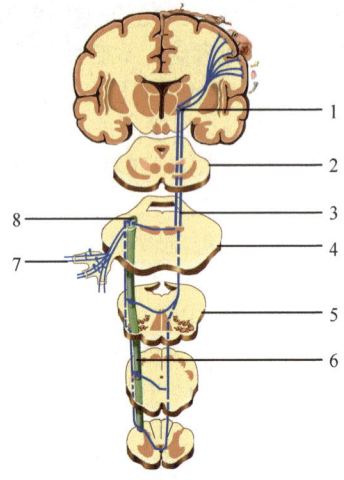

图10-4 头面部的痛觉、温觉和触觉传导通路
1 丘脑腹后内侧核 ventral posteromdial nucleus；2 中脑 midbrain；3 三叉丘系 trigeminal lemniscus；4 脑桥 pons；5 延髓 medulla oblongata；6 三叉神经脊束核 spinal nucleus of trigeminal nerve；7 三叉神经节 trigeminal ganglion；8 三叉神经脑桥核 pontine nucleus of trigeminal nerve

二、特殊感觉传导通路

特殊躯体感觉传导路包括：视觉传导通路、听觉传导通路、平衡觉传导通路。

特殊内脏感觉传导路包括：嗅觉传导通路、味觉传导通路。

（一）视觉传导通路 visual pathway（图10-5）

视野指眼球向前平视时所能看到的空间范围。黄斑部感受的空间范围为中心视野，黄斑以外视网膜感受的空间范围为周边视野。视野的光线投射经晶状体屈光作用，在视网膜上产生上下倒置和左右反置的投影。将每眼的视野分为四等分，每1/4视野为一象限视野。相对应的视网膜也分为四个象限。外界物体在视网膜成像时，实际上是光线被视网膜感光细胞（视杆细胞和视锥细胞）转变为电信号，后者经视网膜内双极细胞传到节细胞形成神经冲动，即视觉信息。视觉信息再经视神经传向脑。双极细胞可看成是视觉传导通路的第1级神经元，节细胞是第2级神经元。节细胞发出的神经纤维组成较粗大的视神经，离开眼球向后进入颅腔，左右侧视神经形成视交叉。视神经纤维并不是完全交叉，来自两眼鼻侧半（即内侧半）视网膜的纤维交叉，来自两眼颞侧半（即外侧半）视网膜的纤维不交叉，仍行于同侧。视交叉之后连着视束。显然，一侧的视束纤维并不是完全来自这一侧的眼球。视束在大脑底面向后连于外侧膝状体。外侧膝状体是一个重要的视觉信息传导中间站，与双眼间相互联系和在视皮质形成双眼视差调谐有关。外侧膝状体含有视觉传导通路的第3级神经元，它们发出的纤维组成视

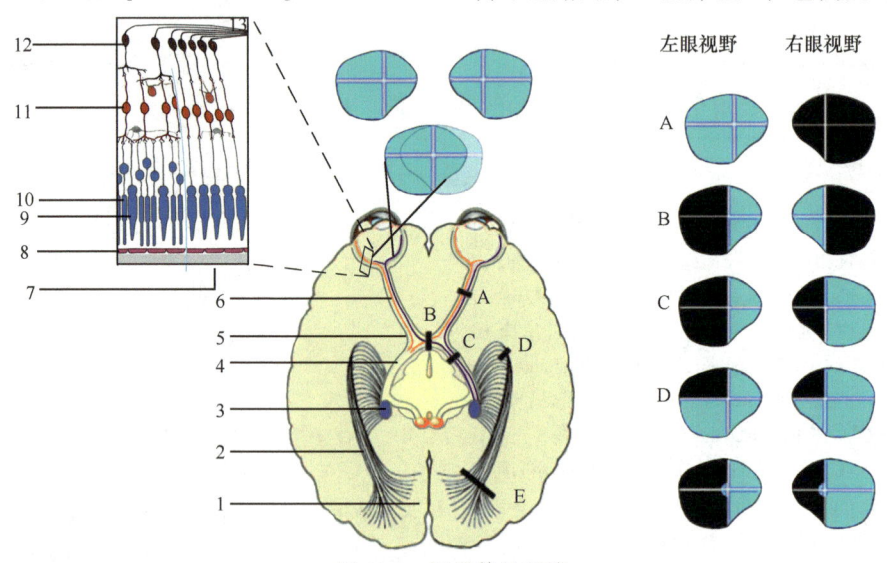

图10-5 视觉传导通路
A、B、C、D、E为视觉传导通路损伤处及相应双眼视野损伤表现
1 视区 visual area；2 视辐射 optic radiation；3 外侧膝状体 lateral geniculate nucleus；4 视束 optic tract；5 视交叉 optic chiasm；6 视神经 optic nerve；7 黄斑 macula lutea；8 色素上皮 pigment epithelium；9 视锥细胞 cone cell；10 视杆细胞 rod cell；11 双极细胞 bipolar cell；12 节细胞 ganglionic cell；13 视神经 optic nerve

辐射 optic radiation，经内囊后肢投射到大脑枕叶的视觉中枢，即距状沟上下的视区（纹区），视觉信息只有传到脑的视皮质并经过处理、分析，才能最后形成主观的视觉感受。在视束中，还有少数纤维经上丘臂终止于上丘和顶盖前区。上丘发出的纤维组成顶盖脊髓束，下行至脊髓，完成视觉反射。顶盖前区与瞳孔对光反射通路有关。

当视觉传导通路在不同部位受损时，可引起不同的视野缺损：①视网膜损伤，视网膜损伤引起的视觉障碍与损伤的位置和范围有关。若累及视神经纤维，会产生视野缺损，即与该处纤维相对应的视野出现暗点；若损伤在视神经盘处，因该处纤维密集，可导致视野中出现较大的暗点；若损伤在视网膜外周部，破坏的纤维较少，与该处相对应的视野暗点则较小，有时被忽视；黄斑部受损则产生中央视野暗点；若损伤一侧整个视网膜中央动、静脉，可能会产生同侧视野全盲。②一侧视神经损伤可致该侧视野全盲。③视交叉中交叉纤维损伤可致双眼视野颞侧半偏盲。④一侧视交叉外侧部的不交叉纤维损伤，则患侧视野的鼻侧半偏盲。⑤一侧视束以后的部位（视辐射，视区皮质）受损，可致双眼对侧视野同向性偏盲（如右侧受损则右眼视野鼻侧半和左眼视野颞侧半偏盲）。⑥外侧膝状体、视辐射、视皮质损伤，若完全损伤，与视束完全损伤后的症状相同，为同向性偏盲。但由于视辐射和视皮质区面积较大，一般不会完全损伤，部分损伤往往造成象限性偏盲。

（二）听觉传导通路 auditory pathway（图 10-6）

声波刺激内耳螺旋器（Corti 器）毛细胞（感受器），使其产生听觉冲动传向蜗神经节内双极神经元（第 1 级神经元）。双极神经元的中枢突组成蜗神经。传导低音冲动的纤维位于蜗神经的中心部，传导高音冲动的纤维位于蜗神经的周围部。蜗神经在内耳道内位于前庭根下，经脑桥小脑三角进入脑干，终止于蜗神经核（第 2 级神经元）。从蜗神经核发出的纤维大部分交叉至对侧，止于上橄榄核，交换神经元后上行，形成外侧丘系；有些不交换神经元的纤维直接沿外侧丘系上行，止于外侧丘系核或下丘。小部分不交叉纤维在同侧上行，分别止于上橄榄核、外侧丘系核或下丘。因此，每侧外侧丘系内含传递双侧耳听觉冲动的纤维。外侧丘系的大部分纤维或侧支主要止于同侧下丘中央核，部分纤维经下丘连合终止于对侧下丘中央核。外侧丘系的其余纤维可直接上升至同侧内侧膝状体。上橄榄核、外侧丘系核或下丘为第 3 级神经元所在处。蜗神经核、上橄榄核、外侧丘系核或下丘统称听觉的脑干

中枢，完成声音方向信息的确定。内侧膝状体为第 4 级神经元所在处。内侧膝状体小细胞部发出上行纤维组成听辐射 acoustic radiation，经内囊后肢终止于颞横回的听区（主要是 41 区）；内侧膝状体大细胞部发出纤维投射到第二听区的低音区和顶下小叶内前庭皮质区。

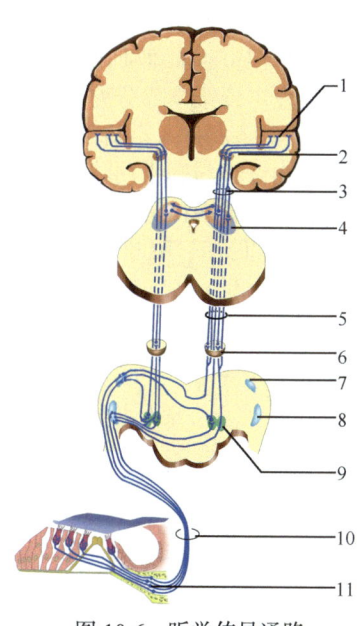

图 10-6　听觉传导通路

1 听区 auditory center；2 内侧膝状体 medial geniculate body；3 下丘臂 brachium of inferior colliculus；4 下丘核 nucleus of inferior colliculus；5 外侧丘系 lateral lemniscus；6 外侧丘系核 nuclei of lateral lemniscus；7 蜗神经背核 dorsal cochlear nucleus；8 蜗神经腹核 ventral cochlear nucleus；9 上橄榄核 superior olivory nucleus；10 蜗神经 cochlear nerve；11 蜗神经节 cochlear ganglion

听觉传导通路损伤的临床障碍有以下四种表现：①蜗神经及其核受损：若完全损伤，同侧耳全聋。其常见病因是听神经瘤，偶见于耳毒性药物作用，损伤部位在蜗神经末梢。②外侧丘系至内侧膝状体区间的损伤：一般引起两耳听力的轻度减退，以对侧耳较明显。③内侧膝状体损伤：听力障碍轻微。④听皮质损伤：因每侧的听皮质接受双侧耳蜗来的纤维，因此一侧皮质损伤只产生轻微的双侧听力障碍。

（三）平衡觉传导通路 equilibrium pathway（图 10-7）

第 1 级神经元是前庭神经节内的双极细胞，其周围突分布于内耳半规管的壶腹嵴（感受头部角度运动）及前庭内的球囊斑（感受垂直方向加速或减速的位移）和椭圆囊斑（感受水平方向的位移）；其中枢突组成前庭神经，与蜗神经一起经延髓和脑桥交界处入脑，止于前庭神经核群。由前庭神经核群发出的第 2 级纤维向大脑皮质的投射径路尚不清

楚，可能是在丘脑腹后核中继换元，再投射到颞上回前方的大脑皮质。由前庭神经核群发出纤维至中线两侧组成内侧纵束，其中上升的纤维止于动眼神经核、滑车神经核和展神经核，完成眼肌前庭反射（如眼球震颤）；下降的纤维至副神经脊髓核和上段颈髓前角细胞，完成转眼、转头的协调运动。此外，由前庭神经外侧核发出纤维组成前庭脊髓束，完成躯干、四肢的姿势反射（伸肌兴奋、屈肌抑制）。前庭神经核群还发出纤维与部分前庭神经直接传来的纤维，共同经小脑下脚进入小脑，参与平衡调节。前庭神经核群发出纤维与脑干网状结构、迷走神经背核及疑核联系，故当平衡觉传导通路或前庭器受到刺激时，则可引起眩晕、呕吐、恶心等症状。

周围部和中枢部。周围部包括嗅球、嗅束、嗅三角和基底嗅区（前穿质及其附近的灰质核团）；中枢部包括海马结构、梨状区、隔区和杏仁体。

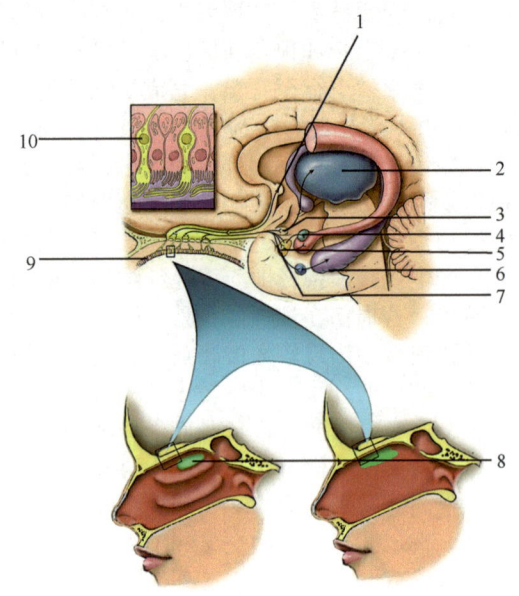

图 10-8　嗅觉传导通路

1 前连合 anterior commissure；2 丘脑 thalamus；3 嗅结节 olfactory tubercle；4 杏仁体 amygdaloid complex；5 梨状前区 piriform cortex；6 海马 hippocampus；7 内嗅皮质 entorhinal cortex；8 嗅区（蓝色）olfactory area（blue）；9 嗅上皮 olfactory neuroepithelium；10 嗅受体细胞 olfactory receptor cell

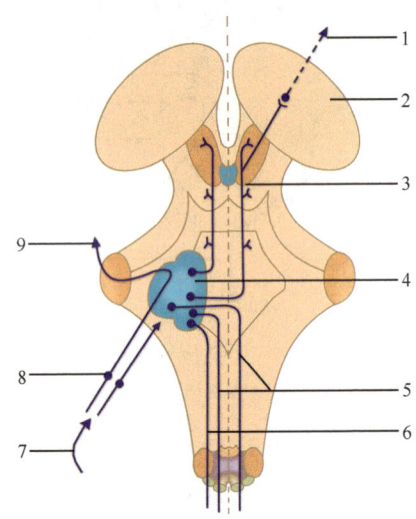

图 10-7　平衡觉传导通路

1 至皮质（途径未明）to cortex（pathway uncertain）；2 丘脑 thalamus；3 内侧纵束 medial longitudinal fasciculus；4 前庭核 vestibular nuclei；5 前庭脊髓前束 anterior vestibulospinal tract；6 前庭脊髓侧束 lateral vestibulospinal tract；7 来自椭圆囊、半规管 from utricle, semiciricular canals；8 前庭神经节 vestibular ganglion；9 至小脑 to cerebellum

第 1 级神经元为鼻腔嗅黏膜的嗅细胞，其树突分布于嗅黏膜，其无髓鞘的细胞轴突组成 20 余条嗅丝，即嗅神经，穿过筛板，止于嗅球。嗅球内细胞为第 2 级神经元，发出纤维形成嗅束，大部分首先到达位于额叶底部近嗅球处的梨状回，中转后至皮质下结构及新皮质；而小部分直接到杏仁体。梨状回发出的一部分纤维止于丘脑背内侧核，交换神经元后到达眶额回皮质外侧；一部分纤维止于杏仁体，中继换元后投射到内嗅皮质以及钩回、海马附近多个区域的嗅皮质；一部分纤维先至下丘后再与丘脑、杏仁体联系。梨状回也发出纤维反馈调节嗅球神经元。详见图 10-9：

（四）嗅觉传导通路 olfactory pathway（图 10-8）

与嗅觉传导通路有关的结构可分为两部分，即

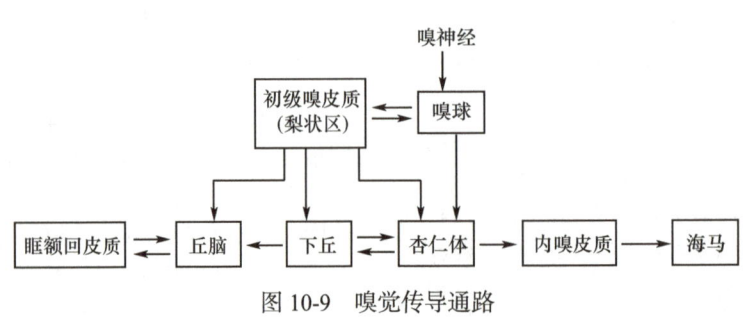

图 10-9　嗅觉传导通路

嗅觉与觅食和食欲、认亲和异性追求、安全和自卫、生活享受和情绪变化等多种生命基本活动密切相关。嗅觉系统和其他系统的神经中枢有很广泛的联系。

嗅觉功能障碍分为完全性（嗅觉丧失）损伤和不完全性（嗅觉部分丧失及嗅觉减退）损伤。近 2/3 的损伤是由于各种因素致嗅神经上皮损伤。此外，年龄、性别、吸烟、神经退行性疾病及一些医源性干预、鼻内肿瘤和颅内肿瘤或损伤、癫痫、精神障碍等均可影响嗅觉功能。鼻腔内病变往往产生双侧嗅觉障碍，与嗅觉传导通路无关。由于一侧嗅觉冲动可经前连合至对侧嗅觉中枢，故单侧嗅觉中枢病变常不引起嗅觉障碍。额叶眶部或颅前窝病变损伤嗅球、嗅束或基底嗅区时，可引起嗅觉丧失或减退。

（五）味觉传导通路 gustatory pathway（图 10-10）

化学刺激主要分布于舌面，少量分布在软腭、咽喉、会厌等处的味蕾细胞。支配味蕾的神经元胞体位于面神经的膝神经节、舌咽神经的岩神经节（下神经节）及迷走神经的结状神经节（下神经节）。味觉纤维分别汇入舌咽神经、面神经鼓索和迷走神经，入延髓孤束核上段。其从孤束核上段上行，经丘脑到味觉皮质（岛叶和顶叶），信息整合后获味觉主观感受或经下丘到杏仁体等边缘系统结构，完成与食欲及美味判断等有关功能。由中枢损伤导致的味觉障碍偏侧化提示味觉传导在延髓到脑桥是同侧上行，在脑桥上部分支，经中脑的两侧传至大脑皮质。在人类，单侧味觉刺激激活双侧的岛叶和顶岛盖间移行皮质。

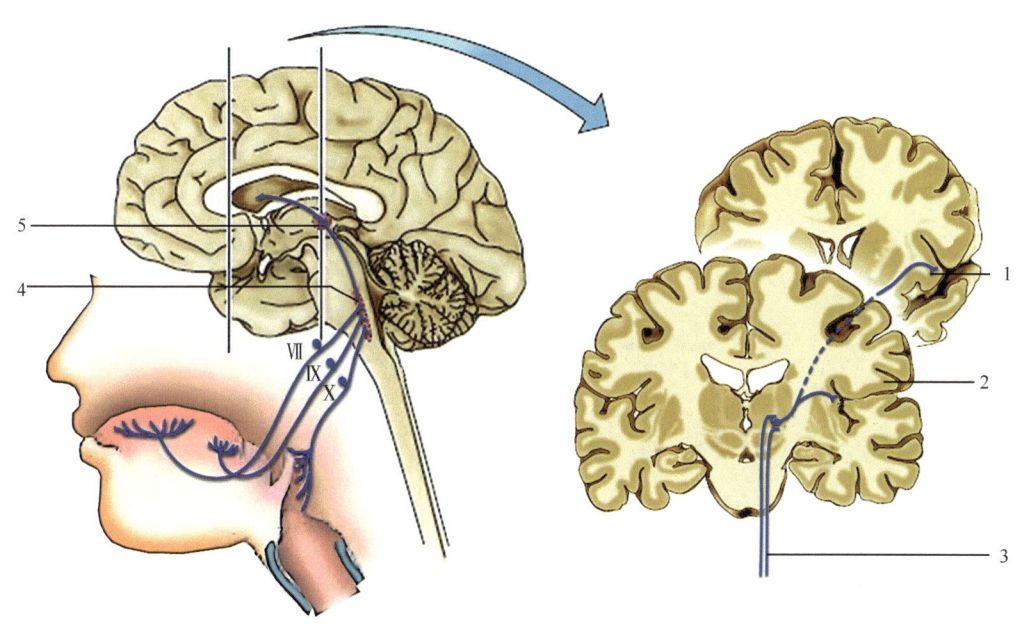

图 10-10　味觉传导通路

1 味皮质（岛叶）gustatory cortex（insula）；2 味皮质（岛盖部）frontal operculum；3 孤束核轴突 axons from the nucleus of the solitary tract；4 孤束核 nucleus of the solitary tract；5 丘脑腹后内侧核 ventral posterior medial nucleus of thalamus

第二节　运动传导通路

运动传导通路包括躯体运动传导通路和内脏运动传导通路两部分。

躯体运动传导通路是中枢神经对骨骼肌运动进行调节控制的传导通路。躯体运动主要受运动皮质的调控。始自运动皮质的下行纤维，称为锥体系，直接或间接作用于下运动神经元，执行随意运动。影响和控制躯体运动的传导通路除了锥体系外还有锥体外系，对随意运动起调节作用。

一、锥　体　系

锥体系 pyramidal system 由位于中央前回和中央旁小叶前部的巨型锥体细胞（Betz 细胞）和其他类型的锥体细胞，位于额叶、顶叶部分区域的锥体细胞及它们发出的纤维组成。上述大脑皮质的锥体细胞称为上运动神经元，它们的轴突组成锥体束 pyramidal tract。在锥体束中，下行至脊髓的纤维束称为皮质脊髓束 corticospinal tract；而止于脑干脑神经运动核的纤维束称为皮质核束 corticonuclear tract。实际上，锥体束纤维只有 10%～20% 的纤维直接终止下运动神经元，大部分纤维经中间神经元与下运动神经元联系。上、下运动神经元间的直接联系与动物在进化过程中技巧性活动能力的发展有关。运动越精细的肌肉，其有关的下运动神经元与大脑皮质上运动神经元之间存在越多的中间神经元联系。

（一）皮质脊髓束和皮质核束（图10-11）

1. 皮质脊髓束 由中央前回上、中部和中央旁小叶前部皮质的锥体细胞轴突集中而成，下行经内囊后肢的前部、大脑脚底中3/5的外侧部和脑桥基底部至延髓锥体，在锥体下端，75%～90%的纤维交叉至对侧，形成锥体交叉，交叉后的纤维继续于对侧脊髓外侧索内下行，称为皮质脊髓侧束；此束沿途发出侧支，逐节终止于前角细胞（可达骶节），支配四肢肌。在延髓锥体，皮质脊髓束小部分未交叉的纤维在同侧脊髓前索内下行，称为皮质脊髓前束，该束仅达胸节，经白质前连合逐节交叉至对侧，终止于前角细胞，支配躯干和四肢骨骼肌的运动。皮质脊髓前束中部分纤维始终不交叉而止于同侧脊髓前角细胞，支配躯干肌。所以，躯干肌受两侧大脑皮质支配。一侧皮质脊髓束在锥体交叉以上部位受损，主要引起对侧肢体瘫痪，躯干肌运动没有明显影响。

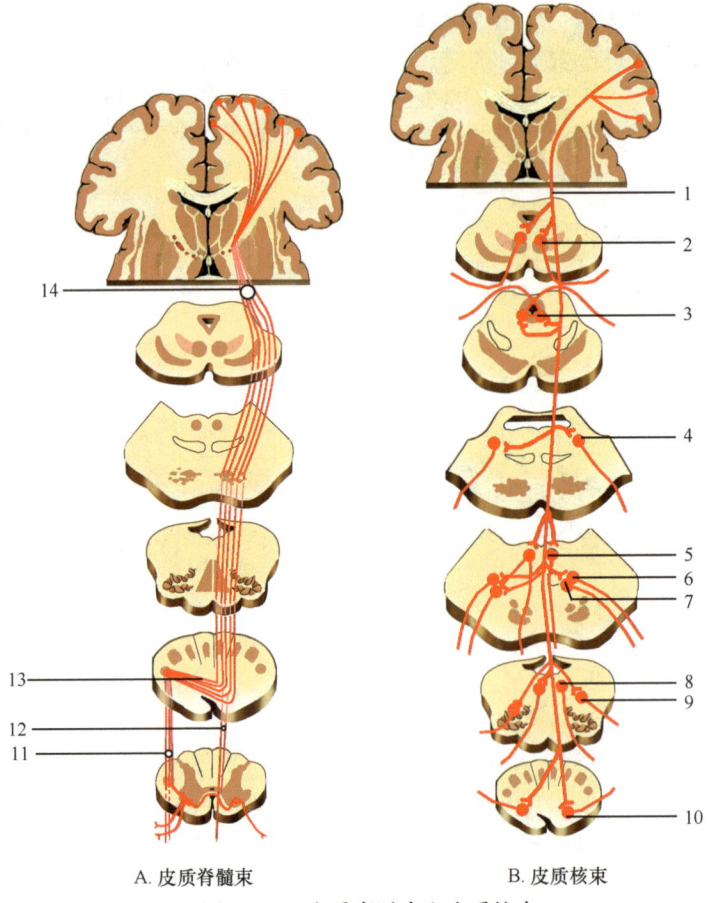

A. 皮质脊髓束　　　　B. 皮质核束

图10-11　皮质脊髓束和皮质核束

1 皮质核束 cortispinal tract；2 动眼神经核 nucleus of oculomotor nerve；3 滑车神经核 nucleus of trochlear nerve；4 三叉神经运动核 motor nucleus of trigeminal nerve；5 展神经核 nucleus of abducent nerve；6 面神经核上部 the upper portion of the facial nucleus；7 面神经核下部 the lower portion of the facial nucleus；8 舌下神经核 nucleus of hypoglossal nerve；9 疑核 nucleus ambiguous；10 副神经核 accessory nucleus；11 皮质脊髓侧束 lateral corticospinal tract；12 皮质脊髓前束 anterior corticospinal tract；13 锥体交叉 decussation of pyramid；14 皮质脊髓束 corticospinal tract

2. 皮质核束 主要由中央前回下部的锥体细胞轴突集合而成，下行经内囊膝部至大脑脚底中3/5的内侧部，由此向下陆续分出纤维，大部分终止于双侧脑神经运动核（动眼神经核、滑车神经核、展神经核、三叉神经运动核、面神经运动核上部、疑核和副神经脊髓核），支配眼外肌、咀嚼肌、面上部表情肌、咽喉肌、胸锁乳突肌和斜方肌。小部分纤维完全交叉到对侧，终止于面神经运动核下部和舌下神经核，支配面下部表情肌和舌肌。因此，除面神经核下部和舌下神经核为单侧（对侧）支配外，其他脑神经运动核均接受双侧皮质核束的纤维。一侧上运动神经元受损，可产生对侧眼裂以下的面肌和对侧舌肌瘫痪，表现为病灶对侧鼻唇沟消失，口角低垂并向病灶侧偏斜，流涎，不能做鼓腮、露齿等动作，伸舌时舌尖偏向病灶对侧。一侧面神经下运动神经元受损，可致病灶侧所有面肌瘫痪，表现为额横纹消失，眼不能闭，口角下垂，鼻唇沟消失等。一侧舌下神经下运动神经元受损，可致病灶侧全部舌肌瘫痪，表现为伸舌时舌尖偏向病灶侧。

（二）锥体系的损伤表现

锥体系的任何部位损伤都可引起其支配区的随意运动障碍，可分为两类：①上运动神经元损伤（核上瘫），脊髓前角细胞和脑神经运动核以上的锥体系损伤，表现为随意运动障碍，肌张力升高，称为痉挛性瘫痪（硬瘫），这是由于上运动神经元对下运动神经元的抑制被取消（脑神经核上瘫时肌张力升高不明显），但肌肉不萎缩（因未失去其直接神经支配）；此外，还有深反射亢进（因失去高级控制）、浅反射（如腹壁反射、提睾反射等）减弱或消失（因锥体束的完整性被破坏）和出现因锥体束的功能受到破坏所致的病理反射（如巴宾斯基征）等。②下运动神经元损伤（核下瘫），脊髓前角细胞和脑神经运动核以下的锥体系损伤，表现为因失去神经直接支配所致的肌张力降低，随意运动障碍，又称为弛缓性瘫痪（软瘫）；由于神经营养障碍，导致肌肉萎缩。因为所有反射弧均中断，故浅反射和深反射都消失，所以也不出现病理反射。

二、锥体外系

锥体外系 extrapyramidal system 是指锥体系以外影响和控制躯体运动的传导径路，其结构十分复杂，包括大脑皮质、纹状体、丘脑、底丘脑、红核、黑质、脑桥核、前庭核、小脑和脑干网状结构等以及它们的纤维联系。锥体外系的纤维最后经红核脊髓束、网状脊髓束等中继，下行终止于脑神经运动核和脊髓前角细胞。在种系发生上，锥体外系是较古老的结构，从鱼类开始出现；在鸟类是控制全身运动的主要系统；到了哺乳类，尤其是人类，由于大脑皮质和锥体系的高度发展，锥体外系逐渐处于从属地位。人类锥体外系的主要功能是调节肌张力、协调肌肉活动、维持体态姿势和习惯性动作（如走路时双臂自然协调地摆动）等。一方面，锥体系和锥体外系在运动功能上是不可分割的整体，只有在锥体外系保持肌张力稳定协调的前提下，锥体系才能完成精确的随意运动，如写字、刺绣等。另一方面，锥体外系对锥体系也有一定的依赖性。例如，有些习惯性动作开始是由锥体系发动起来的，然后才处于锥体外系的管理之下。

锥体外系通路有多条，最主要的是新纹状体-苍白球系和皮质-脑桥-小脑系，两者包含的诸多环路调整大脑皮质躯体运动区的兴奋水平。此外，还有许多重要的下行通路，影响和控制脑干与脊髓的躯体运动神经元。

（一）锥体外系通路（图 10-12）

1. 新纹状体-苍白球系 大脑额叶、顶叶、枕叶、颞叶皮质神经细胞发出的纤维，直接或通过丘脑间接终止于尾状核和壳。锥体系也发侧支至此二核。尾状核和壳发出的纤维终止于黑质或苍白球。黑质发出纤维返回尾状核和壳。黑质神经细胞产生和释放多巴胺并沿此通路释放入新纹状体，由纹状体对苍白球发挥抑制作用。当黑质变性后，纹状体内的多巴胺含量降低，对苍白球的抑制作用减弱，可造成 α 运动神经元、γ 运动神经元兴奋性升高，出现震颤麻痹（帕金森病）。苍白球发出的纤维终止于红核、黑质、底丘脑和脑干的网状结构。由红核发出纤维，左右相互交叉后形成红核脊髓束；由网状结构发出的纤维，部分交叉至对侧，其余走在同侧，组成网状脊髓束。红核脊髓束和网状脊髓束直接或间接止于脊髓前角运动细胞，下达的神经冲动最后经脊神经到骨骼肌。刺激尾状核可对大脑皮质起抑制性反馈作用，刺激丘脑腹外侧核，也有抑制作用。

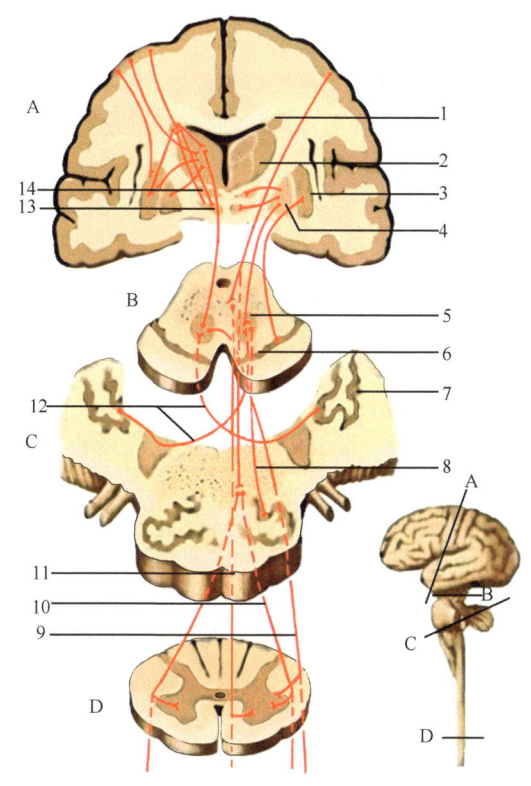

图 10-12　锥体外系通路

1 尾状核 caudate nucleus；2 丘脑 thalamus；3 壳 putamen；4 苍白球 globus pallidus；5 红核 red nucleus；6 黑质 substantia nigra；7 齿状核 dental nucleus；8 红核橄榄束 rubro-olivaris tract；9 红核脊髓束 rubrospinal tract；10 延髓网状脊髓束 bulboreticulospinal tract；11 脑桥网状脊髓束 pontoreticulospinal tract；12 齿状红核束 dentatorubral tract；13 黑质 substantia nigra；14 底丘脑核 subthalamic nucleus

2. 皮质-脑桥-小脑系 由大脑皮质额叶起始的纤维组成额桥束；由顶叶、枕叶、颞叶起始的纤维组成顶枕颞桥束；这些纤维下行经内囊、大脑脚底的两侧，进入脑桥止于同侧脑桥核。脑桥核发出的纤维越过中线，经对侧小脑中脚进入小脑，止于新小脑皮质。小脑皮质发出纤维，终于齿状核。齿状核发出的纤维经小脑上脚并左右交叉后，终于对侧的红核、丘脑腹中间核和腹前核。由红核发出的纤维左右交叉后组成红核脊髓束，下行终于脊髓前角运动细胞，下达的神经冲动最后经脊神经至骨骼肌。由丘脑腹中间核和腹前核发出的纤维至大脑皮质运动区（4区和6区），形成皮质-脑桥-小脑-皮质环路。总之，大脑皮质可通过皮质-脑桥-小脑系提供信息给小脑，而小脑又反馈信息并影响大脑皮质运动中枢，使随意运动协调、精细和准确。这一环路的任何部位损伤，都会导致共济失调，如行走蹒跚和醉汉步态等。

（二）锥体外系的主要生理功能

（1）锥体外系为锥体系的随意运动做准备。

（2）锥体外系可调节肌张力。

（3）锥体外系可维持躯体的运动姿势。

（4）锥体外系与随意运动相伴随的不自主运动有关。

（5）锥体外系对下运动神经元的反射起控制作用。

第三节　递质传导通路

递质传导通路涉及产生神经递质的神经细胞、含有递质的神经细胞的纤维投射及递质作用的受体。递质的功能最终体现在其对受体作用后产生的效应。

神经递质 neurotransmitter 是指由神经末梢释放的特殊化学物质，跨过突触间隙作用于神经元或效应细胞膜上的特异性受体，从而完成信息传递功能的信使物质。它必须符合以下条件：①在神经细胞内合成。②主要储存于突触前神经元的囊泡内。③突触后膜上存在特异性受体。④存在使递质失活的酶系统或重摄取环节。⑤用递质拟似物质或受体阻断剂能加强或阻断这一递质的突触传递作用。

按其合成的神经细胞分布，神经递质分为外周神经递质和中枢神经递质。中枢神经递质包括经典的小分子递质，神经肽和一些有待确定的递质，如一氧化氮、嘌呤类（包括嘌呤和腺苷）等。

经典的小分子递质可分为胆碱类、胺类和氨基酸类三大类（图10-13）。

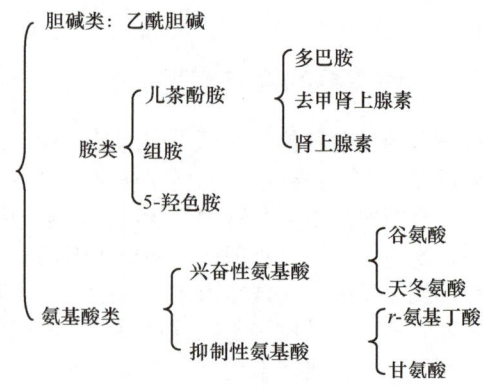

图 10-13　小分子递质分类

一、胆碱能通路

胆碱能通路 cholinergic pathways（图10-14）以乙酰胆碱 acetylcholine，ACh 为神经递质。

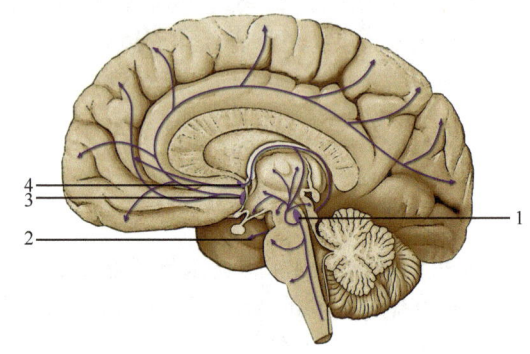

图 10-14　胆碱能通路

1 脑干被盖胆碱能细胞群 brain tegemental cholinergic group；2 海马 hippocampus；3 Meynert 基底核 basal nucleus of Meynert；4 内侧隔核 medial septal nucleus

（一）胞体定位

乙酰胆碱能局部回路细胞为中间神经元，主要存在于尾状核、豆状核的壳、伏核和嗅结节。有关大脑皮质及海马的胆碱能神经元的研究结果尚不统一。乙酰胆碱能投射神经元主要分布于基底前脑、脑干及脊髓。这些神经元分别组成基底神经节 ACh 能系统和脑干 ACh 能系统及脊髓 ACh 能系统。

（二）纤维投射

1. 基底前脑 ACh 能系统 basal forebrain cholinergic system　胞体包括位于基底神经节前端内侧的细胞群及位于基底神经节尾端靠外侧的细胞群。基底神经节前内侧的细胞群位于内侧隔核、斜角带垂直支和水平支、视前大细胞区及无名质前部。从这些核团发出的 ACh 能纤维主要投射到端脑和脑干的边缘结构。位于基底神经节尾端靠外侧的 ACh 能细胞群包括苍白球底板的无名质及其向前延伸的苍白球腹侧区（纹状体下黑质）、基核和豆核袢核。从这些核团发出的 ACh 能纤维主要投射至新皮质区。

2. 脑干 ACh 能系统 brain stem cholinergic system 投射途径较清楚的有脑桥被盖 ACh 能系统和脑干脑神经核 ACh 能躯体运动系统及内脏运动系统。脑桥被盖胆碱能系统 pontine tegmental cholinergic system 主要包括脚间脑桥被盖区 pedunculopontine tegmental region 和背外侧或外侧背被盖核 dorsolateral or laterodorsal tegmental nucleus 中的胆碱能神经元。这些神经元前端投射到丘脑、顶盖、顶盖前核、缰核、脚间核、苍白球、外侧下丘脑和基底神经节等；尾端投射到脑干尾侧的各个不同区域，如中缝大核、第Ⅶ对脑神经核和脑桥网状核喙侧部。

脑干的躯体运动神经核（动眼神经核、滑车神经核、展神经核、舌下神经核）和特殊内脏运动神经核（三叉神经运动核、面神经核、疑核、副神经核）发出的纤维分别至眼外肌、舌肌、咀嚼肌、表情肌、咽喉肌、斜方肌和胸锁乳突肌。一般内脏运动神经核（E-W 核、上泌涎核、下泌涎核、迷走神经背核）发出的纤维经接替后其节后纤维分别支配瞳孔括约肌、泪腺、三对唾液腺、心肌、呼吸肌及消化道平滑肌的活动。

3. 脊髓中的胆碱能系统 包括胆碱能躯体运动系统和内脏运动系统。

（三）乙酰胆碱受体

乙酰胆碱受体分为两种：①烟碱型受体 nicotinic receptor（N 型受体）存在于交感神经节与副交感神经节神经元的突触后膜和神经肌肉接头的终板膜上。当 ACh 和这类受体结合后引起神经节神经元和骨骼肌兴奋。此类受体能与烟碱结合产生类似的效应。②毒蕈碱受体 muscarinic receptor（M 型受体）广泛存在于副交感神经节后纤维所支配的效应细胞上。ACh 与这类受体结合后产生一系列副交感神经末梢兴奋的效应，如心脏活动的抑制、平滑肌的收缩、消化腺分泌的增加等。此类受体能与毒蕈碱结合产生类似的效应。详见表 10-1、表 10-2。

表 10-1 乙酰胆碱受体分型

受体	激动剂	拮抗剂
M 型	毒蕈碱，匹罗卡品	阿托品
N 型	烟碱	筒箭毒碱

表 10-2 乙酰胆碱 M 型受体分型及配体

受体	激动剂	拮抗剂
M1	匹罗卡品，L-689660	Prienzepine, Telezepine, 4-DAMP
M2	Bethanechol	AF-DX116, Methoctramine, Himbacine
M3	L-689600	Hexahydrosiladol, p-Fluoro-hexahydrosila difenidol, 4-DAMP
M4	McN-A343	Tropicamide, Himbacine, 4-DAMP
M5	—	4-DAMP

（四）中枢 ACh 系统的主要生理功能

1. 参与感觉和运动 脊髓前角中第Ⅱ、Ⅲ层内含 ChAT 阳性胞体和脑干网状结构上行激活系统中的胆碱能纤维可能均与感觉功能有关；而脊髓和脑干内的运动神经元是胆碱能神经元，锥体外系的尾状核也含有 ACh，这些与运动功能的维持有关。

2. 参与体温调节 在猴的下丘脑注射氯甲酰胆碱或 ACh 和毒扁豆碱可引起高温反应。

3. 影响摄食行为 包括饮水和进食。在大鼠下丘脑、视前区、隔区及海马注入拟胆碱药氯甲酰胆碱可引起饮水；在兔下丘脑内注入氯甲酰胆碱可引起进食。

4. 睡眠和觉醒 ACh 和快波睡眠及觉醒维持有关。

5. 参与学习和记忆 通过隔 - 海马 - 边缘叶通路参与学习记忆。基底前脑区胆碱能神经元退变与阿尔茨海默病密切相关。

6. 参与镇痛过程 针刺镇痛时 ACh 含量升高，更新率加快。脑室注射小剂量 ACh 能提高大鼠痛阈，加强电针镇痛作用。

7. 调节视觉注意力 低剂量 ACh 可加强视觉注意力调节。

二、胺类递质传导通路

（一）多巴胺能通路 dopaminergic pathways（图 10-15，图 10-16）

1. 胞体定位 多巴胺能神经元胞体主要位于中脑和间脑。中脑为多巴胺能神经元胞体最密集的部位。按 Dahlstrom 和 Fuxe 命名法，A8～A17 为多巴胺细胞群。

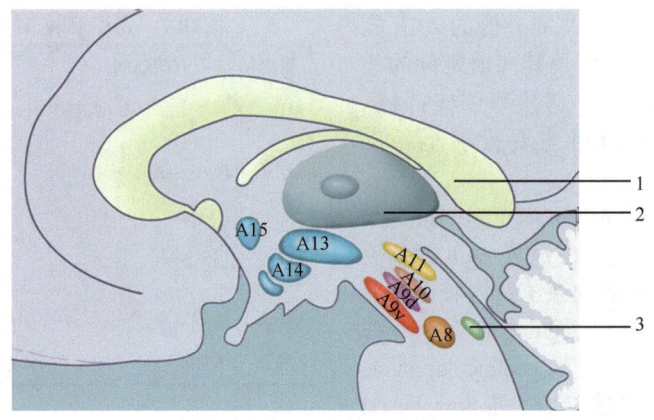

图 10-15　多巴胺能神经元胞体定位

1 胼胝体 corpus collosum；2 丘脑 thalamus；3 外侧臂旁核 lateral parabrachial nucleus

A8 位于红核后方的中脑网状结构内，内侧丘系外侧部的背侧；A9 在黑质致密部；A10 位于脚间核的背侧和腹侧被盖区；A11 在第三脑室背侧和内侧，主要位于室周灰质，乳头丘脑束内侧；A12 几乎完全位于下丘脑弓状核内，背侧与 A11 延续；A13 在下丘脑背内侧核背部和未定带；A14 位于第三脑室前隐窝，终板血管器平面；A15 位于下丘脑视前区背侧，一部分在终纹床核腹部，其尾侧部在前连合下方；A16 存在于嗅球，主要在球状层；A17 在视网膜。

2. 纤维投射　多巴胺能神经元的投射有长、短和超短三个纤维系统。

（1）长纤维通路

1）中脑纹状体系统（黑质纹状体系统）：纤维起源于 A9，部分纤维源于 A8 和 A10 细胞群，经中脑被盖腹侧区，在前脑内侧束背外侧上升，经下丘脑外侧区达内囊。来自 A9 细胞群的纤维分布至尾壳核（背侧纹体）。A10 发出的纤维支配伏核、嗅结节和终纹床核（腹侧纹体）。

2）中脑边缘皮质系统：主要起于 A8～A10 细胞群，经前脑内侧束上升，分布至隔核、伏核、额前皮质、内嗅皮质、梨状皮质、嗅前核、嗅结节、杏仁体、缰核以及脑干区的蓝斑、臂旁核和中缝背核等。

3）下丘脑脊髓系统：起于 A11 和 A13 的多巴胺细胞，它们发出纤维组成背侧纵束，向上向内投射至延髓、脊髓后角的浅层和中间区。

（2）短纤维通路

1）未定带下丘脑系统：由短的局部投射神经元组成，分为尾侧和喙侧两部分。尾侧部起自 A11 和 A13，向下至下丘脑背内侧核和下丘脑前区；喙侧部起自 A14 细胞群，纤维分布至前下丘脑室周核和前连合平面的室周核、视交叉上核及视前内侧核。

2）结节垂体系统（结节漏斗系统）起自 A12 细胞群，轴突投射至正中隆起及垂体的中间部和神经叶。

（3）超短纤维系统：包括球周多巴胺能系统和视网膜多巴胺能系统。组成这一系统的神经元分别来自 A16 及 A17，构成了脑内多巴胺能局部回路。

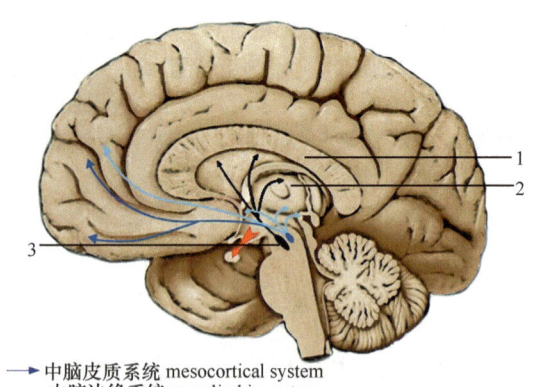

图 10-16　多巴胺能通路

1 胼胝体 corpus callosum；2 腹侧被盖区 ventral tegmental area；3 黑质 substantia nigra

3. 多巴胺受体　可分为 D1 受体家族和 D2 受体家族，均为 G 蛋白偶联受体。D1 受体家族和 Gs 蛋白偶联，激活腺苷酸环化酶（AC）；D2 受体家族和 Gi 蛋白偶联，抑制 AC。D1 受体家族包括 D1 受体和 D5 受体。D2 受体家族包括 D2 受体、D3 受体、D4 受体。在大鼠中枢神经系统中，多巴胺受体的数量依次为 D1＞D2＞D3＞D5＞D4。D1 受体和 D2 受体在纹状体中均有分布，但 D1 受体为 D2 受体的 4 倍。在纹状体中，D1 受体多分布在 GABA 能神经元，而 D2 受体分布在脑啡肽能神经元和胆碱能神经元。详见表 10-3。

表 10-3　多巴胺受体的分型、分布及配体

分型	D1 多巴胺家族		D2 多巴胺家族		
	D1	D5	D2	D3	D4
受体 mRNA 密集区	纹状体 伏隔核 嗅结节	海马 丘脑下部 束旁核	纹状体 伏隔核 嗅结节	Callija 岛 伏隔核 嗅结节	额叶皮质 中脑、杏仁核 延髓
受体 mRNA 较少区	黑质网状区 苍白球 杏仁核 底丘脑	前额皮质 额叶皮质 纹状体	黑质致密区 垂体 大脑皮质 苍白球	丘脑 丘脑下部 前庭小脑 纹状体	纹状体
选择性激动剂	SKF38393	—	PHNO，溴隐亭	PD128907	—
选择性拮抗剂	SCH23390	—	sulpiride	nafadotride	L745870

4. 中枢多巴胺系统的主要生理功能

（1）对锥体外系运动功能的调节：多巴胺神经元在纹状体锥体外系运动的调控中至关重要。提高多巴胺能神经的活动，可增强运动功能；抑制或减弱多巴胺能神经活动，运动功能减弱。中脑多巴胺能神经元的损伤或丧失，引起纹状体内多巴胺减少，可导致多种运动障碍性疾病，包括帕金森病、亨廷顿病和迟发性运动障碍等。黑质纹体的多巴胺神经元不仅"允许"运动行为产生，对动作的选择及开始和运动技能以及习惯的建立也起重要作用。

（2）参与精神情绪活动：中脑多巴胺能系统参与精神活动包括情感、认知、思维、理解和推理等的调节。滥用精神刺激性药物的成瘾、强化及敏感化与这一系统多巴胺传递加强有关。精神分裂症患者脑内 D2 受体数目增加，但亲合力下降；而 D1 受体数目减少，亲合力增加。两者比值增大，是精神分裂症的一个重要指标。多巴胺受体拮抗剂有治疗精神分裂症效果，而多巴胺受体的过度兴奋（如苯丙胺引发）又能诱发类似精神症状。

（3）参与认知功能：中脑皮质多巴胺系统参与各种认知功能，包括指导适当注意、将刺激按其意义排序、监视刺激的时间顺序、将刺激提交给内在信号、归纳抽象概念。至前额皮质的投射与短期记忆及工作记忆有关。

（4）对神经内分泌的影响：A12 抑制垂体前叶催乳素的释放；A14 抑制 α-黑素细胞刺激激素及阿片-促黑素细胞皮质素原如 β-内啡肽的分泌；A15 可能与催产素和升压素的分泌有关，控制卵泡激素释放因子及黄体激素释放因子分泌。

（5）其他作用：对心血管系统及胃肠道功能有影响。不同部位多巴胺能神经元活动对心血管系统可有兴奋或抑制作用。中枢多巴胺能系统参与胃蛋白酶、胃酸、胰腺碱性物和酶的分泌等胃肠道功能的调节。此外，还与中枢催吐作用有关，对眼内压及视网膜信息传递亦有影响。

（二）去甲肾上腺素能通路 noradrenergic pathways（图 10-17）

1. 胞体定位　Dahlstrom 和 Fuxe 命名法中 A1～A7 细胞群为去甲肾上腺素能神经元。

A1 位于延髓外侧网状核及邻近；A2 在大鼠位于延髓连合核，在人和猴位于迷走神经背核和舌下神经核背外侧；A3 位于背侧副橄榄核，仅见于大鼠；A4 位于第四脑室顶的外侧部，从小脑上脚内侧延伸到 A6 细胞群尾侧；A5 位于面神经平面附近的上橄榄核背外侧；A6 在蓝斑；A7 位于脑桥网状结构外侧，包括蓝斑下核，臂旁内、外侧核和 K-F 核。

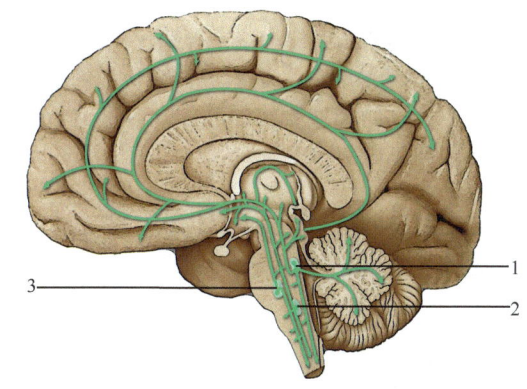

图 10-17　去甲肾上腺素能通路
1 蓝斑 locus ceruleus；2 A1 及 A2；3 A5 及 A7

2. 纤维投射

（1）上行投射系统

1）**上行背侧束**：起自 A6，广泛投射至中脑、间脑和端脑。上行投射至脑干的去甲肾上腺素能纤维组成大的上行束，沿途投射于中脑导水管周围灰

质、中缝背核，进入顶盖前区分支到上丘、下丘。投射至间脑的去甲肾上腺素能纤维大部分加入内侧前脑束，终止于丘脑前核、腹侧核和外侧核、内侧膝状体和外侧膝状体；另一支经下丘脑外侧区和丘脑内侧核群，前行至隔区；部分纤维进入缰核脚间束，终止于缰外侧核。投射至端脑的去甲肾上腺素纤维束进入扣带回，向后环绕胼胝体压部，终止于杏仁体中央核、杏仁体基底外侧核和海马；投射到整个新皮质的蓝斑去甲肾上腺素能纤维经喙侧隔区和扣带回或经内囊，穿过尾壳核，也可能经腹侧杏仁束和脚襻支配新皮质。从蓝斑发出的去甲肾上腺素能纤维经小脑上脚进入小脑，终止于小脑的中央核群和小脑皮质。

2）上行腹侧束：主要起自A1、A2、A4、A5、A7的去甲肾上腺素能细胞，一部分纤维投射到中脑网状结构和第三脑室背侧周围；另一部分纤维加入到内侧前脑束，沿途分为数支，背侧支到达终纹，部分纤维经前连合分布于隔区；内侧支终止于丘脑背内侧束和室旁核；腹内侧支从视交叉后部到上部，并交叉到对侧；腹侧支形成网状结构——漏斗去甲肾上腺素能系统。此外，上行腹侧束也有部分纤维分布到小脑。

（2）下行投射系统

1）下行背侧束：起自A6和A7的部分去甲肾上腺素能细胞，下行分布于延髓的孤束核、迷走神经背核、三叉神经脊束核和下橄榄核复合体；部分纤维下行终止于脊髓后角和侧角，构成下行抑制系统的去甲肾上腺素能组分。

2）下行腹侧束：起自A1和A2，分两支进入脊髓，一支经脊髓前索下行，终于前角；另一支经侧索下行，终于侧角，参与躯体运动与内脏活动的调节。从A1和A2发出的去甲肾上腺素能纤维也有一部分支配延髓的孤束核和迷走神经背核。

3. 肾上腺素的受体 是识别和结合去甲肾上腺素或肾上腺素的特异性受体的总称，均属于G蛋白偶联受体。详见表10-4。

表10-4 肾上腺素受体的分型及配体

受体	选择性激动剂	选择性拮抗剂
α_{1A}	A61603	KMD3213
α_{1B}	—	spiperone
α_{1D}	—	Bwy7378
α_{2A}	oxymetazoline	—
α_{2B}	—	ARC239
α_{2C}	—	ARC239
β_1	Xameterol, Ro363	CCP 0712A, betaxolol
β_2	peocaterol	ICI118551
β_3	BRL37344	SR59230A, bupranolol

4. 去甲肾上腺素（NA）的生理功能

（1）对心血管功能的调节：脑室内注射NA，引起动物血压降低和心率减慢。动物下丘脑后区微量注入NA引起血压升高；电刺激下丘脑后区，引起血压升高的同时，NA释放增加。这表明下丘脑后区是NA参与升压作用的中枢结构。

（2）对体温的调节：动物的体温调节中枢在下丘脑，此区含有丰富的NA能神经末梢，在不同动物脑室内注射NA可引起体温降低或体温升高两种截然不同的反应。

（3）摄食：动物下丘脑外侧区即饥饿中枢，注入NA能增加动物摄食。

（4）睡眠和觉醒：脑干中的NA能神经元，尤其蓝斑核后部的NA能神经元与动物的快波睡眠有关。提高脑内NA含量，如脑室注射NA可使动物产生睡眠；降低脑内NA含量则可抑制动物的快波睡眠。毁损上行NA背侧束，慢波睡眠增加；电刺激此束则可引起脑电低幅快波，提示上行NA背侧束与紧张性觉醒有关，有助于CNS维持觉醒状态。

（5）学习和记忆：电毁损蓝斑，降低中枢NA含量，可抑制条件反射的获得；提高中枢NA含量，可提高动物条件反射的建立。

（6）镇痛：脑内NA可对抗针刺镇痛，而脊髓内NA则有助于针刺镇痛。

（三）肾上腺素能通路 adrenergic pathways（图10-18）

1. 胞体定位 分为腹（C1）、背（C2，C3）两组。

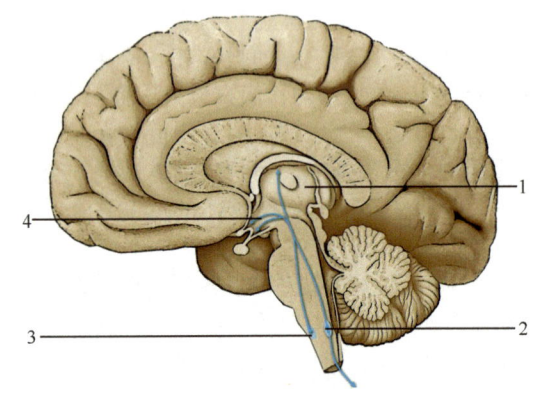

图10-18 肾上腺素能通路
1 丘脑 thalamus；2 C2及C3；3 C1；4 下丘脑 hypothalamus

C1：位于延髓腹外侧的外侧网状核附近，相当于A1细胞群喙侧的延续。C2：包绕第四脑室腹侧的内侧面，在与C1细胞群处同一水平，细胞靠近中线，位于延髓腹网状结构背内侧部和前庭核内侧；在尾端水平，位于孤束核的腹内侧。C3：位于延髓中缝背侧、C2的喙侧端，细胞分散于内侧纵束间。

2. 纤维投射 源于C1、C2和C3细胞群的肾上腺素能纤维一部分终止于迷走神经背核和孤束核，大部分纤维上行加入到去甲腺上腺素腹侧束，沿途分别终止于蓝斑、中脑中央灰质、丘脑和下丘脑等。下丘脑中的室旁核和弓状核的肾上腺素能纤维最为密集。C 细胞群的细胞也发出下行纤维通过脊髓侧索背部分布到脊髓的中间外侧柱。

3. 肾上腺素能受体 参见本节二（二）中相关内容。

4. 肾上腺素能神经元的功能 与 NA 能神经元比较，对肾上腺素能神经元的研究较少，这是由于脑内 NA 的含量大大高于肾上腺素的含量；肾上腺素能神经元的作用易被 NA 能神经元掩盖。缺乏特异的肾上腺素能拮抗剂也给肾上腺素的功能研究带来困难。肾上腺素能神经元参与血压的调节。孤束核的肾上腺素能神经元的缺损是自发性高血压大鼠（SHR）的遗传性病因。另外，肾上腺素能纤维末梢在下丘脑各部位，包括室旁核、弓状核和穹窿周围区的密集分布可能涉及许多功能的调节，如食物和水分的摄取、内分泌、体温和呼吸等。

（四）5-羟色胺能通路 serotonergic pathways（图10-19）

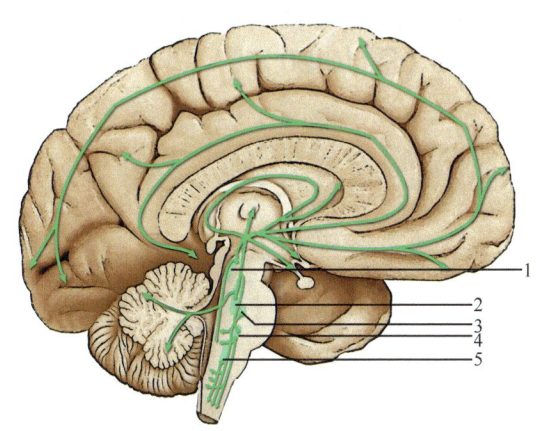

图 10-19　5-羟色胺能通路
1 中缝背核 dorsal raphe nucleus；2 中央上核 superior central nucleus；3 桥中缝核 raphe pontis；4 中缝大核 raphe magnus；5 中缝隐核及中缝苍白核 nucleus raphes obscurus and raphes pallidus

1. 胞体定位 B1 位于中缝苍白核内，自锥体交叉到面神经核平面；B2 位于中缝隐核内；B3 分布在中缝大核，与 B1 细胞群相连续，在锥体束背侧和斜方体内；B4 位于第四脑室底深面，在前庭神经核和展神经核背侧；B5 位于三叉神经运动核平面，相当于中缝桥核内；B6 位于第四脑室底喙侧部的深面，中缝部位的一小群细胞；B7 在中脑下丘平面，相当于中缝背核及其邻近灰质，为 5-HT 能胞体主要集中部位；B8 自下丘尾端一直延伸到脚间核尾侧 1/3 的平面，主要位于中缝正中核内，少数也分布在小脑上脚交叉的喙侧；B9 在中脑下丘平面，位于内侧丘系的内侧及其背侧的网状结构内。

此外，还有约占 5-HT 能神经元总数 22.5% 的胞体出现在中缝核以外的区域，包括蓝斑、脚间核、脑干网状结构和室周灰质等。

2. 纤维投射 分为上行 5-HT 能腹束和背束，下行延髓脊髓的投射及到小脑、脑干的投射。

（1）上行 5-HT 能腹束：较大，主要起于 B6～B8 群，经中脑腹侧被盖区，行于中央被盖束中，沿途投射到脚间核、黑质，向上参与前脑内侧束，经下丘脑外侧区到视前区、Broca 斜角带，发出纤维经髓纹到缰核、丘脑板内核、束旁核；一些纤维经穹窿到海马，经胼胝体和扣带分布到额叶、扣带回；另一些纤维沿嗅束达嗅球，也有一些纤维达下丘脑（乳头体、外侧视前区）；还有一些分支到隔区、Broca 斜角带、尾壳核、伏核及杏仁体。

（2）上行 5-HT 能背束：较小，分布较局限，主要起于 B6～B7 群，向上加入到背侧纵束，在上升途中，发出侧支到中脑网状结构和中脑导水管周围灰质，继续上升进入下丘脑尾侧区。

（3）至小脑的投射：起于 B5 和 B6，进入同侧小脑中脚，终止于小脑皮质和小脑核。

（4）至脑干的投射：B3～B5 与邻近网状结构存在联系，B7 发出最大的 5-HT 能束到蓝斑，B5～B8 投射到被盖核、脑桥和延髓网状结构。

（5）延髓脊髓的投射：起自 B1～B3 细胞群，特别是中缝大核，向下形成两束，一束经腹侧索终止于脊髓灰质前柱的第Ⅷ和第Ⅸ板层；另一束在外侧索背侧下降，在皮质脊髓侧束的外侧，支配中间外侧柱的自主性节前神经元和背柱的Ⅰ、Ⅱ、Ⅴ层，包括胶状质，后者与伤害性输入的调制有关。

3. 5-HT 受体 分为七大类，即 5-HT_1、5-HT_2、5-HT_3、5-HT_4、5-HT_5、5-HT_6 和 5-HT_7，其配体详见表 10-5。、5-HT_3 为离子通道型受体，其他均为典型的 G 蛋白偶联受体。5-HT_1 受体与 Gi 偶联，可减少 cAMP 生成；5-HT_4、5-HT_6、5-HT_7 受体与 Gs 偶联，可增加 cAMP 生成。5-HT_2 受体与 Gq 偶联，可增加细胞内 DAG 和 IP_3 的水平。

4. 5-HT 的生理功能

（1）调节心血管活动：中枢 5-HT 系统对心血管功能的调节较复杂，5-HT 的变化与心血管功能的变化并不一致，与药物剂量、注射部位、动物种属及被激活的 5-HT 受体类型等有密切关系。

表 10-5　受体分型及配体

受体	选择性激动剂	选择性拮抗剂
5-HT$_{1A}$	R（+）-8-OHDPAT，5CT，buspirone	spiperone，S（-）pindolol BMY7378，NAN-190，S（-）-UH301，WAY100635
5-HT$_{1B}$	CP93，729，5CT	S（-）pindolol N，N dipropyl-5-carboxamidotryptaqmine，GR55562
5-HT$_{1D}$	sumatriptan，L694247，5CT	isamoltane
5-HT$_{1E}$	5-HT	Methiothepin（weak）
5-HT$_{1F}$	5-HT	Methiothepin（weak）
5-HT$_1$-like	sumatriptan	Methiothepin（weak）
5-HT$_{2A}$	R（-）DOB，α-Me5-HT	ketanserin，titanserin spiperone，mesulergine MDL100907
5-HT$_{2B}$	α-Me5-HT	kertanserin，SB200646，SB204741
5-HT$_{2C}$	α-Me5-HT	ketanserin，spiperone，mesulergine，SB200646
5-HT$_3$	2-Me-5-HT，1-（mchlorophlor-ophenyl）biguanide，5-HT	zacopride，ondansetron，tropisettron，granisetron
5-HT$_4$	SC-53116，Methoclopramide，renzapride	SDZ 205557GR113808
5-HT$_5$	5-HT，LSD	methiothepin
5-HT$_6$	5-carboxamidotryptamine	amoxipine，clozapine
5-HT$_7$	LSD，5-HT	clozapine，amitryptline

（2）调节呼吸运动：与呼吸有关的神经元主要位于延髓背侧部和脑桥结合臂核团，这些神经元受 5-HT 能纤维末梢支配。

（3）调节体温：下丘脑前区和视前区都接受中枢 5-HT 能神经末梢支配。下丘脑前区与产热有关，视前区与散热有关。延髓中缝核尤其是中缝大核的 5-HT 能神经元接受皮肤温度感受器的传入信息，包括被皮肤热刺激兴奋的神经元和被冷刺激兴奋的神经元。这些神经元与下丘脑前区和视前区有明确的纤维联系。

（4）影响睡眠：参与睡眠或觉醒的递质很多，如 NA、ACh、DA 等，但正常睡眠和觉醒的维持有赖于 5-HT 和 NA 的相互制约和相互协调。

（5）抑制性行为：与中枢 DA 增强性行为的作用相反。

（6）摄食：将 5-HT 注入中缝核可促进摄食；但注入下丘脑室旁核则可抑制摄食。

（7）调节痛与镇痛：在痛与镇痛的调节中 5-HT 与 NA 有相互制约的作用。

（8）影响内分泌：下丘脑的弓状核、视交叉上核、乳头体前核和正中隆起等都有密集的 5-HT 纤维末梢，这些结构的分泌功能与 5-HT 有关。

（9）精神活动：中枢神经系统中 5-HT 含量的变化与精神和情感性活动有关。脑内 5-HT 含量过高过低均可引起精神障碍。

（10）婴儿猝死综合征（SIDS）：死于 SIDS 的婴儿延髓中 5-HT 及合成与 5-HT 合成有关的酶色氨酸羟化酶水平下降。5-HT 缺乏可能是导致 SIDS 的一种风险因子。

（五）组胺能传导通路 histaminergic pathways（图 10-20）

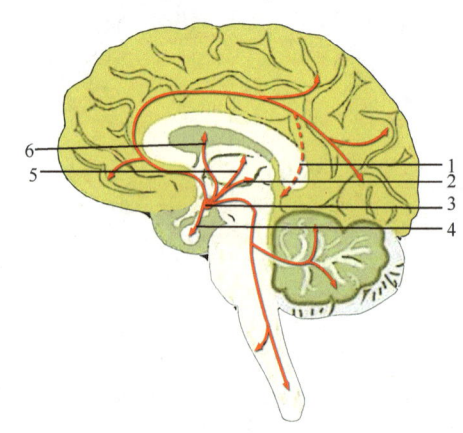

图 10-20　组胺能传导通路

1 至杏仁体及海马 to hippocampus and amygdala；2 至黑质及腹侧被盖区 to ventral tegmentum and substantia nigra；3 结节乳头体核 tuberomamillary nucleus；4 至垂体后部 to posterior pituitary；5 至丘脑中线区 to midline thalamic areas；6 至纹状体 to striatum

1. 胞体定位　主要位于下丘脑后部的结节区即结节乳头体核 tuberomammillary nucleus（TM）。

2. 纤维投射

（1）上行性通路：投射至前脑的广泛区域。在大鼠分为腹侧通路和背侧通路：①腹侧通路经脑的底面行向斜角带核，然后达内侧隔核或嗅结节及嗅球，大部分纤维在中线交叉；②背侧通路沿第三脑室外侧，终于丘脑和喙侧前脑结构。

（2）下行性通路：起自 TM，纤维行向尾侧与内侧纵束联系，支配三叉神经中脑核、中央灰质、顶盖和孤束核。一些纤维分布在黑质、中缝核，少量免疫反应的组胺能纤维也分布至小脑皮质各层及小脑核。从 TM 发出中等量纤维支配脊髓背角，主要见于颈段脊髓，有些纤维在中线交叉。

表 10-6　组胺受体分型及配体

受体	激动剂	拮抗剂
H1 受体	2-thiazolylethylamine	mepyramine
	2-pyridylethylamine	diphenhydramine
	2-methylhistamine	chlorpheniramine
	4-methylhistamine	pyrilamine
	2-phenylhistamine	chlorpromazine
	2-（3-fluorophenyl）histamine	doxepinpromethazine
	2-（3-chlorophenyl）histamine	promethazine
	2-（3-bromophenyl）histamine	pyribenzamine
	2-（3-iodophenyl）histamine	meclizine
	2-（3-trifluoromethylphenyl）histamine	buclizine
		Iodoazidolpyramine
		iodoazidophenpyramine
		brompheniramine
H2 受体	impromidine	cimetidine
	dimaprit	methiamide
	4-methylhistamine	ranitidine
	Betazole	burimamide
	tiotidine	
	famotidine	
	iodoaminopotentidine	
	butamide	
	oxmetidine	
	zolantidine	
H3 受体	R-α-methylhistamine	impromidine
		burimamide
		thioperamide

3. 组胺受体　有三型，为 H1 受体、H2 受体和 H3 受体，详见表 10-6。

4. 组胺能神经系统的主要功能

（1）调节内分泌：组胺能神经元投射至下丘脑视上核和室旁核，控制抗利尿激素和催产素的合成与释放。

（2）与睡眠和觉醒的关系：组胺能神经元广泛支配大脑皮质，有人称之为觉醒胺。损毁下丘脑后部，可引起动物嗜睡，此区域正好是组胺能神经元胞体聚集的部位。

（3）对伤害性反应的调节：与痛觉调制有关的结构如脊髓背角浅层、中缝背核和中脑中央灰质都接受组胺能纤维支配及存在组胺受体。

（4）对心血管的作用：根据血压的变化，组胺可在猫下丘脑后部自发性释放。

（5）其他：可参与中枢体温调节、摄食与饮水活动及自主性功能的调控等。

三、氨基酸类递质传导通路

（一）兴奋性氨基酸传导通路 excitatory amino acid pathways

1. 胞体定位及纤维投射　目前尚无合适的形态学技术直接显示含兴奋性氨基酸的神经元。脑内作为神经递质的氨基酸只占很少一部分，大量的氨基酸是中间代谢产物，因此脑内各个不同区域的氨基酸含量的测定难以确证氨基酸能神经元的定位和纤维投射。兴奋性氨基酸神经元的定位是根据高亲合力摄取结合脑区损毁或电刺激氨基酸释放，其纤维投射途径可应用同位素标记兴奋性氨基酸轴突运输的放射性自显影技术来确定。脑内兴奋性氨基酸包括谷氨酸 glutamate（Glu）和天冬氨酸。谷氨酸在脑内含量很高，是哺乳动物最重要的兴奋性神经递质。目前已知皮质的锥体细胞、海马内锥体细胞和小脑颗粒细胞是 Glu 能神经元。自皮质发出的 Glu 能纤维投射至纹状体、伏隔核、丘脑、中脑被盖、黑质、脑桥等部位；海马锥体细胞与多形细胞层神经元的纤维组成穹隆，投射至外侧隔核、伏隔核、斜角带核、终纹床核和乳头体（图 10-21）。海马内 CA3、CA2、CA1 区锥体细胞发出的 Glu 能纤维组成海马局部回路。

2. 兴奋性氨基酸受体　根据药理学和分子生物学的方法可将其分为离子型谷氨酸受体和代谢型谷氨酸受体两类，共五型 20 余种亚型。详见图 10-22、表 10-7。

3. 兴奋性氨基酸的生理功能和毒性作用

（1）参与学习和记忆：NMDA 受体与非 NMDA 受体参与 LTP 诱导。

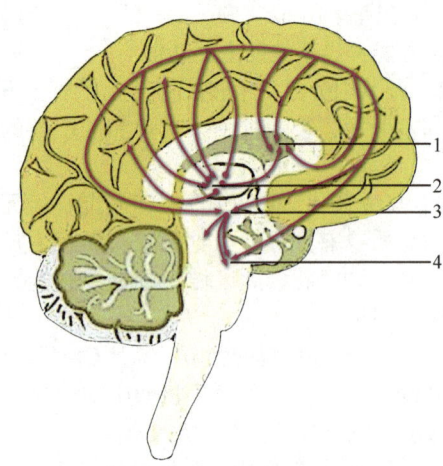

图 10-21　谷氨酸能传导通路
1 纹状体 striatum；2 丘脑 thalamus；3 底丘脑核 subthalamic nucleus；4 黑质 substantia nigra

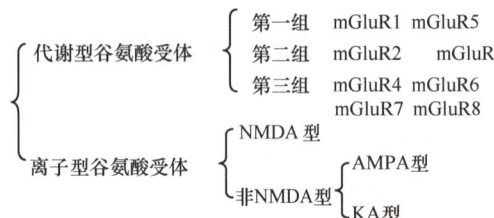

图 10-22　兴奋性氨基酸受体分类

（2）兴奋性氨基酸与精神分裂症：精神分裂症的发病机制可能与脑内多巴胺能和谷氨酸能系统的平衡失调有关。

（3）兴奋性氨基酸与神经变性疾病：一些神经变性疾病的发生可能是由于兴奋性氨基酸能神经元的过度活动，引起脑内某些区域神经元损伤凋亡所致。

（4）兴奋性氨基酸的神经毒性作用：几乎所有神经元都有谷氨酸受体。脑和脊髓中任何引起胞外兴奋性氨基酸浓度异常升高的病理变化都会产生兴奋毒性。

表 10-7　哺乳类中枢神经系统谷氨酸受体药理学分型及配体

药理学分型	选择性激动剂	竞争性拮抗剂
NMDA 受体	NMDA	D-AP5, D-AP7
AMPA 受体	AMPA	CNQX, DNQX, NBQX
KA 受体	KA	CNQX, DNQX, NBQX
代谢型谷氨酸受体	t-ACPD, L-CCG-IDCG-IV	MCPG, 4C3HPG, 4CPG
L-AP4 受体	L-AP4	MAP4

（二）γ-氨基丁酸（GABA）能传导通路 GABA ergic pathways（图 10-23）

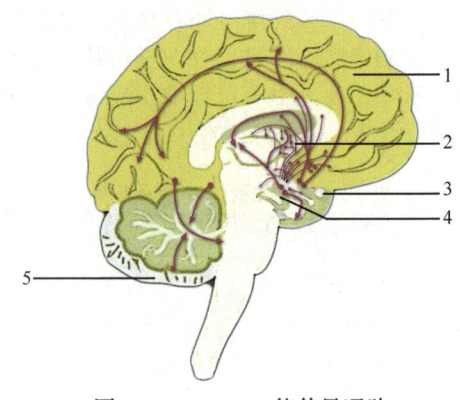

图 10-23　GABA 能传导通路
1 额叶 frontal cortex；2 伏核 nucleus accumbeus；3 杏仁体 amygdala；4 海马 hippocampus；5 小脑 cerebellum

1. 胞体定位　主要分布于端脑的新皮质、尾状核、苍白球、内侧隔核、伏隔核、斜角带核、齿状回、海马、内嗅皮质；间脑的丘脑网状核、下丘脑尾侧部、丘脑底核；中脑的上丘、黑质、中缝背核；小脑皮质和脊髓灰质。其中，黑质中 GABA 含量最高，苍白球次之。脊髓灰质内除运动神经元聚集区外都有 GABA 能神经元的分布，但含量较低。

2. 纤维投射　在大脑皮质、小脑皮质、纹状体和丘脑等处，多数 GABA 能神经元属于局部环路神经元或中间神经元。

（1）纹状体-黑质通路：纹状体 GABA 能神经元发出轴突经苍白球终止于黑质的致密部和网状部，直接或间接地参与调控黑质纹状体多巴胺能通路的细胞。

（2）小脑-前庭外侧核投射：含 GABA 的小脑 Purkinje 细胞，发出轴突投射至小脑中央核和前庭外侧核。GABA 是小脑传出通路的唯一递质。

（3）黑质-上丘和脑桥投射：黑质网状部的 GABA 能神经元的纤维投射至中脑上丘和脑桥被盖区。

（4）黑质-丘脑通路：从黑质网状部发出 GABA 能纤维投射至丘脑各部分。

（5）隔复合体（包括斜角带核）-海马和内嗅区投射：从隔核内侧和斜角带核发出的 GABA 能纤维投射到海马和内嗅皮质；斜角带也有纤维投射至隔内侧核。

（6）延髓-脊髓通路：延髓腹内侧网状结构和中缝核中的 GABA 能神经元中有部分直接投射到脊髓的中间外侧柱、腹角和背角，参与对伤害感受、内脏活动及运动反射的调控。

3. GABA 受体 分为 A、B、C 三型，详见表 10-8。

表 10-8　GABA 受体的药理学分型及配体

药理学分型	选择性激动剂	竞争性拮抗剂
$GABA_A$	蝇蕈醇、THIP	bicuculline
$GABA_B$	氯苯氨丁酸	phaclofen
$GABA_C$	CACA	3-APPA，3-APMPA

4. GABA 的功能

（1）抗焦虑作用：与 GABAA 受体有关。

（2）抗惊厥作用：降低脑内 GABA 的含量可使动物产生惊厥；提高脑内 GABA 含量可导致抑制，使动物运动减少。

（3）调节内分泌：GABA 是影响下丘脑垂体功能的重要神经递质之一。

（4）抑制摄食：提高动物脑内 GABA 含量可使其摄食明显减少，可能是下丘脑摄食中枢被抑制所致。

（范小兰）

参 考 文 献

关新民. 2002. 医学神经生物学. 北京：人民卫生出版社

徐科. 2003. 神经生物学纲要. 北京：科学出版社

朱长庚. 2003. 神经解剖学. 北京：人民卫生出版社

Doty RL. 2009. The olfactory system and its disorders. Semin Neurol，29（1）：74-81

Herrero JL，Roterts MJ，Delicato LS，et al. 2008. Acetylcholine contributes through muscarinic receptors to attentional modulation in V1. Nature，454（7208）：1110-1114

Neville KR，Haberly L B. 2004. Olfactory cortex. In：Shepherd GM，ed. The synaptic organization of the brain. 5th ed. New York：Oxford University Press

Onoda K，Ikeda M，Sekine H，et al. 2012. Clinical study of central taste disorders and discussion of the central gustatory pathway. J Neurol，259（2）：261-266

Onoda K，Kobayakawa T，Ikeda M，et al. 2005. Laterality of human primary gustatory cortex studied by MEG. Chem Senses，30（8）：657-666

Squire L，Berg D，Bloem F，et al. 2009. Sensory system and motor system. 北京：科学出版社

第十一章 脑和脊髓的血管

第一节 脑血管概述

正常成人脑重量约为1500g，占体重的2%～3%；流经脑组织的血流为750～1000ml/min，占心搏出量的15%～20%和全身25%的氧消耗。这表明脑血液供应极为丰富，代谢极旺盛。

脑是多血供的器官，高密度的动脉分支网形成脑组织丰富的血液供应。脑血管在形态结构、行程和配布上有其不同于身体其他部位血管的特点，这是脑部血液供应的特殊需要和脑功能的形态学基础。

一、脑动脉特点

（1）管壁薄。类似颅外同等大小的静脉；与相同口径的颅外动脉壁相比，内膜厚度相同，但内弹力膜较厚，中膜和外膜明显薄弱，弹力纤维减少，没有外弹力膜。

（2）有两类分支。大脑半球的动脉可分为皮质支（营养皮质和浅层髓质）和中央支（营养基底核、内囊和间脑），均自成体系互不吻合；皮质支在软脑膜内吻合丰富。

（3）行程弯曲。进入颅内的动脉行程极其弯曲，可衰减压力和冲击，一般认为此乃脑动脉无搏动的主要原因。

（4）不同部位血供不同。脑浅层的动脉吻合丰富，皮质血供比髓质丰富。

（5）有两种动脉系统来源。颈内动脉系统和椎动脉-基底动脉系统。

（6）脑血供与颅骨和硬脑膜的血供各自独立。前者来自颈内动脉和椎动脉，后两者来自颈外动脉。

（7）管壁有神经纤维。来自交感颈上神经节的肾上腺素能神经纤维，与动脉收缩有关；来自副交感神经的胆碱能神经纤维，与血管扩张有关。有学者实验证明，还有一种具有扩张作用的血管活性肠肽能神经纤维。

二、脑静脉特点

（1）脑静脉和脑动脉多不伴行。

（2）脑静脉和硬脑膜静脉窦均无完整的静脉瓣，但在某些部位（如上矢状窦的静脉入口处）存在导流作用的瓣状结构。

（3）大脑浅、深静脉在大脑髓质有细小的吻合，同时还有贯穿静脉相连。大脑浅静脉收集皮质和髓质浅层的静脉血，大脑深静脉收集髓质深层、基底核、间脑和脑室脉络丛的静脉血，经髓质深静脉、尾状核静脉、丘脑纹状体静脉等汇入大脑内静脉、基底静脉和大脑大静脉，最后由颈内静脉出颅。

（4）静脉窦是颅内静脉的特殊结构，由硬膜纤维板内衬内皮组成，多位于硬脑膜交汇处。

第二节 脑 动 脉

脑组织由两大动脉系统供血（图11-1、图11-2）。颈内动脉系统供应端脑前2/3、间脑前部等共约3/5的脑组织；椎-基底动脉系统供应颞叶、枕叶等端脑后1/3、间脑后部、脑干、小脑等共约2/5的脑组织。

颈内动脉入颅后依次发出脑膜垂体动脉、海绵窦下动脉、下被囊动脉、垂体上动脉、眼动脉、后交通动脉、脉络膜前动脉、大脑前动脉、前交通动脉和大脑中动脉等分支，构成颈内动脉系。椎-基底动脉在颅内依次发出脊髓后动脉、小脑下后动脉、脊髓前动脉、延髓动脉、小脑下前动脉、脑桥支、小脑上动脉和大脑后动脉等分支，构成椎-基底动脉系统。

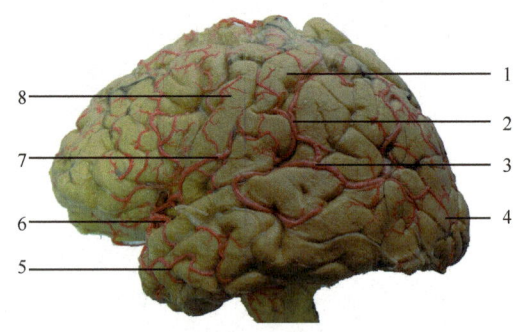

图 11-1 大脑半球外面观的动脉血供

1 中央后回 postcentral gyrus；2 中央后沟动脉 postcentral sulcus artery；3 角回动脉 angular gyrus artery；4 枕叶 occipital lobe；5 颞叶 temporal lobe；6 大脑中动脉 middle cerebral artery；7 中央沟动脉 central sulcus artery；8 中央前回 precentral gyrus

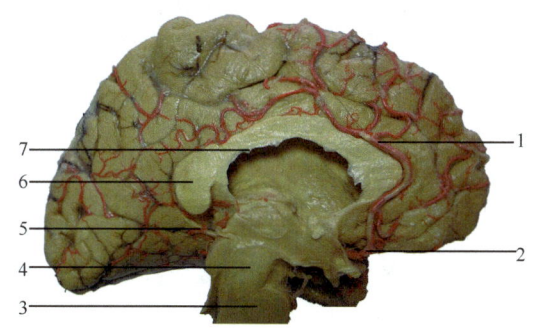

图 11-2　大脑半球内面观的动脉血供

1 大脑前动脉 anterior cerebral artery；2 大脑中动脉 middle cerebral artery；3 脑桥 pons；4 中脑 midbrain；5 大脑后动脉 posterior cerebral artery；6 胼胝体 corpus callosum；7 侧脑室 lateral ventricle

一、颈内动脉系统

颈内动脉为颈总动脉两终支之一（图 11-3），约在平甲状软骨上缘处由颈总动脉分出，直径 4～5mm，上升直至颅底，穿颈动脉管，经破裂孔后壁，弯曲向前进入蛛网膜下隙，向后上方弯曲，最终在大脑底前穿质附近发出脉络膜前动脉和后交通动脉后，分为大脑前动脉和大脑中动脉两大终末支。其行程以颅底颈动脉管外口为界，分成颅外段和颅内段。

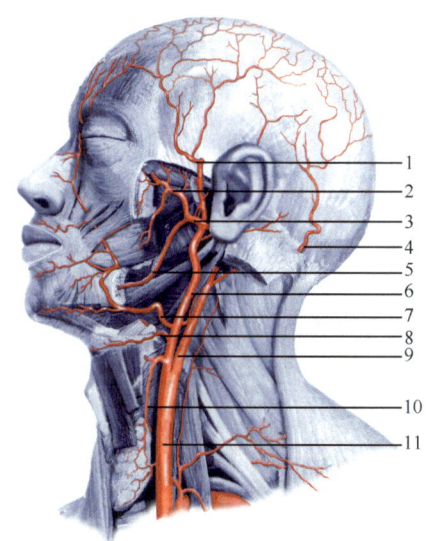

图 11-3　颈内动脉全貌

1 颞浅动脉 superficial temporal artery；2 脑膜中动脉 middle meningeal artery；3 上颌动脉 maxillary artery；4 枕动脉 occipital artery；5 下牙槽动脉 inferior alveolar artery；6 颈外动脉 external carotid artery；7 面动脉 facial artery；8 舌动脉 lingual artery；9 颈内动脉 internal carotid artery；10 甲状腺上动脉 superior thyroid artery；11 颈总动脉 common carotid artery

（一）颈内动脉分段

1996 年，Bouthillier 等提出颈内动脉新的分段法，是以数字（C1～C7）顺血流方向标记颈内动脉全程。该分段法解剖学分界明确，共分为七段：C1 颈段即颅外段，C2 岩段，C3 破裂（孔）段，C4 海绵窦段，C5 床突上段，C6 眼段和 C7 交通段；其中，C2～C7 各段或走行于颅底骨性结构内，或位于颅内，属于颅内段。

（二）颅外段

颅外段又称为颈段，起于颈总动脉分叉水平，终于颈动脉管外口；居颈外动脉后外方，继转至后内侧，沿咽侧壁上升至颅底。颈内动脉颈段前方有舌下神经、面静脉和枕动脉横过，前内侧有颈外动脉，前外侧有颈内静脉；近颅底处，舌咽神经、迷走神经、副神经斜过其后方，后方还与颈上交感节相毗邻；内侧毗邻咽上缩肌、腭帆提肌和咽鼓管，在咽壁与颈内动脉之间尚有咽升动脉和腭升动脉通行。

颈段无分支，行程具有一定的弧度，有三种形式：①呈轻度"S"形或"C"形弯曲；②呈螺旋状扭转；③中途扭曲成环形。以弯曲型常见，后两种少见。

（三）颅内段

颅内段依行程可分为：岩部 [C2 岩段至 C3 破裂（孔）段]、海绵窦部（C4 海绵窦段至 C5 床突上段）、脑部（C6 眼段至 C7 交通段）。

1. 岩部（C2～C3 段）　自颈动脉管外口上升，进入颈动脉管，在管内折向前内上侧，出颈动脉管内口，在有软骨填充的破裂孔上方进入颅腔；开始位于耳蜗和鼓室的前方，随后被一薄薄的骨样薄膜与咽鼓管分开，该薄膜年轻时呈筛孔状，老年后部分被吸收。

（1）C2 岩段：常发出三个分支：①鼓室动脉，起自岩部颈动脉管垂直段末端，进入鼓室；②翼管支，进入翼管供血，与翼管动脉吻合；③原始三叉动脉，较少见，是颈内动脉-基底动脉吻合支的胚胎残余动脉，血管造影出现率为 0.1%～0.2%。在此段行程中，颈内动脉弹性大半消失。在管内，动脉与咽鼓管和鼓室借菲薄骨片相邻，有时中耳、内耳感染也可能会引起颈内动脉周围炎。

（2）C3 破裂孔段：起于颈动脉管内口末端，在破裂孔内垂直上升，向着海绵窦，止于岩舌韧带上缘。岩舌韧带是颈动脉管骨膜的延续，连结前方蝶骨小舌和后方的岩尖。在韧带远端，颈内动脉进入海绵窦。C3 破裂孔段周围有结缔组织、静脉丛和交感神经节后纤维。C3 破裂孔段常自前壁发出破裂孔返动脉，向下内走行，与咽升动脉吻合，血管造影很少显示。

C2 段行至岩部尖端时出颈动脉管内口，越过破裂孔软骨上方，从三叉神经节内侧进入颅中窝，称为 C3 破裂孔段，其在硬脑膜外走行一段后，穿过硬脑膜延续为C4海绵窦段。

2. 海绵窦部（C4～C5段） 颈内动脉上升到后床突后转向前，走在蝶鞍旁的海绵窦内，然后向上内至前床突，出海绵窦的硬脑膜。

（1）**C4海绵窦段**（图11-4）：此段始于岩舌韧带上缘，止于近侧硬膜环。近侧硬膜环是由前床突的内、下面骨膜结合形成的，该环不完整地围绕着颈内动脉。在破裂孔软骨上方，动脉向上前内走行，于后床突外侧进入海绵窦。入海绵窦后，稍微上升便向前行，进入蝶鞍两侧的颈动脉沟中，略呈"S"形弯曲，直抵前床突内下方。然后，沿沟的弧度转向上内，在前床突内下方，依次穿过海绵窦顶部的硬脑膜和蛛网膜，进入颈动脉池移行为膝段。此段动脉被交感神经纤维包绕，并借纤维束与窦壁相连。海绵窦段远端直径为3.3～5.4mm，既往认为，C4海绵窦段行于海绵窦静脉血中。近来确认，海绵窦不是单纯的静脉管，而是一个复杂的静脉迷路，动脉和神经诸结构在窦内各有自己的间隔，借窦内皮与静脉血分开。动脉内侧贴近蝶窦侧壁，外侧与动眼神经、滑车神经、上颌神经和展神经为邻。

C4海绵窦段发出：①脑膜垂体动脉，起源于海绵窦段水平部或弯部，有小脑幕缘支，沿小脑幕缘向后外侧走行至切迹顶；斜坡支，向内后方走行，供给斜坡和鞍背；垂体下动脉，向前内侧走行至垂体沟，供给垂体后叶、蝶鞍和海绵窦的硬膜。两侧的脑膜垂体动脉均有丰富的吻合。②海绵窦下动脉，起于颈内动脉鞍旁下外侧面，其主要供给海绵窦内脑神经和硬脑膜；其主要分支是圆孔支，供给三叉神经，并与眼动脉、颌内动脉、脑膜副动脉和脑膜中动脉有广泛的吻合。③下被囊动脉或称为包膜动脉，由颈内动脉内侧壁发出，血管造影很难显示，主要供给蝶鞍前壁的硬脑膜。

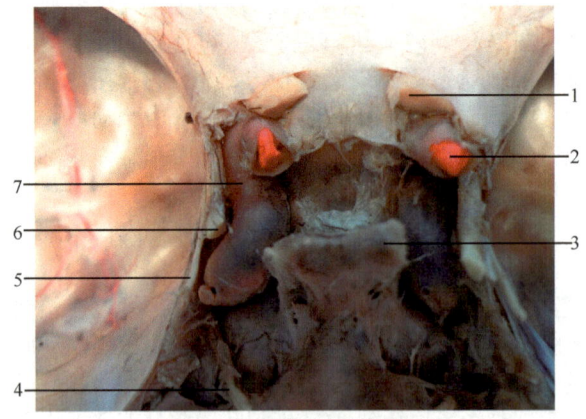

图11-4 颈内动脉海绵窦段

1视神经（颅内段）optic nerve（intracalvarium）；2颈内动脉（分叉处）internal carotid artery（crotch）；3后床突 posterior clinoid process；4展神经 abducent nerve；5滑车神经 trochlear nerve；6动眼神经 oculomotor nerve；7颈内动脉（海绵窦段）course of the intracavernous internal carotid artery（ICICA）

（2）**膝段**：是海绵窦段和床突上段间的转折部，从海绵窦段发出，呈"C"形环绕前床突，由此穿硬脑膜进入蛛网膜下隙颈动脉池；在前床突下方，发出垂体上动脉和眼动脉。

（3）**C5床突上段**：起于近侧硬膜环，止于远侧硬膜环。长4～6mm，位于前、后床突连线稍上方和颈动脉池的脑脊液中。近端直径为2.4～4.1mm，其走行方向与海绵窦段正好相反。

3. 脑部（C6～C7段）

（1）**C6眼段**：起于远侧硬膜环，止于后交通动脉起点的近侧。在视神经外侧或移行至视交叉处下方，弧形走向后外，到前穿质下方延续为C7交通段。眼段常发出两支重要动脉，即眼动脉和垂体上动脉：①眼动脉是出海绵窦的第一分支，一般自颈内动脉内侧发出，变异时可从脑膜中动脉发出。②垂体上动脉行在眼动脉至后交通动脉之间，颈内动脉后内侧发出1～7支穿支，造影不易显现；其主要分布于垂体柄、视交叉、乳头体前区和视束等部位；常与对侧同名动脉吻合。

（2）**C7交通段（终段）**：起于紧靠后交通动脉起点的近侧，止于颈内动脉分叉处。在颈动脉池内，末端弯向上后外侧，形成凸向后的弯曲。此段发出的重要分支为：后交通动脉、脉络膜前动脉和偶尔发出的钩动脉。后交通动脉从颈内动脉发出后向后走行，在动眼神经上方与大脑后动脉近端吻合，是 Willis 环的重要部分；其上外侧面发出4～12支穿支动脉，供给下丘脑后部、前部、底部和内囊后肢。有时该动脉粗大，在起始部形成漏斗状扩张，易被误诊为动脉瘤；一般认为该动脉直径≤3mm为正常。

（四）大脑前动脉和大脑中动脉

大脑前动脉和大脑中动脉是颈内动脉的终支。在两者分叉处，大脑前动脉（A1）走向前内，而走向外侧的大脑中动脉（M1）是颈内动脉的直接延续。

1. 大脑前动脉（图11-5） 在视交叉外侧呈直角由颈内动脉发出，由脑底部水平位向内行，折入大脑纵裂，沿胼胝体沟由前向后至胼胝体压部。大脑前动脉与对侧同名动脉在中线上借前交通动脉相连。大脑前动脉的皮质支依据分布区域而命名，供给大脑半球内侧面前3/4及额顶叶背侧面上1/4皮质和皮质下白质。在额叶的眶面有2～3支眶支，分布于嗅皮质、直回和眶内侧回。脑内侧面的额叶分支供给胼胝体、扣带回、额内侧回和旁中央小叶。顶部分支供给楔前叶。因此，大脑前动脉皮质支参与和下肢相关的大脑运动区及本体感觉区的供血。大脑前动脉的中央支从近侧部上升，供给胼胝体嘴、透明隔、壳核前部、尾状核头部及相邻的内囊。

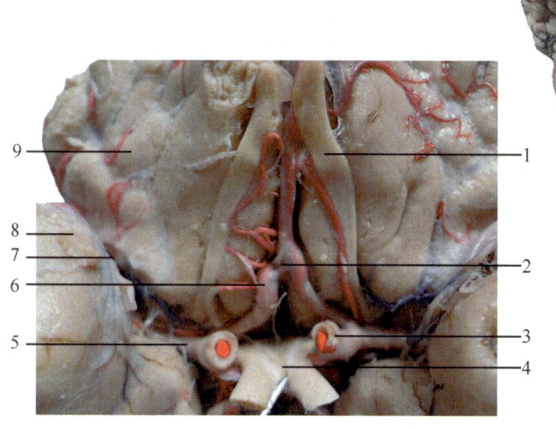

图 11-5　大脑前动脉和前交通动脉

1 嗅束 olfactory tract；2 前交通动脉 anterior communicating artery；3 颈内动脉（分叉处）internal carotid artery（crotch）；4 视交叉 optic chiasma；5 大脑中动脉 middle cerebral artery；6 大脑前动脉 anterior cerebral artery；7 外侧沟 lateral sulcus；8 颞叶 temporal lobe；9 额叶 frontal lobe

大脑前动脉主要分为前交通动脉和交通后段两个部分。在外科学中又将大脑前动脉分成三部分：A1，从颈内动脉末端到前交通动脉交叉部；A2，从前交通动脉到胼胝体缘动脉起始部；A3，胼胝体缘动脉起始部的远端，该部分也称为胼胝体周围动脉。

（1）**前交通动脉**（图 11-5）：长 4～8mm，从后下面发出 2～4 个下丘脑支，有时也可从大脑前动脉交通后段起始部发出，向后分布于视交叉、终板、下丘脑视前区、嗅旁区、结节、漏斗、穹窿前柱和扣带回。

（2）**交通后段**：绕胼胝体膝，沿胼胝体沟走向后方至胼胝体压部稍前延伸为楔前动脉，途中发出分支供给额叶、顶叶、枕叶内侧面及胼胝体。

大脑前动脉变异主要有以下四种：①两侧大脑前动脉走至中线后直接衔接，形成侧 - 侧吻合，无前交通动脉连接；②由一侧颈内动脉发出左、右两侧大脑前动脉，另一侧颈内动脉没有发出大脑前动脉，此时一侧大脑前动脉供应两侧半球内侧面和部分背外侧面；③两侧大脑前动脉管径大小不一，一侧极细，一侧甚粗，其中细小侧半球内侧面的血液可由粗大侧动脉代偿供应；④一侧大脑前动脉为两支或两支以上。

前交通动脉瘤的发病率极高，约占颅内动脉瘤的 30%，而 Willis 环前部发育不良可高达 85%。小的动脉瘤常无症状，大的动脉瘤可压迫大脑前动脉至额叶底面的分支、视交叉和下丘脑诸结构而产生视物障碍、精神症状、胃肠蠕动增强、食欲亢进等症状。

2. 大脑中动脉（图 11-6）　是颈内动脉的直接延续，可分为五段。

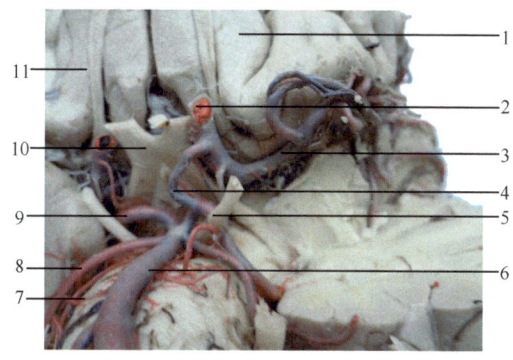

图 11-6　大脑中动脉

1 额叶 frontal lobe；2 颈内动脉 internal carotid artery；3 大脑中动脉 middle cerebral artery；4 后交通动脉 posterior communicating artery；5 动眼神经 oculomotor nerver；6 基底动脉 basilar artery；7 脑桥 pons；8 小脑上动脉 superior cerebellar artery；9 大脑后动脉 posterior cerebral artery；10 视交叉 optic chiasma；11 嗅束 olfactory tract

（1）水平段（M1）：在视交叉外下方，向外横过前穿质进入大脑外侧沟，再向后外绕过岛叶，发出分支分布于此处以及相邻的大脑半球外侧面。分支前的一段称为大脑中动脉主干，呈"S"形、弓形或平直形，长 15mm，外径 3mm。从视交叉外侧、嗅三角和前穿质下方颈内动脉分叉起，水平外行，抵达前床突附近的蛛网膜下隙的外侧窝池处止，称为水平段（M1），长 14～30mm。

（2）环绕段（M2）：大脑中动脉呈"C"形环绕岛叶前端进入外侧沟，行于大脑外侧沟，为环绕段（M2）。M2 由上干和下干组成，在外侧沟中向后上走行 10～22mm 后再接近。在 M2 段大脑中动脉分为上干和下干的占 78%，形成三叉者（其中一支为颞干）占 12%。

（3）侧裂段（M3）：在大脑外侧沟内，大脑中动脉紧贴岛叶表面，由前下走向后上，为侧裂段（M3）。M3 沿途发出多条皮质支，分布于大脑半球背外侧面。上干发出的有：外侧眶额动脉、中央前沟动脉、中央沟动脉、顶前动脉和顶后动脉；此动脉供应半球背外侧面的额叶下半、额盖区、顶叶等皮质。下干发出的有：颞极动脉、颞前动脉、颞中动脉、颞后动脉、颞枕动脉和角回动脉；此动脉供应颞叶外面、颞枕区、角回等皮质。

（4）分叉段（M4）：大脑中动脉从外侧沟上端，相当于从顶叶、枕叶、颞叶交界处深面浅出，至分为角回动脉和颞后动脉处。

（5）终段（M5）：角回动脉一般被认为是大脑中动脉的终支，称为终段（M5）。

大脑中动脉的皮质支和中央支（图 11-7）。

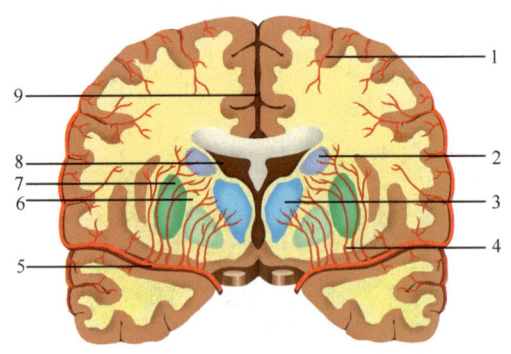

图 11-7　大脑中动脉各类分支
1 皮质支 cortical branches；2 尾状核 caudate nucleus；3 丘脑 thalamus；4 豆纹动脉 lenticulostriate artery；5 大脑中动脉 middle cerebral artery；6 内囊 internal capsule；7 壳 putamen；8 侧脑室 lateral ventricle；9 大脑纵裂 cerebral longitudinal fissure

（1）皮质支：①眶支到额叶的额下回和眶外侧面；②额支分布于中央前回、额中回和额下回；③两支顶支营养中央后回、顶上小叶下部及全部的顶下小叶；④2～3 个颞支供应颞叶的外侧面。大脑中动脉的皮质支主要供应除下肢以外的全身运动区和躯体感觉区皮质，以及听区和岛叶。

（2）中央支称为豆纹动脉，通常分为两组。大脑中动脉起始部 10mm 以内发出的称为内豆纹动脉，进入前穿质。在 10～20mm 范围内发出的称为外侧豆纹动脉，为 4～6 支，他们全部发自大脑中动脉的下内面。豆纹动脉供应尾状核头及体（前下部除外）、壳的大部、苍白球外侧部、内囊上 3/5、邻近的辐射冠和前连合外侧部。外侧豆纹脉口径比内侧豆纹动脉稍粗，是供应纹状体和内囊的主要动脉，易破裂出血，故称为"出血动脉"，又称为 charcot 动脉。

（五）后交通动脉

后交通动脉（图 11-6）自颈内动脉终段起始部的下外侧壁发出，向后下内进入脚间池，紧贴后床突的硬膜后行，在距基底动脉分叉处外方约 1cm 处与大脑后动脉连接。后交通动脉的上方为视束和大脑脚内侧面，下方为蝶鞍，内侧为乳头体和灰结节，下外侧为动眼神经和颞叶海马回沟。

由于壁内的弹性组织少和血流动力学因素，后交通动脉是脑动脉瘤的好发部位之一。如动脉瘤破裂出血，压迫动眼神经引起动眼神经麻痹；还可能压迫内侧的视神经和视交叉引起视力减退、视神经萎缩和视野缺损等。

（六）脉络膜前动脉

脉络膜前动脉在后交通动脉起始的远端 2～5mm 处自颈内动脉外下侧壁发出，少数的脉络膜前动脉可发自颈内动脉分叉处、大脑中动脉或前交通动脉。该动脉在蛛网膜下隙的鞍上池和脚间池内向后方走行，从外向内跨越视束后行，走向外侧膝状体，行于大脑脚与颞叶内缘之间，在海马沟附近经脉络裂进入侧脑室下角，参与形成侧脑室脉络丛。该动脉近端发出分支营养视交叉下面、视束后 2/3、灰结节、乳头体、大脑脚中 1/3 等；在进入侧脑室下角前后，发出分支营养海马旁回、钩、杏仁核、海马和齿状回前部、尾状核尾等。在侧脑室下角脉络丛，脉络膜前动脉与脉络膜后外侧动脉吻合。

脉络膜前动脉细小却非常重要，行程较长，较易发生闭塞。闭塞后可能产生下列症状：对侧偏瘫（由于大脑脚脚底供血不足）、软化、对侧偏身感觉障碍及偏盲（累及内囊后肢下 2/5）。

二、椎 - 基底动脉系统

椎 - 基底动脉系统是脑血液供应的另一个重要来源，主要供应小脑、脑干和大脑后部。

椎动脉（图 11-8）：自锁骨下动脉第一段发出者占 96.5%（其余 3.5% 为异常型，可起自主动脉弓或头臂干分叉等处），沿前斜角肌内缘向后上行，穿行第六至第一颈椎横突孔（93.5%）或上五个（3.5%）颈椎横突孔所形成的骨管隧道，从寰椎横突孔走出，弯向后内，越过寰椎后弓，穿过寰枕后膜和硬脊膜经枕骨大孔入颅；在蛛网膜下隙中沿延髓侧面斜向上内，到脑桥延髓沟处左右椎动脉合成位于延髓基底沟的基底动脉。颈椎间的位置变化或骨赘形成常影响椎动脉对脑的血液供应。

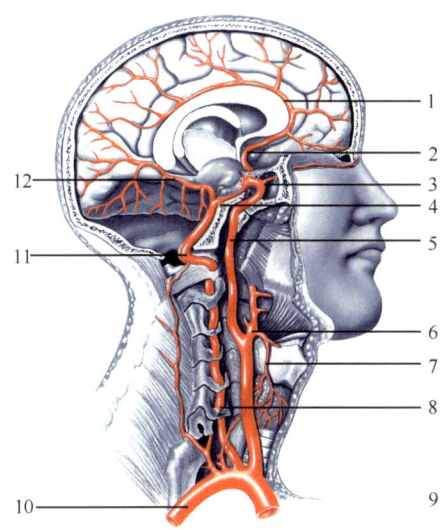

图 11-8 椎动脉全貌

1 胼胝体周围动脉 pericallosal artery；2 大脑前动脉 anterior cerebral artery；3 眼动脉 ophthalmic artery；4 后交通动脉 posterior comunicationg artery；5 颈内动脉 internal carotid artery；6 颈外动脉 external carotid artery；7 甲状腺上动脉 superior thyroid artery；8 椎动脉 vertebral artery；9 头臂干 truncus brachiocephalicus；10 锁骨下动脉 subclavian artery；11 基底动脉 basilar artery；12 大脑后动脉 posterior cerebral artery

椎动脉全程分为四段：①升段，自锁骨下动脉起始处至进入第六颈椎横突孔前，在前斜角肌和颈长肌之间向后上行。②孔内段，从第六颈椎横突孔到寰椎横突孔，穿过上六位颈椎横突孔，被交感神经丛缠绕，并与椎静脉丛伴行；此段还发出小支，沿颈神经进椎管，分布到脊髓。③枕下段，位于枕下三角中，由寰椎横突孔穿出至寰枕后膜下方止，在头外侧直肌内侧转向寰椎侧块后内方，在第 1 颈神经前支内侧，经寰椎上的椎动脉沟，穿过寰枕后膜和硬脊膜由枕骨大孔入颅。④颅内段，在蛛网膜下隙内，舌下神经根的前面，至延髓脑桥沟与对侧椎动脉汇合形成基底动脉处；该段常有两处狭窄：一是穿过硬脊膜处；二是在发出脊髓前动脉的上方。椎动脉造影常因痉挛而失败，与这两处狭窄有关。

基底动脉：在桥池内，由两侧椎动脉汇合而成，沿脑桥腹侧面基底沟上行到脑桥上界。通常在鞍背后方的脚间池，基底动脉分出左、右大脑后动脉两终支。

椎 - 基底动脉系统主要分支有：

1. 大脑后动脉（图 11-9） 是基底动脉的终末支，在脑桥上缘，距小脑上动脉 1～3mm 处由基底动脉末端发出，在脚间池内沿大脑脚外行，分为四段：①交通前段，从起始到与后交通动脉连接处，此段发出后中央内侧动脉和丘脑穿动脉；②交通后段（环池段），继而呈弓形绕大脑脚后外行，进入环池，

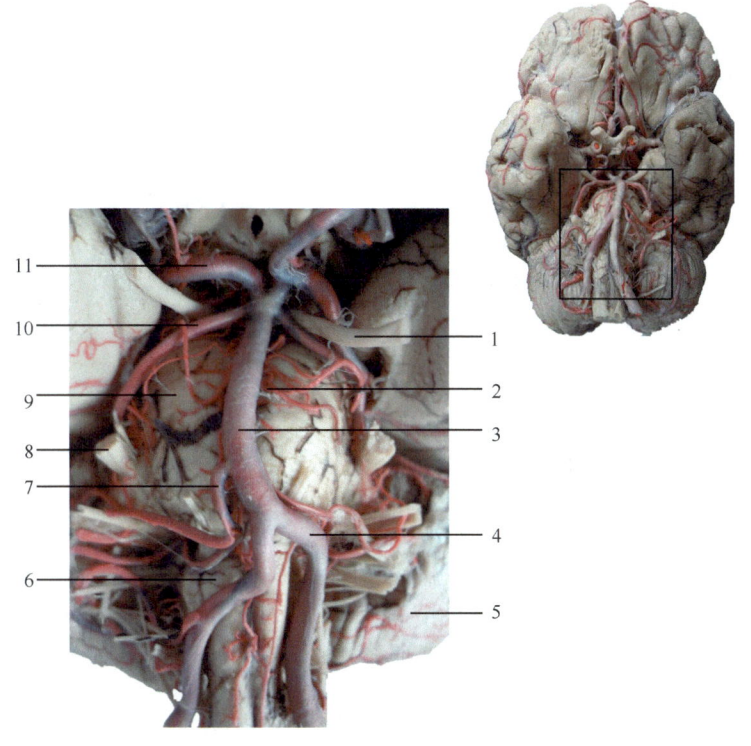

图 11-9 椎 - 基底动脉系统

1 动眼神经 oculomotor nerve；2 脑桥动脉 pontine artery；3 基底动脉 basilar artery；4 椎动脉 vertebral artery；5 小脑 cerebellum；6 延髓 medulla oblongata；7 小脑下前动脉 anterior inferior cerebellar artery；8 三叉神经 trigeminal nerve；9 脑桥 pons；10 小脑上动脉 superior cerebellar artery；11 大脑后动脉 posterior cerebral artery

上方有基底静脉与之伴行，下方有滑车神经和小脑上动脉伴行，此段发出丘脑膝状体动脉（后中央外侧动脉）、脉络膜后内侧动脉、脉络膜后外侧动脉和四叠体动脉等；③四叠体段，大脑后动脉绕顶盖，穿过四叠体池，至丘脑枕及外侧膝状体下方，发出胼胝体背侧动脉等；④末段，从四叠体段末端向后上方发出的两分支顶枕动脉和距状沟动脉止。

大脑后动脉的皮质支依据分布区域命名。在颞叶通常有两称颞支，分布于钩、海马旁回、枕颞内侧回、枕颞外侧回。枕支分布于楔叶、舌回以及枕叶后外侧面。顶枕支分布于楔叶和楔前叶。大脑后动脉供血于大脑皮质的视区和视觉传导路的其他结构。

大脑后动脉的中央支供应皮质下结构，数条小的后内侧中央支自大脑后动脉的起始部发出，穿过后穿质供血于丘脑前部、下丘脑、第三脑室侧壁和苍白球。在进入侧脑室下角之前，一支或多支大脑脉络丛后支通过外侧膝状体并供血于此。其他分支在丘脑后方弯曲，通过横裂或者进入第三脑室的脉络丛。这些分支供血于第三脑室和侧脑室的脉络丛及穹窿。中央分支供血于大脑脚、后丘脑、上丘、下丘、松果体和内侧膝状体。

大脑后动脉变异情况较为多见，25%～30%的人一侧或两侧大脑后动脉不是由基底动脉发出，而是由颈内动脉发出。因为在胚胎发育阶段，大脑后动脉是颈内动脉的一个分支，此种情况有人一直保留到生后。大脑后动脉变异常见有两类：①发自颈内动脉，行至基底动脉终点附近，发出一小支与基底动脉吻合；在此种情况下，从基底动脉发出的大脑后动脉管径一般都较细小。②发自颈内动脉，无吻合支连于基底动脉。

2. 小脑上动脉（图 11-9） 发出部位较恒定，从基底动脉邻近大脑后动脉起始处发出，直径 0.72～1.5mm；周围包以蛛网膜，伴大脑后动脉外行，在脑桥侧面向后，进入环池；在环池的幕下部分，前为脑干，后为小脑幕游离缘；在此处与滑车神经、基底静脉和大脑后动脉相互偕行；最后经滑车神经下方呈环形弯曲到达小脑上表面，于此分出软脑膜支并营养该处的小脑，并与小脑下动脉的分支吻合。小脑上动脉供血于脑桥、松果体、上髓帆和第三脑室的脉络丛。

3. 小脑下前动脉（图 11-9） 多从基底动脉下 1/3 段发出，向后外侧走行，围绕脑桥下外行；由桥池进入脑桥上池，一般在三叉神经下方，越过展神经、面神经和前庭蜗神经腹侧；在接近内耳门时形成动脉袢，发出迷路动脉，然后分为内侧支、外侧支两个终支。内侧支贴脑桥向后下行至小脑半球，分布于小脑前下面（小结、绒球、扁桃体、二腹叶、上半月叶）和齿状核，外侧支较细，沿脑桥小脑脚外行，绕绒球，经小脑边缘达水平裂与小脑后动脉分支吻合。

4. 迷路动脉 多从小脑下前动脉发出，于面神经和前庭蜗神经之间进入内耳道，分为三支：前庭支、蜗支和前庭蜗支。前庭支营养前庭神经、球囊、椭圆囊和外、上半规管；蜗支营养蜗神经，并分数小支进入蜗轴小孔形成动脉网，营养鼓阶骨壁、螺旋神经节、骨螺旋板和基底膜；前庭蜗支营养部分蜗底、椭圆囊、球囊和后半规管。各支末梢相对独立，较少侧支吻合。在内耳，迷路动脉与颈内动脉各分支间也仅有不充分的吻合，因此侧支循环很差。球囊、椭圆囊和半规管对血供变化颇为敏感，血流稍有减少即可产生恶心、呕吐、眩晕等平衡障碍。耳蜗的供血减少可引起高调耳鸣，如血流完全闭塞则出现失听。

5. 小脑下后动脉（图 11-10） 是椎动脉最大分支，在椎动脉上端平橄榄中下 1/3 平面发出，上升弯曲向后，在小脑延髓池中经橄榄下缘在舌下神经根上方或中间穿行，达延髓外缘，行于舌咽神经、迷走神经、副神经根上方或中间，绕小脑扁桃体下缘形成下襻后转折向上，到达脑桥下缘，再弯曲沿第四脑室下外侧下降，转向侧方至扁桃体内侧，进

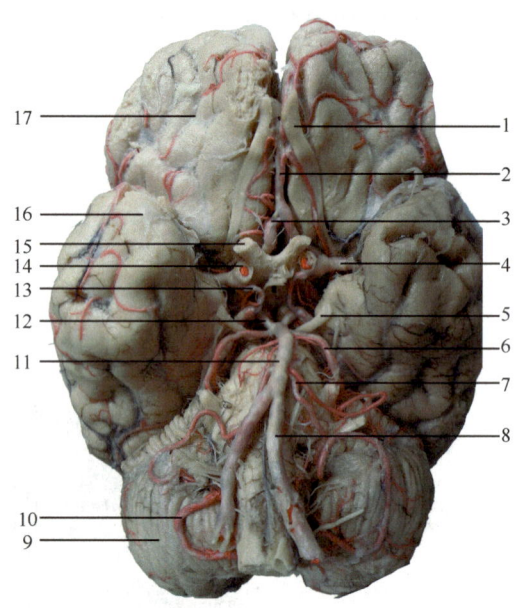

图 11-10 大脑动脉环

1 嗅束 olfactory tract；2 大脑前动脉 anterior cerebral artery；3 前交通动脉 anterior communicating artery；4 大脑中动脉 middle cerebral artery；5 动眼神经 oculomotor nerve；6 小脑上动脉 superior cerebellar artery；7 小脑下动脉 anterior inferior cerebellar artery；8 椎动脉 vetebral artery；9 小脑 cerebellum；10 小脑下后动脉 posterior inferior cerebellar artery；11 基底动脉 basilar artery；12 大脑后动脉 posterior cerebral artery；13 后交通动脉 posterior communicating artery；14 颈内动脉 internal carotid artery；15 视神经 optic nerve；16 颞叶 temporal lobe；17 额叶 frontal lobe

入小脑谷之前分成内侧和外侧两个终支。内侧支在小脑半球和小脑蚓部间向后走行，供血于此；外侧

支营养小脑半球下面中后部。两终支均与小脑上前动脉和小脑下前动脉（来自基底动脉）有吻合。

椎-基底动脉供血不全大多表现为小脑下后动脉血供障碍的症状。小脑下后动脉为血栓形成或栓塞的好发部位之一；由于其供血延髓外侧区，所以栓塞将导致疑核、孤束核、前庭神经核、蜗核、脊髓小脑束、脊髓丘脑侧束、三叉神经脊束核和三叉神经脊束的功能障碍，称之为"延髓外侧综合征"，或称之为Wallenberg综合征。

6. 脊髓前、后动脉 详见第六节脊髓的血管。

三、脑动脉的侧支循环

目前认为，脑内各动脉并非终动脉，颈内动脉各分支之间、椎基底动脉各分支之间皆有吻合，颅内外动脉之间也存在着吻合。脑动脉的侧支循环以大脑动脉环、软脑膜内动脉吻合、颈内外分支间的吻合为主。

（一）动脉环

1. 大脑动脉环（图11-10，图11-11） 又称为脑底动脉环或Willis环，位于蝶鞍上方的脚间池，环绕视交叉、灰结节、乳头体周围；其由前交通动脉、大脑前动脉起始段、颈内动脉末段、后交通动脉和大脑后动脉起始段吻合而成。大脑动脉环使颈内动脉系统与椎-基底动脉系统相交通。颈内动脉系统大体上供应脑的前3/5，椎基底动脉系统供应脑的后2/5。通常，两系统的压力相等，前、后交通动脉处于相对平衡状态，两系统血液互不混流，可以畅通到达所供应的脑组织。虽然约90%的人动脉环是完整的，但是大多数情况下，常有某一血管异常狭窄，以至不能起到侧支循环的作用。

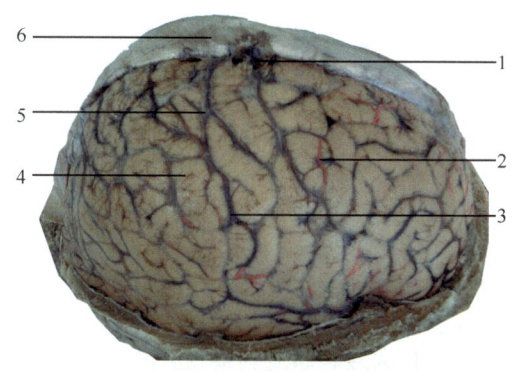

图11-11 大脑浅静脉概况

1 上矢状窦 superior sagittal sinus；2 大脑中动脉皮质支 cortical branches of middle cerebral artery；3 大脑浅静脉 superficial cerebral vein；4 脑回 cerebral gyri；5 脑沟 cerebral sulci；6 硬脑膜 cerebral dura mater

前交通动脉变异最大，有呈平行双干形的，有呈分叉形的，但大多有一支发育良好，仍能起到侧支循环的作用。在动脉环的前部，大脑前动脉起始部发育不全是动脉环缺乏的常见原因，如两侧大脑前动脉近侧段管径粗细不等，一侧的近侧段比对侧大；而前交通动脉和大脑前动脉的远侧段由较粗一侧发出。后交通动脉的发育不良在Willis环异常中较为多见，较常见的情况是管径细小或缺如，后交通动脉发育不良可使颈内动脉闭塞时，难以从基底动脉获血；同样，在基底动脉闭塞时，难以从颈内动脉获血。

2. 延髓动脉环 左、右椎动脉在脑桥下缘汇合成基底动脉前，各发一支脊髓前动脉在脊髓中线汇合，共同构成菱形的延髓动脉环。因脊髓前动脉细小，延髓动脉环代偿功能不大。

（二）软脑膜内吻合

在软脑膜内，大脑前、中、后动脉皮质支之间存在丰富的侧支吻合。他们随脑沟回的起伏而延伸或居于脑回表面，或深入沟内。吻合动脉口径200～600μm，平时闭锁，需要时开放，与动脉压差有关。此外，大脑前动脉的胼周动脉与大脑后动脉的胼胝体背侧动脉在胼胝体背侧吻合，称为胼周吻合。

在小脑表面，一侧小脑上动脉、小脑下前动脉和小脑下后动脉分支之间存在着广泛的吻合，两侧对应的小脑动脉分支之间也存在着丰富的吻合。每一小脑动脉相邻分支间的吻合较大脑动脉相邻分支间的吻合为多。小脑上动脉与大脑后动脉之间不存在明显吻合。

（三）脑内动脉吻合

大脑各动脉的中央支（穿动脉）从脑底进入脑实质后供应基底核、丘脑、内囊等脑深部结构。各中央支之间存在着大量吻合，可以改善脑血循环。但此类吻合血管的口径一般不超过50～60μm，不足以建立有效的侧支循环。临床上常因某中央支骤然阻塞而出现脑组织软化和功能障碍。

脉络膜前动脉、脉络膜后内侧动脉和脉络膜后外侧动脉之间的吻合存在于侧脑室脉络丛、颞叶内侧面和内外侧膝状体等处。

（四）颈内动脉和颈外动脉分支间的吻合

（1）眼眶为颅内颅外侧支循环的主要通道。

（2）通过脑膜垂体动脉、海绵窦下动脉等吻合于硬脑膜内。

（3）通过颈鼓支、茎乳动脉吻合于颞骨岩部。

（4）通过翼管动脉与上颌动脉吻合。

第三节　脑静脉

脑的静脉多不与动脉伴行。脑内静脉没有静脉瓣，壁薄，缺少肌组织。脑内静脉先在软脑膜内形成静脉丛，再汇集成静脉干走行一段后进入蛛网膜下隙，穿过蛛网膜和硬膜内层到达硬脑膜静脉窦。

一、大脑的静脉

大脑的静脉分为浅、深两组。

（一）大脑浅静脉

根据在大脑表面位置，分为大脑外侧面浅静脉、大脑内侧面浅静脉和大脑底面静脉。

大脑外侧面浅静脉分为三组，即大脑上静脉、大脑中静脉和大脑下静脉。

1. 大脑上静脉　有8～12支，位于外侧沟以上，主要沿脑沟走行，行至大脑半球的上内侧边缘，注入上矢状窦；其主要收集大脑背外侧面和内侧面（胼胝体以上）的血液。

2. 大脑中静脉　是大脑中唯一与动脉伴行的静脉，由岛叶的静脉网汇集成的，位于大脑外侧沟内，故又称为 Sylvian 静脉；其沿外侧沟前行，至颞极绕过大脑外侧窝池，邻蝶骨小翼处注入海绵窦，亦可经上吻合静脉（Trolard 静脉）注入上矢状窦或经下吻合静脉（Labbe 静脉）注入横窦。其主要收集外侧沟附近额叶、颞叶、顶叶血流。

3. 大脑下静脉　有1～7支，位于外侧沟以下、颞叶表面,收集大脑半球外侧面下部和底面的血液。大脑下静脉一般自前上方向后下方斜行，最后汇入海绵窦和横窦。

（二）大脑深静脉

大脑深静脉收集髓质深部、基底核区和脑室旁的静脉血，可分为三群（图11-12），即大脑内静脉、基底静脉和大脑大静脉。

1. 大脑内静脉　左、右各一，由透明隔静脉和丘脑纹状体静脉在室间孔后上缘合成，于穹窿柱后方收集丘纹静脉和脉络膜静脉；沿第三脑室顶后行，在胼胝体压部下方两侧大脑内静脉汇合为大脑大静脉。其收纳胼胝体、透明隔、基底神经节、丘脑、内囊、侧脑室和第三脑室脉络丛的静脉血。

2. 基底静脉　1824年由 Rosenthal 首先描述，故又称为 Rosenthal 静脉，是大脑深静脉中重要的静脉主干；由大脑前静脉和大脑中深静脉在前穿质外侧附近合成，再行向后内，经脚间窝外侧，在环池内绕大脑脚向后上方行于内、外侧膝状体之间穿过

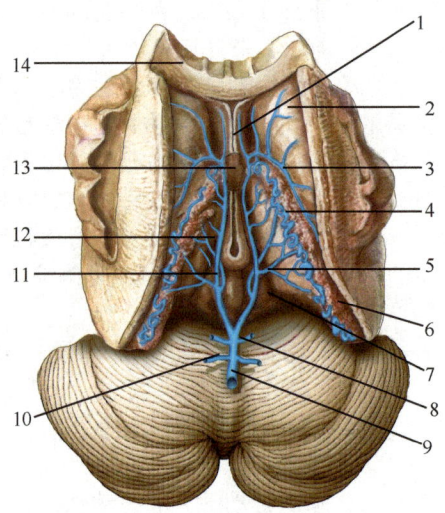

图 11-12　大脑深静脉

1 透明隔 septum pellucidum；2 尾状核 caudate nucleus；3 丘脑纹状静脉 thalamostriate vein；4 脉络丛静脉 choroid plexus vein；5 侧脑室静脉 lateral ventricular vein；6 脉络丛 choroid plexus；7 胼胝体 callosum；8 基底静脉 basal vein；9 大脑大静脉 great cerebral vein；10 枕静脉 occipital vein；11 大脑内静脉 internal cerebral vein；12 丘脑 thalamus；13 穹窿 fornix；14 胼胝体 callosum

并汇入大脑大静脉。基底静脉收纳岛叶和相邻灰质、嗅区、眶回、基底核和间脑等的静脉血，同时收纳前穿质的纹状静脉以及大脑脚、侧脑室下角、海马旁回和中脑的静脉血。

3. 大脑大静脉　又称为 Galen 静脉，是单支、短的静脉主干，由两侧大脑内静脉汇合而成，长1～2cm，环绕胼胝体压部急转向上，在接收左、右基底静脉后，于大脑镰和小脑幕在中线交界处前缘以锐角汇入直窦。在入直窦前，其还收纳枕内侧静脉、小脑正中前静脉等小脑静脉以及中脑、间脑等部位静脉血。

二、脑干的静脉

脑干的静脉形成浅表静脉丛，回流到脊髓和相邻的硬脑膜静脉窦。延髓前、后面的静脉向下沿脊髓前正中裂和后正中沟走行，与相对应的脊髓静脉相连。脑桥的静脉包括正中静脉和双侧静脉，腹外侧部的静脉回流到与基底动脉伴行的基底静脉，背外侧部的静脉回流到小脑静脉或岩窦、横窦或卵圆孔静脉丛。中脑的静脉回流到基底静脉，基底静脉汇入大脑内静脉或大脑大静脉。

三、小脑的静脉

小脑皮质静脉血汇成浅表的静脉，皮质下的深

静脉也汇入浅静脉。小脑静脉按位置分为上、下两组：①上组跨过小脑蚓上方，向前内侧走行进入直窦或者大脑大静脉，也可以走向外侧进入横窦或岩上窦；②下组包括小的正中静脉，向后走行，在小脑蚓的下方进入直窦或乙状窦，侧面的静脉进入岩下窦和枕窦。

四、颅内外静脉交通

颅内静脉和颅外静脉可通过颅骨导静脉、板障静脉、静脉丛和硬脑膜静脉窦相交通。这些交通对于感染从颅外病灶向颅内扩散具有重要意义。

（一）导静脉

导静脉是穿过颅骨连接颅内、外静脉的管道。较常见恒定的导静脉有：①乳突导静脉，位于乳突孔内，起于横窦的垂直部、乙状窦的中部或两窦的移行区，把耳后静脉和枕静脉经乳突孔连至乙状窦；②顶导静脉，是穿过顶孔连接上矢状窦与颅顶静脉和颞浅静脉的分支；③髁后导静脉，是椎外静脉丛经过髁管与乙状窦相通的静脉；④破裂孔导静脉，通过破裂孔连接海绵窦与翼丛和咽静脉；⑤卵圆孔静脉经卵圆孔，连接蝶顶窦、海绵窦与翼丛；⑥圆孔静脉，经圆孔连接蝶顶窦和颞叶静脉、翼丛；⑦棘孔静脉，经棘孔连接脑膜中静脉和翼丛。

（二）板障静脉

板障静脉位于颅骨板障内，没有静脉瓣，管腔较大，不规则膨大，壁薄，仅有一层弹性组织和内皮。放射影像术显示为 3～4mm 宽的透明带，他们同脑膜静脉、硬脑膜窦和颅外静脉相交通。一般顶骨板障静脉与顶叶浅静脉、上矢状窦联系，额骨的连于上矢状窦、蝶顶窦、眼静脉系统，枕骨的连于横窦、直窦或窦汇，颞骨的连于蝶顶窦、前颞深静脉或横窦，并都与相应部位的颅外静脉丛相连。

（三）静脉丛

静脉丛常见的有：①舌下神经管静脉丛，可偶尔呈单一静脉，通过舌下神经管连接乙状窦和颈内静脉；②颈内动脉管静脉丛，通过颈动脉管连接海绵窦与颈内静脉；③卵圆孔静脉丛，通过卵圆孔连接海绵窦与翼丛；④椎内静脉丛，位于椎管内硬脊膜与骨膜之间，上至枕骨大孔，下达骶骨尖，可分为前、后两部，与椎外静脉丛相连；⑤眼静脉通过眼上静脉和眼下静脉连接面部静脉和海绵窦；⑥翼静脉丛，是面静脉的面深静脉通过翼静脉丛与海绵窦相通。

（四）硬脑膜窦

参见"第十二章 被膜、脑室、脑屏障和室周器"。

第四节　部分脑结构的血液供应

一、间脑的动脉

间脑接受颈内动脉和椎动脉的血液供应。从发生上看，下丘脑发生较古老，主要由颈内动脉系统供应；丘脑是新发生的部分，主要由椎-基底动脉系统供应。

（一）丘脑的动脉

1. 丘脑动脉的来源　血流供应特别丰富，虽然接受颈内动脉系统和椎-基底动脉系统两个系统的血液供应，但主要是来自椎-基底动脉系统。

2. 丘脑各部的血液供应　由大脑前动脉的丘脑前动脉和大脑中动脉的豆核视束动脉供应丘脑前核的血液；后交通动脉的丘脑穿动脉和脉络丛前、后动脉的丘脑支供应丘脑内侧核群。丘脑外侧核群的前半由丘脑结节动脉和丘脑视束动脉供应；后半由丘脑膝状体动脉、丘脑穿动脉和豆核视束动脉供应。丘脑枕核由脉络丛前、后动脉的枕支及膝状体丘脑动脉供应。丘脑中线核群由丘脑穿动脉和丘脑结节动脉供应。板内核由丘脑穿动脉供应。

3. 丘脑内的微血管构筑　微血管铸型扫描电镜观察证实，丘脑内微动脉、毛细血管前微动脉、毛细血管起始处和各微静脉的注入处均可见到明显的平滑肌形成的环形或半环形压迹或缩窄环。这些平滑肌的舒缩能改变管径、调节血流量和血液的回流速度，特别是毛细血管前微动脉的括约肌，可调节进入毛细血管床的血流量。

丘脑动脉脑外段之间存在着较多的吻合，丘脑内部微血管间也存在丰富的吻合，吻合可存在于2条微动脉间或数条微动脉间，吻合管径大于 10μm，最大可达 50μm。微静脉吻合也常见，吻合管径为 11～25μm；微动脉与微静脉之间也有交通支。总之，人丘脑内微血管吻合丰富且复杂，可能与丘脑内组织功能活跃相关。

（二）下丘脑的动脉

下丘脑的血液供应十分丰富，有颈内动脉主干及大脑中动脉、大脑前动脉、脉络丛前动脉、后交通动脉和大脑后动脉等。各动脉之间有丰富的吻合，故血液供应代偿能力很强。

1. 乳头体部的动脉供应　从前交通动脉发出 2～4 支动脉到乳头体前外侧，从大脑后动脉发出数小支后内侧中央支动脉至乳头体后内侧部，还有后交通动脉发出一些小支至乳头体外侧部。这些动脉小支共同构成血管网，并深入乳头体内部。

2. 灰结节和漏斗部的动脉供应 此区动脉来自两侧后交通动脉和颈内动脉。各动脉小支甚为纤细，数量较多，经结节部穿入，形成稠密的血管网，并下延至漏斗部。

3. 视交叉和视束的动脉供应 视交叉的动脉来自颈内动脉主干、后交通动脉、大脑中动脉和大脑前动脉等。各动脉分出的分支与神经纤维平行，在视交叉内形成广泛的吻合网。视束的动脉来自颈内动脉主干、大脑中动脉、脉络丛前动脉、后交通动脉及大脑后动脉的分支。这些分支在视束内成"T"形与神经纤维平行，并形成稀疏的血管网。

从胚胎发生、形态和功能联系上看，下丘脑和垂体的关系十分密切，所以有学者把下丘脑和垂体看成是一个整体，称为下丘脑-垂体系统。下丘脑的血液供应也同样和垂体的血供存在着紧密的联系，但垂体还有自己独特的门静脉系统。

（三）后丘脑的动脉

后丘脑的动脉主要来自大脑后动脉的脉络丛后内、外动脉和脉络丛前动脉的分支。

（四）上丘脑的动脉

供应上丘脑的动脉主要来自大脑后动脉发出的脉络丛后内动脉、四叠体动脉和松果体动脉。

（五）底丘脑的动脉

供应底丘脑的动脉主要来自大脑后动脉发出的丘脑穿动脉和四叠体动脉。这些动脉分支进入底丘脑核后，分别营养底丘脑核的内侧部和外侧部；内侧部的血管特别稠密，而外侧部的血管则较稀少。

二、间脑的静脉

间脑的静脉大部分回流入大脑深静脉，上丘脑和后丘脑的静脉回流入中脑的静脉。

（一）丘脑的静脉

丘脑的静脉大致可分为两群：丘脑上部和内侧部的静脉向上后方集中，汇集成丘脑上静脉，注入大脑内静脉或大脑大静脉；丘脑下部和外侧部的静脉向下方集中，汇集成丘脑下静脉，流入基底静脉或中脑后静脉。静脉可以独立走行或与动脉伴行，或数条动脉围绕一条静脉等形式走行，如背外侧核、枕核、腹后外侧核腹外侧部的静脉常与动脉伴行离开丘脑；引流后外侧核、腹后外侧核、外髓板和网状核的静脉和供应这些部位的外侧膝状体丘脑动脉缠绕伴行；枕核腹侧部数条枕下内侧动脉常围绕一条静脉行走。

（二）上丘脑的静脉

上丘脑的静脉经由丘脑上静脉和松果体静脉收集，汇入大脑大静脉或大脑内静脉。

丘脑上静脉位于上丘脑的缰三角处，沿松果体两侧后行，在其后方，两侧静脉汇合于中线，注入大脑大静脉或大脑内静脉。

（三）后丘脑的静脉

后丘脑的静脉主要有内、外侧膝状体静脉，出现率为94.1%，主要回流入基底静脉、中脑外侧静脉和副基底静脉。

（四）下丘脑的静脉

下丘脑的静脉大致可分为纵行和横行两个系统，多汇入邻近的静脉。明显可见的有结节静脉、漏斗前静脉弓和乳头体前静脉弓。

三、脑干的动脉

脑干的动脉来自椎-基底动脉，其也发出很多类似中央支的细支并深入脑实质内供给相应范围的神经核。

（一）延髓的动脉

1. 延髓闭合部

（1）旁正中动脉：是脊髓前动脉的延髓支，分布于延髓的前部和中央区，营养中线两侧的结构，包括锥体、锥体交叉、内侧丘系、内侧丘系交叉、网状结构内侧份以及舌下神经核、迷走神经背核和孤束核的最尾侧份。

（2）短旋动脉：是椎动脉的延髓支，营养锥体与楔束核之间的延髓外侧区，包括三叉神经脊束、三叉神经脊束核、脊髓丘脑束和脊髓小脑前、后束。

（3）长旋动脉：是脊髓后动脉的脊髓支，分布于薄束、楔束及其核以及脑下脚的尾背侧部，营养薄束、楔束、薄束核和楔束核。

2. 延髓开敞部

（1）旁正中动脉：是脊髓前动脉的延髓支，营养橄榄部中缝两侧的结构，由腹侧向背侧依次为锥体、内侧丘系、顶盖脊髓束、内侧纵束、舌下神经核及舌下神经根。

（2）短旋动脉：是椎动脉的延髓支，营养下橄榄核的大部分以及横越网状结构的橄榄小脑纤维，迷走神经背核、部分孤束及孤束核，也可涉及迷走神经及舌咽神经根。

（3）长旋动脉：是小脑下后动脉的延髓支，营养延髓背外侧区，包括疑核、孤束及孤束核、迷走神经背核、前庭下核、三叉神经脊束及三叉神经脊束核、脊髓丘脑束、脊髓小脑前束及脊髓小脑后束、红核脊髓束、橄榄小脑束、网状结构外侧部、舌咽神经及迷走神经根。

（4）脊髓后动脉也属长旋动脉，仅营养前庭神经核和小脑下脚。如果脊髓后动脉不存在，其分布区由小脑下后动脉代偿。

上述各动脉分布区可以有很大变化，同时相邻区有重叠。

（二）脑桥的动脉

基底动脉位于脑桥腹侧中线，它发出长桥支和短桥支。

1. 旁正中动脉 是由基底动脉背侧发出的短桥支，垂直穿入脑桥基底部，营养脑桥基底部正中线两侧的结构，包括皮质脑桥束、皮质脊髓束、皮质核束、脑桥核和展神经根。

2. 短旋动脉 是由基底动脉两侧壁发出的较长桥支，营养脑桥外侧部的楔形区，包括皮质脊髓束、外侧丘系的部分纤维、部分三叉神经根及三叉神经核和面神经根及面神经核。

3. 长旋动脉 是起自基底动脉的长桥支及小脑下前动脉和小脑上动脉的分支，营养脑桥被盖部，包括三叉神经、展神经、面神经和前庭蜗神经的核团，三叉神经脊束，内侧丘系，斜方体，外侧丘系，脊髓丘系，三叉丘系，脊髓小脑前束，红核脊髓束，小脑中脚，小脑上脚及网状结构等。

（三）中脑的动脉

中脑的动脉来自大脑后动脉和小脑上动脉，小部分发自后交通动脉和脉络膜前动脉。

1. 旁正中动脉 为若干小支，主要由大脑后动脉环部或后交通动脉根部发出，在脚间窝形成动脉丛，再由丛发出分支进入后穿质；营养中脑旁正中区包括脚底内侧份、红核和黑质的内侧份、交叉前和交叉后的小脑上脚、动眼神经根及动眼神经核和滑车神经核以及邻近的内侧纵束。

2. 短旋动脉 起自大脑后动脉环池部、小脑上动脉近侧段和脉络膜后动脉，营养脚底外侧份、黑质和被盖的外侧部、外侧丘系和其周围的网状结构。

3. 长旋动脉 主要由小脑上动脉和大脑后动脉的四叠体动脉发出的分支，营养上丘、下丘。

中脑的血流供应与延髓相较也有旁正中动脉和长、短旋动脉，但配布上有不同。例如，许多旁正中动脉必然要向侧方行一短程才进入中脑，从而类似于其他各处的短旋动脉。而数支长旋动脉绕大脑脚到达背面，途中发出短的穿支，供给通常由短旋动脉供应的区域。

四、脑干的静脉

脑干的静脉在动脉的深方形成浅静脉丛。

（一）中脑的静脉

在中脑前面沿大脑脚处有纵行静脉与横行静脉均直接或间接汇入基底静脉，在中脑背面的四叠体静脉、小脑上脚静脉大部分直接汇入大脑大静脉。

（二）脑桥的静脉

在脑桥前面有纵行的脑桥前正中静脉和两侧的脑桥外侧静脉。纵行静脉间的静脉血液由脑桥横行静脉引流，向外侧通过小脑上外静脉前份汇入岩上窦。腹外侧部汇入与基底动脉伴行的基底静脉；背外侧部静脉汇入小脑下前静脉。

（三）延髓的静脉

延髓的静脉向下与脊髓静脉相续；有纵行静脉，如延髓前、后正中静脉，延髓外侧静脉，橄榄前、后静脉，其间以多支延髓横静脉相连，将静脉血导入延髓外侧静脉。延髓外侧静脉与脑桥外侧静脉相延续，将静脉血导入小脑上外静脉，汇入岩上窦或可沿末四对脑神经的根汇入岩上窦或颈内静脉上球。

五、小脑的动脉

小脑的动脉全部来源于椎-基底动脉系统。该系发出六条动脉至小脑，此外，尚有一些小动脉分支至小脑脚等处。

1. 脊髓后动脉的分支 自椎动脉的（颅内段）内侧壁发出，绕延髓下降，其起始段发小支至小脑下脚的尾背侧部。

2. 小脑下后动脉 为椎动脉的最大分支，于橄榄的下端发自椎动脉外侧壁，绕延髓向背侧，沿舌咽神经，迷走神经根背侧上行，至脑桥延髓沟再沿小脑下脚转向下，绕过小脑扁桃体内侧继而行向后外，在蚓垂分为内、外侧两支；内侧支又称为下蚓动脉，分布于下蚓和小脑半球下面；外侧支分布于小脑半球下面和外侧缘，与小脑下前动脉和小脑上动脉的分支吻合。外侧支主干还发出2～7支至延髓和第四脑室脉络丛；延髓支穿入延髓分布于橄榄后区（包括脊髓丘脑束、红核脊髓束、网状脊髓束、三叉神经脊束及其核和迷走神经背核），另有分布于小脑扁桃体及深部的齿状核。

3. 小脑下前动脉 发自基底动脉尾侧外侧壁，起始后向外向后经展神经、面神经和前庭蜗神经的腹侧由内向外走行，经脑桥小脑角池达小脑前下面，终末支与小脑下后动脉吻合；其分布于蚓锥体、蚓垂和小脑半球下面的前部，穿支至小脑白质和齿状核。此动脉还发出内听动脉（迷路动脉）分布内耳。

4. **小脑上动脉** 由基底动脉的上段发出，绕大脑脚至小脑上面，与大脑后动脉的水平段平行走向，两者间夹有动眼神经，由内向外绕大脑脚至小脑半球的上面，分为内侧支和外侧支。内侧支分布于蚓部和上髓帆；外侧支至小脑半球的上面，与小脑下前、下后动脉吻合，穿支入小脑白质、齿状核、小脑中脚、下丘尾侧部和第四脑室脉络丛。该动脉与小脑下前动脉的分布有一定重叠。

六、小脑的静脉

小脑的静脉位居小脑表面的软脑膜内，多不与同名动脉伴行，主要有：①小脑上静脉，由小脑上面的小静脉汇合面成，收集小脑上面和深部小脑核的血液，向中线汇入直窦或向前汇入左、右大脑内静脉；向外侧注入横窦；向前外入岩上窦。②小脑下静脉，较粗大，收集小脑下面的血液，分别注入乙状窦和枕窦。③小脑中央静脉，收集小脑蚓前部的血液，注入大脑大静脉。④小脑下内静脉，收集小脑蚓部和小脑半球内侧的血液，左右两支沿中线并行，注入直窦或横窦。

第五节 脑血液循环的调节

1951年McDonald和Potter提出，一侧半球的血液供应主要来自同侧颈内动脉和椎动脉，依靠后交通动脉相连接；在两侧血压相等的情况下，左、右两侧半球的血流并不混合；而在一侧颈内动脉或椎动脉闭塞的情况下，对侧的血流经前、后交通动脉流入患侧以代偿，大脑动脉环即起重要作用。但大脑半球表面的动脉，一旦进入髓质就不再吻合，即大脑皮质与髓质的动脉各成体系，互不吻合。

动脉血压是引导血流进入脑组织的重要因素，而相对抗的因素是颅内压升高、血液黏稠度的增加和血管口径的狭窄。尽管正常生理状态下血压有变化，但大脑仍能保持其血流恒定，是由于动脉压低时，脑血管的外周阻力减小，而当动脉压高时外周阻力相应增加。这种自动调节可起到代偿功能。若该自动调节功能丧失，要保持足够的血流到脑，动脉血压则应达到较高的水平。人体全部血管床均由同一泵灌注，所以为获得血流，各部位的血管间存在着一定竞争。由于脑血流自动调节机制的存在，脑血流量不受其他部位血流量波动的影响，不会因重力而改变脑血流量；当身体其他部位已出现缺血时，脑仍可得到充分的血流量。

脑血流自动调节的常见影响因素具体如下。

一、动脉血压和血管口径

脑血流量与脑灌注压成正比，与血管阻力成反比。血管阻力主要来自小动脉和毛细血管的动脉端，脑灌注压是平均动脉压与平均静脉压之差。实际上，正常人颈内静脉的压力基本等于零，颈内动脉压就是脑循环的灌注压；也就是说，脑血流量的多少直接与平均动脉压呈正相关。

当动脉压升高时，小动脉和毛细血管动脉端收缩，提高脑血管阻力，保持脑血流相对恒定。小动脉和毛细血管动脉端随血压升高收缩程度逐步增高。但是，当血压持续升高，直至升到小动脉和毛细血管动脉端无法再收缩时，脑血流量随动脉压的升高而呈线性升高。动脉压力升高至自动调节被打破这一点，称为脑血流自动调节的上限。相反，血压或脑灌注压降低时，小动脉和毛细血管动脉端扩张，降低脑血流阻力而使脑血流量得到相对的稳定。当血压持续下降，降低至小动脉和毛细血管动脉端再也不能扩张时，脑血流量随血压降低而逐步降低，该点称为脑血流自动调节的下限。当动脉压持续降低，直至出现脑缺血症状时，称为脑供血最低耐受压。在上述的上下限之内，虽然脑灌注压有所变化，但总的脑血流量维持相对稳定，这是脑血流量自动调节的血压因素，称为Baliss效应。正常情况下，成年人的自动调节上限在13.3～17.29kPa（100～130mmHg），下限在6.65～10.64kPa（50～80mmHg）。

对脑血管的外周阻力而言，脑血管的直径是主要因素，它受交感神经的节后纤维支配，对去甲肾上腺素敏感，故人类脑血管的外周阻力受去甲肾上腺素的控制。

二、静息与活动

1890年Roy和Sherrington首先发现当某一部位神经元兴奋时，该区域的血流量增加。研究者用闪光刺激实验动物的视网膜时，观察到脑视觉区温度升高，血流量增加，代谢增强。额叶被称为是思维脑，通常在安静状态下，脑额叶的血流量较顶颞叶高。当人在焦虑或兴奋时，这种基础血流量增加。因此，静息状态的血流量可随活动的种类而改变。

人不但在觉醒时，脑的局部血流量随各种活动而改变，而且在睡眠时，脑的局部血流量也会改变。睡眠中的慢波期平均脑血流量轻度增加，而在快动眼期脑血流量明显增加。但是，昏迷则与睡眠不同，脑血流量和代谢均被抑制，其代谢抑制程度与昏迷深度相一致。

三、年龄与脑血流量

正常生理状态下，不同年龄的脑血流量有所

差别，随着年龄增加，脑血流量相应减少。脑血流量和脑氧耗量在10岁以前最高，如6岁儿童的脑血流量为106ml/100（g·min）；发育成熟后脑血流量明显减少，如25岁的成年人，脑血流量为54～62ml/100（g·min）；至50岁以后又逐渐减少，平均为50ml/100（g·min）。这种脑血流量的递减一般是整个半球性的，没有特异性差异。然而，额叶的脑血流量减少与葡萄糖的利用率降低更为明显，如认知功能障碍的老年患者，常伴额叶为主的全脑血流减少与脑代谢降低。虽然年龄与脑血流量有一定的关系，但是对于身体健康勤于用脑的老年人，他们的脑血流量和脑代谢与25岁年轻人没有显著的差异。

四、二氧化碳和氧

脑的小动脉和毛细血管对血流中的二氧化碳（CO_2）张力的变化非常敏感，动脉血中正常CO_2维持在5.33kPa（40mmHg）。当CO_2张力迅速增加1倍时，脑血流也增加1倍；当CO_2张力降至2.67 kPa（20mmHg），脑血管收缩，脑血流降低50%。CO_2对脑血流的调节作用受年龄、血压等因素的影响。

氧（O_2）对脑血流的影响与CO_2相反，在稳定的CO_2张力条件下，O_2张力在一定范围变化时，脑血流量基本不变。但氧张力低于10.67 kPa（80mmHg）时，血管开始扩张，脑血流量增加；降低至4.65kPa（35mmHg）时，血管扩张程度达到高峰，脑血流增加至最大，即人类耐缺氧的最低阈值，若进一步降低可出现意识丧失。

五、颅内压

颅内压与脑血流量成反比，即当颅内压升高时，脑血流下降。但是由于生理性的颅内压自我调节，当颅内压升高时，平均动脉压也随之升高，可代偿性维护脑血流量稳定。当颅内压明显升高至5kPa（500mm H_2O，正常的颅内压数值为80～180mm H_2O），脑血流阻力显著增大，脑血流明显降低；当颅内压升高至与平均动脉压相等时，脑血流完全停止。颅内压对脑血流影响的调节称为Cushing反射。

六、血液黏滞度

在灌注压和血管口径不变情况下，脑血流与血液黏滞度成反比，即黏滞度升高时脑血流量降低，反之升高。血液黏滞度受红细胞、白细胞、血小板等有形成分和血浆纤维蛋白原、各种凝血因子、γ球蛋白和血脂等无形成分的影响。其中，血细胞比容和纤维蛋白原起着重要作用，如红细胞数增多、变形能力降低时，血液黏滞度升高，脑血流速度及

脑血容量降低。

第六节 脊髓的血管

一、脊髓的动脉

脊髓的动脉来源比较复杂，脊髓包括脊髓前动脉、脊髓后动脉和节段动脉。

1. 脊髓前动脉（图11-13） 在延髓脑桥沟下方起自两侧椎动脉，在延髓腹侧面下行至锥体交叉平面，两侧合成一支改称为脊髓前正中动脉。脊髓前正中动脉沿脊髓前正中裂下降，沿途不断接受前根动脉（节段动脉的分支）补充，至脊髓圆锥下续为一细支与终丝伴行。脊髓前正中动脉在下行过程中，向后主要发出250～300支沟动脉，进入前正中裂，左、右交替穿入脊髓。沟动脉进入脊髓后，一般先穿脊髓白质前连合，然后向外进入脊髓前角，分布至脊髓前角、后角基部和前外侧索大部分。两侧沟动脉吻合较少，而同侧上下血管之间吻合较多。有学者发现不同脊髓节段的动脉数目不同：颈髓和上胸髓部每厘米平均有5～8条，中胸髓有2～5条，下胸髓和腰髓有5～12条。

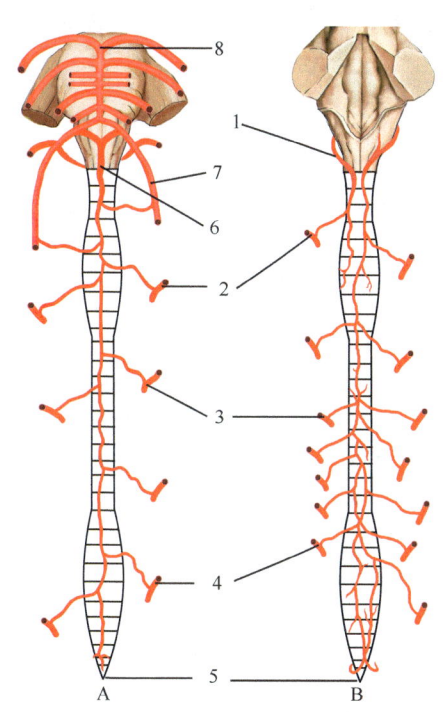

图11-13 脊髓前、后动脉

1 脊髓后动脉 posterior spinal artery；2 颈升动脉 ascending cervical artery；3 肋间后动脉 posterior intercostal artery；4 腰动脉 arteriae lumbales；5 终丝 terminal filament；6 脊髓前动脉 anterior spinal artery；7 椎动脉 vertebral artery；8 基底动脉 basilar artery

脊髓前动脉还供应延髓内侧区，此动脉栓塞将导致舌下神经核和舌下神经、内侧丘系和皮质脊髓

束的功能丧失，称之为延髓内侧综合征。

2. 脊髓后动脉（图 11-13） 为椎动脉在颅内位置较低处的分支，发出后绕至颈髓的外侧，沿脊髓后外侧沟、在脊神经后根内侧下行。在下行中，其接受经椎间孔进入椎管的根动脉，因此脊髓后动脉可延续至脊髓下部。

脊髓前动脉向外侧发出分支与脊髓后动脉分支吻合，在脊髓表面形成动脉冠，参与构成位于软脊膜内的软膜小动脉丛。由动脉丛发出分支进入脊髓，分布脊髓浅表部白质。脊髓前动脉及动脉冠的分支穿入脊髓后，吻合形成毛细血管网。注射实验显示：灰质的血供较白质丰富。

3. 节段动脉 按顺序有来自椎动脉的孔内段和升段、颈升动脉、肋间后动脉、腰动脉、髂腰动脉及骶外侧动脉。节段动脉一般成对，除供应椎旁肌和脊柱外，沿相应椎间孔进入椎管称为**根动脉**，分为前根动脉和后根动脉，各自伴脊神经前根和后根走行。前、后根动脉的分支环绕脊髓节段表面形成脊髓的**动脉冠**（图 11-14）。

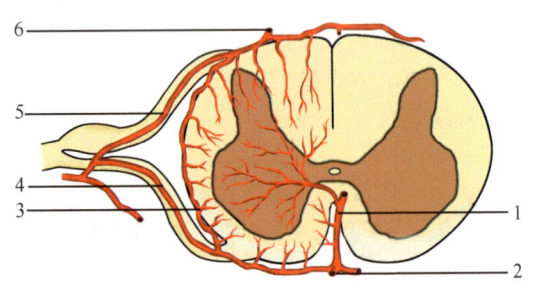

图 11-14 脊髓前、后根动脉

1 沟联合动脉 Joint artery；2 脊髓前动脉 anterior spinal artery；3 动脉冠 vasocorona；4 前根动脉 anterior radicular artery；5 后根动脉 posterior radicular artery；6 脊髓后动脉 posterior spinal artery

31 对根动脉粗细不等，长短不一，所以归宿不同。有的较短，分布至脊神经根和硬脊膜。有的进入软脊膜，参与构成软脊膜小动脉丛，称为软脊膜根动脉。只有少数（8～10 条）长的根动脉到达脊髓，为脊髓供血，称为髓动脉。髓动脉不成对，进入脊髓的水平也不定，较恒定的前髓动脉有三支：①在 C_8 脊髓节段平面，较恒定而粗大，称为颈膨大动脉；②在 T_7 髓节水平；③在 $T_9\sim L_2$ 水平，最粗大，称为腰膨大动脉。髓动脉分支抵达前正中裂和后外侧沟，在该处分为升、降两支，与相邻髓动脉彼此相串接，并补充加强脊髓前、后动脉。在两支根动脉供血区之间的交界区是脊髓动脉较细的部位，最易受循环的影响。当脊髓血管闭塞时，病损区缺血坏死，可产生类似脊髓横断损伤的症状，这一部位常见于 $T_{1\sim 4}$ 髓节和 L_1 髓节腹侧面，称为脊髓危险区。

二、脊髓的静脉

脊髓静脉的分布方式与动脉基本相似，但存在差异：①脊髓后侧静脉网较致密，而动脉网在前侧较致密；②脊髓后静脉只有一条；③脊髓前、后静脉间吻合较相应的动脉更为常见；④脊髓周缘静脉较动脉丰富，很少发生静脉阻塞。脊髓的静脉在软膜内形成静脉丛，并吻合成纵行的静脉干，再经脊髓前、后静脉引流至椎静脉丛和节段静脉。脊髓表面的纵行静脉干约有六条：脊髓前静脉与同名动脉相伴行，居其深部；脊髓后静脉居后正中沟处；脊髓前外侧静脉和脊髓后外侧静脉分别走行于脊神经前后根的后方。纵行静脉之间相互吻合，且蜿蜒迂曲。

脊髓表面的静脉位于蛛网膜下隙内，经前、后根静脉入椎内静脉丛，再经椎内静脉丛汇入节段静脉，再进入椎外静脉丛，从而与颈、胸、腰及盆部其他静脉相交通。脊髓的纵行静脉干向上直接或经过椎内静脉丛与颅内静脉相续。脊髓的静脉在穿出硬脊膜前部时无瓣膜。

（柯荔宁）

参 考 文 献

李云庆 . 2006. 神经解剖学 . 西安：第四军医大学出版社
李振华，李振平 . 2007. 颅脑应用解剖学 . 北京：高等教育出版社
李振平 . 2003. 临床中枢神经解剖学 . 北京：科学出版社
邢成名 . 2003. 缺血性脑血管病 . 北京：人民卫生出版社
张致身 . 2004. 人脑血管解剖与临床 . 第 2 版 . 北京：科学技术文献出版社

第十二章 脑和脊髓的被膜、脑室、脑脊液和脑的屏障

第一节 脑和脊髓的被膜

脑和脊髓的表面有三层结缔组织被膜，由外向内依次为硬膜、蛛网膜和软膜，它们有支持、保护脑和脊髓的作用。

一、脑的被膜

外层为硬脑膜，厚而坚韧，有神经和血管，主要由纵行的胶原纤维组成，有保护和支持脑的功能。中层为蛛网膜，是较疏松成网状的透明薄膜，其下的间隙称为蛛网膜下隙，腔内充满脑脊液。该膜薄而透明，无血管，在颅顶部形成颗粒状突起，伸入硬脑膜静脉窦内，脑脊液主要由此进入血液。内层为软脑膜，紧贴脑表面，有丰富的血管，伴随血管深入脑组织；脑膜炎主要是此层发生炎症。

（一）硬脑膜

硬脑膜 cerebral dura mater（图 12-1、图 12-2）是一厚而坚韧的双层膜。外层是颅骨内面的骨膜，仅疏松地附于颅盖骨内面，特别是在枕部与颞部附着更疏松，称为骨膜层。当硬脑膜血管损伤时，可在硬脑膜与颅骨之间形成硬膜外血肿。硬脑膜在骨缝和颅底处与颅骨紧密结合，很难分离；故颅底骨折时，易将硬脑膜与脑蛛网膜同时撕裂，使脑脊液外漏。如颅前窝骨折时，脑脊液可流入鼻腔，形成鼻漏。硬脑膜内层较外层厚而坚韧，在脑神经出颅处移行为神经外膜，在枕骨大孔处与硬脊膜相延续，称为脑膜层。颅内无硬膜外隙。

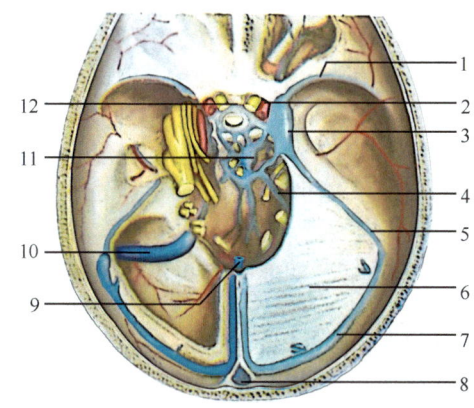

图 12-2 颅底的静脉窦

1 蝶顶窦 sphenoparietal sinus；2 颈内动脉 internal carotid；3 海绵窦 cavernous sinus；4 岩下窦 inferior petrosal sinus；5 岩上窦 superior petrosal sinus；6 小脑幕 tentorium of cerebellum；7 横窦 transverse sinus；8 上矢状窦 superior sagittal sinus；9 大脑大静脉 great cerebral vein；10 乙状窦 sigmoid sinus；11 基底静脉丛 basilar venous plexus；12 环状窦 sinus circularis

1. 硬脑膜的血管 主要来自上颌动脉发出的脑膜中动脉，是营养硬脑膜的重要血管。它从颅底的棘孔入颅中窝，沿颞骨内面的脑膜中动脉沟走行。在硬脑膜的血管中，尚有来自筛前动脉的脑膜前动脉、咽升动脉的脑膜后动脉和椎动脉及枕动脉的脑膜支。

2. 硬脑膜隔 硬脑膜内层折叠成皱襞，主要的有：

（1）**大脑镰 cerebral falx**：形如镰刀，是硬脑膜内层自颅顶正中线折叠、伸展于两大脑半球间的结构；前端窄，附于鸡冠；后份宽，向下连于小脑幕的上面；下缘游离于胼胝体的上缘。

（2）**小脑幕 tentorium of cerebellum**：呈半月形，水平地位于大脑半球与小脑之间。小脑幕分为两侧颞骨岩部，前缘游离并向后凹陷，称为幕切迹，与蝶骨鞍背围成的小脑幕孔有中脑穿过。小脑幕将颅腔分为幕上、下间隙。幕上间隙又借大脑镰分为左、

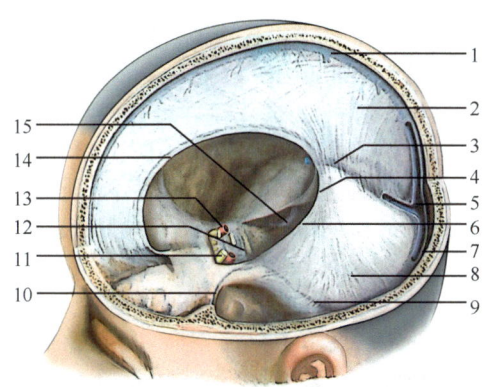

图 12-1 硬脑膜及硬脑膜静脉窦

1 上矢状窦 superior sagittal sinus；2 大脑镰 cerebral falx；3 直窦 straight sinus；4 乙状窦 sigmoid sinus；5 窦汇 confluence of sinus；6 小脑幕切迹 tentorial notch；7 横窦 transverse sinus；8 小脑幕 tentorium of cerebellum；9 岩上窦 superior petrosal sinus；10 蝶顶窦 sphenoparietal sinus；11 视神经 optic nerve；12 海绵窦 cavernous sinus；13 颈内动脉 internal carotid；14 下矢状窦 inferior sagittal sinus；15 岩下窦 inferior petrosal sinus

右两部分。当幕上间隙的颅内压增高时，可将海马旁回和钩推入小脑幕孔，形成小脑幕切迹疝而压迫大脑脚和动眼神经。

（3）**小脑镰 cerebellar falx**：后部附着于枕内嵴，上连于小脑幕，下接枕骨大孔边缘，前缘游离，呈镰刀状，分隔小脑两半球。

（4）**鞍隔 diaphragma sellae**：为环状皱襞，中央有孔，漏斗从此通过；前方附着于鞍结节和前床突，后方附着于小脑幕游离缘，构成垂体窝的顶。

3. 硬脑膜静脉窦（图 12-1）　是两层硬脑膜之间的静脉管道，窦壁的外层由致密的胶原纤维所组成，坚韧、弹性小；内层由疏松的细胶原纤维构成。窦腔内表面衬有内皮，与静脉的内皮相续，但无瓣膜。在大脑静脉和小脑静脉汇入静脉窦的入口处具有瓣膜装置（如半月瓣，小梁和中隔等），有调节入窦血流的作用。因其壁厚不易塌陷，当损伤时出血凶猛。

人的硬脑膜静脉窦可分为后上群与前下群。后上群包括上矢状窦、下矢状窦、左右横窦、左右乙状窦、直窦、窦汇、左右岩鳞窦和枕窦等；前下群包括海绵窦，海绵间窦，左右岩上、岩下窦，左右蝶顶窦和基底窦等。

（1）**上矢状窦 superior sagittal sinus**：位于大脑镰凸缘处，从鸡冠开始，沿颅内面的矢状窦沟向后行至近枕内隆凸处流入窦汇，但多偏向右移行为右横窦，也有的后端分叉，分别移行于左、右横窦（详见后窦汇）。

上矢状窦的横切面呈三角形，由前向后逐渐增大。左右侧壁有大脑上静脉的开口，还有突入的蛛网膜颗粒。每侧有三个静脉陷窝，这是窦壁较薄的扩大部分；顶静脉陷窝最大，枕静脉陷窝次之，在前面的额静脉陷窝最小。有报道称：儿童静脉陷窝不明显，成人的静脉陷窝发育良好；到老年，这些静脉陷窝有彼此连续的倾向，每侧几乎成一个长形的陷窝。静脉陷窝接受大脑上静脉的开口，每个静脉陷窝可接受 1～3 条静脉。

上矢状窦接受大脑半球浅层的血液，在后端还接受经顶导入颅骨骨膜的静脉、静脉陷窝处导入板障静脉和硬脑膜静脉的血液。上矢状窦起始部与鼻静脉有吻合，在儿童较明显。上矢状窦与头皮静脉、板障静脉和鼻腔静脉交通，这些部位的化脓性感染，有可能引起上矢状窦的传染性血栓形成。

（2）**直窦 straight sinus**：位于大脑镰与小脑幕结合处的两层硬脑膜之间；起始部膨大，向后下行，近枕内隆凸处偏向左移行为左横窦或入窦汇，或分叉为左右两支，参与左、右横窦。直窦除接受大脑大静脉和下矢状窦外，还接受小脑幕静脉和小脑静脉，这些静脉开口处都有半月瓣。直窦的横切面也呈三角形。窦内有许多横行纤维和网状小梁。从组织学观察，也有海绵状间隙系统。

（3）**下矢状窦 inferior sagittal sinus**：在大脑镰下缘后半的两层硬膜内，后部稍增大注入直窦；接受大脑镰静脉，偶有大脑半球内侧面的静脉汇入。

（4）**横窦 transverse sinus**：成对，位于小脑幕附着缘两层硬脑膜之间、颅骨内面的横窦沟内。从枕内隆凸开始，一般右横窦多续于上矢状窦，左横窦续于直窦。但也可以共同起于窦汇或由上矢状窦与直窦分叉，分别形成左/右横窦。横窦在小脑幕附着缘弧形向前外，并轻度凸向上弯曲，近颞骨岩部底急弯向下移行为乙状窦。横窦口径，由后向前逐渐增大，一般右侧大于左侧。横窦横切面呈三角形，窦内有小梁和中隔等，也有海绵状间隙系统。横窦除接受上矢状窦和直窦的血液外，还接受大脑下静脉、Labbe 吻合静脉、小脑及脑干的静脉、导静脉和板障静脉的血液，在移行为乙状窦处接受岩上窦的血液。

右横窦明显大于左横窦。当左横窦过小，右横窦发生急性阻塞或右颈内静脉结扎时，可能发生脑静脉的回流障碍，引起严重的脑淤血。临床统计，右横窦栓塞较为多见，发生栓塞时，临床症状严重，容易发现。

（5）**乙状窦 sigmoid sinus**：成对，位于颞骨乙状窦沟内，续于横窦离开小脑幕处，沿乙状窦沟弯曲向下内，横过颈静脉突转向前，至颈静脉孔，终于颈内静脉上球。乙状窦上部以薄骨片与鼓室和乳突小房相隔；乳突小房感染可波及乙状窦，引起乙状窦栓塞。乙状窦经髁管的导静脉与头皮静脉交通，头皮的感染也可波及乙状窦。

乙状窦伴同枕动脉的脑膜支，位于颈内静脉孔的后外侧，两者中间有第Ⅸ、Ⅹ、Ⅺ对脑神经。

（6）**窦汇 confluence of sinuses** 是硬脑膜静脉窦在枕内隆凸处汇合，窦汇壁内也有海绵样间隙组织的存在。窦汇可以分为六型（图12-3）：①窦汇型，上矢状窦、直窦和左右横窦汇合于枕内隆凸处，约占 19%；②双分支型，上矢状窦与直窦均分为左右两支，分别汇合成为左横窦和右横窦，约占 34%；③上矢状窦分支、直窦偏侧型，上矢状窦分为左右两支，直窦不分支偏向左侧或右侧，约占 16%；④直窦分支、上矢状窦偏侧型，直窦分为左右两支，上矢状窦不分支偏向左侧或右侧，约占 28%；⑤单偏侧型，上矢状窦和直窦均不分支，分别偏于相反一侧，约占 3%；⑥双偏侧型，上矢状窦与直窦同偏向于一侧，这种类型少见。

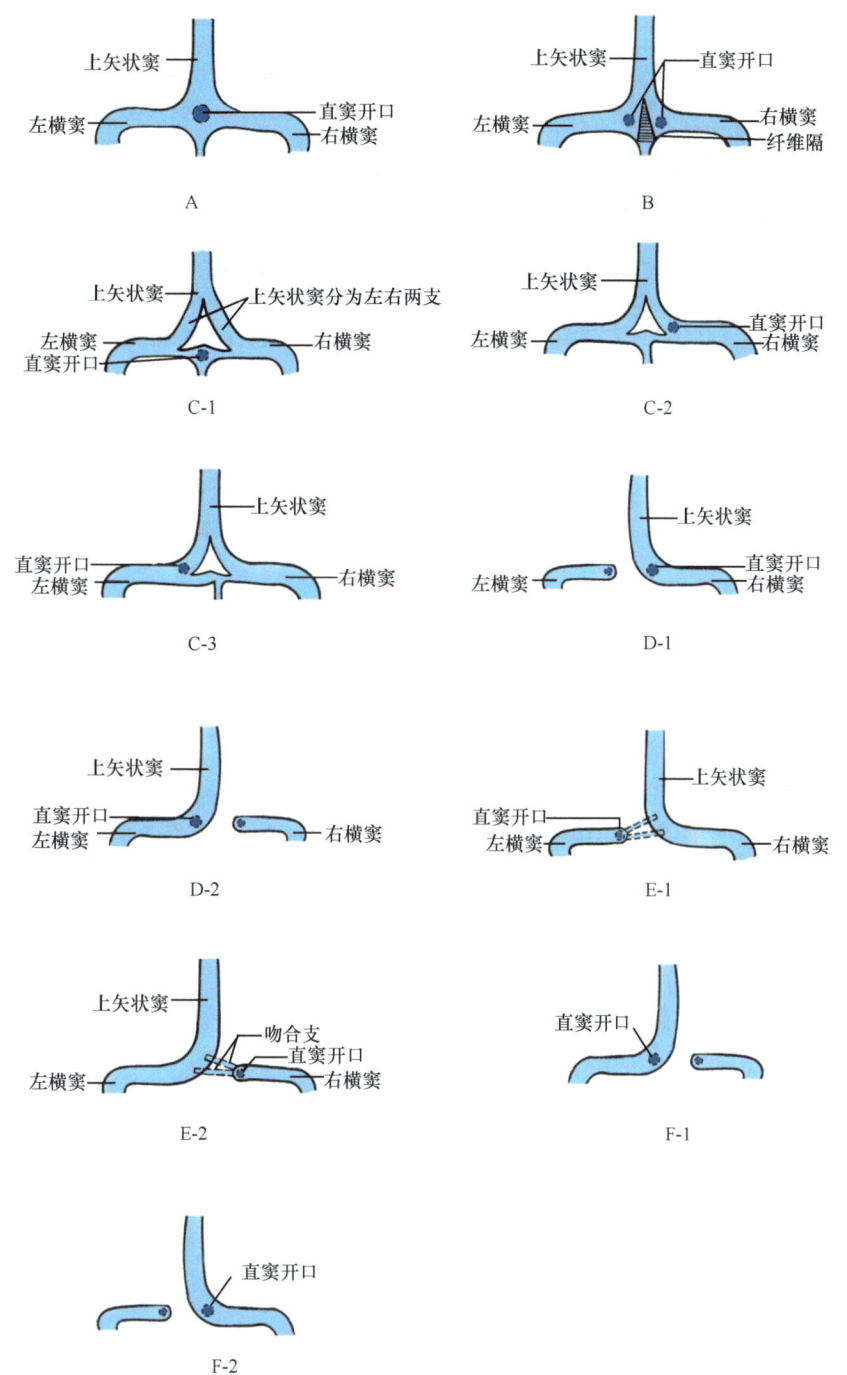

图 12-3 窦汇分型

综上六型，上矢状窦以偏流于右侧居多，而直窦以偏流于左侧居多，提示脑深部的静脉血以导向左横窦为主。绝大多数是右横窦明显大于左横窦。

（7）**海绵窦** cavernous sinus：位于蝶鞍两侧两层硬脑膜之间，前起于眶上裂内侧端，后至颞骨岩部的尖端，平均长约2cm，宽为1cm。左右海绵窦之间，鞍隔前后附着缘前面含有海绵间前窦，后面含海绵间后窦，连同左右海绵窦，环绕垂体，形成环窦。在蝶鞍底部还有海绵间下窦。海绵窦为静脉丛结构，内衬有一层内皮，窦内有许多细纤维交织。颈内动脉和其周围围绕的交感神经纤维经过海绵窦内的内侧部前行，但隔有内皮。在内皮与颈内动脉下外侧之间有展神经通过（图12-4）。

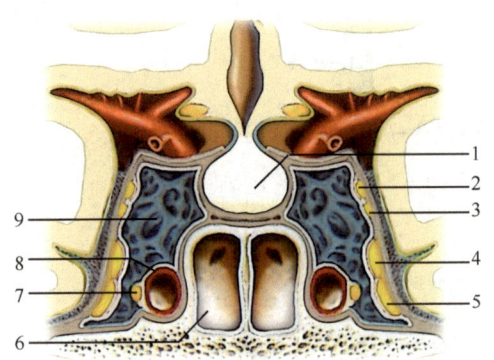

图 12-4　海绵窦（冠状切面）

1 垂体 pituitary gland；2 动眼神经 oculomotor nerve；3 滑车神经 trochlear nerve；4 眼神经 ocular nerve；5 上颌神经 maxillary nerve；6 蝶窦 sphenoid sinus；7 展神经 abducent nerve；8 颈内动脉 internal carotid；9 海绵窦 cavernous sinus

海绵窦的上壁厚 0.5～1mm，与额叶相隔，固定于蝶骨小翼、前后床突及鞍背，移行为鞍隔。海绵窦内侧壁仅由 0.1～0.5mm 厚的纤维层构成，上方与垂体囊融合；下方以薄骨片（0.5～4.0mm）与蝶窦相隔。海绵窦的外侧壁分为两层，外层是致密结缔组织；内层为疏松结缔组织和大量的网状纤维所构成。内层内自上而下有动眼神经、滑车神经、三叉神经的眼神经和上颌神经穿过，与窦腔仅隔以内皮。

海绵窦除有海绵间窦左右相通外，还通过许多属支与颅内外静脉广泛联系。与颅外静脉的吻合：眼上、下静脉和导静脉。颅内的静脉吻合：接受浅大脑中静脉和大脑下静脉；可以通过下大吻合静脉和前大吻合静脉，与横窦和上矢状窦交通；经岩上窦与横窦交通；经岩下窦通至颈内静脉。

（8）**枕窦 occipital sinus**：是小脑镰附着缘的最小静脉窦，从枕骨大孔边缘上行至窦汇或其他静脉窦。枕窦甚至可绕过枕骨大孔边缘再与乙状窦相连，也可与椎静脉丛交通。

（9）**蝶顶窦 sphenoparietal sinus** 或 **小翼窦 sinus alae parnae**：位于蝶骨小翼后缘两层硬脑膜之间，但存否不定；接受附近硬脑膜静脉，有时接受硬脑膜中静脉的额支，开口于海绵窦前端。

（10）**岩上窦 superior petrosal sinus 和岩下窦 inferior petrosal sinus**：岩上窦是狭小的静脉窦，位于颞骨岩部上缘岩上沟两层硬脑膜之间，内侧端过三叉神经之上，与海绵窦后上部相通，外侧端终于横窦末段。岩下窦起于海绵窦后下部，在岩枕裂上两层硬脑膜之间向后行，在颈内静脉孔前面入颈内静脉上球，接受迷路静脉和延髓、脑桥和小脑下面的静脉小支。岩下窦伴同咽升动脉的脑膜支，位于颈内静脉孔前内侧。

（二）蛛网膜

脑蛛网膜 cerebral arachnoid mater 是半透明的膜，位于硬脑膜深部，与硬脑膜间的腔隙为硬脑膜下隙，腔内含有少量液体。蛛网膜被覆于脑的表面，除大脑纵裂除外，不进入脑沟或裂；与软脑膜之间有较大的腔隙，称为蛛网膜下隙，腔内充满脑脊液，有脑血管经过。在一定部位，蛛网膜下隙扩展成为**蛛网膜下池 subarachnoid cisterns**；其中最大的是**小脑延髓池 cerebellomedullary cistern**，它通过正中孔和外侧孔与第四脑室相通。在视交叉前方有**交叉池 cistern of chiasma**，两侧大脑脚间有**脚间池 interpeduncular cistern**，脑桥腹侧有**桥池 pontine cistern**；胼胝体压部下方与小脑上面前上方和中脑背面之间有**四叠体池 quadrigeminal cistern**，内有松果体和大脑大静脉。

脑蛛网膜在上矢状窦处形成许多绒毛状突起，伸入上矢状窦内称**蛛网膜粒 arachnoid granulations**。脑脊液经蛛网膜粒渗入硬脑膜窦内，回流入静脉（图 12-5）。

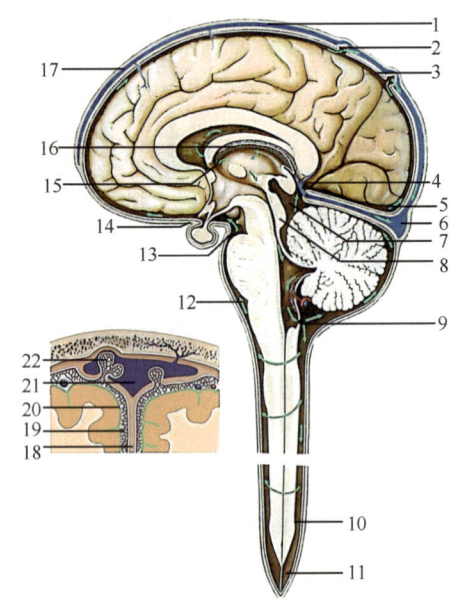

图 12-5　脑脊液循环模式图

1 硬脑膜 cerebral dura mater；2 蛛网膜粒 arachnoid granulations；3 蛛网膜 arachnoid mater；4 大脑大静脉 great cerebral wein；5 直窦 straight sinus；6 窦汇 confluence of sinuses；7 四叠体池 quadrigeminal cistern；8 中脑导水管 mesencephalic aqueduct；9 小脑延髓池 cerebellomedullary cistern；10 蛛网膜下隙 subarachnoid space；11 终池 terminal cistern；12 桥池 pontine cistern；13 脚间池 interpeduncular cistern；14 交叉池 cistern of chiasma；15 室间孔 interventricular foramen；16 第三脑室脉络丛 choroid plexus of third ventricle；17 上矢状窦 superior sagittal sinus；18 大脑镰 cerebral falx；19 蛛网膜 arachnoid mater；20 软脑膜 cerebral pia mater；21 上矢状窦 superior sagittal sinus；22 蛛网膜粒 arachnoid granulations；

（三）软脑膜

软脑膜 cerebral pia mater 是紧贴于脑表面的一层富含血管和神经的透明薄膜，并嵌入沟裂。脑的血管在软脑膜内呈网状分支，并进入脑实质浅层，软脑膜也随血管进入至脑实质一部分。

二、脊髓的被膜

脊髓的被膜由外向内依次为硬脊膜、脊髓蛛网膜和软脊膜（图 12-6）。

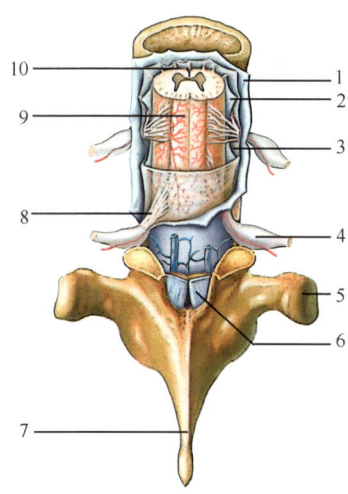

图 12-6　脊髓的被膜

1 硬脊膜 spinal dura mater；2 齿状韧带 denticulate ligament；3 脊髓蛛网膜 spinal arachnoid mater；4 脊神经节 spinal ganglion；5 横突 transverse process；6 黄韧带 ligamentum flava；7 棘突 spinous process；8 脊神经后根 dorsal radix of spinal nerve；9 软脊膜 spinal pia mater；10 蛛网膜小梁 arachnoid trabecula

（1）**硬脊膜** spinal dura mater 厚而坚韧，包裹着脊髓，向上附于枕骨大孔边缘，与硬脑膜相延续；向下在第二骶椎水平逐渐变细，包裹终丝，下端附于尾骨。硬脊膜与椎管骨质之间的间隙称为**硬膜外隙** epidural space，内含疏松结缔组织、脂肪、淋巴管和静脉丛等，向上不与颅内相通。腔隙略呈负压，有脊神经根通过。临床上进行硬膜外麻醉，就是将药物注入间隙，以阻滞脊神经根内的神经传导。在硬脊膜与脊髓蛛网膜之间有潜在的硬膜下隙。硬脊膜在椎间孔处与脊神经的被膜相延续。

（2）**脊髓蛛网膜** spinal arachnoid mater 为半透明的薄膜，位于硬脊膜与软脊膜之间，向上与脑蛛网膜相延续。蛛网膜与软脊膜之间是**蛛网膜下隙** subarachnoid space，两层膜之间有许多结缔组织小梁相连，隙内充满脑脊液。蛛网膜下隙从脊髓下端至第二骶椎水平扩大为**终池** terminal cistern，内有马尾神经。临床上常在第 3、4 腰椎间或第 4、5 腰椎间进行腰椎穿刺，以抽取脑脊液或注入药物而不易伤及脊髓。脊髓蛛网膜下隙与脑蛛网膜下隙相通。

（3）**软脊膜** spinal pia mater 薄而富有血管，紧贴在脊髓表面，伸入至脊髓的沟裂中，在脊髓下端移行为终丝。软脊膜在脊髓两侧，脊神经前、后根之间形成**齿状韧带** denticulate ligament。该韧带呈齿状，尖端附于硬脊膜。脊髓借齿状韧带和脊神经根固定于椎管内，并浸泡于脑脊液中，加上硬膜外隙内的脂肪组织和椎内静脉丛的弹性垫作用，使脊髓不易遭受因外界震荡而造成的损伤。齿状韧带还可以作为椎管内手术的标志。

第二节　脑室系统

脑内部的腔隙称为**脑室** cerebral ventricle。在大脑两半球内有侧脑室，两侧间脑之间有第三脑室，小脑和延髓及脑桥之间有第四脑室。各脑室之间有小孔和/或管道相通。脑室中的脉络丛产生脑脊液。此外，有人把出现在透明隔内的腔隙称为第五脑室，把胼胝体压部与穹窿连合之间的腔隙称为第六脑室。脑室内脑脊液约 20ml，由于脑室的大小变异较大，故含量变化也较大。

一、侧脑室

侧脑室详见第八章第二节侧脑室部分。

二、第三脑室

第三脑室 third ventricle 是两侧丘脑及下丘脑之间的一矢状腔隙，由前、后、顶、底及两侧壁围成。脑室的前上方有左、右室间孔，分别与左、右侧脑室相通；后下方有中脑导水管与第四脑室相连。第三脑室的顶壁是一膜壁，张于两侧丘脑髓纹之间，称为中间帆。第三脑室的底壁由视交叉、漏斗、灰结节、乳头体、后穿质、大脑脚和中脑被盖共同构成。第三脑室前壁介于室间孔与视交叉之间，由穹窿柱、前连合和终板构成。后壁介于松果体上隐窝与中脑导水管上口之间。侧壁由丘脑、下丘脑共同构成。

三、中脑导水管

中脑导水管 mesencephalic ventricle 又称为**大脑导水管** cerebral aqueduct 或 Sylvius 水管。中脑导水管起自第三脑室，在中脑导水管周围灰质中间下行，并逐渐向背侧移位，在中脑尾侧续为第四脑室，全长 7～15mm。

四、第四脑室

第四脑室 fourth ventricle（图 12-7）位于延髓、脑桥和小脑之间，近似棱锥形。第四脑室的底即**菱形窝 rhomboid fossa**，顶朝向小脑蚓，呈帐篷状。第四脑室向上借中脑导水管与第三脑室相通，向下续于延髓和脊髓的中央管。第四脑室顶的前上部由两侧小脑上脚及中央的上髓帆构成，后下部由下髓帆及第四脑室脉络丛构成。**上髓帆 superior medullary velum** 为位于两侧小脑上脚之间的薄层白质板，向后下与小脑相连，其上方被小脑蚓遮盖。滑车神经根在上髓帆内交叉后由其上部出脑。**下髓帆 inferior medullary velum** 亦为薄片白质，在小脑扁桃体前上方，自前向后下延伸很短距离，即移行为**第四脑室脉络丛 choroidea plexus of fourth ventricle**，后者向后下方连于菱形窝两外下界。第四脑室脉络丛呈"U"形分布，两侧横行向外延伸至第四脑室的外侧隐窝，经外侧孔突出于蛛网膜下隙。

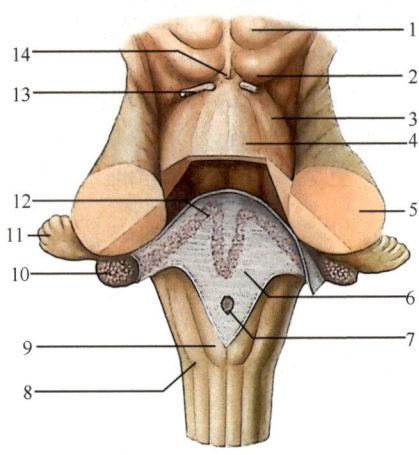

图 12-7 第四脑室脉络组织和脉络丛

1 上丘 superior colliculus；2 下丘 inferior colliculus；3 小脑上脚 superior cerebellaris peduncle；4 前髓帆 anterior medullary velum；5 小脑中脚 middle cerebellar peduncle；6 第四脑室脉络组织 tela choroidea fourth ventricle quarti；7 第四脑室正中孔 aperturamedialisventriculiquarti；8 楔束结节 gracile tubercle；9 薄束结节 cuneate tubercle；10 第四脑室外侧孔 aperturelateralisventriculiquarti；11 绒球 flocculus；12 第四脑室脉络丛 choroids plexus fourth ventricle quarti；13 滑车神经 trochlear nerve；14 前髓帆系带 frenulum of anterior medullar velum

在第四脑室顶下部，近菱形窝下角有一孔，称为**第四脑室正中孔 apertura medialis ventriculi quarti**；在菱形窝左、右外侧角处，有一对孔，称**第四脑室外侧孔 apertura lateralis ventriculi quarti**。第四脑室正中孔和外侧孔均与蛛网膜下隙相通，脑脊液可经这三孔流入蛛网膜下隙的小脑延髓池。

五、第五脑室和第六脑室

在脑的中线前部有三个潜在的腔：**透明隔腔 cavum septum pellucidum（CSP）**、**韦尔加腔 cavum Veergae（CV）**或称为**穹窿腔 cavum fornicis** 和**中间帆腔 cavum velum interpositum（CVI）**。

透明隔是两侧侧脑室中间的间隔，在胎儿四个月时原始透明隔内形成一个中缝，然后发展为分离的两个小叶，两小叶之间的间隙即 CSP。腔的前上方为胼胝体，后下方为穹窿，侧壁即透明隔小叶。正常情况下，此腔将逐渐融合而消失。如未融合且充满脑脊液，即形成**第五脑室 fifth ventricle**。CSP 不属于脑室系统，因为它没有后者所具有的室管膜，但是经常与侧脑室或第三脑室相通。

CV 又称为**第六脑室 sixth ventricle**，由海马连合闭合不全所致，常由 CSP 向后扩展形成，亦可单独存在。它的上面是胼胝体的体部与压部，前方和侧方是穹窿柱和体部，向后下延伸终止于穹窿脚附近。

CVI 又称为**脑室间腔 cavum veil interpositi**，由中间帆池扩张而成，位于 CV 的下方，第三脑室的上方，由穹窿脚间开始，两侧为丘脑，向后与四叠体池相通。CV 位于其上方。CVI 内有大脑内静脉、丘脑上静脉及脉络膜后中动脉通过。

CSP 和 CV 虽称为第五脑室和第六脑室，但是不属于脑室系统。虽然大多数是由于先天性神经管闭合不全所致，但是后天因素（如反复头部损伤）也可引起，CSP 和 CV 引起的临床表现无特异性，原因尚不清楚。

六、脉 络 丛

在侧脑室、第三脑室和第四脑室内，脉络丛上皮、微血管和间质共同构成脉络组织，然后反复分支成丛突入脑室，簇集形成绒球状的**脉络丛 choroid plexus**，为产生脑脊液的主要结构。成年人在光镜下，脉络丛表面为绒毛状突起，每一绒毛由单层柱状脉络丛上皮围绕一根毛细血管，在脉络丛上皮和血管内皮之间有基质（图 12-8）。脉络丛上皮细胞是柱形，细胞的游离面有微绒毛，细胞间有紧密连接（图12-9）。组成脉络丛的毛细血管内皮是有孔型内皮（图12-10）。当胚胎 10 周后神经管形成，软脑膜及其中的血管向神经管腔内陷，与室管膜上皮共同构成脉络组织，其中血管反复分支成丛，连同其表面的软脑膜和室管膜上皮一同分化突入脑室形成脉络丛。

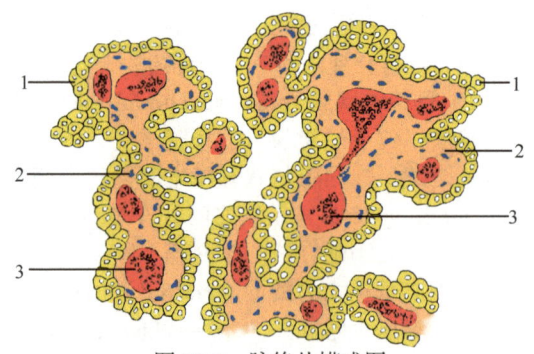

图 12-8 脉络丛模式图

1 上皮细胞 epithelial cell；2 间质 interstitial tissue；3 毛细血管 capillary

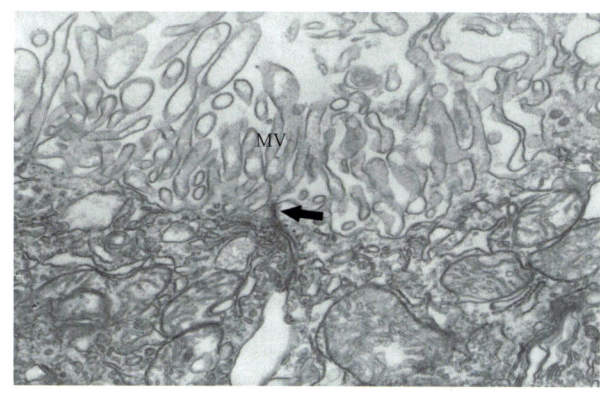

图 12-9　大鼠脉络丛上皮细胞透射电镜图（16000×）

脉络丛上皮细胞向游离面伸出很多微绒毛 microvilli（MV），细胞之间有紧密连接（见箭头）

（周琳瑛，王玮 2015 年）

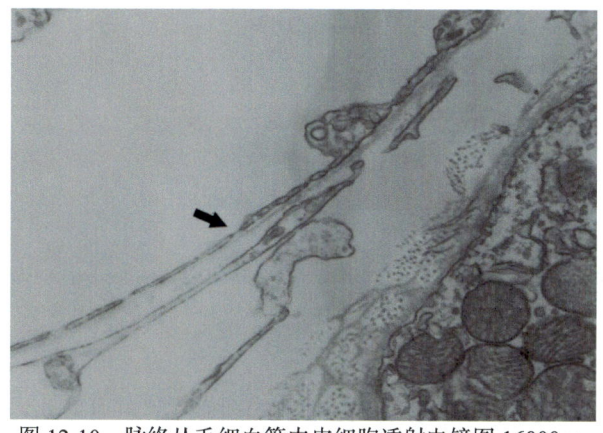

图 12-10　脉络丛毛细血管内皮细胞透射电镜图 16000×

→示脉络丛血管内皮细胞间窗孔

（吴云霞，王玮 2012 年）

第三节　脑　脊　液

脑脊液 cerebral spinal fluid（CSF）是充满于脑室、脊髓中央管和蛛网膜下隙内的无色透明液体，含无机离子、葡萄糖和少量蛋白；细胞很少，主要为单核细胞和淋巴细胞；功能相当于外周组织中的淋巴，对中枢神经系统起缓冲、保护、营养、运输代谢产物和维持正常颅内压的作用。

一、脑脊液的生成和分布

一般认为脑脊液绝大部分由侧脑室脉络丛形成，其余部分在第三、四脑室内形成，还有极少量脑脊液可由室管膜产生。成人脑脊液总量为 90～150ml，占体内总水量的 1.5%。其分布如下：两侧脑室各占 10～15ml，第三、四脑室共占 5～10ml，脑蛛网膜下隙及扩大的腔隙——脚间池、桥脑池、小脑延髓池等脑池中占 25～30ml，脊髓蛛网膜下隙约占总量的 50%。脑脊液的生成速率为 0.3～0.4ml/min，平均每天分泌量不超过 400～500ml，因此每天更新 3～4 次。在病理情况下，如脑瘤、脑膜炎时脑脊液的生成可成倍增加。乙酰唑胺等碳酸酐酶抑制药可抑制脑脊液的生成。

二、脑脊液循环

脑脊液处于不断地产生、循行和回流的平衡状态，循环途径如下（图 12-5）：脑脊液主要由侧脑室脉络丛产生，经室间孔至第三脑室，与第三脑室脉络丛产生的脑脊液一道经中脑导水管入第四脑室，再汇合第四脑室脉络丛产生的脑脊液，经第四脑室正中孔和外侧孔入蛛网膜下隙。脑脊液在大脑背面经蛛网膜颗粒渗透到硬脑膜窦（主要是上矢状窦），回流入血液。如在脑脊液循环途径中发生阻塞，可导致脑积水和颅内压升高，使脑组织受压移位形成脑疝。

每分钟形成和吸收的脑脊液量为总量的 0.2%～0.4%。脑脊液压能够反映这种动态的平衡点：正常平卧时，腰部的脑脊液压力为 100～150mmH$_2$O，侧脑室为 70～120mmH$_2$O。脑脊液形成的速度与脑室内压无关，而吸收的快慢则与脑室内压成正比；压力越高，吸收越快；反之则慢，当室内压低于 68mmH$_2$O 时，吸收停止。蛛网膜粒绒毛再吸收能力下降显著时，脑脊液大量积聚形成脑外积水，第四脑室正中孔被阻塞时形成脑内积水。

三、脑脊液的功能

脑脊液运送营养物质到中枢神经系统及从中枢神经系统运走代谢产物，起到新陈代谢的传递作用。因此，研究脑脊液对神经系统疾病的诊断有重要意义，也是研究神经系统疾病生物化学和代谢状况的重要途径。脑存在着接触脑脊液的神经元系统 **CSF-contacting neuronal system**，神经元的胞体位于室管膜内或脑实质中，借胞体、树突或轴突直接与脑脊液接触，接受脑脊液的化学因素和物理因素的刺激和释放神经活性物质（如肽类、胺类和氨基酸类物质）至脑脊液中，执行感受、分泌和调整的功能。因此，在脑脊液与脑组织之间存在着交流信息的神经-体液回路。

脑脊液和脑膜对脑都有保护作用。硬脑膜紧密牢固地和颅骨相连，蛛网膜借与硬脑膜间一薄层液体的表面张力作用和硬脑膜相接。脑本身在蛛网膜下隙内有血管和神经根以及大量纤细的蛛网膜小梁支撑。人脑在空气中重约 1400g，但在脑脊液的"水浴"中净重仅 50g。由于脑脊液对脑的浮力，使脑在颅腔内悬挂连接。当头受重击时，蛛网膜在硬脑膜上浮动，脑随之移动，但其移动受脑脊液垫和蛛网膜小梁的制约。脑脊液不足可导致头痛，也足以证明脑脊液对脑本身支持作用的重要性。

第四节 脑 屏 障

神经系统（尤其是中枢神经系统）正常的功能活动要求周围的微环境保持一定的稳定性，在结构上表现为血液和脑脊液中的物质在进入脑组织时要受到一定的限制（或选择），这就是脑屏障。按形态特点，脑屏障可分为三类（图12-11）。

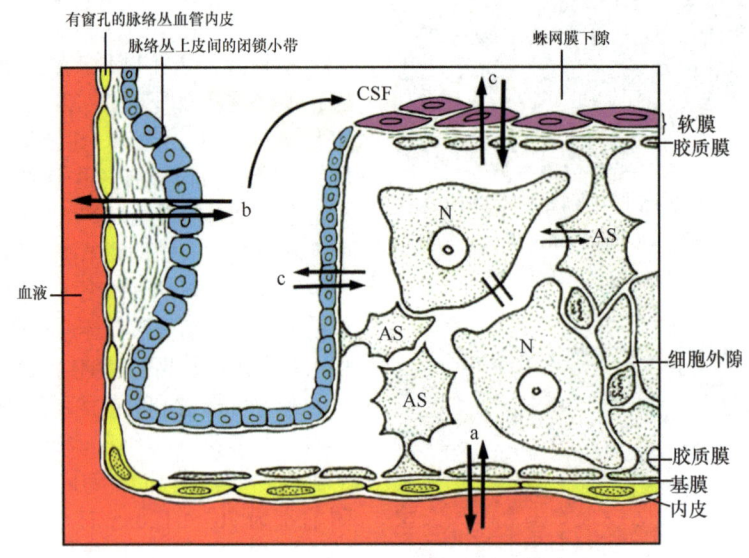

图 12-11　脑屏障的结构和位置关系模式图

a 血脑屏障 blood-brain barrier, BBB；b 血 - 脑脊液屏障 blood-cerebrospinal fluid barrier；c 脑脊液 - 脑屏障 cerebrospinalfluid-brain barrier；AS 星形胶质细胞 astrocyte；N 神经元 neuron；CSF 脑脊液 cerebrospinal fluid

一、血 脑 屏 障

（一）血脑屏障的结构

血脑屏障 blood-brain barrier（BBB） 是高度组织化的多细胞复合体，由内皮细胞、**脑周边细胞 brain pericyte** 和星形胶质细胞组成（图12-12）。与其他组织器官的毛细血管相比，脑毛细血管及其邻近结构在形态上有明显的特点（正常情况下）：

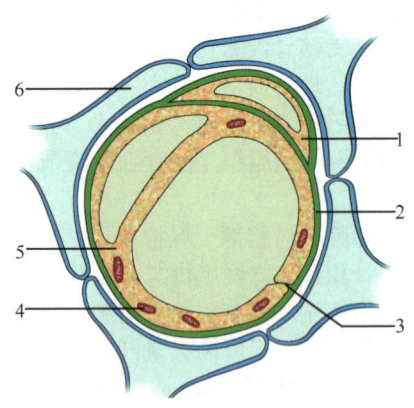

图 12-12　血脑屏障超微结构模式图

1 周细胞 pericyte；2 基膜 basal lamina；3 紧密连接 tight junctions；4 线粒体 mitochondria；5 内皮细胞 endothelial cell；6 星形胶质细胞足板 astrocyte endfeet

①脑毛细血管内皮缺少一般毛细血管所具有的孔，且内皮细胞彼此重叠覆盖，在内皮细胞间接触处是紧密连接的，有效地阻止了大分子物质从内皮细胞连接处通过；②内皮细胞基底面被一层连续不断的基膜包绕；③基膜外有星形胶质细胞的血管周足（亦称为足板或终足）把脑毛细血管约85%的表面包围，形成脑毛细血管的多层膜性结构，构成了脑组织的防护性屏障。

（二）血脑屏障的细胞学及分子生物学基础

血脑屏障的通透方式包括如下几种：

1. 经内皮细胞通透　内皮细胞内的**外胞质膜泡 plasmalemmal vesicle** 能将血液中吸附的成分从内皮细胞的腔内侧 luminal end 转移至腔外侧 abluminal end，最终透出内皮细胞进入脑实质。

2. 经内皮细胞内导管通透膜泡融合　这些导管是由两个或多个外胞质膜泡形成的，它们给血浆内物质提供直接的通透管道。这些通道在正常脑细胞中见不到。

3. 经内皮细胞间紧密连接通透　**紧密连接 tight junction** 给水或小的溶质提供了压力驱动的滤过通道，称之为**细胞旁通道 paracellular pathway**。

4. 紧密连接蛋白　包括闭合小带 zonula

occludens（ZO-1）及闭合素 Occludin 等，它们构成细胞旁通道的必要组成成分，维持血脑屏障。

（三）血脑屏障的部位

根据电子显微镜和酶标记法的研究结果证明，脑毛细血管内皮细胞是血脑屏障起主要作用的关键部位：①用分子质量较小的辣根过氧化酶片段作为通透毛细血管壁的标志物，小分子质量的辣根过氧化酶片段可以很快通过肌肉的毛细血管进入肌组织，但在脑毛细血管的这种酶片段则被阻于血管内而不能进入脑组织。在这种屏障作用中，基膜和血管周足断续膜只起辅助作用。②脑毛细血管内皮细胞的胞饮作用微弱。动物经电离辐射后其胞饮泡增多，血脑屏障的通透性也有所提高。

（四）决定血脑屏障通透性的因素

1. 物质的脂溶性　内皮细胞膜是以类脂为基架的双分子层的膜结构，具有亲脂性，脂溶性物质容易通过。因此，血液中溶质的脂溶性高低决定其通过屏障的难易和快慢，脂溶性越高的溶质通过屏障进入脑组织的速度也越快。根据这一规律可将某些中枢神经系统药物加以改造，使之更容易进入脑组织以便更快发挥药物的效果。例如，巴比妥是一种中枢麻醉药但其亲脂性弱，故进入脑组织很慢；但改造成苯巴比妥，由于具有较强的亲脂性，故更容易通过血脑屏障进入脑组织而发挥其催眠、麻醉效应。

2. 物质的亲水性　不论带正电荷或负电荷的溶质，溶于水时即与水分子的氧原子形成氢键，溶质所带电荷越多形成氢键的能力越强，水溶性也越强，通过血脑屏障的能力也越差。但是水本身和葡萄糖等溶质因分子质量很小，可通过内皮细胞和星形胶质细胞的连接部入脑。肾上腺素和去甲肾上腺素由于水溶性强且羟基多，很难通过屏障入脑。

3. 与血浆蛋白的结合程度　血浆中许多化合物是与血浆蛋白结合的。小分子化合物如激素，与血浆蛋白质结合后就不容易透过血脑屏障，因此无从发挥生理效应，必须待其游离后才能通过屏障发挥其效应。例如甲状腺素，在血浆中有 99% 以上与血浆蛋白结合，游离的不到 1%；脑脊液中甲状腺素含量较低，但与血浆中游离的甲状腺素含量相近，故仍能满足生理的需要。

4. 载体运转系统　脑毛细血管内皮细胞有多种载体蛋白，能将血中物质运出内皮细胞。载体蛋白有较高的选择性，脑血管内皮细胞的特异性载体蛋白，可使一些难于通过血脑屏障的物质顺利转运、迅速入脑，如葡萄糖是脑组织代谢的主要能源，本来通过血脑屏障较慢，借助葡萄糖载体可以很快通过血脑屏障，及时满足脑代谢需要。

（五）影响血脑屏障通透性的因素

1. 脑毛细血管内皮表面电荷和细胞骨架　正常脑毛细血管内皮带负电荷，腔内侧大于腔外侧，这种负电荷对维持 BBB 很重要。内皮细胞骨架中，微丝的完整和肌动蛋白的结构有序可维持 BBB 对蛋白的通透性。肌动蛋白破坏因子细胞松弛素 B、毒伞素等可使通透性增加。微管可形成囊泡，形成沿其走行的细胞内通道，损伤微管能降低 BBB 的通透性。

2. 钙参与血脑屏障的通透性　细胞内钙蓄积（如高血压时），通过经内皮细胞通透方式增加 BBB 的通透性。钙透入阻滞因子氟苯桂嗪预处理后，可使高血压小鼠全脑或个别脑区蛋白通透性明显降低。

3. 基质金属蛋白酶（MMP）　研究发现，脑损伤后立即用抑制 MMP 治疗，可明显减轻脑水分含量并保护 BBB 的完整性，继发性损伤也明显减轻。基质金属蛋白酶可降解细胞外基质，损伤内皮基膜的连续性。研究显示，抑制基质金属蛋白酶 -9（MMP9）和 *MMP9* 基因缺失在实验性脑卒中时有血管和神经保护作用。而 MMP9 可在缺血/再灌注时募集脑的白细胞释放，因此 MMP9 可促进白细胞集中到脑缺血区。

4. 其他因素　研究报道，能使 BBB 开放或提供通道的有水通道蛋白 -4aquaporin-4（AQP-4）、载脂蛋白 E 缺乏、槲皮酮、HIV-1、Tat 蛋白、脂多糖、蜘蛛毒液、组织胺、大肠埃希菌 K1 和神经肽；维持血脑屏障完整或降低血脑屏障通透性的有腺苷和糖皮质类固醇。最近 Nedergaard 等发现，当血脑屏障受损出现裂隙时，附近的小胶质细胞就会快速动员，在 10～30 分钟恢复血脑屏障的完整性。

正常情况下，中枢神经递质几乎完全不能通过血脑屏障，这有利于维持脑内中枢神经递质水平的稳定，排除脑外刺激因素的干扰。这可能与脑毛细血管内皮细胞中的酶系统有关，已经发现其中含有单胺氧化酶，多种中枢递质是单胺类化合物如儿茶酚胺、5- 羟色胺、组织胺等，都可被单胺氧化酶灭活。这种内皮细胞胞质内的生物化学转化作用加强血脑屏障的功能，从而可使脑组织内环境保持稳定，降低一般因循环血液中有强烈生理作用物质的含量急剧变动而带来的干扰。

二、血 - 脑脊液屏障

血 - 脑脊液屏障 blood-cerebrospinal fluid barrier 位于脑室脉络丛的血液与脑脊液之间，结构基础主要是脉络丛上皮细胞之间有紧密连接，但是脉络丛的毛细血管内皮细胞上有窗孔，故仍具有一定的通透性。

三、脑脊液 - 脑屏障

脑脊液 - 脑屏障 cerebrospinalfluid-brain barrier 位于脑室和蛛网膜下隙脑脊液与脑、脊髓的神经细胞之间，结构基础为室管膜上皮、软脑膜和软膜下胶质膜。但室管膜上皮之间主要为缝隙连接，不能有效地限制大分子通过，软脑膜的屏障作用也很低。因此，脑脊液的化学成分与脑组织细胞外液的成分大致相同。在脑室室管膜上，可见到**接触脑脊液神经元 CSF-contacting neuron**（CSF-CNs）。这些神经元可以借其突起与脑脊液相接触，甚至有时神经元胞体直接浸泡在脑脊液中。依据神经元胞体与室管膜的关系，将 CSF-CNs 分为室管膜上神经元、室管膜下神经元和远位神经元三种类型。其主要功能是接受脑脊液中化学物理的刺激、释放活性物质至脑脊液执行感受、分泌和调节的功能。

脑屏障的功能意义：在正常情况下，使脑和脊髓不致受到内界、外界环境各种物理、化学因素的影响而维持相对稳定。在脑屏障受到损伤（如外伤、炎症、血管病）时，脑屏障的通透性增高或降低，使脑和脊髓的神经细胞直接受到各种致病因素的攻击，将导致脑水肿、脑出血、免疫异常和使病情加重。

然而，无论从结构或功能方面脑屏障都只是相对的。这不仅因为脑的某些部位缺乏血脑屏障，而且在脑屏障的三种类型中，脑脊液 - 脑屏障的遮蔽功能较低，脑脊液和脑实质内的细胞外液能互相交通。即使是在血脑屏障部位，也并非"天衣无缝"。已有报道，T 淋巴细胞在被抗原激活后，能产生和分泌内皮糖苷酶，降解内皮细胞周围的基膜，并以变形的方式自内皮细胞之间逸出毛细血管至脑组织中，起免疫监视作用。

四、胶质淋巴系统

新近研究发现一个全新的清除脑代谢产物系统——**淋巴胶质系统 glymphatic system**。淋巴胶质系统由星形胶质细胞的"终足"形成围绕在大脑动脉和静脉周围的管道网。星形胶质细胞的终足膜上布满水通道蛋白 -4（AQP4）。随着动脉的搏动，脑脊液从蛛网膜下隙进入动脉周隙，继而通过星形胶质细胞终足膜上的水通道蛋白 -4（AQP4）进入星形胶质细胞，以对流方式渗透扩散到脑组织间，为脑组织输入营养物质（如葡萄糖等）并收集代谢产物；随后经星形胶质细胞的终足在静脉周围的管道网离开脑组织，继而进入淋巴系统（图 12-13）。

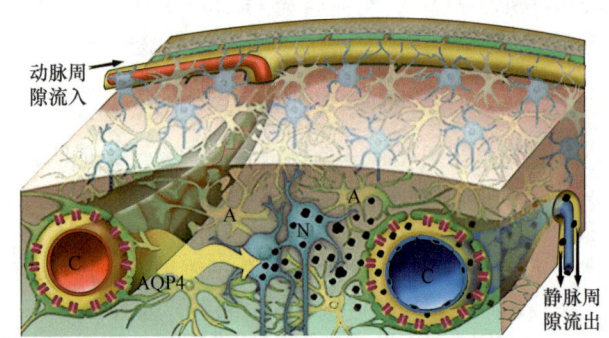

图 12-13　淋巴胶质系统功能模式图

N 神经元 neuron；A 星形胶质细胞 astrocyte；C 毛细血管 capillary；AQP4 水通道蛋白 4 aquaporin-4；→ 脑脊液对流 convective flux of CSF

脑脊液在胶质淋巴系统通路中循环，这个过程受多种机制驱动。脉络丛连续不断地生成的脑脊液形成了一个液压，决定了脑脊液从脑室系统到蛛网膜下隙的流动方向。多项研究表明，呼吸、脉搏也可促进脑脊液的流动。

双光子成像技术显示小鼠在清醒状态下脑脊液流动比麻醉或者睡眠状态下减少了 90%。这表明在睡眠状态下胶质淋巴系统开放，更有利于清除脑组织内代谢废物，如清除阿尔茨海默病和其他神经系统疾病的毒素。年龄对胶质淋巴系统的功能也是有影响的，有研究表明老年小鼠淋巴胶质系统功能与年轻的小鼠相比，显著降低 80% ~ 90%。老年的淋巴胶质系统功能下降可能导致错误折叠蛋白和过度磷酸蛋白的积累，并由此使大脑更容易发生神经退行性疾病或者认知功能障碍。

第五节　室周器官

室周器官 circumvntricular organs（CVOs）位于第三、四脑室壁上，包括八个微小器官，即穹窿下器、终板血管器、连合下器、松果体、正中隆起、神经垂体、最后区和脉络丛。在 20 世纪 90 年代以前，有关 CVOs 的研究多集中在神经内分泌功能方面；90 年代以后随着神经免疫学的兴起，作为脑的**窗口 windows of the brain** 受到重视。外周免疫信息分子入脑途径有：一是经血脑屏障；二是经 CVOs；三是经迷走神经传入纤维。换言之，血液携免疫信息分子既可由血脑屏障又可经 CVOs 入脑。

20 世纪中期，Hofer（1958）鉴定室周器官依据的特征是缺乏血脑屏障（BBB）。在活体内注射锥虫蓝，CVOs 被染色，而不能着染其他脑区（图 12-14）。Kuhlenbeck（1970）将哺乳动物 CVOs 分为两组：①室管膜旁 CVOs，穹窿下器、终板血管器、松果体、正中隆起、神经垂体及最后区；它们是神经外胚层成分，以室管膜下成分定性。②室管膜CVOs，连合下器和脉络丛；它们的特点为一层或多层变形的室管膜细胞，器官血管化。

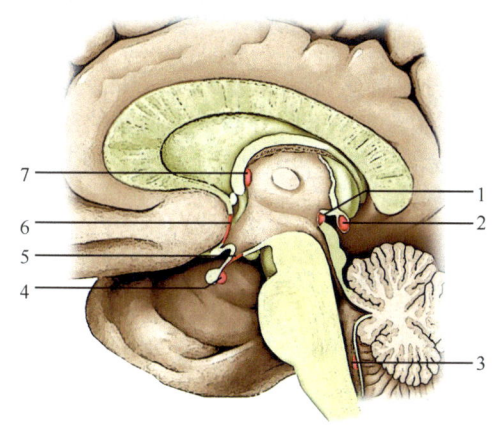

图12-14　室周器官总体观

1 连合下器 subcommissural organ；2 松果体 pineal body；3 最后区 area postrema；4 神经垂体 neurohypophysis；5 正中隆起 median eminence；6 终板血管器 organum vasculosum lamina terminalis；7 穹窿下器 subfornical organ

与脑室表面大多数区规则排列的立方形室管膜细胞相比，CVOs室管膜细胞不规则，呈扁平或拉长形的柱状细胞。它们缺少纤毛或仅有极少的纤毛，**伸长细胞 tanycyte** 较多。在透射电镜下观察，可见伸长细胞接触脑脊液的顶突和从其基底部伸出的多分支基底突，后者可伸达脑实质内的毛细血管附近。伸长细胞可经细胞内途径，在脑脊液与脑实质之间进行物质交换。CVOs具有特别丰富的血管床和近达室管膜表面的毛细血管襻（多数为窦状隙微血管）。与CVOs微小的体积相比，其丰富的血供绝非是仅仅供应室周器官本身所需，提示这是进行物质交换的功能性血管床。

CVOs可能是脑内体液信息转导的重要位点：① 除连合下器外，各个CVOs均有异常丰富的血供，有人测量过全部CVOs仅占全脑重的0.2%，其微小体积与丰富的血供不成比例，提示微血管不仅是供应器官自身的需要，而是属于功能性血管。② CVOs均处在脑脊液循环通路的关卡位点，如穹窿下器位于室间孔上方，介于侧脑室与第三脑室之间；连合下器介于第三脑室与中脑水管之间；最后区介于第四脑室与小脑延髓池或延髓中央管之间；正中隆起位于下丘脑与垂体之间等，CVOs所处位点的意义值得进一步研究。③ 有研究表明，CVOs基础代谢率并不高，血流速度缓慢，代谢率不高提示其耗能水平低下。有理由推测，信息在CVOs转运以不耗能或低耗能的被动运输（弥散）为主，有利于脑内重要的体液信息分子转导；血流速度缓慢，有利于血中化学配基分子与室周器官的受体相结合。

④ CVOs缺乏血脑屏障，并且体积微小，只能是血携免疫信息分子（如细胞因子等）优先入脑位点之一。

一、穹窿下器

1918年，Spiegel首次公布了**穹窿下器 subfornical organ**（SFO）的组织结构，随后，SFO被称为海马连合神经节。SFO位于第三脑室顶的前部和侧脑室与第三脑室交接部位。在正中矢状切片上，SFO大致呈斜置的菱形，前下部称为腹侧柄，后上部称为背侧柄，两者之间宽厚的中间部分称为体部。在冠状切片上。两个柄部呈盘状或半球形，体部略呈圆形或椭圆形。SFO前后轴约长0.8mm，最大横径近1mm，最大背腹径约0.8mm，是最大的室周器官。腹侧柄通过室间孔平面，其背侧为海马连合及隔三角核；背侧柄的背侧为菱角状海马连合腹侧的最宽厚部；体部的背侧为上述两部的过渡结构。在SFO的两外侧，与侧脑室脉络丛直接相连。SFO的腹侧为第三脑室，主要与丘脑室旁核前部相对。

在NADPH-d和还原银切片上，可见SFO为富含血管的器官，体部微血管面密度为6.21，背侧的相邻脑区为3.01，有显著性差异（$P < 0.05$）。两外侧部有背腹向走行的较大血管，在其中央区有密集的毛细血管网，直径明显大于邻近脑区的毛细血管。SFO室管膜为单层柱状上皮，与侧脑室脉络丛上皮直接延续。SFO是**一氧化氮合酶 nitric oxide synthase NOS** 浓染区；阳性神经元胞体较大，胞质丰满而突起短小，类似同法染色的视上核或下丘脑室旁核细胞。这类NOS阳性神经元主要分布在SFO的腹侧半和背外侧边缘带。在背外侧边缘带，少量NOS阳性神经纤维从海马连合腹侧伸入其中。

1970年，实验研究发现，实验性干扰体液和无机盐的平衡总是导致SFO微细结构的改变，这就提示SFO参与水、电解质平衡的调节。1973年，Simpson和Routtemberg报道了SFO调节血管紧张素Ⅱ致渴行为的生理学依据。

二、终板血管器

终板血管器 organum vasolum lamina terminalis（OVLT），又称为**视前嵴 supraoptic cres、视前器 preoptic organ、交叉前内侧血管腺 medial vascular prechiasmatic crest** 或**终板器 terminal plate organ**。OVLT占据第三脑室前壁终板的下部，前后径薄，仅可获得2~3张30μm冠状切片；内部结构疏松，富含血窦样毛细血管网，与周围脑组织分界清晰。OVLT的腹侧是视交叉最前端，最前部位达到视神经末端的背侧。OVLT背侧是视前正中核和前连合纤维；前方为交叉前池，后方为第三脑室，即前后两面都接触脑脊液。

在 NADPH-d 切片上，可分辨出两种 NOS 阳性神经元：一种为典型的多极神经元，数量不多，位于终板血管器腹外侧角处，此类神经元与 OVLT 前方切片上的斜角带核 NOS 阳性神经元相连续；另一种神经元胞核较大，胞质丰满而突起不太明显，分布在血窦样毛细血管之间，与下丘脑神经分泌细胞（如视上核细胞）形态相似。此外，还观察到 1～2 根纤细的 NOS 阳性神经纤维，自视前正中核下达 OVLT。背腹向走行的血管干位于中轴位，血管分支多从外上方斜向下内方。在腹侧的血管断面上，可分辨出 NOS 阳性颗粒簇，提示 NOS 阳性神经元的突起终末可达微血管。在还原银切片上，终板血管器相对淡染，观察到许多粗细均匀的细纤维网，可分辨出胞核深染的胶质细胞。

OVLT 是终板和下丘脑神经网络的一部分，输入主要来自穹窿下器、蓝斑和中脑导水管周围灰质等，已明确的输出是至视前正中核和视上核。血液中的血管紧张素Ⅱ作用在 OVLT，调节体液平衡和动脉血压。

三、连合下器

连合下器 subcommissural organ（SCO）属于腺体，位于后连合的腹侧、第三脑室与中脑导水管移行处，在种系发生上是古老而又保守的脑结构。SCO 主要有两层细胞组成：室管膜细胞层和室管膜下细胞层。室管膜层由高柱状上皮细胞组成，与同一切片的第三脑室侧壁室管膜层相比，厚度是第三脑室的 2～4 倍；更具特征的是，在脑室面上具有占上皮厚度一半的胶冻样物质。营养 SCO 毛细血管的内皮细胞为无窗孔型，血管间存在有长间距胶原。长间距胶原可能是由于 SCO 分泌细胞释放糖蛋白到血管周隙所致。在脑冠状面上，SCO 位于半月形后连合纤维的腹侧，是呈倒置马蹄形的室管膜宽厚区。在正中矢状面上，SCO 背侧是缰连合纤维，后方是后连合纤维，前方隔第三脑室与缰内侧核和丘脑腹后核相对，腹下方是导水管周围灰质。

研究发现，SCO 的室管膜上皮分泌细胞把分泌产物主要释放到脑脊液中，室管膜下分泌细胞把分泌产物释放到局部的毛细血管和蛛网膜下隙（Rodríguez et al., 1992）。SCO 的主要分泌物为糖蛋白复合物，释放到脑脊液后凝集成线状结构的 Reissner 纤维。在 RF 纤维的延长过程中，SCO 分泌物连在 RF 纤维的头端，经过中脑导水管、第四脑室和整个脊髓中央管，最后到达中央管末端膨大的部位——**终室 terminal ventricle**。在这个部位，RF 解聚后经过终室背侧壁的裂隙最后进入局部的毛细血管。但是少数的脊椎动物，如蝙蝠、骆驼、黑猩猩和人等，目前报道缺少 RF 纤维形成（Afifi, 1964；Wislocki et al, 1956）。人 SCO 分泌的糖蛋白以液态形式存在于脑脊液中，用脑积水患儿脑脊液纯化分离出的脑脊液特异性糖蛋白所制备的抗体，能够成功的免疫检测到。

SCO 分泌物富含**唾液酸 sialic acid**，据此推测 RF 纤维可能参与平衡脑脊液中生物胺的浓度。RF 纤维能结合肾上腺素和去甲肾上腺素，将其运送到脊髓中央管。

四、松果体

松果体 pineal body 是哺乳动物脑内重要的神经内分泌器官。哺乳动物的松果体又称为**脑上体 epiphysis**、**松果腺**或**松果器 pineal gland or organ**，位于第三脑室顶部的后上方，发生于间脑的神经组织，属于上丘脑的一部分（详见上丘脑）。

五、正中隆起

正中隆起 median eminence（ME）位于第三脑室底壁，前后介于视交叉与垂体柄之间，上下介于下丘脑与垂体之间，外侧的稍背侧有下丘脑弓状核；在冠状面上居正中位，是第三脑室底壁向腹侧膨隆的结构。在正中矢状面上，大鼠 ME 为长达 3～4mm 的脑底薄带，与人类显著不同。在还原银冠状切片上，ME 在背腹向可分辨出三个带：①**室管膜带 ependymal zone**，由衬在第三脑室内面排列整齐的单层柱状室管膜细胞组成；②**内带 internal zone** 或**纤维带 fibrous zone**，为联系两侧下丘脑的左右横行神经纤维束；③**外带（栅状带）external or palisade zone**，由毛细血管网和神经纤维组成，血管直径 10～20μm，较邻近脑区毛细血管大，内皮细胞是有孔型；神经纤维主要是结节漏斗束和来自室旁核的纤维，止于毛细血管周围；此带腹侧界为脑底软脑膜。在室管膜带，伸长细胞占很大比例，排列密集，遍及正中隆起各部，但以 ME 背腹向伸展更长，抵达外带的毛细血管周围，或与此处的神经末梢形成突触样的联系。伸长细胞被认为在脑脊液和血液循环中起着沟通的作用。

ME 和神经垂体最突出的特征是血管床构筑。这两区的动脉来源于垂体上、下动脉，属颈内动脉分支。在结节部，垂体上动脉的一些分支沿着漏斗前面和侧面下降，发出进入漏斗的小动脉，并弯向上朝着 ME 形成漏斗浅部和深部的复杂毛细血管袢。毛细血管螺旋袢延续形成长的垂体门静脉，下行经漏斗表面（结节部）和内部，供应垂体远侧部的窦状隙。长门静脉是 ME 的主要静脉回流血管，在 ME 尾侧部也有类似的毛细血管丛。相关联的毛细血管袢接受结节动脉的小动脉，而结节动脉将垂体上、下动脉联系在一起。由 ME 和神经垂体发出的门静脉血管是腺垂体远侧部的唯一血供来源。在毛细血管袢附近，由神经末梢释放的下丘脑释放因子和抑制释放因子被门静脉输送到远侧部，调节腺垂体的激素分泌活动。

六、神经垂体

垂体 hypophysis 位于颅腔、蝶骨体上方的垂体窝内，是机体内重要的内分泌器官，分泌数种多肽类激素，调控其他内分泌腺和器官的功能。从胚胎组织来源、形态结构特征、生理作用特点等方面，可将垂体分为**腺垂体 adenohypophysis** 和**神经垂体 neurohypophysis** 两部分。其中，神经垂体来源于间脑的神经外胚层，为脑内的神经内分泌器官，是下丘脑神经垂体多肽激素储存和释放的重要场所。

神经垂体与下丘脑直接相连，两者在结构和功能上为一整体，并在神经系统与内分泌系统的相互作用中处于重要地位。神经垂体主要由无髓神经纤维和神经胶质细胞组成，并含有较丰富的窦状毛细血管和少量网状纤维。下丘脑前区的视上核和室旁核，含有大型神经内分泌细胞，其轴突经漏斗直抵神经垂体，是神经垂体无髓神经纤维的主要来源。其分泌合成的**抗利尿激素 antidiuretic hormone ADH** 和**催产素 oxytocin**，神经纤维送到神经垂体储存，当身体需要时就释放到血液中。大型神经内分泌细胞胞体内含有大量直径为 100～200nm 的分泌颗粒。分泌颗粒沿轴突到神经垂体，轴突沿途呈串珠状膨大，膨大部（称为膨体）内可见分泌颗粒聚集。

光镜下神经垂体内有大小不等的嗜酸性团块，称为**赫林体 Herring body**，即为轴突内分泌颗粒聚集所成。神经部内的胶质细胞又称为**垂体细胞 pituicyte**，细胞的形状和大小不一，具有支持和营养神经纤维的作用。垂体细胞还可能分泌一些化学物质以调节神经纤维活动和激素释放。神经垂体本身不会产生激素，而是起仓库的作用。在大鼠和猴的垂体门脉血液中，检测出大量的升压素，其浓度远远高于外周血液中的浓度，而且注射大量的升压素能引起腺垂体 ACTH 分泌增加，提示神经垂体激素可能影响垂体的分泌活动。

神经垂体的血管主要来自左、右颈内动脉发出的垂体下动脉，血管进入神经部分支成为窦状毛细管网，部分毛细血管血液经垂体下静脉汇入海绵窦，部分毛细血管血液逆向流入漏斗，然后从漏斗再循环到远侧部或下丘脑。

七、最后区和脉络丛

最后区 area postrema（AP）是室周器官的典型代表，为感受性室周器官之一，是脑内位于血脑屏障之外的器官。AP 位于延髓背内面、第四脑室尾侧末端，中线两侧呈"V"字形，在颅侧方向，覆盖孤束核。我国对 AP 发育方面的研究较少。Feess-Higgins 和 Larroche（1987）首次于孕 20 周的人脑发育图谱中标出 AP 的发生。成年 AP 的形态学特征为：大量大小不一的神经元、星形胶质细胞和部分少突胶质细胞。老年人仍具有 AP 的特征性结构。但 Rabl（1965）认为，男性的 AP 于 50 岁后开始退化。Castaneyra-Perdomo 等（1988）观察到小鼠出生后 AP 体积仍持续增长，直至生后 35 天才逐渐降低，于成年时达稳态。在鱼和两栖类动物则未发现最后区结构。目前仍需对 AP 进一步研究，但肯定的是，AP 的出现对保证胎儿正常的体重和发育具有重要作用。AP 动脉主要来源于椎动脉系统，由小脑下后动脉的分支穿行其中，组成丰富的血管簇或袢，主要形成以窗孔型毛细血管为主的血管床。

最后区的生理学意义为：① AP 参与心血管活动的调节；② AP 参与体液平衡的调节；③ AP 参与脑脊液的调节；④ AP 参与呕吐反射的调节；⑤ AP 还参与饮食、激素、递质和多肽释放的调节以及某些内脏器官血流量的调节。

脉络丛的相关内容见脑室系统。

（周琳瑛）

参考文献

李云庆 . 2006. 神经解剖学 . 西安：第四军医大学出版社
李振华，李振平 . 2007. 颅脑应用解剖学 . 高等教育出版社
李振平 . 2003. 临床中枢神经解剖学 . 科学出版社
马常升，曹翠丽 . 2009. 脑室周围器官解剖学 . 科学出版社
Jessen NA, Munk ASF, Lundgaard I, et al. 2015. The glymphatic system: a Beginner's guide. Neurochem Res, 40 (12): 1-17

第十三章 颅脑横断层解剖

第一节 颅脑断层的常用基线

颅脑断层解剖是应用断层方法和现代影像学技术，研究颅脑结构在不同轴位的断面标本和影像图像上的位置、形态结构及其连续变化规律。为了明确颅脑结构在断面上的表现，首先必须了解颅脑断层常用的扫描基线。

根据研究目的和方法的不同，头部断层扫描常用的基线如下。

1. 眦耳线 canthomeatal line，CML 又称**眶耳线 orbiomeatal line，OML**，指经过外眦和外耳道中点的连线。是颅脑横断层扫描最常用的基线，但在实际应用中往往依据检查目的的不同将扫描平面与 CML 向上或向下成 0～20° 角。

2. 上眶耳线 supraorbitomeatal line，SML 指经过眶上缘和外耳门中点的连线。经过该线的平面大约与颅底平面一致，对于显示颅腔内的结构，能减少颅骨伪影的产生。

3. Reid 基线 Reid's base line，RBL 是眶下缘至外耳门中点的连线。一般头部横断层常用该基线，且冠状断层标本的制作基线即与该线垂直。该线与 CML、SML 之间的夹角分别为 16.74°±2.52° 和 26.12°±4.56°。

4. 连合间线 intercommissural line 是指经过脑内**前连合 anterior commissure，AC** 和**后连合 posterior commissure，PC** 之间的连线，又称 AC-PC 线。由于该线是以脑内结构为标志，定位更为准确。因此，临床上的神经外科导航系统、X- 刀和 γ- 刀治疗以及脑立体定位解剖研究多以此线为基线。

第二节 颅脑的连续横断层解剖

颅脑的连续横断层解剖标本是以 CT、MRI 扫描常用的 CML 为基线的层面，采用平行于该基线、以一定层厚锯切而成。观察断面标本常采用下面观的方式，这样就与影像学上观察 CT 和 MRI 图像方式相一致。通常脑的断面结构以侧脑室为界分为上、中和下三部分，即侧脑室以上的脑上部结构、侧脑室出现的脑中部层面以及侧脑室消失以下的脑下部层面。本节所描述的横断面标本是以 0.5cm 层厚锯切而成的颅脑横断层。

一、脑上部层面

（一）经上矢状窦和大脑上静脉的层面

经上矢状窦和大脑上静脉的层面（图 13-1）上颅骨部分主要为顶骨，其中板障和内外板清晰可见，在颅骨的后方正中线上可见矢状缝，在颅骨的外面是头皮的横切面，包括皮肤、浅筋膜和帽状腱膜紧密连接在一起，浅筋膜内可见数个浅静脉的横断面。在颅腔内可见位于中线上、呈前细后粗长条状管腔为上矢状窦，其周围可见数条大脑上静脉断面。在上矢状窦的两侧为大脑实质，有明显的脑沟和脑回。在脑实质中部由后内斜向前外的连续脑沟即中央沟，在中央沟的前方和后方分别有与之平行的中央前沟和中央后沟，以及中央前回和中央后回。中央前回的前方及中央后回的后方已分别出现额上回和顶上小叶。大脑上静脉主要收纳大脑半球上外侧面和内侧面上部的静脉血，7～10 条，其中位于硬膜下隙的部分称为桥段，与硬脑膜相贴的部分称为贴段，在临床神经外科手术中极易受损而造成大出血。

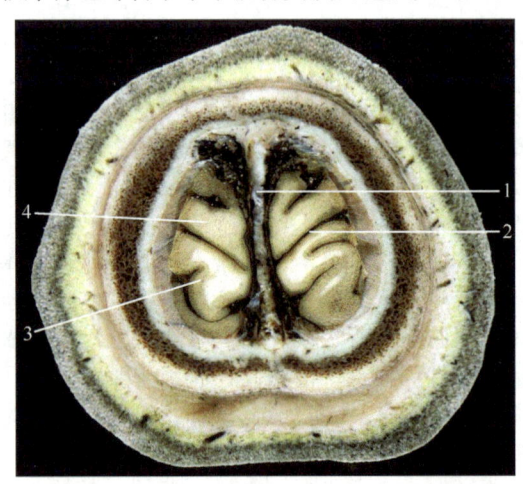

图 13-1 经上矢状窦和大脑上静脉的层面

1 上矢状窦 superior sagittal sinus；2 中央沟 central sulcus；3 中央后回 postcentral gyrus；4 中央前回 precentral gyrus

（二）经中央旁小叶的层面

经中央旁小叶的层面（图 13-2）上的颅骨除两侧顶骨之外，前方已经出现额骨和冠状缝，后方也出现了枕骨和人字缝。颅腔内，上矢状窦已经由长条管状变成位于颅腔正中线上、前后端两个呈三角形的管腔，二者之间借由大脑镰相连。当上矢状窦血栓形成后，行造影剂增强时，常出现上矢状窦三角中心不强化区，称为"空三角征"。左右大脑半球外侧面由前向后出现额上回、中央前沟、中央前回、中央沟、中央后回、中央后沟和顶上小叶；内侧面由前向后分别为额内侧回、中央旁沟、中央旁小叶、扣带沟边缘支和楔前叶。本断面有两个明显的特点：其一，是中央沟两侧的皮质厚度明显不同。据Meyer（1996）利用T1加权序列，平行于AC-PC基线行MRI扫描，观测和比较了中央沟、额上沟和中央前沟两侧皮质厚度，并计算出它们的比率，结果显示中央前回与中央后回皮质厚度之比左侧、右侧分别1.53和1.64，而额上沟和中央前沟两侧的皮质厚度无明显差别。其二，"阻断征"，即断面上中央后沟与扣带回边缘支之间的虽在一延长线上，但二者之间借一纵行的脑回分隔开。

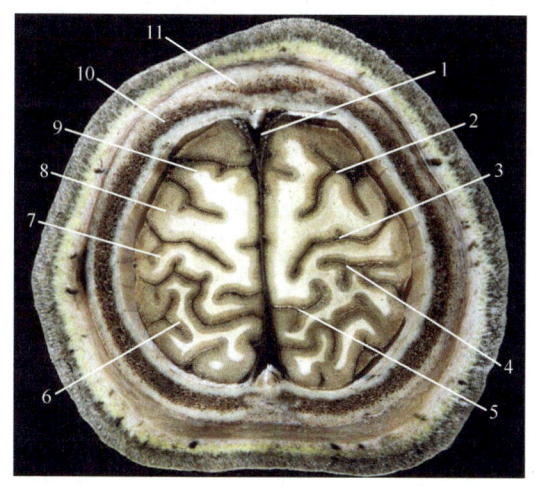

图13-2　经中央旁小叶的层面

1 上矢状窦 superior sagittal sinus；2 中央前沟 precentral sulcus；3 中央沟 central sulcus；4 中央后沟 postcentral sulcus；5 扣带沟边缘支 marginal ramus of cingulated sulcus；6 顶上小叶 superior parietal lobule；7 中央后回 postcentral gyrus；8 中央前回 precentral gyrus；9 额上回 superior frontal gyrus；10 板障 diploë；11 额骨 frontal bone

（三）经顶内沟上份的层面

经顶内沟上份的层面（图13-3）上颅骨、上矢状窦和大脑镰等与上一层面相同，均清晰可见。左右大脑半球的断面逐渐增大，其外侧面由前向后已切及额上回、额中回、中央前回、中央后回和顶上小叶等结构。额上沟首次出现，从中央前沟的前方向前延伸，与中央前沟相垂直，呈倒T形特征。对应于额上沟的后方，中央前回向后形成突入中央沟的隆起，使中央前回呈"驼峰"型，由于该处是手运动的代表区，故影像学上又称为"驼峰征"或"手结征"。Yousry和郭锁成等对脑部断层标本和作手部运动志愿者的功能性磁共振成像（fMRI）图像，观察大脑半球中央前回的"结区"在断面上的形态表现，发现中央前回上1/3存在树结状向后凸入中央后沟的"结区"，当手部运动时该区表现出高信号，提示大脑半球中央前回上部存在树结状手功能活动区，故称之为"手结"，此结构在横断面上呈"ω"形或"Ω"形、在矢状断面上呈"钩"形的。顶内沟呈后内向前外斜行，前端与中央后沟相续，并与中央沟一起表现为J形。在大脑半球的内侧面由前向后分别为额内侧回、中央旁小叶和楔前叶。中央旁沟和扣带沟边缘支大致位于大脑半球内侧面，分别在中央前沟和中央后沟相对应的延长线上。

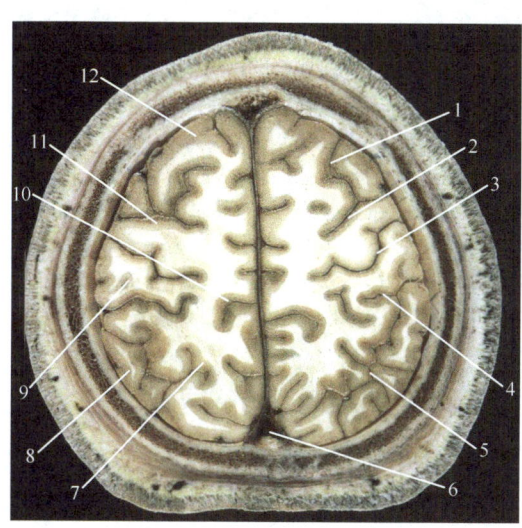

图13-3　经顶内沟上份的层面

1 额上沟 superior frontal sulcus；2 中央前沟 precentral sulcus；3 中央沟 central sulcus；4 中央后沟 postcentral sulcus；5 顶内沟 intraparietal sulcus；6 上矢状窦 superior sagittal sinus；7 顶上小叶 superior parietal lobule；8 顶下小叶 inferior parietal lobule；9 中央后回 postcentral gyrus；10 扣带沟边缘支 marginal ramus of cingulated sulcus；11 中央前回 precentral gyrus；12 额上回 superior frontal gyrus

（四）经顶内沟中份的层面

经顶内沟中份的层面（图13-4）大脑半球为断面内的主要结构，皮质、髓质、沟和回较上一层面更加明显。在CT图像上，正常脑沟宽度不应超过5mm。大脑半球外侧面由前向后可见额上回、额中回、中央前回、中央后回、顶下小叶和顶上小叶等结构。左侧、右侧顶内沟对称出现，均连于中央后沟，行向后内侧，将顶叶分为顶上小叶和顶下小叶。顶内沟的变化较大，多起于中央后沟。顶内沟是顶下小叶的上界，也是后语言区（Wernicke区）的分界标志，预示着缘上回和角回出现。半球内侧面，扣带沟边缘支即将消失，取而代之的是扣带沟，其后部首次出现了顶枕沟,其前方为楔前叶、后方为楔叶。

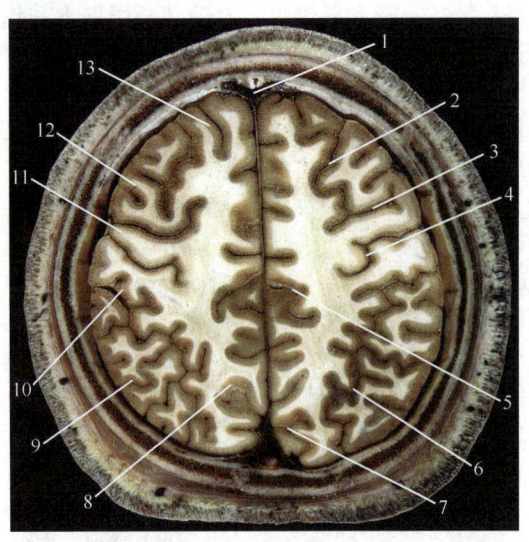

图 13-4　经顶内沟中份的层面

1 上矢状窦 superior sagittal sinus；2 额上沟 superior frontal sulcus；3 中央前沟 precentral sulcus；4 中央沟 central sulcus；5 扣带沟边缘支 marginal ramus of cingulated sulcus；6 顶内沟 intraparietal sulcus；7 顶枕沟 parietooccipital sulcus；8 顶上小叶 superior parietal lobule；9 顶下小叶 inferior parietal lobule；10 中央后回 postcentral gyrus；11 中央前回 precentral gyrus；12 额下回 inferior frontal gyrus；13 额上回 superior frontal gyrus

于管理和调控躯体运动中枢，若该区病变常导致癫痫的发生；额中回在额上回的外侧，其后部属于管理两眼的同向偏斜的额眼区，在优势半球上则为书写中枢；额下回居最外面，其后部有运动性语言区存在，脑外科手术若损伤该区，可引起患者"失语症"。中央沟后方的顶叶借中央后沟和顶内沟分为中央后回、顶下小叶和顶上小叶。半球内侧面中份偏前部出现一条斜向后外较深的扣带沟及其后方呈人字形的顶枕沟，二者之间可见较小的顶下沟。在扣带沟前后分别为额内侧回及扣带回，顶枕沟前后分别为楔前叶和楔叶。

（六）经半卵圆中心的层面

经半卵圆中心的层面（图 13-6）与上一层面主要不同在于半球中央的髓质显著增多，形成近似呈半椭圆形的髓质集中区，恰出现于胼胝体上方的层面，影像学上常称为半卵圆中心 centrum semiovale。该区髓质主要由投射系、连合系和联络系三种纤维组成。由于半卵圆中心纤维主要由有髓纤维组成，因此在 MRI T1 加权图像上呈高信号，而在 CT 图像上为低密度区。在该层面上，可见从半卵圆中心向内侧、向前、向外和向后不同方向发出髓质突起（简称髓突）并分支伸入相应脑回之中，根据这些髓突的位置和形态有助于更好判断脑回和脑沟。

（五）经顶内沟下份的层面

经顶内沟下份的层面（图 13-5）仍然以大脑镰和上矢状窦分隔左、右两大脑半球，大脑半球中央的髓质明显增多。在半球外侧面，中央前回前方出现了额上沟和额下沟。额上回位于内侧，其后部属

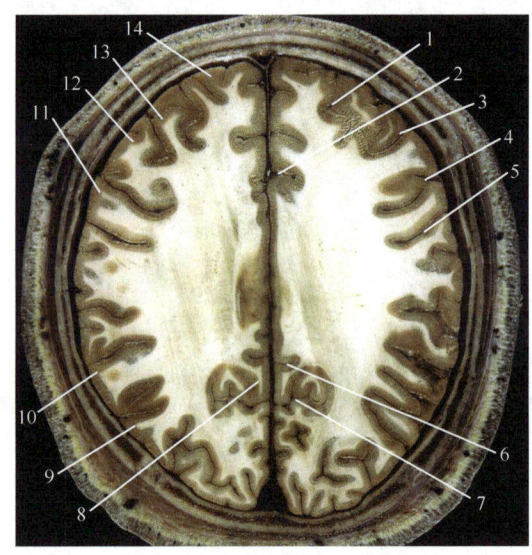

图 13-6　经半卵圆中心的层面

1 额上沟 superior frontal sulcus；2 扣带沟 cingulate sulcus；3 额下沟 inferior frontal sulcus；4 中央前沟 precentral sulcus；5 中央沟 central sulcus；6 顶下沟 subparietal sulcus；7 顶枕沟 parietooccipital sulcus；8 楔前叶 precuneus；9 角回 angular gyrus；10 缘上回 supramarginal gyrus；11 中央前回 precentral gyrus；12 额下回 inferior frontal gyrus；13 额中回 middle frontal gyrus；14 额上回 superior frontal gyrus

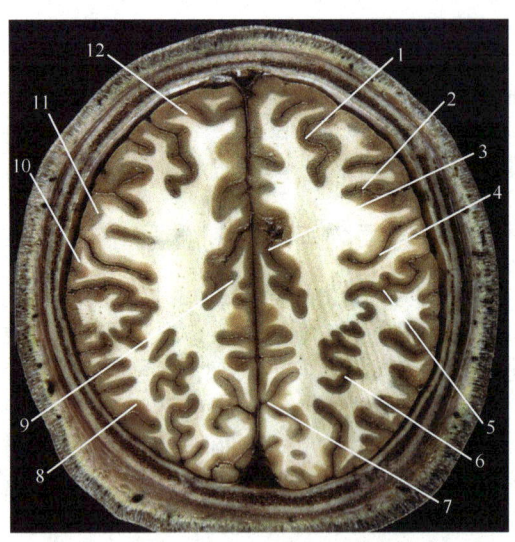

图 13-5　经顶内沟下份的层面

1 额上沟 superior frontal sulcus；2 中央前沟 precentral sulcus；3 扣带沟 cingulate sulcus；4 中央沟 central sulcus；5 中央后沟 postcentral sulcus；6 顶内沟 intraparietal sulcus；7 顶枕沟 parietooccipital sulcus；8 顶下小叶 inferior parietal lobule；9 扣带回 cingulate gyrus；10 中央后回 postcentral gyrus；11 中央前回 precentral gyrus；12 额上回 superior frontal gyrus

该层面的大脑半球外侧面由前向后分别为额上回、额中回、额下回、中央前回、中央后回、缘上回、角回和枕外侧回；内侧面由前向后分别为额内侧回、扣带沟、扣带回、顶下沟、楔前叶、顶枕沟和楔叶。顶下沟为扣带沟行向后下止于胼胝体后方的另一分

支,据统计,国人半数以上(52.5%)的顶下沟为纵行。

综上所述,这些层面常被称为脑上部层面,其特点是侧脑室尚未切及,位于中线的大脑镰将脑分为对称的大脑半球,由上而下球面积逐渐增大,其内沟回变化明显,髓质由少变多最后形成半卵圆中心。这些层面脑沟、回的辨认首先是如何准确辨识中央沟,因为中央沟的辨认对在 CT 和 MRI 图像上确认其他的脑回和脑沟均有十分重要的意义。

结合以上颅脑断面的形态特点及他人研究的结果,在颅脑横断面上可以根据以下几点来准确辨识中央沟:①中央沟较深,一般由半球外侧缘中份偏后处向后内延伸,其前后常有与之平行的脑沟。②中央沟大部分(87%)为一条连续不中断的沟。③中央前回较中央后回厚,中央前回皮质厚度约为中央后回的 1.5 倍。④中央前沟与额上沟相垂直,呈倒 T 形外观。⑤大脑半球内侧面的扣带沟边缘支位于中央后沟向内的延长线上,但二者之间借一纵行的脑回分隔开,即所谓"阻断征",可以此来辨认中央沟。⑥可借助中央前回后壁的特征性结构"手结征"来加以辨识。⑦借助半球髓突的形态来辨认中央沟。

二、脑中部层面

(一)经胼胝体干的层面

经胼胝体干的层面(图 13-7)在颅腔的中央部位出现了呈 X 形的白质板为胼胝体干,其前部纤维向两侧伸入额叶形成额钳,后部纤维向两侧弯向枕叶形成枕钳。位于半球中间的大脑镰被胼胝体干阻断成前、后两段,大脑镰边缘的上矢状窦和下矢状窦均可辨识。在胼胝体的两侧有侧脑室中央部,其前角向前伸入额叶,后角较长,向后伸向枕叶。前角后外侧有尾状核头。该层面即出现背侧丘脑。

大脑半球内侧面胼胝体以前的部分主要有额内侧回、扣带沟和扣带回,胼胝体以后的部分由前向后分别为扣带回峡、顶枕沟、楔叶、距状沟和舌回。大脑半球外侧面主要变化是出现了外侧沟后升支,它多数与侧脑室同时出现,有时出现平面还可能更高。因此侧脑室首次出现的层面是识别外侧沟后升支的标志,而后者又是识别缘上回和角回的重要标志。

(二)经胼胝体压部的层面

经胼胝体压部的层面(图 13-8)侧脑室前角位于胼胝体膝、尾状核头和透明隔之间,透明隔的后方连着穹窿柱,在穹窿柱与背侧丘脑之间为室间孔,使侧脑室与第三脑室相通。透明隔为一薄层膜样结构,但有时可出现其间有一腔隙,称为透明隔腔,它是因双侧透明隔未闭合形成,如该间隙与脑室相通,又称为第五脑室。在胼胝体压部的两端可见三角形的侧脑室三角区,该处即侧脑室中央部、后角和下角的结合部,其内前方可见海马伞,其前壁可见较小的灰质团块为尾状核尾。内囊位于背侧丘脑、豆状核和尾状核之间,在该断面上清晰可见内囊前肢、膝和后肢。在豆状核的外侧有细长条的屏状核,它将豆状核与岛叶皮质之间的白质分为外囊和最外囊。

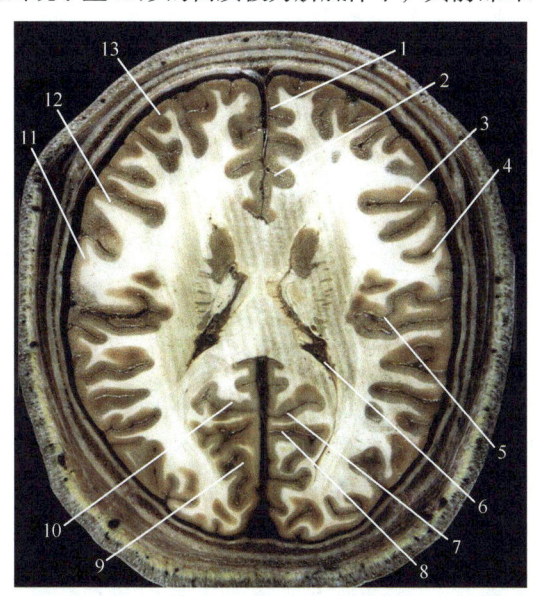

图 13-7 经胼胝体干的层面

1 大脑镰 cerebral falx;2 扣带沟 cingulate sulcus;3 中央前沟 precentral sulcus;4 中央沟 central sulcus;5 外侧沟后支 posterior ramus of lateral sulcus;6 侧脑室后角 posterior horn of lateral ventricle;7 顶枕沟 parietooccipital sulcus;8 距状沟 calcarine sulcus;9 舌回 lingual gyrus;10 扣带回峡 isthmus of cingulate gyrus;11 中央后回 postcentral gyrus;12 中央前回 precentral gyrus;13 额中回 middle frontal gyrus

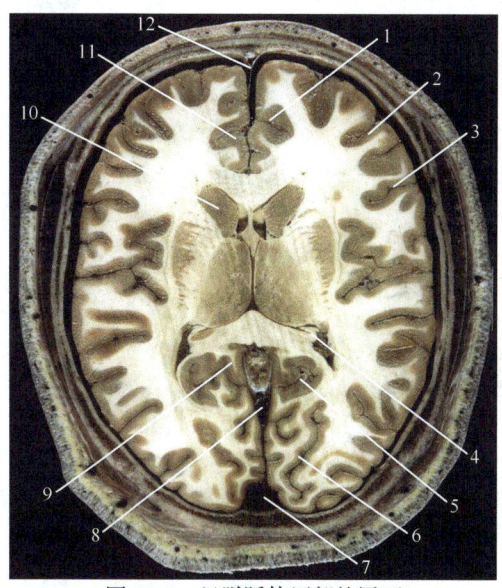

图 13-8 经胼胝体压部的层面

1 扣带沟 cingulate sulcus;2 额下沟 inferior frontal sulcus;3 中央前沟 precentral sulcus;4 海马伞 fimbtia of hippocampus;5 距状沟 calcarine sulcus;6 侧副沟 collateral sulcus;7 上矢状窦 superior sagittal sinus;8 下矢状窦 inferior sagittal sinus;9 扣带回峡 isthmus of cingulated gyrus;10 额下回 inferior frontal gyrus;11 扣带回 cingulate gyrus;12 大脑镰 cerebral falx

大脑半球外侧面已经出现呈 Y 形的外侧沟，其深面可见岛叶，沟内可见大脑中动脉的断面。外侧沟前方可见额上回、额中回、额下回、中央前回、中央后回及缘上回；后方有缘上回、角回和枕外侧回。半球内侧面在胼胝体以前的部分主要为额内侧回及扣带回，胼胝体以后的部分主要有扣带回峡、距状沟前部和舌回。由于距状沟在发生过程中，常因沟内皮质发育较快，导致距状沟底的脑实质向内膨出，在侧脑室三角区内侧壁形成的隆起称为禽距，该结构常作为识别距状沟的重要标志。

在胼胝体压部后方、两侧半球之间可见状似"高脚酒杯"的结构，是由小脑幕、大脑镰及上矢状窦和直窦等所组成的，其中酒杯内的结构为小脑蚓，杯底是三角形的上矢状窦，杯颈由大脑镰构成。在以下的数个断面中均可见到如此特征。

（三）经松果体的层面

经松果体的层面（图 13-9）是显示基底核的最佳层面，豆状核壳和尾状核接近，苍白球位于壳的内侧。位于背侧丘脑、豆状核和尾状核之间的内囊前肢、膝和后肢均清晰可见。有研究认为：基底核区大部分结构于眦耳线平面以上 42mm 范围内显示良好。

第三脑室位于两侧背侧丘脑之间，其内腔被丘脑间黏合分为前、后两部分。第三脑室后方为缰三角、缰连合、松果体及大脑大静脉池。松果体区即由松果体、缰三角、缰连合及其周围的血管构成，其后壁自上而下分别是胼胝体压部、小脑幕和小脑蚓等结构，松果体手术时应注意这些结构。有研究认为：松果体的最佳显示层面在眦耳线上方 40～50mm，其中经眦耳线上方 42mm 水平的横断面中松果体的显示率为 54.6%。在横断面上松果体的形态有以下三种表现：圆形（18.2%）、椭圆形（72.7%）和窄条形（9.1%）。一般认为松果体偏离正常位置为颅内占位性病变的信号，但也有学者研究认为 87.9% 人的松果体中点偏离中线，其位置与大脑半球宽有关。

大脑半球前部依髓突可分辨出额上回、额中回和额下回。遮盖于岛叶表面的称为岛盖，由前向后分别为额下回后部、中央前回、中央后回、缘上回等组成。在缘上回的后方为角回。该层面常被视为显示大脑半球语言区的良好层面。

半球的后部开始出现侧脑室下角，其内侧为海马和海马旁回，在海马旁回的后方出现有侧副沟和枕颞内侧回等结构。两侧枕叶之间有小脑蚓和小脑幕等。小脑蚓前方为四叠体池，内有上丘、基底静脉和小脑上动脉等结构。

（四）经前连合的层面

在经前连合的层面（图 13-10）上颅骨由前向后分别为额骨、顶骨、颞骨鳞部和乳突部、枕骨。

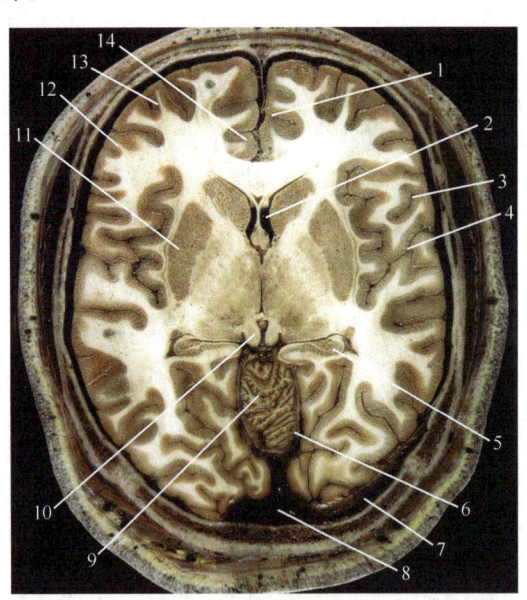

图 13-9 经松果体的层面

1 扣带沟 cingulate sulcus；2 侧脑室前角 anterior horn of lateral ventricle；3 中央沟 central sulcus；4 外侧沟 lateral sulcus；5 海马 hippocampus；6 小脑幕 tentorium of cerebellum；7 横窦 transverse sinus；8 窦汇 confluence of sinuses；9 小脑蚓 vermis；10 上丘 superior colliculus；11 豆状核壳 putamen；12 额下回 inferior frontal gyrus；13 额中回 niddle frontal gyrus；14 扣带回 cingulate gyrus

该层面胼胝体压部已经消失，在胼胝体膝的后方、两侧透明隔之间可见一三角形间隙，为透明隔腔。如该间隙发生囊肿，可能阻塞室间孔使脑脊液循环受阻，引起颅内压升高。

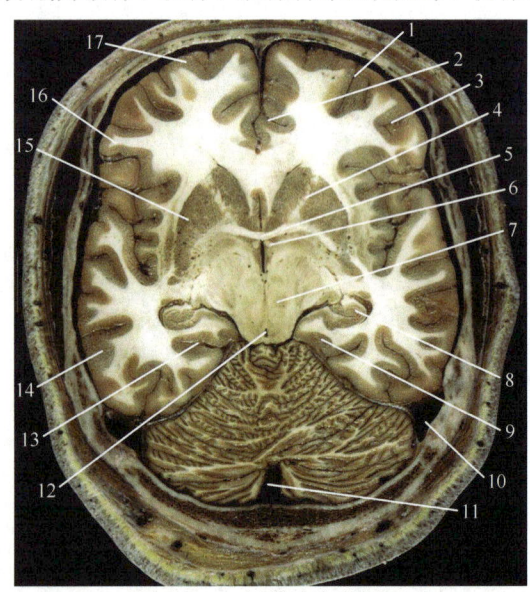

图 13-10 经前连合的层面

1 额上沟 superior frontal sulcus；2 扣带沟 cingulate sulcus；3 额下沟 inferior frontal sulcus；4 内囊前肢 anterior limb of internal capsule；5 前连合 anterior commisure；6 穹窿柱 column of fornix；7 红核 red nucleus；8 海马 hippocampus；9 海马旁回 parahippocampal gyrus；10 横窦 transverse sinus；11 枕窦 occipital sinus；12 中脑水管 mesencephalic aqueduct；13 侧副沟 collateral sulcus；14 颞下回 inferior temporal gyrus；15 豆状核壳 putamen；16 额下回 inferior frontal gyrus；17 额上回 superior frontal gyrus

大脑半球前部为额叶，两侧为岛叶，后外侧有颞叶。小脑幕已由"酒杯"状变为"八"字形，其前内侧为小脑幕切迹，后外侧连于横窦。小脑幕后方的小脑由小脑蚓及其两侧的小脑半球构成。中脑位于断面的中心，可见上丘、中脑水管、红核、黑质等结构。侧脑室下角的前方为尾状核尾，内侧为海马及外侧膝状体。

本断面最为特征性的结构是在尾状核头的后方可见一个横行呈"自行车的把手"的结构，即为前连合。前连合的纤维为有髓纤维，故在 MRI T2 加权像上呈低信号，易于辨别。紧贴前连合后方的两个圆点状对称性结构为穹窿柱，前连合后方的矢状裂隙仍为第三脑室。

（五）经乳头体的层面

经乳头体的层面（图 13-11）主要特征是出现乳头体和鞍上池。

但因扫描基线的不同，鞍上池的形态和构成亦有所不同。还可能出现大脑纵裂池、外侧的外侧窝池和后方的环池等。通常该池的前界为额叶直回，后界为脚间窝或脑桥基底部，两侧为海马旁回和钩。内容物包含有视交叉、灰结节、垂体柄、乳头体、大脑动脉环及鞍背等。在 CT 和 MRI 图像上鞍上池可因扫描基线的不同而表现为六角形、五角形或四角形等不同的形态。

该层面颅腔内的结构以蝶嵴和小脑幕为界可分为前部、中部和后部。前部为大脑半球额叶下部断面，额叶后内侧部为隔区，内有伏隔核。在中部，居于中间的为中脑，其前方的脚间窝内有动眼神经相连，在中脑前方有乳头体、第三脑室漏斗隐窝和下丘脑核及视束等；颞叶居两侧，在海马旁回、钩处可见海马头、侧脑室下角及其前壁内的杏仁体核。后部位于两小脑幕的后方，被小脑半球和小脑蚓部占据。

（六）经视交叉和漏斗的层面

经视交叉和漏斗的层面（图 13-12）为脑中部最后一个层面，其主要特点是侧脑室下角即将消失，断面已出现视交叉和漏斗等结构。

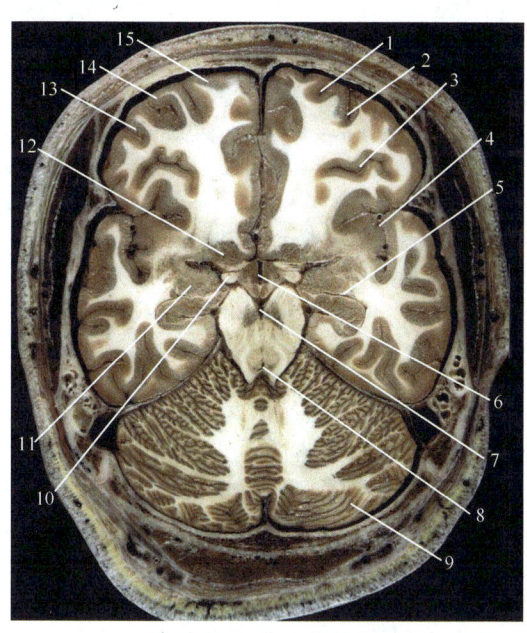

图 13-11　经乳头体的层面

1 额上沟 superior frontal sulcus；2 额下沟 inferior frontal sulcus；3 眶沟 orbital sulci；4 外侧沟 lateral sulcus；5 侧脑室下角 inferior horn of lateral centricle；6 第三脑室漏斗隐窝 infundibular recess of third ventricle；7 脚间窝 interpeduncular cistern；8 中脑水管 mesencephalic aqueduct；9 小脑半球 cerebellar hemisphere；10 视束 optic tract；11 杏仁体 amygdaloid body；12 隔核 nucleus accumbens；13 额下回 inferior frontal gyrus；14 额中回 middle frontal gyrus；15 额上回 superior frontal gyrus

乳头体在断面上表现为一对椭圆形结构，居于中脑前方的脚间窝处。海马发出的纤维构成穹窿连于此。乳头体是海马环路中的重要结构，参与记忆和情绪活动等。

鞍上池是影像学上的名称，因位于蝶鞍的上方而得名，主要由交叉池、脚间池和桥池前部构成，

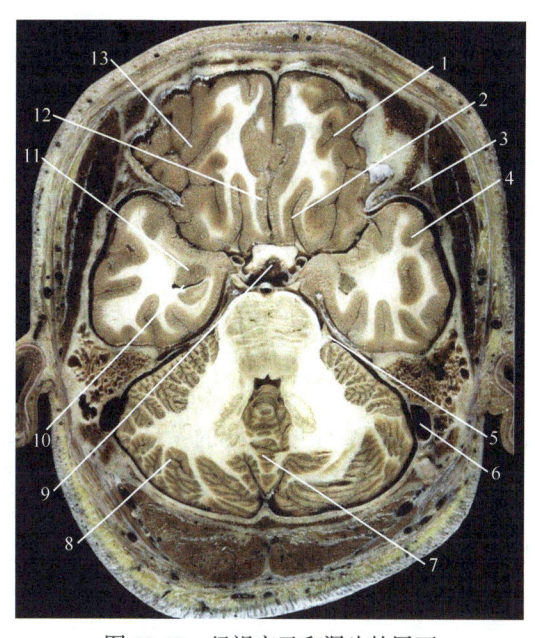

图 13-12　经视交叉和漏斗的层面

1 眶沟 orbital sulci；2 嗅束沟 olfactory sulcus；3 蝶骨大翼 greater wing of sphenoid bone；4 颞上沟 superior temporal sulcus；5 三叉神经 trigeminal nerve；6 横窦 transverse sinus；7 小脑蚓 vermis；8 小脑半球 cerebellar hemisphere；9 漏斗 infundibulum；10 侧脑室下角 inferior horn of lateral ventricle；11 杏仁体 amygdaloid body；12 大脑纵裂 longitudinal fissure of cerebrum；13 眶回 orbital gyri

该层面上颅骨由前向后可见额骨、蝶骨大翼、颞骨及枕骨。在蝶骨大翼和颞骨外侧有颞肌的断面。颅腔仍然被蝶骨大翼、颞骨岩部和小脑幕分为前、中、后三个颅窝。

在颅前窝内大脑额叶内可见纵行的直回、嗅沟及其外侧不规则的眶回和眶沟,在嗅沟后端可见呈三角形的嗅束断面。在颅中窝内,两侧颞叶已接近颞极,其内侧可见海马旁回、钩及其内的侧脑室下角和杏仁体核。颅中窝中央部位可见五角形的鞍上池,它由大脑纵裂池、外侧窝池、交叉池和后方的桥池组成,池内可见视交叉、漏斗、大脑中动脉、后交通动脉、基底动脉和动眼神经等。颅后窝居小脑幕和颞骨岩部后方,被脑桥和小脑占据,第四脑室位于脑桥与小脑之间,其后外侧壁内有齿状核,在脑桥前外侧与小脑交接处可见三叉神经根,三叉神经向前穿硬脑膜。

杏仁体核位于钩的深面,居于侧脑室下角的前方,它们之间有恒定的空间位置关系,因此可将钩和侧脑室下角前端出现作为杏仁体在横断面上识别的标志。杏仁体在整体形态上近似呈扁椭圆形,断面上变化特点是自上而下其左右径逐渐增宽,前后径逐渐变短,横径大于前后径。因此,在横断面上杏仁体的形态变化很大。

三、脑下部层面

脑下部层面内颅前窝结构即将消失,代之以眼眶及其内容物;颅中窝有颞极,并出现蝶鞍及其周围的结构,颞骨岩部内的中耳、内耳的结构已经清晰可见;颅后窝主要是小脑和脑干下部断面。因脑下部层面脑的主要结构已近消失,下面仅介绍经垂体和海绵窦横断面示范性说明。

经脑垂体和海绵窦的层面(图13-13)前份主要由位于两侧的眼眶及居中间的额窦和颅前窝内容组成。额叶的下面居于颅前窝内,被嗅沟分为内侧的直回及外侧的眶回,颅前窝前方横行的腔隙为额窦,内有骨板分隔,由于气化的关系,人体额窦的大小常呈不对称性。颅前窝两侧为底朝前、尖朝内后内呈三角形的眼眶,其内可见上直肌、外直肌和泪腺、眼上静脉的断面,近眶尖处有视神经管与之相连,内有呈椭圆形斜断面的视神经。

断面中份由中间的蝶鞍及两侧颞叶组成,鞍区内脑垂体位于断面的中央,其前方为蝶窦,前外侧有视神经穿经视神经管,后方见垂体柄和横行的骨性结构鞍背;两侧为海绵窦,内有颈内动脉的断面,在海绵窦的外侧壁前部有眼神经、后部有三叉神经节及包围其周围的三叉神经腔(Meckel's腔),眼神经和三叉神经节紧贴于颞叶的内侧。

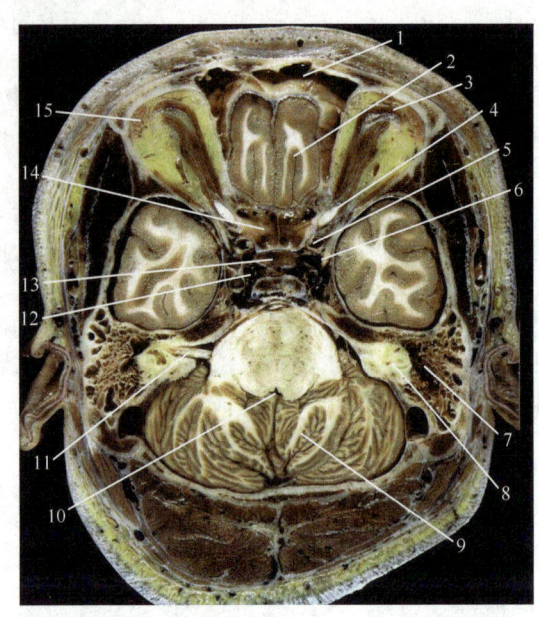

图13-13 经脑垂体和海绵窦的层面

1 额窦 frontal sinus;2 嗅束沟 olfactory sulcus;3 上直肌 superior rectus;4 视神经 optic nerve;5 颈内动脉 internal carotid artery;6 眼神经 ophthalmic nerve;7 鼓室 tympanic cavity;8 内耳迷路 labyrinth of internal ear;9 小脑扁桃体 tonsil of cerebellum;10 第四脑室 forth ventricle;11 面神经和前庭蜗神经 facial and vestibulocochlear nerve;12 海绵窦 cavernus sinus;13 垂体 hypophysis;14 蝶窦 sphenoidal sinus;15 泪腺 lacrimal gland

断面后份为颅后窝,被脑桥和小脑占据。脑桥前方有基底动脉的横断面。在脑桥、小脑和颞骨岩部之间构成三角形的脑桥小脑延髓三角池,内有面神经和前庭蜗神经等,该处是听神经瘤的好发部位。本断面右侧清晰可见面神经和前庭蜗神经穿经内耳道。在脑桥和小脑之间仍可见第四脑室。小脑已近下部层面,其位于第四脑室后方的部分为小脑扁桃体。颅后窝内的结构由于受骨质伪影的影响,在CT图像上对脑干、小脑和颅底结构的观察具有一定的局限性,因此颅底附近的小肿物CT常无法发现。但MRI无骨质伪影干扰,能显示2~3mm大小的病变,对于脑干内的主要核团及传导束均能较好显示。

(黄海辉)

第十四章 脑内主要核团的立体定位

人脑是一个结构和功能十分复杂的器官，脑部疾病的诊治也随着现代医学诊疗设备的不断问世和使用有了长足的进步。立体定向手术及导航神经外科手术的发展和普及，使得以往被认为是手术"禁区"的脑内手术成为现代神经外科的重要组成部分。目前，神经外科可以利用立体定向技术，通过毁损、移植和植入深部电极等手段治疗如帕金森病、阿尔茨海默病、亨廷顿病、疼痛、癫痫以及精神分裂症和情感性精神病等。然而，要精确施行脑内部结构手术，就必须十分清楚脑内结构的形态与空间位置关系。因此，脑内结构的空间立体定位已成为神经外科医师的迫切需求。近半个世纪以来，国内外一些学者通过人脑断层标本和X线、CT、MRI图像进行探索和研究，获得了许多关于脑内主要核团的空间定位研究资料。本章就脑立体定位的方法、脑内主要神经核团的定位及其临床意义进行叙述。

第一节 脑内结构的空间立体定位方法

脑内部结构如侧脑室、背侧丘脑、豆状核、尾状核和杏仁体等具有一定的形态并在脑内占据相应的空间位置，人们对脑内结构的定位方法是通过确定颅表面、脑表面或脑内基准点或基线来展开的。其目的就是以基点或基线的中点为原点建立三维坐标体系，然后确定脑部结构在该坐标体系内的空间位置（即坐标值）。在研究脑内各结构的立体定位时，一般需要在头颅或脑上定出三个基准平面和三条基准轴线，然后才按照一定的方位头颅或脑进行CT或MRI扫描，或将脑切成一定厚度的脑片后，进行观察、测量脑内各结构相对应的三维空间位置。确定这些基准平面和基线，国内外学者做了许多有益探讨。如Cooper和毛翊章等在颅骨上进行定点，然后将其投影到脑上进行观察；Kamm和Austin等则利用头颅X线侧位片上显示的骨性标志作为定位依据；Spiegel和Wycis于1952年提出以前连合和后连合作为标志来确定脑内各个结构的位置；后来Schaltenbrand和Bailey等也利用这一方法进行研究。但必须注意的是，由于人体颅及脑外形的个体差异、颅骨骨性标志或脑表面结构与脑内部结构尤其是深部结构之间的距离较远，关系不够密切，因此以颅骨表面标志或脑表面结构为基点对脑内核团进行空间定位的精确度就存在一定问题。目前，多利用脑内标志作为脑内结构的立体定位依据，主要是因为脑内标志比较稳定，且与脑内许多结构关系密切（图14-1）。

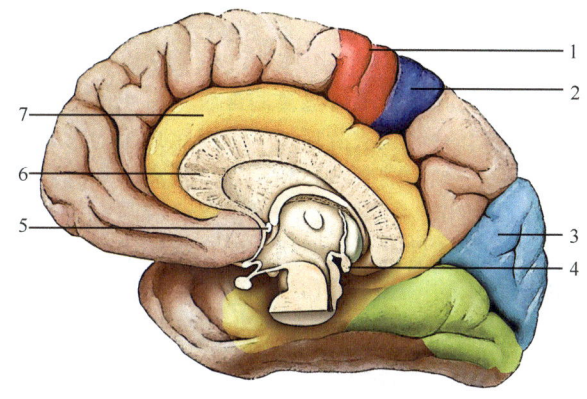

图14-1 脑内侧面结构

1 中央旁小叶（前部）paracentral lobule（anterior part）；2 中央旁小叶（后部）paracentral lobule（posterior part）；3 楔叶 cuneus；4 后连合 posterior commissure；5 前连合 anterior commissure；6 胼胝体 corpus callosum；7 扣带回 cingulate gyrus

一、颅脑扫描和脑立体定位常用的基线

1. 脑标准立体定位基线——前后连合间径 前后连合间径（AC-PC），即前连合后缘中点至后连合前缘中点之间的连线，是目前国内外比较常用的一条基线（图14-2）。Amadorh和Talairach等测量了31例人脑，连合间线的长度变动在21～25mm，平均为23mm，并测得前连合的宽度为3mm，后连合的宽度为2mm。姚家庆、陈玉敏等在不同例数我国人脑标本上测量了连合间径的长度平均为21.66±1.02mm，其中长度介于21.0～23.0mm的最多，占总例数的83.3%±3.04%，表明其长度变化较小，因此选择连合间径作为确定脑内结构立体定位坐标的基线，在解剖学上是可靠的。前连合的宽度变动在1.5～4.0mm，其中宽度为3mm最多，后连合宽度变化在1.0～3.0mm，宽度为2.0mm最多。

前后连合间径的中点即大脑的原点，目前被视为大脑内部结构空间定位的首选基点。

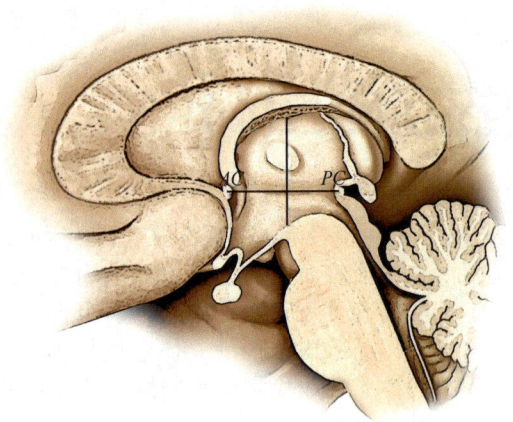

图 14-2　前后连合间径与原点的位置关系
AC 前连合；PC 后连合

2. 室间孔至松果体隐窝间连线　由于前、后连合在活体上有时无法清晰显示，因此临床上常常以脑室造影中显示的室间孔和松果体隐窝作为标志来折算，并确定一些脑内结构的位置。所谓室间孔至松果体隐窝连线就是指通过室间孔后缘中点与松果体隐窝之间的连线（图 14-3）。

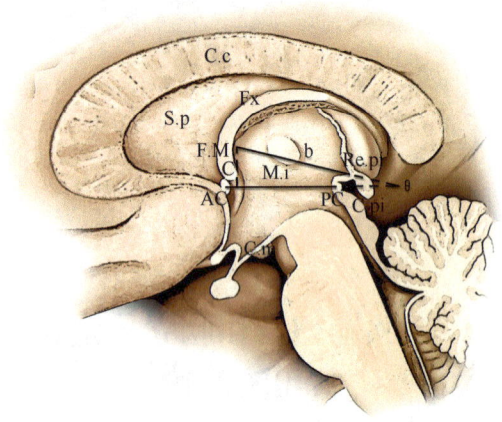

图 14-3　室间孔后缘中点至松果体隐窝的连线
与连合间径的关系
AC 前连合；PC 后连合

那么，作为脑标准立体定位基线的前后连合间径与室间孔后缘中点至松果体隐窝的连线之间存在什么联系？姚家庆等通过对 150 例人脑标本对比观测和分析，认为前后连合间径与室间孔后缘中点至松果体隐窝的连线之间的关系在标本上是比较稳定的。上述两条线的后延线相交成角，其中最大夹角为 13°，最小夹角为 5°，多数集中在 8°～10°，平均为 9.14°±1.20°。自室间孔后缘中点至前后连合间径的垂直距离平均为 5.28±1.25mm，其中以距离在 4～6mm 最多。根据上述两线关系及其

数据变动较小的特点，在脑室造影的 X 线侧位片上，只要能够定出室间孔后缘中点至松果体隐窝的连线，就可以间接确定连合间径的位置，因为连合间径、室间孔后缘中点至松果体隐窝的连线及室间孔后缘中点至连合间线的垂线之间共同构成一个直角三角形。此三角的做法是：自室间孔后缘中点至松果体后隐窝连线的前端向下作一约 5.28mm 长的线（该线与室间孔后缘中点至松果体隐窝的连线的夹角为 80° 左右），再作一条与第二根线终端相垂直的线，该第三根线即为通过前后连合间径的连线（图 14-3）。

3. 根据颅骨骨性标志定位法　在早期，临床上利用 X 线等对脑内标志的显示一般需要依靠脑室造影，而进行脑室造影不仅增加了患者的痛苦和危险，也由于各种因素的影响造成脑室造影效果不理想，且有时不具备造影条件等，这些均有可能影响脑立体定向手术的推广和手术效果。为此，国内外一些学者利用颅骨 X 线正、侧位片上的骨性标志来确定前、后连合及原点的位置。如鼻根点至枕外隆突的连线、鼻根至枕内隆突的连线、眉间至枕外隆突的连线、眉间至枕内隆突的连线、颅前窝前壁与底相交的切迹至后床突的连线、后床突至枕内隆突的连线以及垂体窝底中点至枕内隆突上缘的连线等确立坐标体系。

二、CT 立体定向术的扫描基线

随着 CT 影像技术的发展，CT 立体定向术和神经导航外科手术在国内外正在蓬勃开展，过去那种不可见靶点的定位方法已被 CT 直接可见到靶点的定位方法所取代，使得立体定向外科手术的靶点定位更加准确，也扩大了手术的应用范围，使手术变得更加安全、迅速。但是由于临床 CT 扫描平面与脑标准水平切面图谱不一致，在应用 CT 进行定位时，常需要额外设计复杂的附加设备，并进行烦琐的坐标转换，因此不利于推广应用。

Tokunaga 等提出以眉间至枕外隆突连线（G-I 线）作为 CT 扫描基线。因为他们观察了 22 例标本后认为，前后连合间线与额、枕极连线（F-O 线）是平行的，而额 - 枕极连线又与 G-I 线相平行，所以以 G-I 线作为 CT 扫描基线，向上扫描 1～2 个层面即可获得包括前后连合的水平图像。但在 Tekase 等发表的以 G-I 线作为 CT 扫描基线的 CT 扫描图和相应的脑切片图谱中，并未清楚地同时显示前后连合的切面。因此，采用以 G-I 线作为 CT 扫描基线所作的坐标体系来确定前、后连合并不理想，其变动范围很大，不易得到令人满意的结果（图 14-4）。

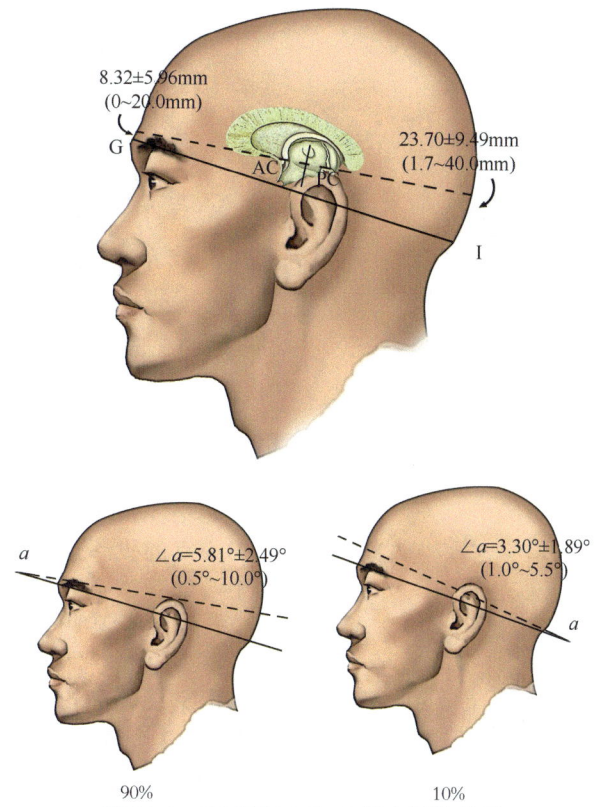

图 14-4　G-I 线与 AC-PC 线之间的关系

姚家庆等对另一条 CT 扫描基线——听眦线（C-M 线）与前后连合线之间的关系进行观测，发现两条线的延长线均相交于颅前方，全部呈向后开放的夹角，角度平均为 10.96°±4.70°。他们认为前后连合线与外眦及外耳门中点的距离较为恒定，于是提出将外眦上方 20mm 的点与外耳门中点上方 35mm 之间的连线作为 CT 扫描的新基线，由此向上扫描即能获得包括同时通过前、后连合的水平切面（图 14-5）。这样既免除了烦琐的坐标换算，也有利于临床应用。

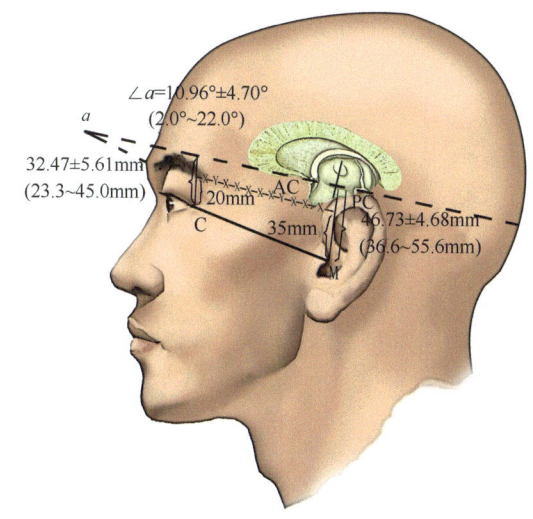

图 14-5　C-M 线与 AC-PC 线之间的关系

第二节　脑立体定位的三维坐标及脑内结构的立体定位

标准脑图谱中所选择的脑内标志是前、后连合，以前连合后缘中点和后连合前缘中点连线中点作为原点，建立三维坐标系。具体做法是：将通过连合间径的水平面定为 Ho 平面，通过连合间径中点的冠状面定为 Fo 平面，加上正中矢状面 So 平面，即构成了三个基准平面。三个坐标轴分别是：X 轴，指通过原点、左右方向的冠状轴；Y 轴，指通过原点、前后方向并与 X 轴相垂直的矢状轴定为 Y 轴；Z 轴，指通过原点、上下走向并与 X 轴、Y 轴垂直的轴。

具体定位方法：首先在正中矢状面上以前、后连合为标志标出原点，定出 X 轴、Y 轴和 Z 轴，然后分别沿冠状面、水平面或矢状面按一定层厚分别扫描或切脑，获取连续扫描图像或脑切片，将扫描或切好的图像或脑切片放在坐标尺下进行测量，即可获得脑内结构在各种切面上的相应数据（图 14-6～图 14-8）。用 x 表示在 X 轴上数值，用 y 表示在 Y 轴上数值，用 z 表示在 Z 轴上的数值，从而了解它们在前后、上下、内外的各个部位与三个基准平面的关系，即它们在脑内的立体位置。最后综合三张投影图上所显示的结构在有关切面

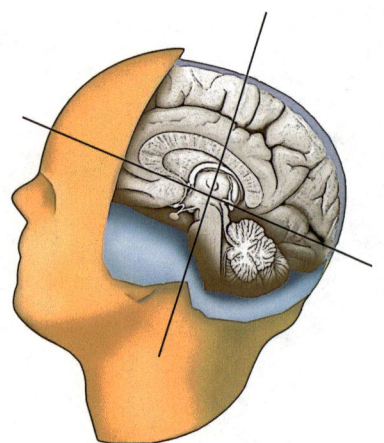

图 14-6 前后连合间径及原点

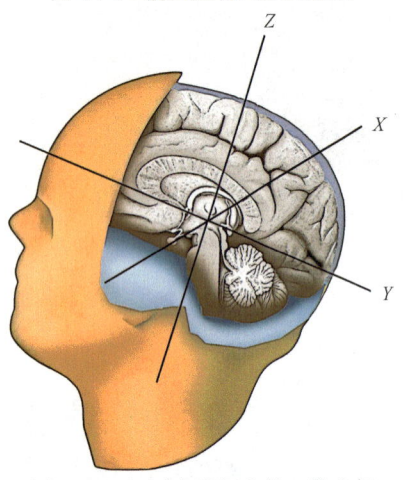

图 14-7 经过大脑原点的三维坐标

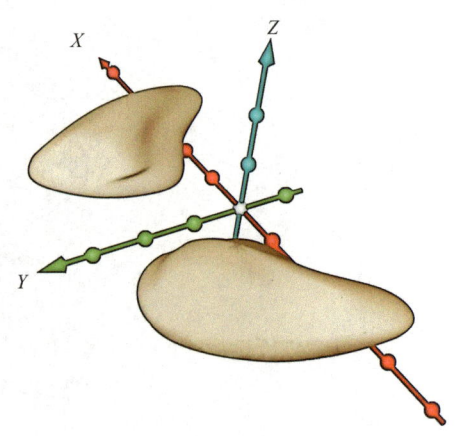

图 14-8 根据三维坐标值重建的豆状核的三维立体空间形态及位置

上中心点的投影连线，得出作为一个整体的该结构中心的三维空间坐标。这样就为临床应用立体定位技术治疗某些疾病时确定目标结构的中心提供了可靠的参考数据。

姚家庆等通过 90 例成年人脑进行观测，所得脑内 12 个灰质核团的范围大小和位置结果见表 14-1。

表 14-1 脑内 12 个灰质核团的范围大小和位置（单位：mm）

主要核团名称	前、后端距离	Fo 前	Fo 后	上、下端距离	Ho 上	Ho 下	内、外端距离	内端距离	外端距离
尾状核头	19	19	0	27	21	6	15	4	19
豆状核壳	38	28	10	25	17	8	20	11	31
苍白球外侧部	22	17	5	14	10	4	16	10	26
苍白球内侧部	14	12	2	9	5	4	13	10	23
杏仁体	12	12	0	16	0	16	13	15	28
丘脑前核	13	8	5	12	12	0	6	2	8
丘脑内侧核	15	1	14	15	15	0	9	1	10
丘脑外侧核	25	8	17	21	20	1	17	3	20
丘脑中央核	7	0	7	8	8	0	6	5	11
丘脑枕	11	0	11	17	14	3	16	5	21
丘脑底核	8	3	5	9	0	9	8	5	13
红核	9	0	9	8	0	8	6	2	8
黑质	11	1	10	12	0	12	9	4	13

第三节 脑内主要核团中心的坐标

临床上将所要注意的结构称为目标结构,其中心即所谓靶心。靶心的位置并不是指在各个脑扫描图像或脑片上出现的各核团的中心坐标值,而是作为整体核团的中心所在。它必须从每个核团在三个面的投影图上来确定,从而得出靶心的三维坐标。

要确定靶心坐标,首先必须在每个结构的三个面的投影图上点出它们出现在各个脑扫描图像或脑片上的中心点,并将其连接成线,这些连线代表该结构在不同方位做的所有脑扫描图像或脑片各自中点的轨迹。不同方位的中心点连线的交点或其最接近的点,即总代表作为该结构的中心,也就是临床上所取的目标结构的靶心。于是就可以计算出它们的三维空间坐标值。我国人脑内主要灰质结构的靶心坐标值见表 14-2。

表14-2 我国人脑内主要灰质结构的靶心坐标值(单位:mm)

主要核团名称	坐标值		
	X	Y	Z
尾状核	10.0	24.0	6.5
尾状核头和体交界部	11.0	15.5	15.0
豆状核壳	24.5	9.0	6.5
苍白球外侧部	20.0	6.5	3.5
苍白球内侧部	18.0	4.5	0
杏仁体	21.0	8.0	-13.5
丘脑前核	4.5	1.0	14.0
丘脑内侧核	5.0	-7.0	7.5
丘脑外侧核	12.5	-5.0	9.5
中央中核	9.0	-8.0	3.0
丘脑枕	14.0	-16.0	5.0
丘脑底核	9.5	-0.5	-4.5
红核	4.5	-6.0	-7.0
黑质	9.0	-4.5	-10.5

表14-2 中提供的有关脑内一些灰质结构靶心的坐标值材料,可供临床应用时参考,它对手术时准确到达目标结构具有一定帮助。但应当注意,由于存在个体差异以及脑组织本身可能因病变导致形态学上的改变等因素,手术中除进行定位计算、X 摄片或做 CT、MRI 扫描以核实导针是否已经准确到达目标点外,还应常规采用电刺激、暂时性功能阻断等生理学方法,并加强临床体征和疗效的观察,以保证定位正确,从而取得较为满意的治疗效果。

第四节 脑内神经核团定位在立体定向手术中的意义

在现代神经外科手术中,应用脑立体定向手术,通过对脑内神经核团的毁损、植入某些组织或进行深部微电极刺激,已成为治疗功能性神经外科疾病如疼痛、癫痫、帕金森病、阿尔茨海默病等的有效手段。因此,明确脑内神经核团的空间位置和形态具有重要的意义。

(1)可以利用脑内神经核团的三维坐标值确定目标结构的"靶心"和"靶区"。脑立体定向就是利用头部尤其是脑内的基点作为原点建立三维坐标来调整立体定位仪,对于准确定位、对准靶点具有参考价值。同时,结合脑内神经核团的前后径、左右径和上下径即可确定核团的大小和所谓的核团"靶区"范围。在临床治疗疾病的过程中,为了达到更满意的效果,往往要进行多靶点的毁损或移植,这时就可以参考各核团的"靶心"和"靶区"的范围进行选择,这样既可达到有效的治疗目的,又能够避免或减少病变周围正常脑组织的损伤。

(2)利用计算机三维重建技术可以将核团在脑内的三维坐标值进行三维重建,从而更加直观地了解核团的形态、位置等信息,能够更有助于手术方案的制订,并有助于具体"靶点"和"靶道"的确定。

(王 锋)

参考文献

蔡文琴.2007.发育神经生物学.北京:科学出版社

陈宜张,路长林.2003.神经发育分子生物学.湖北:湖北科学技术出版社

陈宜张.2008.神经科学的历史发展和思考.上海:上海科学技术出版社

成令忠.2003.现代组织学.上海:上海科学技术文献出版社

关新民.2002.医学神经生物学.北京:人民卫生出版社

卡斯蒂廖尼.2003.医学史,程之范等译.桂林:广西师范大学出版社

李继硕.2002.神经科学基础.北京:高等教育出版社

李涛,李拴德.2002.杏仁核簇解剖的研究现状.国际神经病学神经外科学分册,29(5):424-427

李振华,李振平.2007.颅脑应用解剖学.北京:高等教育出版社

李振平.2003.临床中枢神经解剖学.北京:科学出版社

刘厚奇,张远强,周国民.2004.医学发育生物学.北京:科学出版社

刘巧琼,李光武,赵乐章.2005.基底前脑结构和功能概述.神经解剖学杂志,21(6):683-686

卢洪煊.2005.脑内神经核团的三维解剖及临床意义.北京:科学出版社

马常升.2010.脑室周围器官解剖学.北京:科学出版社

钱雪松,李陈莉,仝宇红,等.2000.人胚胎小脑皮质神经细胞的发育.解剖科学进展,6(3):282-285

芮德源,陈立杰.2007.临床神经解剖学.北京:人民卫生出版社

谭洁，罗敏敏．2010．嗅球对嗅觉信息的处理．生物物理学报，26（3）：194-208

王绍．2011．缰核：一些难治性疾病治疗的新靶标．北京：科学出版社

邢成名．2003．缺血性脑血管病．北京：人民卫生出版社

徐科．2001．神经生物学纲要．北京：科学出版社

姚敦义．2005．生命科学发展史．济南：济南出版社

姚泰，赵志奇，朱大年，等．2015．人体生理学（上、下册）．第4版．北京：人民卫生出版社

耀家庆，戴衡茹．1992．人脑立体定位应用解剖．合肥：安徽科学技术出版社

尹乾坤，李拴德．2003．隔区的功能性解剖研究进展．立体定向和功能性神经外科杂志，16（3）：177-179

张朝佑．2009．人体解剖学．上册．北京：人民卫生出版社

张进禄．2011．神经系统超微结构．北京：中国协和医科大学出版社

张庆柱．2006．书写世界现代医学史的巨人们．北京：中国协和医科大学出版社

张守信．2010．应用神经解剖学．北京：人民卫生出版社

张致身．2004．人脑血管解剖与临床．第2版．北京：科学技术文献出版社

周丽华，姚志彬，陈以慈．1998．基底前脑解剖学及其临床意义．神经解剖学杂志，14（4）：401-405

朱长庚．2009．神经解剖学．第2版．北京：人民卫生出版社

Andaria E, Duhamela JR, Zalla T, et al. 2010. Promoting social behavior with oxytocin in high-functioning autism spectrum disorders. PNAS, 107（9）: 4389-4394

Andrada J, Livingston P, Lee BJ, et al. 2012. Propofol and etomidate depress cortical, thalamic, and reticular formation neurons during anesthetic-induced unconsciousness. Anesth Analg, 114（3）: 661-669

Angeles FM, Palacios bote R, Leo barahona M, et al. 2010. Anatomy of the brainstem: a gaze into the stem of life. Semin Ultrasound CT MRI, 31（31）: 196-219

Baird J, Choe AJ, Beck J, et al. 2008. Orexin-A hyperphagia: hindbrain participation in consummatory feeding responses. Endocrinology, 50（3）: 1202-1216

Bayer L, Eggermann E, Serafin M, et al. 2001. Orexins（hypocretins）directly excite tuber-omammillary neurons. Eur J Neurosci, 14（9）: 1571-1575

Bosman LW J, Houweling AR, Owens CB, et al. 2011. Anatomical pathways involved in generating and sensing rhythmic whisker movements. Front Integr Neurosci, 5: 53

Boysen NC, Dragon DN, Talman WT. 2009. Parasympathetic tonic dilatory influences on cerebral vessels. Auton Neurosci, 147（2）: 101-104

Braud A, Vandenbeuch A, Zerari-Mailly F, et al. 2012. Dental afferents project onto gustatory neurons in the nucleus of the solitary tract. J Dent Res, 91（2）: 215-220

Cahill JFX, Baxter MG. 2001. Cholinergic and noncholinergic septal neurons modulate strategy selection in spatial learning. Eur J Neurosci, 14（11）: 1856-1864

Chertok VM, Kotsyuba AE. 2011. Changes in neurons of medulla oblongata nuclei under conditions of chronic NO-synthase inhibition. Bull Exp Biol Med, 151（1）: 103-106

Chess A, Simon I, Cedar H, et al. 1994. Allelic inactivation regulates olfactory receptor gene expression. Cell, 78（5）: 823-834

Cooper MA, Mcintyre KE, Huhman KL, et al. 2008. Activation of 5-HT1A autoreceptors in the dorsal raphe nucleus reduces the behavioral consequences of social defeat. Psychoneuroendocrinology, 33（9）: 1236-1247

Devor A. 2002. The great gate: control of sensory information flow to the cerebellum. The Cerebellum, 1（1）: 27-34

Dong YL, Wang W, Li H, et al. 2012. Neurochemical properties of the synapses in the pathways of orofacial nociceptive reflexes. PLoS One, 7（3）: e34435

Doty, RL. 2009. The olfactory system and its disorders. Semin Neurol, 29（1）: 74-81

Eggers C, Fink GR, Moller-Hartmann W, et al. 2009. Correlation of anatomy and function in medulla oblongata infarction. Eur J Neurol, 16（2）: 201-204

Eliava M, Melchior M, Knoblochbollmann HS, et al. 2016. A new population of parvocellular oxytocin neurons controlling magnocellular neuron activity and inflammatory pain processing. Neuron, 89（6）: 1291-1304

Esposito E, Cuzzocrea S. 2010. Antiinflammatory activity of melatonin in central nervous system. Curr Neuropharmacol, 8（3）: 228-242

Fornai F, Ruffoli R, Giorgi FS, et al. 2011. The role of locus coeruleus in the antiepileptic activity induced by vagus nerve stimulation. Eur J Neurosci, 33（12）: 2169-2178

Fuller PM, Lu J, Saper CB. 2008. Differential rescue of light- and food-entrainable circadian rhythms. Science, 320（5879）: 1074-1077

Gilman S, Winans S. 1982. Manter and gatz's essentials of clinical neurology and neurophysiology. 6th edition. F A Davis company

Giulian D, Corpuz M. 1993. Microglial secretion products and their impact on the nervous system. Adv Neurol, 59: 315-320

Giulian D. 1987. Ameboid microglia as effectors of inflammation in the central nervous system. J Neurosci Res, 18（1）: 155-171, 132-133

Gómez robles A, Hopkins WD, Sherwood CC. 2013. Increased morphological asymmetry, evolvability and plasticity in human brain evolution. Proc Biol Sci, 280（1761）: 20130575

Grieve KL, Acuña C, Cudeiro J. 2000. The primate pulvinar nuclei: vision and action. Trends in Neuroscience, 23（1）: 35-39

Grinevich V, Desarménien MG, Chini B, et al. 2014. Ontogenesis of oxytocin pathways in the mammalian brain: late maturation and psychosocial disorders. Front. Neuroanat, 8（164）: 1-18

Grinevich V, Knobloch-Bollmann HS, Eliava M, et al. 2015. Assembling the puzzle: pathways of oxytocin signaling in the brain. Biol Psychiatry, 79（3）: 155-164

Hale MW, Dady KF, Evans AK, et al. 2011. Evidence for in vivo thermosensitivity of serotonergic neurons in the rat dorsal raphe nucleus and raphe pallidus nucleus implicated in thermoregulatory cooling. Exp Neurol, 227（2）: 264-278

Hamani C, Mcandrews MP, Cohn M, et al. 2008. Memory enhancement induced by hypothalamic/fornix deep brain stimulation. J Ann Neurol, 63（1）: 119-123

Happé F, Ronald A. 2008. The 'fractionable autism triad': a review of evidence from behavioural, genetic, cognitive and neural research. Neuropsychol Rev, 18（4）: 287-304

Herrero JL. Roberts MJ, Delicato LS, et al. 2008. Acetylcholine contributes through muscarinic receptors to attentional modulation in V1. Nature, 454（7208）: 1110-1114

Herrero L, Pardoe J, Cerminara NL, et al. 2012. Spatial localization and projection densities of brainstem mossy fibre afferents to the forelimb C1 zone of the rat cerebellum. Eur J Neurosci, 35（4）: 539-549

Hicks TP, Onodera S. 2012. The mammalian red nucleus and its role in motor systems, including the emergence of bipedalism and language.

Prog Neurobiol, 96 (2): 165-175

Highstein SM, Mccrea RA. 1988. The anatomy of the vestibular nuclei. Reviews of Oculomotor Research, 151 (2): 157-203

Hittinger M, Horn AK. 2012. The anatomical identification of saccadic omnipause neurons in the rat brainstem. Neurosci, 210 (210): 191-199

Huang ZL, Qu WM, Li WD, et al. 2001. Arousal effect of orexin A depends on activation of the histaminergic system. Proc Natl Acad Sci, 98 (17): 9965-9970

Humphries MD, Gurney K, Prescott TJ. 2006. The brainstem reticular formation is a small-world, not scale-free, network. Proc R Soc B, 273 (1585): 503-511

Ito M. 1993. Synaptic plasticity in the cerebellar cortex and its role in motor learning. Can J Neurol Sci, 20 (S3): S70-S74

Jessen NA, Munk ASF, Lundgaard I, et al. 2015. The glymphatic system: a beginner's guide. Neurochem Res, 40 (12): 1-17

Jr B. 1992. Functional heterogeneity with structural homogeneity: how does the cerebellum operate?Behave Brain Sci, 15 (4): 666-678

Jr GJ. 2007. Olivocochlear efferents: anatomy, physiology, function, and the measurement of efferent effects in humans. Ear Hear, 27 (6): 589-607

Kobayashi A, Shinoda M, Sessle BJ, et al. 2011. Mechanisms involved in extraterritorial facial pain following cervical spinal nerve injury in rats. Mol Pain, 7 (1): 12

Larry Squire, Darwin Berg. 2009. Sensory system and motor system, 北京: 科学出版社

Lin LH, Dragon DN, Jin J, et al. 2011. Targeting neurons of rat nucleus tractus solitarii with the gene transfer vector adeno-associated virus type 2 to up-regulate neuronal nitric oxide synthase. Cell Mol Neurobiol, 31 (6): 847-859

Lin LH, Langasek JE, Talman LS, et al. 2010. Feline immunodeficiency virus as a gene transfer vector in the rat nucleus tractus solitarii. Cell Mol Neurobiol, 30 (3): 339-346

Lin LH, Taktakishvili OM, Talman WT. 2008. Colocalization of neurokinin-1, N-methyl-D-aspartate, and AMPA receptors on neurons of the rat nucleus tractus solitarii. Neurosci, 154 (2): 690-700

Ling EA. 1981. Ultrastructure and mode of formation of epiplexus cells in the choroid plexus in the lateral ventricles of the monkey (Macaca fascicularis). J Anat, 133 (4): 555-569

Lou N, Takano T, Pei Y, et al. 2016. Purinergic receptor P2RY12-dependent microglial closure of the injured blood-brain barrier. Proc Natl Acad Sci U S A, 113 (4): 1074-1079

Malnic B, Hirono J, Sato T, et al. 1999. Combinatorial receptor codes for odors. Cell, 96 (5): 713-723

Mantella RC, Vollmer RR, Rinaman L, et al. 2005. Enhanced corticosterone concentrations and attenuated Fos expression in the medial amygdala of female oxytocin knockout mice exposed to psychogenic stress J. Am Physiol Regul Integr Comp Physiol, 287(6): 1494-1504

Martino G, Pluchino S, Bonfanti L, et al. 2011. Brain regeneration in physiology and pathology: the immune signature driving therapeutic plasticity of neural stem cells. Physiol Rev, 91 (4): 1281-1304

Marzo SJ, Moeller CW, Sharma N, et al. 2010. Facial motor nuclei cell loss with intratemporal facial nerve crush injuries in Rats. Laryngoscope, 120 (1): 2264-2269

May PJ, Vidal PP, Baker H, et al. 2012. Physiological and anatomical evidence for an inhibitory trigemino-oculomotor pathway in the cat. J Com Neurol, 520 (10): 2218-2240

Mcgeer PL, Kawamata T, Walker DG, et al. 1993. Microglia in degenerative neurological disease. Glia, 7 (1): 84-92

Momose-Sato Y, Sato K. 2011. The embryonic brain and development of vagal pathways, The embryonic brain and development of vagal pathways. Respir Physiol Neurobiol, 178 (1): 163-173

Nagamoto-Combs K, Mcneal DW, Morecraft RJ, et al. 2007. Prolonged microgliosis in the rhesus monkey central nervous system after traumatic brain injury. J Neurotrauma, 24 (11): 1719-1742

Nakamura K, Matsumoto M, Hikosaka O. 2008. Reward-dependent modulation of neuronal activity in the primate dorsal raphe Nnucleus. J Neurosci, 28 (20): 5331-5343

Nayate A, Moore SA, Weiss R, et al. 2009. Cardiac damage after lesions of the nucleus tractus solitarii. Am J Physiol Regul Integr Comp Physiol, 296 (2): R272-R279

Neville KR, Haberly LB. 2004. Olfactory cortex. In: Shepherd GM, ed. The synaptic organization of the brain. 5th ed. New York: Oxford University Press, 2004

Oberheim NA, Tian GF, Han X, et al. 2008. Loss of astrocytic domain organization in the epileptic brain. J Neurosci, 28 (13): 3264-3276

Oettl LL, Ravi N, Schneider M, et al. 2016. Oxytocin enhances social recognition by modulating cortical control of early olfactory processing. Neuron, 90 (3): 609-621

Onoda K, Kobayakawa T, Ikeda M, et al. 2005. Laterality of human primary gustatory cortex studied by MEG. Chem Senses, 30 (8): 657-666

Onoda K. 2012. Clinical study of central taste disorders and discussion of the central gustatory pathway. J Neurol, 259 (2): 261-266

Panneton WM, Gan Q, Livergood RS. 2011. A trigeminoreticular pathway: implications in pain. PLoS One, 6 (9): e24499

Pascual font A, Hernánd ezmorato I, Mchanwell S, et al. 2011. The central projections of the laryngeal nerves in the rat. J Anat, 219 (2): 217-228

Paxinos G, Mai JK. 2004. The Human nervous system. Second edition. Amsterdam: Elsevier academic press

Persson K, Rekling JC. 2011. Population calcium imaging of spontaneous respiratory and novel motor activity in the facial nucleus and ventral brainstem in newborn mice. J Physiol, 589 (10): 2543-2558

Pessoa L. 2011. Reprint of: emotion and cognition and the amygdala: from "what is it?" to "what's to be done?". Neuropsychologia, 49 (4): 681-694

Polgar E, Watanabe M, Hartmann B, et al. 2008. Expression of AMPA receptor subunits at synapses in laminae Ⅰ - Ⅲ of the rodent spinal dorsal horn. Mol Pain, 4 (1): 5

Puryear CB, Mizumori SJY. 2008. Reward prediction error signals by reticular formation neurons. Learn Mem, 15 (2): 895-898

Reiter RJ. 1992. Remembrance: growing up with the pineal gland: early reallections. Endocrinology, 131 (5): 2039-2041

Ren K, Dubner R. 2011. The role of trigeminal interpolaris-caudalis transition zone in persistent orofacial pain. Int Rev Neurobiol, 97: 207-225

Ressler KJ, Sullivan SL, Buck LB. 1993. A zonal organization of odorant receptor gene expression in the olfactory epithelium. Cell, 73 (73): 597-609

Roy DS, Autumn A, Mitchell TI, et al. 2016. Memory retrieval by activating engram cells in mouse models of early Alzheimer's disease. Nature, 531 (7595): 508-512

Saez MC, Barriga C, Garcia JJ, et al. 2005. Melatonin increases the survival time of animals with untreated mammary tumours: neuroendocrine stabilization. Mol Cell Biochem, 278(1): 15-20

Sakai K. 2011. Sleep-waking discharge profiles of dorsal raphe neuleus in mice. Neurosci, 197(12): 200-224

Sandwell SE, El naggar AO, Nettleton GS, et al. 2010. Trigeminal nucleus caudalis anatomy: guidance for radiofrequency dorsal root entry zone lesioning. Stereotact Funct Neurosurg, 88(5): 269-276

Sato suzuki I, Kita I, Seki Y, et al. 2002. Cortical arousal induced by microinjection of orexins into the paraventricular nucleus of the rat. Behav Brain Res, 128(2): 169-177

Schliebs R. 2011. The cholinergic system in aging and neuronal degeneration. Behav Brain Res, 221(221): 555-563

Singh SK, Stogsdill JA, Pulimood NS, et al. 2016. Astrocytes assemble thalamocortical synapses by bridging NRX1α and NL1 via Hevin. Cell, 164(1-2): 183-196

Sirkin DW. 2012. Head and eye movements in rats with pontine reticular lesions in comparison with primates: a scientific memoir and a fresh look at some old and 'new' data. Behav Brain Res, 231(2): 371-377

Slattery DA, Neumann ID. 2010. Chronic icv oxytocin attenuates the pathological high anxiety state of selectively bred Wistar rats. Neuropharmacology, 58(58): 56-61

Soares JG, Gattass R, Souza AP, et al. 2001. Connectional and neurochemical subdivisions of the pulvinar in Cebus monkeys. Visual Neuroscience, 18(1): 25-41

Stout D, Khreisheh N. 2015. Skill learning and human brain evolution: an experimental approach. Cambridge Archaeological J, 25(4): 867-875

Susan Standring. 2008. Gray's Anatomy. 40th edition, London: Elsevier

Suzuki A, Stern SA, Bozdagi O, et al. 2011. Astrocyte-neuron lactate transport is required for long-term memory formation. Cell, 144(5): 810-823

Taktakishvili OM, Lin LH, Vanderheyden AD, et al. 2010. Nitroxidergic innervation of human cerebral arteries. Auton Neurosci, 156(1-2): 152-153

Tan DX, Chen LD, Poeggeler B, et al. 1993. Melatonin: apotent, endogenous hydroxyl radical scavenger. Endocrinal J, 1(1): 57-60

Tay TL, Hagemeyer N, Prinz M. 2016. The force awakens: insights into the origin and formation of microglia. Curr Opin Neurobiol, 39: 30-37

Titomanlio L, Kavelaars A, Dalous J, et al. 2011. Stem cell therapy for neonatal brain injury: perspectives and challenges. Ann Neurol, 41(5): 133-148

Viero C, Shibuya I, Kitamura N, et al. 2010. REVIEW: oxytocin: crossing the bridge between basic science and pharmacotherapy. CNS Neurosci Ther, 16(5): e138-e156

Wainwright DA, Xin J, Mesnard NA, et al. 2009. Effects of facial nerve axotomy on Th2-associated and Th1-associated chemokine mRNA expression in the facial motor nucleus of wild-type and presymptomatic mSOD1 mice. J Neurodegener Regen, 216(1-2): 66-75

Wu Y, Dissing-Olesen L, Macvicar BA, et al. 2015. Microglia: dynamic mediators of synapse development and plasticity. Trends Immunol, 36(10): 605-613

Yang ZG, Tong MA, Wang CM, et al. 2013. Subcortical origins of human and monkey neocortical interneurons. Nature neuroscience J. 16(11): 1588-1599

Yasui Y, Masaki E, Kato F. 2011. Esmolol modulates inhibitory neurotransmission in the substantia gelatinosa of the spinal trigeminal nucleus of the rat. BMC Anesthesiol, 11(1): 1-10

Yeomans JS. 2012. Muscarinic receptors in brain stem and mesopontine cholinergic arousal functions. Handb Exp Pharmacol, 208(208): 243-259

Zaidel DW. 2013 Split-brain, the right hemisphere, and art: fact and fiction. Prog Brain Res, 204: 3-17

Zhang J, Liang H, Luo P, et al. 2011. Unraveling a masticatory - oculomotor neural pathway in rat: Implications for a pathophysiological neural circuit in human? Int J Physiol Pathophysiol Pharmacol, 3(4): 280-287

中英文对照

A

阿米巴样小胶质细胞	ameboid microglia
γ-氨基丁酸	Gamma-aminobutyric acid
γ-氨基丁酸能传导通路	GABAergic pathways
鞍隔	diaphragma sellae
胺能纤维传入系统	aminergic afferent system

B

白质	white matter
白质前连合	anterior white commissure
闭合蛋白	occludin
柏氏内线	internal band of Baillarger
柏氏外线	external band of Baillarger
板间层	interlaminar zone
板内核群	intralaminar nuclei
板旁部	paralaminar portion
板障静脉	diploic veins
半乳糖脑苷脂	galactocerebroside，GC
半身舞蹈症或扭转痉挛症	hemiballism
半月回	semilunar gyrus
膀胱反射	vesical reflex
胞体	cell body/soma
饱食中枢	satiety center
背侧副橄榄核	dorsal accessory olivary nucleus
背侧丘脑	dorsal thalamus
背侧三叉丘系	dorsal trigminal lemniscus
背侧听纹	dorsal acoustic striae
背侧网状核	dorsal reticular nucleus
背侧纵束	dorsal longitudinal fasciculus
背外侧核	lateral dorsal nucleus
背外侧或外侧背被盖核	dorsolateral or laterodorsal tegmental nucleus
被盖背侧束-内侧丘脑径路	dorsal tegmental tract-medial thalamic pathway
被盖辐射	tegmental radiation
被盖腹侧束-前脑内侧束径路	ventral tegmental tract-medial forebrain bundle pathway
本体感觉及精细触觉传导通路	proprioceptive and fine touch pathway
闭合小带	zonula occludens
臂旁内侧核	medial parabrachial nucleus
臂旁外侧核	lateral parabrachial nucleus
边界细胞	border cell
边缘层	marginal layer
边缘系统	limbic system
边缘叶	limbic lobe
扁桃体后裂	retrotonsillar fissure
扁形动物	platyhelminthes
柄细胞	stalk cell
病理反射	pathologic reflex
薄束	fasciculus gracilis
薄束核	gracile nucleus
薄束结节	gracile tubercle
布洛卡区	Broca's area

C

苍白球	globus pallidus
苍白球被盖纤维	pallidotegmental fibers
苍白球底丘脑束	pallidosubthalamic fibers
苍白球黑质纤维	pallidonigral fibers
苍白球缰纤维	pallidohabenular fibers
苍白球丘脑纤维	pallidothalamic fibers
侧副沟	collateral sulcus
侧副隆起	collateral eminence
侧副三角	collateral trigone
侧角	lateral horn
侧脑室	lateral ventricle
侧脑室的脉络丛	choroid plexus of lateral ventricle
侧索核	nucleus of lateral funiculus
侧柱	lateral column
层黏连蛋白	laminin，LN
长时程压抑现象	long-term depression，LTD
成熟少突胶质细胞	mature oligodendrocyte
成髓鞘细胞	myelin-forming cell
成纤维细胞生长因子	fibroblast growth factor，FGF
穿通径路纤维	perforated pathway
齿状核	dentate nucleus
齿状核门	hilum of dentate nucleus
齿状回	dentate gyrus
齿状韧带	denticulate ligament
初级躯体感觉皮质	primary somatosensory cortex
初级运动皮质	primary motor cortex
床突上段	supraclinoid segment
垂体	hypophysis
垂体柄	hypophysial stalk
垂体门脉	hypophysial portal veins
垂体上动脉	**superior hypophysial artery**
垂体细胞	pituicyte
垂直柱	vertical column
次裂	second fissure
催产素	oxytocin
错误特异性事件相关的脑电位	error-specific event-related brain potential

错误相关的否定	error-related negativity	第四脑室外侧孔	apertura lateralis ventriculi quarti
	D	第四脑室正中孔	apertura medialis ventriculi quarti
达克谢维奇核	Darkschewitsch nucleus	第五脑室	fifth ventricle
大回路	macro-circuits	吊灯样细胞	chandelier cell
大胶质细胞	macroglia	蝶顶窦	sphenoparietal sinus
大脑大静脉	great cerebral vein	顶板	roof plate
大脑导水管	cerebral aqueduct	顶导静脉	parietal emissary veins
大脑动脉环	cerebral arterial circle	顶盖脊髓束	tectospinal tract
大脑后动脉	posterior cerebral artery	顶盖前区	pretectal area
大脑脚	cerebral peduncle	顶盖网状束	tectoreticular tract
大脑镰	cerebral falx	顶盖小脑束	tectocerebellar tract
大脑皮质	cerebral cortex	顶核	fastigial nucleus
大脑前动脉	anterior cerebral artery	顶核桥延束	fastigiobulbar tract
大脑前静脉	anterior cerebral vein	顶内沟	intraparietal sulcus
大脑下静脉	inferior cerebral vein	顶上小叶	superior parietal lobule
大脑小脑	cerebrocerebellum	顶树突	apical dendrite
大脑中动脉	middle cerebral artery	顶下沟	subparietal sulcus
大脑中静脉	middle cerebral vein	顶下小叶	inferior parietal lobies
大细胞部	magnocellular part	顶叶	parietal lobe
大细胞亚核	subnucleus of megacell	顶枕沟	parietooccipital sulcus
带旁核	paratenial nucleus	动脉血压	arterial pressure
带状层	stratum zonale	动眼神经副核	accessory nucleus of oculomotor nerve
单胺能纤维	monoaminergie fiber	动眼神经核	nucleus of oculomotor nerve
单极成神经元	unipolar neuroblast	豆核束	lenticular fasciculus
单突触反射	monosynaptic reflex	豆纹动脉	lenticulostriate artery
单涎酸神经节苷脂	ganglioside monosialate，GMl	豆状核	lentiform nucleus
单小叶	simple lobule	豆状核后部	retrolentiform part
胆碱能通路	cholinergic pathways	豆状核下部	sublentiform part
导静脉	emissary veins	豆状襻	lenticular ansa
岛长回	long gyri of insula	窦汇	confluence of sinuses
岛短回	short gyri of insula	毒蕈碱受体	muscarinic receptor
岛盖部	opercular portions	端脑	telencephalon
岛细胞	islet cell	端脑曲	telencephalic flexure
岛叶	insular lobe	端神经	terminal nerve
岛阈	limen of insula	多巴胺	dopamine
岛中央沟	central sulcus of insula	多巴胺能通路	dopaminergic pathways
等级递阶	hierarchy	多极成神经元	multipolar neuroblast
底板	floor plate	多突触反射	polysynaptic reflex
底丘脑	subthalamus	多形层	multiform layer
底丘脑苍白球纤维	subthalamopallidal fibers	多形细胞	pleomorphic cell
底丘脑核	subthalamic nucleus		**E**
底丘脑束	subthalamic fasciculus	额内侧回	medial frontal gyrus
底丘脑网状核	subthalamic reticular nucleus	额钳	frontal forceps
骶副交感核	sacral parasympathetic nucleus	额桥束	frontopontine tract
骶髓后连合核	sacral dorsal commissural nucleus	额上沟	superior frontal sulcus
第一听区	first acoustic area	额上回	superior frontal gyrus
第二听区	second acoustic area	额上回制止说话区	superior frontal speech arrest area
第二躯体感觉区	secondary somatosensory area	额下沟	inferior frontal sulcus
第六脑室	sixth ventricle	额下回	inferior frontal gyrus
第三脑室	third ventricle	额眼区	frontal eye field
第四脑室	fourth ventricle	额叶	frontal lobe
第四脑室脉络丛	choroidea plexus of fourth ventricle	额叶 - 皮质下环路	frontal-subcortical circuits
第四脑室脉络组织	tela choroidea of fourth ventricle	额中回	middle frontal gyrus

中文	英文	中文	英文
二腹小叶	biventral lobule	孤束核	solitary tract nucleus
	F	古皮质	archipallium
辅助说话区	supplementary speech area	古小脑/原小脑	archicerebellum
辅助运动皮质	supplementary motor area	谷氨酸	glutamate
方形小叶	quadrangular lobule	骨形成蛋白	bone morphogenetic protein, BMP
放射状胶质细胞	radial gliocyte	广动力域神经元	wide dynamic range neurons
非接触性诱导	noncontact induction		**H**
非特异性传入纤维	nonspecific afferent fiber	海葵	sea anomones
非锥体细胞	nonpyramidal cell	海马	hippocampus
分子层	molecular layer	海马槽	alveus
缝隙连接	gap junction	海马连合	hippocampal commissure
缝隙连接连接子、缝隙连接蛋白	gap junction connexon	海马旁回	parahippocampal gyrus
伏隔核	nucleus accumbens	海马伞	fimbria of hippocampus
辐射冠	corona radiata	海绵窦	cavernous sinus
附着板	lamina affixa	海绵窦段	cavenous segement
副神经核	accessory nucleus	海绵窦下动脉	inferior cavernous artery
腹侧苍白球	ventral pallidum, VP	核周体	perikaryon
腹侧丘脑	ventral thalamus	赫林体	Herring body
腹侧三叉丘系	ventral trigeminal lemniscus	黑质	substantia nigra
腹侧纹体	ventral striatum	黑质纹体纤维	nigrostriatal fibers
腹侧纹状体	ventral stratum, VS	横窦	transverse sinus
腹侧杏仁传出径路	fibrae amygdalofugales ventrales	红核	red nucleus
腹后核	ventral posterior nucleus	红核脊髓束	rubrospinal tract
腹后内侧核	ventral posteromedial nucleus	红核前区	prerubral field
腹后外侧核	ventral posterolateral nucleus	后穿质	posterior perforated substance
腹后下核	ventral posterior inferior nucleus	后岛叶皮质	retroinsular cortex
腹前核	ventral anterior nucleus	后核	posterior nucleus
腹神经节	abdominal ganglion	后交通动脉	posterior communicating artery
腹神经索	ventral nerve cord	后角	posterior horn
腹外侧核	ventral lateral nucleus	后角边缘核	posteromarginal nucleus
	G	后角固有核	nucleus proprius
钙结合蛋白	calbindin	后角或背角	posterior or dorsal horn
干	body	后角连合核	nucleus cornu commissuralis posterior
感觉	sentience	后角球	bulb of posterior horn
γ干扰素	interferon-γ, INF-γ	后连合	posterior commissure
感觉传导通路	sensory pathway	后连合核	nucleus of posterior commissure
感觉细胞	sensory cell	后内侧核	posteromedial nucleus
感觉性失语症	sensory aphasia	后脑	metencephalon
橄榄	olive	后丘脑	metathalamus
橄榄核	olivary nucleus	后神经孔	posterior neuropore
橄榄小脑束	olivocerebellar tract	后说话区	posterior speech area
橄榄周核	periolivary nucleus	后索	posterior funiculus
高尔基细胞	Golgi cell	后外侧沟	posterolateral sulcus
隔-海马伞核	nucleus of septohippocampal fimbria	后外侧核	posterolateral nucleus
隔-海马通路	septohippocampal pathway	后外侧后核	retroposterolateral nucleus
隔区	septal area	后外侧裂	posterolateral fissure
弓状纤维	arcuate fibers	后叶	posterior lobe
功能柱	functional column	后正中隔	posterior median septum
沟	sulcus	后正中沟	posterior median sulcus
沟带	furrowed band	后肢	posterior limb
钩	uncus	后中间沟	posterior intermediate sulcus
钩束	uncinate fasciculus	后柱或背侧柱	posterior or dorsal column
孤束	solitary tract	滑车神经核	trochlear nucleus

环形动物门	annelida
环周回	ambient gyrus
灰被	indusium griseum
灰结节	tuber cinere(u)m
灰质	gray matter
灰质层	stratum cinereum
灰质后连合	posterior gray commissure
灰质前连合	anterior gray commissure
回	gyrus
Papez 回路	Papez circuit
喙侧线形核	nucleus linearis rostralis
喙侧亚核	rostral subnucleus
霍乱原 B 亚单位结合 HRP	CB-HRP

J

肌细胞	muscle cells
基板	basal plate
基底动脉	basilar artery
基底沟	basilar sulcus
基底核	basal nuclei
基底静脉	basal vein
基底前脑	basal forebrain
基底前脑 ACh 能系统	basal forebrain cholinergic system
基底外侧核群	basolateral nuclear group
基底前脑大细胞核群	magnocellular basal forebrain complex
基树突	basal dendrite
基细胞	basal cell
接触脑脊液神经元	CSF-contacting neuron，CSF-CNs
激活性或反应性小胶质细胞	activated or reactive microglia
极间亚核	interpolar subnucleus
棘孔静脉	vein of foramen spinosum
集落刺激因子 -1	colony stimulating factor-1，CSF-1
脊颈丘脑束	spinocervicothalamic tract
脊髓	spinal cord
脊髓橄榄束	spinoolivary tract
脊髓后动脉	posterior spinal artery
脊髓前动脉	anterior spinal artery
脊髓丘脑侧束	lateral spinothalamic tract
脊髓丘脑前束	anterior spinothalamic tract
脊髓丘脑束	spinothalamic tract
脊髓丘系	spinothalamic lemniscus
脊髓网状束	spinoreticular tract
脊髓小脑	spinocerebellum
脊髓小脑后束	posterior spinocerebellar tract
脊髓小脑前束	anterior spinocerebellar tract
脊髓小脑束	spinocerebellar tracts
脊髓小脑嘴侧束	rostral spinocerebellar tract
脊髓休克	spinal shock
脊髓圆锥	conus medullaris
脊髓蛛网膜	spinal arachnoid mater
脊索	notochord
脊椎动物	vertebrates
记忆痕迹	memory trace
甲状腺上动脉	superior thyroidal artery
间脑	diencephalon
缰核	habenular nucleus
缰连合	habenular commissure
缰三角	habenular trigone
奖赏系统	reward system
降回	gyrus descendens
交叉池	cistern of chiasma
交叉前内侧血管腺	medial vascular prechiasmatic gland
交感成神经细胞	sympathetic neuroblast
交通段	communicating segment
胶质界膜	glial limiting membrane
胶质细胞	glial cell
胶质细胞源性连接蛋白	glia-derived nexin，GDN
胶质细胞源性神经营养因子	glial cell line-derived neurotrophic factor，GDNF
胶质细胞源性细胞外基质	glial-derived extracellular matrix
胶状质	substantia gelatinosa
胶状质亚核	subnucleus of gelatinous substance
角回	angular gyrus
脚板	footplate
脚间池	interpeduncular cistern
脚间脑桥被盖区	pedunculopontine tegmental region
脚间窝	interpeduncular fossa
脚桥被盖网状核	pedunculopontine reticular tegmental nucleus
脚桥核	pedunculopontine nucleus
接触性诱导	contact induction
节段间反射	intersegmental reflex
节段内反射	intrasegmental reflex
节细胞层	ganglionic layer
结节漏斗束	tuberoinfundibular tract
结节区	tubercle region
结节乳头体核	tuberomammillary nucleus，TM
睫状神经营养因子	ciliary neurotrophic factor，CNTF
界沟	sulcus limitans
界核	limitans nucleus
紧密连接	tight junction
近侧硬膜环	proximal dural ring
颈动脉窦	carotid sinus
颈动脉小球	carotid glomus
颈动脉窝	carotid cave
颈段	cervical segement
颈内动脉	internal carotid artery
颈内动脉管静脉丛	internal carotid venous plexus
颈膨大	cervical enlargement
颈曲	cervical flexure
旧皮质	Paleocortex（paleopallium）
静息性或分支状小胶质细胞	resting or ramified microglia
旧小脑	paleocerebellum
局部回路神经元	local circuit neuron
局部神经元回路	local neuronal circuit
觉知	awareness
巨细胞网状核	gigantocellular reticular nucleus

距状沟	calcarine sulcus

K

抗利尿激素	antidiuretic hormone，ADH
颗粒层	granular layer
颗粒细胞	granular cell
颗粒细胞层	granule cell layer
髁后导静脉	posterior condylar emissary veins
壳	putamen
空间构型代表区	spatial representation
空间缓冲作用	spatial buffer mechanism
空间聚集作用	spatial focusing
控制增益系统	control augmentation system
口	mouth
扣带	cingulum
扣带沟	cingulate sulcus
扣带回	cingulate gyrus
扣带回峡	isthmus of cingulate gyrus
眶部	orbital portions
眶沟	orbital sulci
眶回	orbital gyri

L

拉特克囊	Rathke's pouch
辣根过氧化物酶	horseradish peroxidase，HRP
蓝斑	locus coeruleus
蓝斑核	nucleus ceruleus
篮细胞	basket cell
犁鼻器	vomeronasal organ
梨状皮质	pyriform cortex
梨状叶	piriform lobe
竖毛反射	pilomotor reflex
0 脑神经	nerve zero
连合后穹窿	postcommissural fornix
连合前穹窿	precommissural fornix
淋巴胶质系统	glymphatic system
粒细胞 - 单核细胞集落刺激因子	granulocyte monocyte-colony stimulating factor，GM-CSF
连合下器	subcommissural organ，SCO
连合纤维	commissural fibers
连结核	reuniens nucleus
联络区	associational area
联络纤维	association fibers
灵气液	anima spirit
菱唇	rhombencephalic lip
菱脑	rhombencephalon
菱脑峡	rhombencephalic isthmus
菱形核	rhomboidal nucleus
菱形窝	rhomboid fossa
漏斗	infundibulum
漏斗柄	infundibular stalk
漏斗核	infundibular nucleus
漏斗后隆起	postinfundibular eminence
颅内压	intracranial pressure
颅相学	phrenology
卵圆孔静脉	vein of foramen ovale
卵圆孔静脉丛	venous plexus of foramen ovale

M

马氏细胞	Martinotti cell
马尾	cauda equina
脉络丛	choroid plexus
脉络丛上皮细胞	choroidal epithelium
脉络带	tenia choroidea
脉络裂	choroid fissure
脉络膜静脉	choroidal vein
脉络膜前动脉	anterior choroidal artery
帽状细胞	mitral cells
Meynert 基底核	nucleus of Meynert
迷路动脉（内耳动脉）	labyrinthine（internal auditory）artery
迷走神经背侧复合体	dorsal vagal complex，DVC
迷走神经背核	dorsal nucleus of vagus nerve
迷走神经三角	vagal triangle
免疫 - 神经 - 内分泌网络	immuno-neuro-endocrine network
面神经核	facial nucleus
面神经丘	facial colliculus
末脑	myelencephalon

N

内侧背核	mediodorsal nucleus
内侧部	medial part
内侧带	medial zone
内侧副橄榄核	medial accessory olivary nucleus
内侧隔核	medial septal nucleus
内侧核群	medial nuclei
内侧基底腹后核	mediobasal ventral posterior nucleus
内侧基底核	internal basal nucleus
内侧隆起	medial eminence
内侧丘系	medial lemniscus
内侧丘系交叉	decussation of medial lemniscus
内侧膝状体	medial geniculate body
内侧膝状体核	medial geniculate nucleus
内侧嗅纹	medial olfactory stria
内侧枕核	medial pulvinar nucleus
内侧纵束	medial longitudinal fasciculus/tract
内丛状层	internal plexiform layer
内带	internal zone
内界膜	internal limiting membrane
内颗粒层	inner granular layer
内囊	internal capsule
内髓板	internal medullary lamina
内嗅区	entorhinal area
内嗅区皮质	entorhinal cortex
内锥体细胞层	internal pyramidal layer
脑	brain
脑岛区	insula region
脑底动脉环	basilar arterial circle

脑底静脉环（Rosenthal 环）	basal vein circle	胼胝体下区	subcallosal area
脑干 ACh 能系统	brain stem cholinergic system	胼胝体缘动脉	callosomarginal artery
脑脊液	cerebral spinal fluid，CSF	胼胝体周围动脉	pericallosal artery
脑脊液-脑屏障	cerebrospinalfluid-brain barrier，CBB	平衡觉传导通路	equilibrium pathway
脑膜垂体动脉	meningohypophysial artery	平行纤维	parallel fiber
脑膜后动脉	posterior meningeal artery	屏状核	claustrum
脑泡	brain vesicle	破裂（孔）段	lacerum segment
脑桥	pons	破裂孔导静脉	foramen lacer emissary veins
脑桥被盖胆碱能系统	pontine tegmental cholinergic system	浦肯野细胞	Purkinje cell
脑桥被盖网状核	tegmentoreticular nucleus of pons	浦肯野细胞层	Purkinje cells layer
脑桥核	pontine nucleus		Q
脑桥喙侧网状核	rostral pontine reticular nucleus	奇异血管网	rete mirabile
脑桥基底部	basilar part of pons	牵张反射	stretch reflex
脑桥排尿中枢	pontine micturition center	前 O2A 祖细胞	pre-O2A progenitor
脑桥曲	pontine flexure	前背侧核	anterodorsal nucleus
脑桥尾侧网状核	candal pontine reticular nucleus	前穿质	anterior perforated substance
脑桥小脑三角	pontocerebellar trigone	前额皮质	prefrontal cortex
脑桥小脑纤维	pontocerebellar fibers	前腹侧核	anteroventral nucleus
脑桥中缝核	rapheal nucleus of pons	前核	anterior nucleus
脑上体，松果体	epiphysis	前核群	anterior nuclei
脑室	cerebral ventricle	前环椎间动脉-Ⅰ型	proatlantal intersegemental artery type Ⅰ
脑室间腔	cavum veil interpositi		
脑血管	cerebral vessels	前交通动脉	anteriorcommunicating artery
脑血流的自动调节	cerebral blood flow autoregulation	前角	anterior horn
脑蛛网膜	cerebral arachnoid mater	前角或腹角	anterior or ventral horn
尼氏小体	Nissl body	前角连合核	nucleus cornu commissuralis anterior
颞横回	transverse temporal gyri	前梨区皮质	prepiriform area
颞上沟	superior temporal sulci	前连合	anterior commissure
颞上回	superior temporal gyri	前内侧核	anteromedial nucleus
颞下沟	inferior temporal sulci	前脑	prosencephalon
颞下回	inferior temporal gyri	前脑内侧束	medial forebrain bundle
颞叶	temporal lobe	前神经孔	anterior neuropore
颞中回	middle temporal gyri	前索	anterior funiculus
	O	前索核	nucleus of anterior funiculus
O2A 祖细胞	O2A progenitor	前庭脊髓束	vestibulospinal tract
	P	前庭内侧核	medial vestibular nucleus
攀缘纤维	climbing fiber	前庭区	vestibular area
旁绒球	paraflocculus	前庭上核	superior vestibular nucleus
旁正中网状核	paramedian reticular nucleus	前庭神经核	vestibular nuclei
皮质核束	corticonuclear tract	前庭外侧核	lateral vestibular nucleus
皮质-核微复合体	corticonuclear microcomplex	前庭下核	inferior vestibular nucleus
皮质红核束	corticorubral tract	前庭小脑	vestibulocerebellum
皮质脊髓侧束	lateral corticospinal tract	前庭小脑束	vestibulocerebellar tract
皮质脊髓前束	anterior corticospinal tract	前外侧沟	anterolateral sulcus
皮质脊髓束	corticospinal tract	前外侧核	anterolateral nucleus
皮质脑桥束	corticopontine tract	前嗅核	anterior olfactory nucleus
皮质网状纤维	corticoreticular fiber	前叶	anterior lobe
皮质纹体纤维	corticostriatal fibers	前正中裂	anterior median fissure
皮质杏仁移行部	amygdaloid transitional zone	前肢	anterior limb
皮质柱	cortical column	前柱或腹侧柱	anterior or ventral column
胼胝体	corpus callosum	浅反射	superficial reflex
胼胝体辐射	radiation of corpus callosum	腔肠动物	coelenterata
胼胝体沟	callosal sulcus	腔内侧	luminal end

腔外侧	abluminal end
5-羟色胺	5-hydroxytryptamine（serotonin），5-HT
5-羟色胺能通路	5-hydroxytryptamine pathways（serotonergic pathways）
桥池	pontine cistern
亲高尔基树突	Golgi-philic dendrites，GLD
禽距	calcar avis
穹窿脚	crus of fornix
穹窿腔	cavum fornicis
穹窿体	body of the fornix
穹窿下器	subfornical organ，SFO
穹窿柱	column of the fornix
穹窿	fornix
穹窿连合	commissure of fornix
丘脑	thalamus
丘脑豆状核部	thalamo-lentiform part
丘脑腹外侧核	ventrolateral nucleus
丘脑后辐射	posterior thalamic radiation
丘脑间黏合	interthalamic adhesion
丘脑连合	epithalamic commissure
丘脑前辐射	anterior thalamic radiation
丘脑上静脉	epithalamic vein
丘脑束	thalamic fasciculus
丘脑髓纹	thalamic medullary stria
丘脑网状核	reticular thalamic nuclei
丘脑纹体纤维	thalamostriatal fibers
丘脑下辐射	inferior thalamic radiation
丘脑性痴呆	thalamic dementia
丘脑性失语症	thalamic aphasia
丘脑枕	pulvinar
丘脑中央辐射	central thalamic radiation
丘纹静脉	thalamostriate vein
蚯蚓	earthworm
球状核	globose nucleus
屈曲反射	flexor reflex
躯体感觉核	somatic sensory nucleus
躯体运动核	somatic motor nucleus
去甲肾上腺素	noradrenaline
去甲肾上腺素能通路	noradrenergic pathways

R

绒球	flocculus
绒球脚	peduncle of flocculi
绒球小结叶	flocculonodular lobe
乳头丘脑束	mam（m）illothalamic tract
乳头体	mam（m）illary body
乳头体区	mam（m）illary region
乳突导静脉	mastoid emissary veins
软脊膜	spinal pia mater
软脑膜	cerebral pia mater
闰绍细胞	Renshaw cell

S

食管神经环	esophageal nerve ring
神经上皮	neuroepithelium
三叉丘系	trigeminal lemniscus
三叉神经脊束	spinal tract of trigeminal nerve
三叉神经脊束核	spinal nucleus of trigeminal nerve
三叉神经间核	intertrigeminal nucleus
三叉神经脑桥核	pontine nucleus of trigeminal nerve
三叉神经上核	supratrigeminal nucleus
三叉神经运动核	trigeminal motor nucleus
三叉神经中脑核	mesencephalic trigeminal nucleus
三叉小脑束	trigeminocerebellar tract
三角部	triangular portions
三角隔核	triangular septal nucleus
三联突触	triadic synapse
三突触回路	trisynaptic circuit
Schaffer侧支	Schaffer's lateral branch
少突胶质祖细胞	oligodendrocyte progenitor
生气液	vital spirit
僧帽细胞层	mitral cell layer
山顶	culmen
山坡	declive
上半月叶	superior semilunar lobule
上额枕束	superior fronto-occipital fasciculus
上橄榄核	superior olivary nucleus
上橄榄内侧核	medial superior olivary nucleus
上橄榄外侧核	lateral superior olivary nucleus
上和下枕核	superior and inferior pulvinar nuclei
上泌涎核	superior salivatory nucleus
上皮层	epithelial layer
上丘	superior colliculus
上丘臂	brachium of superior colliculus
上丘脑	epithalamus
上矢状窦	superior sagittal sinus
上髓帆	superior medullary velum
上膝状体边界复合体	suprageniculate limitans complex
上纵束	superior longitudinal fasciculus
少突胶质细胞	oligodendrocyte
少突胶质细胞髓磷脂糖蛋白	oligodendrocyt myelin glycoprotein，OMGP
舌回	lingual gyrus
舌下神经管静脉丛	venous plexus of hypoglossal canal
舌下神经核	hypoglossal nucleus
舌下神经三角	hypoglossal triangle
摄食中枢	feeding center
伸展细胞	tanycyte
深白质层	deep white layer
深灰质层	deep gray layer
神经板	neural plate
神经垂体	neurohypophysis
神经垂体芽	neurohypophyseal bud
神经递质	neurotransmitter
神经钙黏着蛋白	neural-cadherin，N-cadherin
神经干	nerve stem
神经沟	neural groove

神经管腔	neural tube	束状回	fasciolar gyrus
神经嵴	neural crest，NC	刷状细胞	tufted cells
神经胶质	neuroglia	闩	obex
神经胶质细胞	neurogliocyte	栓状核	emboliform nucleus
神经胶质样细胞	neurogliaform cell	双极成神经元	bipolar neuroblast
神经上皮层	neuroepithelium layer	双刷细胞	double bouquet cell
神经上皮细胞	neural epithelial cells	水母	jellyfish
神经上皮细胞层	neural epithelial cells layer	水平裂	horizontal fissure
神经丝	neurofilament	水平细胞	horizontal cell
神经网	neural network	水通道蛋白-4	aquaporin-4，AQP-4
神经细胞	nerve cell（neuroblast）	睡眠-觉醒周期	sleep-wakefulness cycle
神经细胞回路	nerve cell circuits	斯氏裂	sylvius
神经细胞黏附分子	neural cell adhesion molecule，NCAM	四叠体	quadrigeminum
		四叠体池	quadrigeminal cistern
神经细胞周少突胶质细胞	perineuronal oligodendrocyte	松果器	pineal gland or organ
神经细胞周卫星细胞	perineuronal satellite cell	松果体	pineal body
神经营养素	neurotrophin，NT	松果体柄	pineal stalk
神经元	neuron	松果体隐窝	pineal recess
神经原纤维	neurofibril	髓鞘碱性蛋白	myelin basic protein，MBP
神经元学说	Neuron doctrine	髓鞘相关糖蛋白	myelin associated glycoprotein，MAG
肾上腺素	adrenaline	髓纹	striae medullares
肾上腺素能通路	adrenergic pathways	髓质	medulla
失读症	alexia	髓质	medullary substance
失写症	agraphia	梭形细胞	fusiform cell
时间聚集作用	temporal focusing	锁骨下动脉	subclavian artery
食道上神经节	oesophageal ganglion		**T**
食道下神经节	suboesophageal ganglion	苔藓纤维	mossy fiber
食欲素	hypocretin	毯	tapetum
食欲素	orexin	套层	cover layer
矢状区组构	sagittal-zonal organization	特殊内脏感觉核	special visceral afferent nucleus
视层	stratum opticum	特殊内脏运动核	special visceral motor nucleus
视辐射	optic radiation	特异性传入纤维	specific afferent fiber
视交叉	optic chiasmat	听辐射	acoustic radiation
视觉传导通路	visual pathway	听辐射	auditory radiation
视泡	optic vesicle	听结节	acoustic tubercle
视前嵴	supraoptic crest	听觉传导通路	auditory pathway
视前器	preoptic organ	同形皮质	isocortex
视前区	preoptic region	同型皮质	homotype cortex
视上垂体束	supraopticohypophyseal tract	痛觉、温觉和粗触觉传导通路	pain，temperature and simple touch pathway
视上核	supraoptic nucleus		
视上区	supraoptic region	头曲	cephalic flexure
视神经	optic nerve	投射纤维	projection fibers
室床通路	alvear pathway	透明隔腔	cavum septum pellucidum，CSP
室管膜带	ependymal zone	突触	synapse
室管膜细胞	ependymal cell	突触后部	postsynaptic element
室间孔	interventricular foramen	突触间隙	synaptic space
室旁垂体束	paraventriculohypophyseal tract	突触前部	presynaptic element
室旁核	paraventricular nucleus	突触小球	synaptic glomerulus
室周带	periventricular zone	唾液酸	sialic acid
室周器官	circumventricular organs，CVOs	突起	dendrite
书写区	writing area	褪黑激素	melatonin
束间少突胶质细胞	interfasicular oligodendrocyte	吞噬性小胶质细胞	phagocytic microglia
束旁核	parafascicular nucleus		

	W	蜗背侧核	dorsal cochlear nucleus
外胞质膜泡	plasmalemmal vesicle	蜗腹侧核	ventral cochlear nucleus
外侧带	lateral zone	蜗神经核	cochlear nuclei
外侧隔核	lateral septal nucleus	无极成神经元	apolar neuroblast
外侧沟	lateral sulcus	无棘神经元	aspiny neuron
外侧核群	lateral nuclei	无名质	substantia innominata
外侧后核	lateral posterior nucleus		
外侧颈核	lateral cervical nucleus		**X**
外侧裂	lateral fissure	膝	genu
外侧隆起	lateral eminence	膝段	genicular part
外侧丘系	lateral lemniscus	膝距束	geniculocalcarine tract
外侧索	lateral funiculus	膝上核	supragenicular nucleus
外侧网状核	lateral reticular nucleus	膝状体核群	geniculate nuclei
外侧纹状动脉	lateral striate artery	膝状体前核	pregeniculate nucleus
外侧膝状体	lateral geniculate body	膝状体上核	suprageniculate nucleus
外侧膝状体背侧核（部）	dorsal lateral geniculate nucleus	细胞核	nucleus
外侧膝状体腹侧核（部）	ventral lateral geniculate nucleus	细胞旁通道	paracellular pathway
外侧膝状体核	lateral geniculate nucleus	细小白蛋白	parvalbumin
外侧嗅纹	lateral olfactory stria	下半月叶	inferior semilunar lobule
外侧枕核	lateral pulvinar nucleus	下被囊动脉	inferior capsular artery
外丛层	external plexiform layer	下额枕束	inferior fronto-occipital fasciculus
外带	external or palisade zone	下橄榄核	inferior olivary nucleus
外界膜	external limiting membrane	下橄榄主核	principal olivary nucleus
外颗粒层	external granular layer	下角	inferior horn
外囊	external capsule	下泌涎核	inferior salivatory nucleus
外髓板	external medullary lamina	下丘	inferior colliculus
外显	explicit	下丘臂	brachium of inferior colliculus
外锥体细胞层	external pyramidal layer	下丘脑	hypothalamus
网状核	nucleus reticularis	下丘脑沟	hypothalomic sulcus
网状脊髓内侧束	medial reticulospinal tract	下丘脑支	hypothalamic branches
网状脊髓束	reticulospinal tract	下矢状窦	inferior sagittal sinus
网状脊髓外侧束	lateral reticulospinal tract	下髓帆	inferior medullary velum
网状结构	reticular formation	下托	subiculum
网状小脑束	reticulocerebellar tract	下吻合静脉	inferior anastomotic vein
微带	microzone	下纵束	inferior longitudinal fasciculus
微管	microtubule	纤维带	fibrous zone
微回路	local circuits, micro-circuits	纤维型星形胶质细胞	fibrous astrocyte
韦尔加腔	cavum Veergae, CV	嫌高尔基树突	Golgi-phobic dendrites, GBD
围食道连合	perioperative tee joint	腺垂体	adenohypophysis
尾侧部	caudal part	线性反射论	lineary reflex theory
尾侧亚核	caudal subnucleus	小胶质细胞	microglia
尾状核	caudate nucleus	小结	nodule
未成熟少突胶质细胞	immature oligodendrocyte	小脑	cerebellum
未定带	zona incerta	小脑板	cerebellar plate
味觉传导通路	gustatory pathway	小脑半球	cerebellar hemisphere
味觉区	gustatory area	小脑扁桃体	tonsil of cerebellum
纹旁区	parastriate area	小脑岛	cerebellar island
纹体苍白球纤维	striatopallidal fibers	小脑核	cerebellar nuclei
纹体黑质纤维	striatonigral fibers	小脑红核束	cerebellorubral tract
纹周区	peristriate area	小脑后切迹	posterior cerebellar notch
纹状皮质	striate cortex	小脑脚	cerebellar peduncle
纹状体	corpus striatum	小脑镰	cerebellar falx
涡虫	planaria	小脑幕	tentorium of cerebellum
		小脑皮质	cerebellar cortex

小脑前切迹	anterior cerebellar notch	杏仁周区或梨状区	periamydaloid area or piriform area
小脑前庭束	vestibuloverebellar tract	杏仁纹体纤维	amygdalostriatal fibers
小脑丘脑束	cerebellothalamic tract	性反射	sexual reflex
小脑上动脉	superior cerebellar artery	胸核	nucleus thoracious
小脑上脚	superior cerebellar peduncle	胸神经节	thoracic ganglion
小脑上脚交叉	decussation of superior cerebellar peduncle	嗅结节	olfactory tubercle
		嗅觉传导通路	olfactory pathway
小脑上静脉	superior cerebellar vein	嗅脑	rhinencephalon
小脑上前动脉	anterior superior cerebellar artery	嗅脑沟	rhinal sulcus
小脑体	corpus of cerebellum	嗅泡	olfactory vesicle
小脑下后动脉	posterior inferior cerebellar artery	嗅球	olfactory bulb
小脑下脚	inferior cerebellar peduncle	嗅三角	olfactory trigone
小脑下前动脉	anterior inferior cerebellar artery	嗅神经层	olfactory nerve fiber layer
小脑小球	cerebellar glomerulus	嗅束	olfactory tract
小脑延髓池	cerebellomedullary cistern	嗅束沟	olfactory sulcus
小脑叶片	cerebellar folia	嗅细胞	olfactory cell
小脑蚓	vermis	嗅小球层	olfactory glomerular layer
小脑中脚	middle cerebellar peduncle	血管口径	vessel diameter
小脑中央核	central nuclei of cerebellum	血管升压素	vasopressin
小脑中央静脉	central cerebellar vein	血管周少突胶质细胞	perivascular oligodendrocyte
小球	glomerulus	血-脑脊液屏障	blood-cerebrospinal fluid barrier
小球周细胞	perigfomerular cells	血脑屏障	blood brain barrier，BBB
小舌	lingula	血液黏滞度	blood viscosity
小细胞部	parvicellular part		**Y**
小细胞网状核	parvocellular nucleus	压部	splenium
小叶	lobule	咽升动脉主干或分支	ascending pharyngeal artery or pharyngeal trunk
小翼窦	sinus alae parnae		
楔前叶	precuneus	烟碱型受体	nicotinic receptor
楔束	fasciculus cuneatus	烟雾病	moyamoya
楔束副核	accessory cuneate nucleus	延髓	medulla oblongata
楔束核	cuneate nucleus	延髓固有系统	propriobultar system
楔束结节	cuneate tubercle	延髓内侧综合征	medial medullary syndrome
楔小脑束	cuneocerebellar tract	延髓脑桥沟	bulbopontine sulcus
楔形核	cuneiform nucleus	延髓外侧综合征	lateral medullary syndrome
楔形下核	subcuneiform nucleus	延髓中央核	central nucleus of medulla oblongata
楔叶	cuneus	岩窦	petrosal sinus
斜方体	trapezoid body	岩段	petrous segment
斜方体核	nucleus of trapezoid body	岩上窦	superior petrosal sinus
斜角带	diagonal band	岩下窦	inferior petrosal sinus
斜角带核	nucleus of diagonal band of Broca	眼	eye
新近获得信息的处理	manipulation of recently acquired information	眼动脉	ophthalmic artery
		眼段	ophthalmic segment
新皮质	neocortex	眼静脉	ophthalmic vein
新皮质	neopallium	眼球震颤	nystagmus
新小脑	neocerebellum	腰骶膨大	lumbosacral enlargement
信息素	pheromone	一般内脏感觉核	general visceral afferent nucleus
兴奋性氨基酸传导通路	excitatory amino acid pathways	一般内脏运动核	general visceral motor nucleus
星形胶质细胞	astrocyte	一氧化氮合酶	nitric oxide synthase，NOS
星形胶质细胞生长因子	astroglial growth factor，AGF	疑核	ambiguous nucleus
星形细胞	stellate cell	乙酰胆碱	acetylcholine
杏仁复合体	amygdaloid body	乙状窦	sigmoid sinus
杏仁核延伸部	extended amygdale	异形皮质	allocortex
杏仁前区	anterior amygdaloid area	异型皮质	heterotype cortex

抑制性雕塑作用	inhibitory sculpturing	知觉	feeling
翼板	alar plate	制止说话区	speech arrest area
翼静脉丛	pterygoid venous plexus	中白质层	middle white layer
翼状核	pterygoid nucleus	中缝背核	nucleus raphes dorsalis
蚓垂	uvula of vermis	中缝苍白核	nucleus raphes pallidus
蚓结节	tuber of vermis	中缝大核	nucleus raphes magnus
蚓叶	folium of vermis	中缝纹状体纤维	raphestriatal fibers
蚓锥体	pyramid of vermis	中缝隐核	nucleus raphes obscurus
硬脊膜	spinal dura mater	中灰质层	middle gray layer
硬膜外隙	epidural space	中间带	intermediate zone
硬脑膜	cerebral dura mater	中间帆腔	cavum veluminterpositum，CVI
永存镫骨动脉	persistent stapedial artery	中间核	intermedial nuclei
永存舌下动脉	persistent hypoglossal artery	中间内侧核	intermediomedial nucleus
有棘神经元	spiny neuron	中间皮质	mesocortex
右利手人	right-handed persons	中间听纹	intermediate acoustic striae
语境依赖性检索	context-dependent retrieval	中间外侧核	intermediolateral nucleus
语言区	language area	中间线形核	nucleus linearis intermedius
元气	nature spirit	中间嗅纹	intermedial olfactory stria
原浆型星形胶质细胞	protoplasmic astrocyte	中脑	mesencephalon（midbrain）
原裂	primary fissure	中脑被盖	tegmentum of midbrain
原皮质	archicortex	中脑导水管	mesencephalic aqueduct
原成少突胶质细胞	pro-oligodendroblast	中脑导水管	mesencephalic ventricle
原条	primitive streak	中脑曲	mesencephalic flexure
圆孔静脉	vein of foramen rotundum	中枢神经系统	central nervous system
缘带亚核	subnucleus of marginal zone	中枢时钟样结构	central-clock device
缘上回	supramarginal gyrus	中线核群	midline nuclei
缘支	marginal ramus	中央部	central portion
月状沟	lunate sulcus	中央裂	central fissure
运动传导通路	motor pathway	中央沟	central sulcus
运动过度	hyperkinesia	中央管	central canal
运动减少	hypokinesia	中央核	central nucleus
运动前皮质	premotor cortex	中央后沟	postcentral sulcus
α运动神经元	α motor neuron	中央后回	postcentral gyrus
γ运动神经元	γ motor neuron	中央灰质	central gray
运动性失语症	motor aphasia	中央回制止说话区	central speech arrest area
运动性语言区	motor speech area	中央基底核	central basal nucleus
	Z	中央内侧核	central medial nucleus
展旁核	paraabducens nucleus	中央旁沟	paracentral sulcus
展神经核	abducent nucleus	中央旁核	paracentral nucleus
枕动脉	occipital artery	中央旁小叶	paracentral lobule
枕窦	occipital sinus	中央前沟	precentral sulcus
枕横沟	transverse occipital sulcus	中央前回	precentral gyrus
枕颞沟	occipitotemporal sulcus	中央上核	superior central nucleus
枕颞内侧回	medial occipitotemporal gyrus	中央外侧核	central lateral nucleus
枕颞外侧回	lateral occipitotemporal gyrus	中央细胞	central cell
枕钳	occipital forceps	中央下核	inferior central nucleus
枕外侧沟	lateral occipital sulcus	中央小叶	central lobule
枕叶	occipital lobe	中央小叶翼	ala of central lobule
正中隆起	median eminence，ME	中央正中核	median central nucleus
支持细胞	supporting cell	终板	lamina terminalis
直肠反射	rectal reflex	终板	terminal lamina
直窦	straight sinus	终板旁回	paraterminal gyrus
直回	gyrus rectus	终板器	terminal plate organ

终板血管器	organum vasolum lamina terminalis, OVLT	转化生长因子β	transfering growth factor-β, TGF-β
		椎动脉	vertebral artery
终池	terminal cistern	椎动脉-基底动脉	vertebro-basilar artery
终段	terminal part	椎内静脉丛	vertebral interior venous plexus
终结	terminal bouton	锥后裂	retropyramidal fissure
终室	terminal ventricle	锥体交叉	decussation of pyramid
终丝	filum terminale	锥体束	pyramidal tract
终纹	terminal stria	锥体外系	extrapyramidal system
终纹床核	bed nucleus of the stria terminalis, BST	锥体系	pyramidal system
		锥体细胞	pyramidal cell
终足	end foot	自身调节器	self-turning regulator
肿瘤坏死因子	tumor necrosis factor, TNF	纵行组构	longitudinal-zonal organization
周细胞	pericyte	组胺	histamine
轴突	axon	组胺能传导通路	histaminergic pathways
昼夜节律	circadian rhythm	嘴	rostrum
蛛网膜粒	arachnoid granulations	嘴侧部	rostal part
蛛网膜下池	subarachnoid cisterns	嘴侧扣带运动区	rostral cingulate motor area
蛛网膜下隙	subarachnoid space	嘴侧枕核	oral pulvinar nucleus
柱单位	columnar unit	最后区	area postrema, AP
柱形篮细胞	columnar basket cell	最外囊	extreme capsule
爪状细胞	clutch cell		